RECHERCHES

DES ORGANES URINAIRES.

RECHERCHES

SUR LE TRAITEMENT DES MALADIES

DES ORGANES URINAIRES

CONSIDÉRÉES SPÉCIALEMENT

CHEZ LES HOMMES AGÉS

ET SUR CELUI

DES RÉTRÉCISSEMENTS DE L'URÈTRE

SUIVIES D'UN ESSAI

SUR LA GRAVELLE ET LA PIERRE

PRINCIPALEMENT

SUR LA LITHOTRITIE

L'EXTRACTION DES FRAGMENTS, ET SUR CELLE DES AUTRES

CORPS ÉTRANGERS

Par L.-Aug. Mercier

Docteur de la Faculté de Médecine de Paris, professeur d'anatomie et de chirurgie spéciales,
ancien interne en chirurgie à l'Hospice de la Vieillesse (hommes) et à l'Hôtel-Dieu,
lauréat de l'Académie des Sciences, de l'École pratique et des Hôpitaux, membre
honoraire de la Société anatomique, de la Société médico-pratique, de la
Société impériale de Médecine de Marseille, de la Société des Sciences
naturelles de Dresde, du Cercle médico-chirurgical de Bruxelles,
des Sociétés de Médecine de Gand, d'Anvers, etc.

<hr>

PARIS

LABÉ, ÉDITEUR, LIBRAIRE DE LA FACULTÉ DE MÉDECINE,
PLACE DE L'ÉCOLE-DE-MÉDECINE.

1856

AVANT-PROPOS.

On verra, par les premières lignes de ce volume, que je n'avais pas, en commençant, l'intention d'arriver aux proportions qu'il a prises à mesure que j'avançais ; autrement je lui aurais donné une autre forme, qui en aurait fait véritablement le tome second de mes *Recherches anatomiques et pathologiques sur les Maladies des organes urinaires et génitaux des hommes âgés*. Néanmoins, comme il forme actuellement un ensemble assez complet, et que je n'espère pas pouvoir encore de sitôt traiter le sujet tel que je l'envisageais d'abord, sans tomber à mon tour dans le défaut que je reprochais à d'autres, de sortir trop souvent du domaine de l'observation raisonnée pour tomber dans celui du raisonnement sans observation, je me décide à présenter l'ouvrage que je publie aujourd'hui comme le complément de celui dont je viens de rappeler le titre, et qui date déjà de près de seize années.

J'avais bien alors entrevu combien, malgré les apparences, la science est pauvre sur les maladies qui font le sujet de cette étude ; mais ce n'est que par la pratique et le dépouillement d'une immense quantité de matériaux que j'ai compris tout ce qui lui manque. Et puis, dois-je l'avouer ? je croyais que, dans une carrière comme la nôtre, il me suffirait de marcher en droite ligne et avec persévérance pour atteindre mon but, et j'étais loin de m'attendre à tous les obstacles, à toutes les tribulations qu'on s'est plu, comme à l'envi, à semer sur mon chemin. Ces seize années, les plus belles de la vie d'un homme, ont été pour moi seize années de luttes incessantes. Pouvais-je m'occuper, comme je l'aurais voulu, de recherches nouvelles, lorsque je pouvais à peine suffire à défendre, contre l'envie et la rapacité, celles de mes années de jeunesse ? Qu'on ne s'étonne donc pas si, toujours froissé, je n'ai pu faire que quelques-unes des pages qu'on va lire ne portent encore l'empreinte de cette amertume qu'on a jetée sur ma vie.

Qu'il me soit permis de répondre ici à deux reproches qui m'ont été adressés : je défie qu'on m'en fasse un troisième.

Le premier, c'est précisément de m'être défendu. Mais y a-t-on bien songé ? Tout ce que j'ai fait on me l'a pris, ou du moins on me l'a contesté quand on ne pouvait le prendre. Et je n'aurais rien dit ! N'aurais-je pas ainsi donné le droit de supposer que je ne m'étais jamais proposé de but réellement sérieux ? Quoi ! on accuse de faiblesse l'homme qui se laisse léser sans résistance dans ses intérêts matériels, et la propriété intellectuelle devrait être à la merci de tous, excepté de son véritable auteur ! Mais la nature humaine est ainsi faite : on accepte volontiers celui qui, d'une manière ou d'autre, s'est fait place au soleil, tandis qu'on repousse sans pitié celui qui tente de sortir de son obscurité. Bien plus, « s'il produit quelques travaux importants, comme le dit M. Civiale qui doit s'y connaître, on fait tout pour les étouffer ; on les déprécie adroitement, et en même temps on essaie de se les approprier. » (*Mal. des Org. gén.-urin.*, 2ᵉ éd., t. I, p. XXXVII.)

Qu'arrive-t-il de là ? c'est qu'à moins d'avoir des principes bien solidement assis, quand on s'aperçoit que ce n'est presque jamais par le travail et par l'estime de ses confrères qu'on arrive au succès, on ne tarde pas à quitter un sentier si ingrat pour se jeter dans des voies plus commodes et surtout plus sûres. De là les intrigues dégradantes, les apostasies scandaleuses, l'industrialisme et le plagiat triomphants, et toutes ces plaies dont le corps médical se plaint tant, sans réfléchir qu'il en est souvent la cause indirecte.

Parce que je me suis défendu, moi qui n'aime que le calme et l'étude, on s'est efforcé de me faire passer pour un batailleur provoquant tout le monde dans le but de faire du bruit ! De bonne foi, quand je suis entré dans la carrière, n'y ai-je trouvé que justice, harmonie et bonne confraternité ? Loin de là ; c'était le pillage, la guerre, et une guerre où la plume n'était pas la seule arme qu'on invoquât. Mes adversaires n'avaient certes pas besoin d'être provoqués : il leur suffisait de se laisser aller à leurs vieilles habitudes ; et on verra qu'en effet ils n'en ont oublié aucune. Qu'on le sache bien, si j'ai riposté vigoureusement, trop vigoureusement, dit-on, c'était précisément un effet de l'irritation qu'excitait chez moi le besoin, sans cesse renaissant de sortir de la quiétude qui m'est si chère.

Et d'ailleurs, en me défendant, suis-je jamais sorti du cercle de la profession, comme l'ont fait si souvent mes adversaires? L'ai-je jamais fait d'une manière déloyale? A ceux qui pourraient le supposer, je dirai : Lisez ce livre et jugez; je ne vous demande pas d'examiner toutes les questions qui y sont débattues : on a su les embrouiller tellement qu'il faudrait y être intéressé comme je le suis pour ne pas s'y perdre; mais prenez un point au hasard, étudiez-le sous toutes les faces : je ne crains pas le plus sévère examen. Mes travaux ont déjà passé par les mains de quatre commissions des Académies des Sciences et de Médecine; en est-il une qui ait révoqué en doute ma véracité ? On verra même que le dernier rapporteur, qui s'est efforcé de remonter à la source de quelques-unes des idées en litige, les a toutes décidées en ma faveur; mais, parce qu'il n'a pas motivé son jugement et qu'il a ménagé des prétentions injustifiables, on a donné à ses paroles un sens qui n'a jamais été dans son esprit, et, pour le public, la position des contendants est restée à peu près la même.

Un second tort que j'aurais eu, et qui paraît capital aux yeux de certaines personnes, c'est de m'être parqué dans un coin de la science, d'être spécialiste, tranchons le mot. Ma réponse la plus péremptoire sera de rassembler les relations, tant publiées qu'inédites, des diverses excursions que j'ai faites dans d'autres régions. Peut-être serai-je conduit alors à discuter cette question des spécialités, à rechercher pourquoi, dans un temps où toutes les sciences éprouvent le besoin de se ramifier, la médecine a la prétention de ne faire qu'un tout indivisible, ou plutôt pourquoi certaines divisions sont admises par elle, tandis que d'autres non moins importantes sont honnies. Mais qu'on se rassure, si je le fais, ce ne sera qu'au point de vue scientifique; car, quoiqu'on ne soit pas toujours resté sur ce terrain, je ne dirai jamais rien qui puisse porter atteinte à des confrères que j'estime et à la profession dont je m'honore. Je me bornerai pour le moment à répondre que je croyais mériter mieux qu'un tel reproche, moi qui me suis efforcé, plus que personne peut-être, de rattacher les affections des organes urinaires aux lois générales de la pathogénie. Avez-vous cherché à être utile? voilà la seule question qu'on ait le droit de m'adresser ; on ne peut faire un crime à personne de proportionner son ambition à ses forces; assez d'autres font le contraire.

Suis-je d'ailleurs le seul auteur de ma position actuelle ? Il est facile de s'assurer que j'avais débuté dans une autre voie, la seule bonne, à ce qu'assurent ceux qui y ont pris rang, lorsqu'un fatal concours est venu me prendre malgré moi : oui, malgré moi ; car je prévoyais les tourmentes qui sont venues m'y assaillir ; mais les raisons ne me manquaient pas non plus de prévoir que j'aurais à y défendre mes idées. Je me suis d'ailleurs trompé sur deux points qui devaient avoir de sérieuses conséquences : d'abord, j'espérais que ce concours ne serait pas d'une bien longue durée, tandis qu'il est devenu pour ainsi dire interminable; ensuite, je ne croyais mes travaux menacés que d'un côté, tandis que, tout en déclarant, avec éloge, j'en conviens, qu'ils n'étaient pas de nature à entrer en lice, on me préférait un compétiteur qui y avait silencieusement puisé à pleines mains. Que ne m'a-t-on fait cette déclaration dès le principe? En même temps qu'on m'aurait évité un déboire si amer, mes vues et mes destinées seraient revenues à leur direction première ; mais on conviendra qu'il est bien tard aujourd'hui.

Je me résigne donc, et sans trop de regrets, parce que, quoiqu'on dise, je ne suis pas convaincu qu'il faille nécessairement une si vaste sphère pour se mouvoir et se rendre utile. J'espère même le prouver, si Dieu me prête vie... et courage ; les travaux que j'ai publiés jusqu'à ce jour ne sont, à mes yeux. qu'un canevas que je dois m'efforcer de remplir.

MÉMOIRE HISTORIQUE

SUR DIVERS POINTS

DE LA

PATHOLOGIE URINAIRE,

PAR LE Dr L.-AUG. MERCIER.

I.

On se demandera sans doute, en lisant le titre de ce volume (1), comment il se fait qu'après treize années d'attente, je ne donne pas encore le tome second de mes *Recherches sur les maladies des organes urinaires et génitaux, considérées particulièrement chez les hommes âgés.*

C'est que ce n'est pas un travail facile et simple que d'être obligé de créer, pour ainsi dire de toutes pièces, une partie aussi considérable et aussi importante de la chirurgie ; car, je n'ai pas besoin de le dire, presque tout est à faire sur ce sujet. J'en ai déjà élucidé quelques points : les uns ont été publiés, et d'autres le seront prochainement ; mais combien exigent encore des recherches ! Plus j'avance, plus l'horizon s'élargit ; et loin de voir le nombre des inconnues diminuer à mesure que j'entrevois quelques lueurs, il semble, au contraire, qu'elles ne servent qu'à me faire découvrir des problèmes nouveaux à résoudre, des difficultés nouvelles à surmonter.

Une autre cause de ce retard, c'est le concours pour le prix ins-

---

(1) Ce Mémoire forme la préface d'un volume qui sera publié incessamment *sur le traitement de plusieurs maladies des organes urinaires, considérées spécialement chez les hommes âgés, et sur la lithotritie.*

titué, près de l'Académie de médecine de Paris, par le marquis d'Argenteuil (1). Jusqu'à 1844, mon temps a été employé à préparer les matériaux à l'aide desquels je me disposais à entrer en lice, et, depuis cette époque jusqu'à l'année 1852, que pouvais-je faire lorsque j'étais obligé de recommencer à chaque instant, pour chacun des membres des diverses commissions qui se sont succédé, la démonstration de ce qui, pour moi, était parfaitement clair depuis longtemps?

Enfin me voilà rendu à moi-même et à la science, et, quoique j'aie quelques années de plus et beaucoup d'illusions de moins, je me sens assez d'entraînement vers elle pour ne pas désespérer de pouvoir mener à bonne fin quelques nouvelles parties de la grande tâche que j'ai commencée : c'est encore un peu de temps qu'il me faut.

Ma destinée a été singulière dans ce concours.

Trois commissions ont été chargées successivement d'examiner les travaux des candidats.

La première avait partagé le prix entre quatre compétiteurs; elle en avait adjugé quatre dixièmes au premier, trois dixièmes au second, deux dixièmes au troisième, et un dixième au quatrième ; je me trouvais le second.

La deuxième ne crut pas devoir établir un ordre parmi les cinq ou six dont les travaux lui avaient paru mériter quelque distinction. Et, en effet, ç'aurait été peine absolument inutile, puisqu'elle se bornait à leur décerner une mention honorable. Je me trouvais parmi les mentionnés.

Enfin, la troisième a donné le prix à un chirurgien de Lyon, en le balançant, dans son rapport, avec un autre candidat et moi.

---

(1) Voici les termes de son testament : « Je lègue à l'Académie de méde-
« cine de Paris la somme de 30,000 fr. pour être placée, avec les intérêts
« qu'elle produira du jour de mon décès, en rentes sur l'État, dont le re-
« venu accumulé sera donné tous les six ans à l'auteur du perfectionnement
« le plus important apporté, pendant cet espace de temps, aux moyens
« curatifs des rétrécissements du canal de l'urèthre. Dans le cas, mais dans
« le cas seulement où, pendant une période de six ans, cette partie de l'art
« de guérir n'aurait pas été l'objet d'un perfectionnement assez notable
« pour mériter le prix que j'institue, l'Académie pourra l'accorder à l'au-
« teur du perfectionnement le plus important apporté, durant ces six ans,
« au traitement des autres maladies des voies urinaires. »

Si maintenant je rappelle que cette commission m'accorde :

1° D'avoir émis, « sur l'étiologie et la nature des rétrécissements, des idées d'une haute portée » (Rapp., p. 43), « des vues nouvelles et originales qui jettent de la lumière sur certains cas difficiles à expliquer d'après les idées régnantes » (*ibid.*, p. 7) ;

2° D'avoir publié *des études complètes et d'un grand intérêt, de remarquables travaux* sur les valvules musculaires du col de la vessie, lésion qui peut simuler ou compliquer les rétrécissements de l'urèthre (*ibid.*, p. 43) ;

3° De m'être occupé des maladies de la prostate, notamment des saillies valvulaires qu'amène au col vésical l'hypertrophie de cet organe, et d'avoir en outre imaginé un instrument *fort ingénieux* pour en pratiquer l'excision, opération dont la commission dit « avoir constaté *l'importance et l'utilité* » (*ibid.*, p. 44) ;

4° D'avoir « présenté un brise-pierre à mors plats, et une sonde à double courant destinée à évacuer les fragments de calcul, instruments appelés à rendre *des services réels à la lithotritie* » (*ibid.*, p. 45) ;

Si, dis-je, on compare ces témoignages avec ce que le même rapport dit du candidat placé sur la seconde ligne avec moi, qu'*il a très-peu inventé* (ibid., p. 29), je crois pouvoir en conclure que, malgré que la commission ne nous ait pas assigné de rang, j'étais le second dans son esprit, c'est-à-dire immédiatement après le lauréat.

Si nous mettons actuellement de côté le jugement de la deuxième commission, qui n'a pas établi de classification, et que nous comparions ensemble les conclusions de la première et celles de la troisième, nous trouvons :

1° Que le candidat mis le premier dans le rapport de la première commission a complétement disparu dans les conclusions de la troisième ;

2° Que le candidat placé le premier dans le rapport de la troisième n'était même pas mentionné dans les conclusions de la première, et qu'il en était de même de celui qui fut mis avec moi au second rang ;

3° Que je suis en seconde ligne dans les deux rapports.

Ce rang secondaire, mais invariable, malgré les revirements de tous mes compétiteurs, prouve au moins que je ne le dois ni à la faveur, ni au caprice. Et en effet, de toutes les idées nouvelles que j'ai apportées dans ce concours, idées multiples, idées fort importantes pour la plupart, il n'en est pas une qui n'ait résisté à ce triple examen ; et si quelques-unes ont paru nécessiter encore quelques démonstrations ultérieures, presque toutes ont été acceptées comme vérités parfaitement acquises à la science : les rapports que je reproduirai textuellement à la fin de ce chapitre, en font foi.

Mais on se demandera peut-être pourquoi, au milieu de ces apparitions et disparitions successives de mes compétiteurs, je n'ai pu arriver en première ligne. Voici ce qu'on lit à cet égard à la page 43 du Rapport de la dernière commission :

« Tout en rendant justice à ces remarquables travaux (de M. Mercier), nous ne pouvons les admettre *comme répondant au programme formulé par le fondateur de ce concours.* »

Il s'agit, comme on voit, d'une interprétation des termes du testament du marquis d'Argenteuil, interprétation purement scientifique et par cela même susceptible d'être discutée sans sortir des limites des convenances.

Et d'abord qu'entendait le testateur par *rétrécissements de l'urèthre ?*

Il est de notoriété publique que ce malheureux, mais trop timoré malade, ne consentit jamais à se laisser sonder par un chirurgien : plusieurs membres des commissions précédentes, qu'il avait consultés, sont unanimes à cet égard.

Il est donc évident qu'il croyait avoir un rétrécissement par cela seul qu'il urinait avec difficulté; pour lui, rétention d'urine et rétrécissement étaient une seule et même maladie : un terme exprimait la cause, et l'autre l'effet.

A ce point de vue, toutes les causes de rétention d'urine pouvaient également prétendre à son legs.

Je vais plus loin, et j'appelle l'attention des lecteurs sur ce point. J'ai acquis la certitude (1) que, presque tous les jours, M. d'Argenteuil était obligé de se passer lui-même, jusque dans la vessie, des bougies assez volumineuses, tantôt de cire, tantôt de gomme élastique. Eh bien! je pose en fait que, puisqu'il se passait des bougies, sa rétention ne dépendait pas uniquement ou peut-être même ne dé-

____

(1) Je la tiens d'un de ceux qui lui donnaient les soins les plus intimes, et qui est aujourd'hui concierge rue Neuve-des-Bons-Enfants, 1.

pendait en rien de la présence d'un rétrécissement. Il est impossible qu'un canal, qui permet à une main inexpérimentée l'introduction d'une bougie, soit rétréci au point d'empêcher l'urine de passer. Cette proposition, quoique contraire à certaines opinions, n'en est pas moins vraie. A-t-on jamais vu un rétrécissement du méat urinaire perméable aux bougies, arrêter l'urine et amener la distension de la portion pénienne de l'urèthre? Pourquoi ce qui se passe sous nos yeux se passerait-il autrement dans les parties profondes? La rétention d'urine, il est vrai, s'observe assez souvent avec des rétrécissements faciles à franchir; mais j'ai fait voir que cela tient à des complications qu'on avait méconnues avant moi, et je ne crois pas trop m'aventurer en disant que c'est là une de ces idées que M. le rapporteur dit être d'*une haute portée et jeter de la lumière sur certains cas difficiles à expliquer d'après les idées régnantes*. (Rapp., p. 7.)

Si donc il est vrai que les rétrécissements de l'urèthre donnent souvent naissance à certaine complication qui, à son tour, peut devenir maladie principale, de telle sorte que tous les traitements possibles des rétrécissements soient sans effet si l'on n'attaque pas la complication, l'homme qui a fait connaître celle-ci et un moyen facile et sûr de la faire disparaître, n'a-t-il pas ajouté au traitement des rétrécissements autant au moins que celui qui aurait perfectionné les méthodes opératoires mises en usage contre ces derniers? Car enfin, il y a longtemps qu'on dilate les rétrécissements, qu'on les dilate plus ou moins bien, pour plus ou moins de temps, tandis que les malades, chez lesquels existait la complication dont il s'agit, étaient en proie à des souffrances sans relâche, et ne pouvaient espérer du calme que dans la tombe. Eh bien! ces cas existent, la commission le reconnaît (Rapp., p. 7 et 43), et ils sont même beaucoup plus communs qu'on ne serait tenté de le croire; ce qui tient à ce qu'on attribue à toute autre cause les difficultés qui se présentent alors. Aussi est-il probable qu'on a mis pour ainsi dire hors du concours d'Argenteuil précisément les travaux qui seuls auraient fourni les moyens de guérir le malheureux malade qui l'a institué.

Mais admettons qu'une Académie de médecins ne puisse pas donner au mot rétrécissement la signification vague que lui donnait un homme du monde; toujours est-il qu'on devait l'interpréter au moins dans le sens que la chirurgie donnait à ce mot au moment où le testateur écrivait ses dernières volontés.

Or, j'ai prouvé que certaines affections, regardées même aujourd'hui comme des rétrécissements, sont plutôt des déviations de l'urèthre; j'ai indiqué les moyens de les franchir, pour ainsi dire, à volonté, et ceux de les guérir; et, quoique la commission fasse ses réserves à cet égard, qu'elle n'ose pas encore admettre mes idées comme théorie générale, il n'en est pas moins vrai qu'elle les admet « pour certains cas » (Rapp., p. 7). Eh bien! si ces cas étaient, avant moi, confondus avec les rétrécissements, me serais-je donc moi-même exclus du concours en éclairant sur leur nature, et en faisant voir qu'ils sont autre chose que ce qu'on croyait? Si l'existence de véritables rétrécissements n'était pas aussi bien prouvée, et qu'un chirurgien vînt à démontrer qu'il n'en existe pas, que tout ce qu'on leur attribuait doit être expliqué différemment, aurait-il par cela même perdu tout droit au prix d'Argenteuil?

Si l'Académie continuait d'interpréter le testament d'une manière aussi étroite, elle fermerait, autant qu'il dépendrait d'elle, la voie à tout progrès; car il est évident que le testateur ne pouvait pas proposer un prix pour le traitement de maladies et de complications qui étaient entièrement inconnues de son temps.

Et, qu'on le remarque bien, cette question n'est pas tout à fait oiseuse, elle ne manque même pas d'une certaine importance, et elle appelle une prompte solution; car, s'il était vrai que ce concours dût rouler éternellement dans un cercle aussi étroit, il serait de toute équité de le dire, afin d'empêcher beaucoup de jeunes gens de s'engager dans cette impasse où, pendant près de dix ans, je n'ai pu me livrer à quelque occupation suivie, où j'ai faussé mon avenir, où j'ai consumé les plus belles années de mon existence en efforts opiniâtres et stériles, pour m'entendre dire, à la fin, que *mes travaux sont remarquables, mais qu'ils ne répondent pas au programme formulé par le fondateur du concours* (1).

---

(1) Voici comment, en 1846, je terminais un *Résumé analytique* de mes travaux, publié pour faciliter, en ce qui me concernait, le travail de mes juges :

« On m'a objecté que mes principaux travaux sont étrangers aux rétrécissements de l'urèthre, et ne rentrent, par conséquent, que d'une manière indirecte dans les termes du testament du marquis d'Argenteuil.

Voici les fruits que j'ai retirés de cette lutte démoralisante.

J'ai eu à supporter les plus rudes épreuves, à repousser les attaques les plus passionnées, à me défendre contre les plagiats les plus scandaleux ; qu'il me soit du moins permis de me servir du rapport de la

---

« Or, je crois avoir contribué au perfectionnement de la pathologie et de la thérapeutique de ces rétrécissements :

« 1º En faisant voir que les rétrécissements fibreux méritent seuls ce nom, et en assignant aux autres espèces des auteurs leur véritable place nosologique ; en expliquant comment les premiers se forment ; en prouvant que leurs effets sur le cours de l'urine et du sperme sont loin d'être ce qu'on croyait, et en démontrant que beaucoup de phénomènes dont ils s'accompagnent étaient inexplicables avant la découverte des *valvules musculaires* qui les compliquent très-souvent.

« 2º En faisant comprendre pourquoi, dans les cas où le cathétérisme présente de grandes difficultés, il vaut mieux, plutôt que d'insister sur des manœuvres pénibles et dangereuses, recourir à certains moyens qui présentent de grandes chances de succès, et qui, sans la connaissance des valvules du col de la vessie et de leurs causes, paraîtraient tout à fait irrationnels.

« 3º En indiquant une méthode simple, qui m'a permis, à moi et à d'autres, de franchir extemporanément des rétrécissements qui avaient résisté à des mains on ne peut plus habiles. (Depuis plus de quatorze ans, je n'ai jamais rencontré qu'un seul malade chez lequel je n'aie pu pénétrer, et encore était-ce parce que deux chirurgiens qui m'avaient précédé avaient fait une fausse route que je ne pus éviter, et par laquelle j'arrivais à 20 centimètres de profondeur. Il m'avait été adressé, il y a huit ou neuf ans, par le Dr Videcoq). Remarquons que l'introduction de la première bougie est souvent le temps le plus difficile du traitement, et que la plupart des moyens présentés au concours supposent ce premier temps accompli.

« 4º En faisant connaître le véritable effet de l'action des muscles ambiants sur la portion membraneuse et sur le col vésical, et en faisant sentir, par cela même, la nécessité de donner aux bougies et aux sondes une certaine courbure et une certaine direction pour arriver dans la vessie.

« 5º En démontrant, et par le raisonnement et par l'expérience, qu'aucun traitement ne garantit une guérison radicale, que la dilatation doit être la méthode générale, que dans quelques cas la scarification devient nécessaire, et que la cautérisation ne convient que pratiquée superficiellement, lorsqu'il s'agit de modifier la sensibilité dont le rétrécissement et les parties voisines sont assez souvent le siége.

« 6º En cherchant à apprécier à leur juste valeur les divers procédés de dilatation, en démontrant par des faits nombreux les graves inconvénients des sondes à demeure et de la dilatation forcée, et en faisant voir qu'en

commission pour cicatriser quelques-unes de mes blessures, et pour mettre en lumière le degré de bonne foi avec laquelle certains adversaires m'ont combattu.

II.

> « Celui qui se pose comme auteur et s'attribue des découvertes déjà faites, non seulement devient injuste, mais compromet sa réputation d'instruction et de bonne foi, et se fait tort à lui-même sans porter atteinte aux droits de ceux qu'il s'efforce de dépouiller (CIVIALE, *Traité des mal. des org. génit. et urin.*, 2ᵉ éd., t. II, p. XXXIV).

M. Civiale n'était pas compétiteur, il faisait au contraire partie de la première commission ; il n'en a pas moins cherché à me nuire par tous les moyens possibles, et voici pourquoi :

C'est lui qui a donné le signal de cette incessante déprédation contre laquelle je suis chaque jour, depuis près de quinze ans, obligé de me défendre.

Au commencement de 1841, j'ai publié le premier volume de mes *Recherches sur les maladies des organes génitaux et urinaires, considérées spécialement chez les hommes âgés,* volume qui, du reste, n'était que le développement de travaux publiés, de 1836 à cette époque, dans divers recueils, et particulièrement dans les *Bulletins de la Société anatomique,* les *Archives de médecine,* la *Gazette médi-*

---

agissant d'une manière bien simple, on peut arriver, la plupart du temps, à la guérison en six, huit ou dix jours, sans douleur, sans fièvre, sans hémorrhagie, sans même interrompre les occupations du malade, inconvénients presque inséparables de méthodes plus violentes, dont quelques-unes ont même amené, en peu d'heures, la mort d'hommes bien portants du reste.

« 7º En imaginant un instrument qui, dans le cas où la scarification devient nécessaire, agit à coup sûr sur le point rétréci, fibreux, *et sur lui seulement,* de manière qu'il n'expose pas aux hémorrhagies et autres accidents qu'on a vus résulter de l'ouverture des cellules vasculaires qui constituent le tissu spongieux de l'urèthre.

« 8º Enfin, j'ai péremptoirement démontré, *et j'insiste particulièrement sur ce point,* que tout traitement du rétrécissement deviendrait inutile, si, *une valvule permanente existant au col de la vessie,* on ne traitait pas cette complication comme je l'ai indiqué. »

cale, etc. Cinq mois après (1), M. Civiale publia le deuxième volume de son *Traité des maladies des organes génito-urinaires*, et je fus très-surpris de voir que mon ouvrage y avait été presque entièrement reproduit, sinon textuellement, du moins en substance. Admettons, comme le veut M. Civiale, que toutes les idées que j'ai émises comme nouvelles ou comme développées par moi, ne fussent que monnaie courante, il me resterait encore à lui demander à quel titre non seulement mes divisions, mais quelquefois même mes expressions, se sont trouvées si fidèlement copiées dans ce volume.

Depuis quelques semaines déjà, l'ouvrage de M. Civiale était en circulation, et malgré cela je gardais le plus profond silence, lorsque l'auteur, non content d'avoir consigné dans un chapitre de son livre plusieurs idées relatives aux barrières du col de la vessie, qu'il avait extraites de mon ouvrage, en fit l'objet d'un manuscrit qu'il présenta à l'Académie des Sciences. C'est alors seulement que j'adressai de mon côté un Mémoire à cette société (31 mai 1841), en la priant purement et simplement de le renvoyer à la commission chargée d'examiner celui de M. Civiale. Rien de plus naturel sans doute; et puisque M. Civiale se croyait tellement dans son droit, il devait tout naturellement aussi attendre le jugement de la commission.

Point du tout : le 7 juin, il répondit à l'Académie que son travail était imprimé, ce qui, d'après les règlements, interdisait à la commission le droit de le juger; et, ce qui devait en outre lui en ôter l'envie, il ajoutait que ni ses travaux ni les miens n'avaient rien appris quant à l'idée première.

Il y avait justice de sa part à se juger de la sorte; mais, pour ce qui me concerne, nous verrons plus loin l'opinion des Académies des sciences et de médecine.

Ce n'est pas tout.

En tacticien exercé et rompu depuis longtemps à de nombreuses joûtes semblables, M. Civiale transporta la guerre sur mon terrain, mais, comme toujours, en cachant bien ses armes. « D'un autre côté, ajoutait-il, je trouve dans l'ouvrage de mon confrère un article qui n'a pas moins de quatorze pages, et qui reproduit, sans indiquer la source, une série d'observations publiées par moi quatre ans aupa-

---

(1) Mon ouvrage se trouve annoncé par le *Journal de la Librairie* dans le nº du 23 janvier 1841, et celui de M. Civiale dans le nº du 15 mai.

ravant. On aura la preuve de ce que j'avance en comparant ce que j'ai imprimé, en 1837, dans mon *Traité pratique* (p. 2 et suiv.), avec ce que M. Mercier a communiqué en 1839 à la Société anatomique, et inséré de nouveau, sauf quelques changements de rédaction, dans son ouvrage (p. 50 et suiv.). Je n'avais pas réclamé à cet égard, parce que je n'aime pas à occuper l'Académie de si petites discussions ; mais je crois devoir en faire ici la remarque, *puisque c'est le meilleur moyen de prouver que, s'il y a eu emprunt, du moins il n'a pas été mon fait.* »

Qui ne croirait, en lisant ceci, qu'il s'agit toujours des barrières ou valvules du col de la vessie ? Nullement, il s'agit de la structure musculaire de ce viscère.

Qui ne croirait du moins que le plagiat commis par moi est évident, palpable ? Nullement encore. J'ai prouvé à M. Civiale que ma description est totalement différente de la sienne (1). Ainsi, pour n'en citer qu'un exemple, tandis qu'il place un plan de fibres longitudinales entre deux couches de fibres transversales ; au contraire, suivant moi et suivant la nature, c'est la couche transversale, s'il en est une qu'on puisse appeler ainsi, qui se trouve entre deux plans de fibres longitudinales.

S'il est dans mon ouvrage une partie vraiment originale, c'est, à coup sûr, ma description de la couche musculaire de la vessie ; et

---

(1) Il dit, il est vrai, dans une note de la seconde édition (t. I, p. 9) : « Lorsque je publiai ces remarques en 1837, mon but était de faire connaître ce qui m'avait frappé dans des cas spéciaux, et nullement de tracer un exposé complet de l'anatomie de la vessie. Personne ne pouvait s'y méprendre ; avec quelque peu d'attention, M. Mercier, à qui l'anatomie pathologique doit des faits intéressants, aurait saisi ma pensée et se serait abstenu d'insinuations malveillantes qu'un homme d'avenir doit laisser aux médiocrités vaniteuses et jalouses. ».

Qu'entend M. Civiale par insinuations malveillantes ? Certes, il me semble que je lui ai dit assez franchement ma façon de penser. Est-ce bien à lui de parler d'insinuations malveillantes, lui dont les ouvrages en fourmillent ? (J'en donnerai plus loin quelques échantillons.) Je lui ai reproché d'avoir commis des erreurs grossières dans sa description et d'avoir passé sous silence les auteurs des vérités qui s'y trouvent. Il semble répondre que ces erreurs et ces omissions ne sont qu'apparentes, et tiennent à ce que sa description est incomplète ; mais alors qu'il s'en prenne à lui et non à moi qu'il a provoqué sur ce terrain jusqu'à m'accuser de plagiat.

certes, M. Civiale jouait de malheur en tombant sur elle. Qu'il prouve qu'elle est erronée, je le veux bien : il aura fait ce que personne n'a encore tenté depuis quinze ans que je l'ai publiée. J'ai tiré de cette description des conséquences importantes en pratique, des conséquences que les Académies admettent, et qui commencent à se vulgariser : il n'aura donc pas fait une œuvre inutile en faisant connaître la fragilité de leur base.

Quoi qu'il en soit, ce n'est qu'après avoir été blessé, aiguillonné comme il vient d'être dit, que j'ai publié dans l'*Examinateur médical* du 19 septembre 1841, cette Lettre que M. Civiale paraît avoir tant à cœur. Il ne dit donc pas là vérité quand il prétend que « mon attaque fut spontanée, et non précédée de différends dont elle aurait été la conséquence » (*Maladies des organes génito-urin.*, 2ᵉ éd., t. II, p. XVII). Depuis ce temps, je me suis tu à son égard ; j'ai été même, ainsi qu'il le dit, jusqu'à me reprocher, non pas le fond, mais la forme de ma lettre (1) ; j'ai regretté de n'avoir pas eu assez d'égards pour son âge et pour les services qu'il a rendus en mettant en lumière une invention utile qui, sans sa persévérance, ne serait peut-être pas sortie de l'obscurité où il l'avait prise (2). De son côté, M. Civiale vient de publier une deuxième édition : y a-t-il modifié quelque peu ses prétentions et son style ? Non ; c'est toujours le même système d'insinuations et de dénigrement. Seulement il ne prend pas aussi hardiment pour lui (l'expérience du passé l'a rendu plus timide), mais il prend pour les autres ; car l'essentiel, à ce qu'il paraît, c'est de me dépouiller. Il va donc entrer dans le champ de l'érudition, et voici comment il débute :

« Quand on compose une monographie, et qu'on élève des prétentions à une découverte, c'est un usage fondé sur la raison et le bon sens de débuter par un exposé historique des observations et opinions consignées dans les ouvrages antérieurs. Ce travail préliminaire est délicat et difficile pour celui qui l'entreprend, mais c'est un devoir qui pèse impérieusement sur lui ; il ne saurait l'éluder

---

(1) Il prétend que je l'ai fait réimprimer : c'est une erreur dont il aurait pu facilement se convaincre.

(2) Il est certain que M. Civiale a pris l'idée de la lithotritie à M. Fournier de Lempdes, son compatriote. Du reste, il n'est pour rien dans l'invention des instruments qu'on emploie aujourd'hui.

qu'en sacrifiant la vérité à un intérêt d'amour-propre qui ne peut dignement s'avouer.

« Cependant des observateurs superficiels s'écartent souvent de cet usage qu'ils cherchent même à ridiculiser en le traitant de pédantisme. Mais il ne faut pas moins le respecter... Les deux chirurgiens auxquels je fais allusion ne paraissent pas avoir senti la justesse de ces remarques. En glissant sur des travaux entrepris par d'autres, ou en ne les mentionnant point et en ne parlant que des leurs, ils ont été conduits à présenter comme des nouveautés pathologiques ce qui est déjà décrit ailleurs, et comme des inventions et des perfectionnements en thérapeutique des instruments et des procédés indiqués par d'autres, dont plusieurs n'ont même pas supporté l'épreuve de l'expérience. En agissant de la sorte, ces chirurgiens n'ont fait qu'obscurcir la question, *tant il est vrai qu'on est novice dans la science des faits, lorsqu'on n'a pas acquis assez de lumière pour les bien voir, ou assez de méthode pour les bien juger.* » (Ibid., p. XIV.)

Ensuite, pour qu'on ne se méprenne pas sur l'un des deux chirurgiens auxquels des hauteurs de sa science il applique ainsi la férule, M. Civiale cite plusieurs phrases plus ou moins falsifiées, extraites de mes ouvrages.

En vérité, lui qui m'accuse d'avoir trempé ma plume dans le fiel, trempe-t-il la sienne dans du miel ou dans du lait? Être obligé d'avouer que c'est lui qui me traite de la sorte! Comment ne me rappellerais-je pas, ne serait-ce que par manière de consolation, certain haricot qu'il fait arriver de l'estomac dans la vessie par le système circulatoire, et autres énormités de même force qui foisonnent dans ses ouvrages?

Après ce préambule, il cherche à détruire mes *illusions* au sujet des valvules du col de la vessie, et pour cela il fait ce qu'il appelle une revue rétrospective.

D'abord, je lui ferai observer qu'il commence bien tard. Pourquoi, lui qui connaît si bien ce qu'on doit aux autres, n'a-t-il rien dit de leurs travaux dans sa première édition et dans le Mémoire qu'il a adressé à l'Académie des sciences? Pourquoi a-t-il attendu mon historique pour le reproduire avec accompagnement d'erreurs et d'autres choses que je ne veux pas qualifier? C'est qu'en effet c'est un travail délicat et difficile que l'érudition; il exige la réunion de plusieurs qualités, notamment l'esprit de justice, qui nous empêche de *sacrifier la vérité à un intérêt d'amour-propre*, la connaissance des langues mortes et étrangères, et même (il semblerait superflu de le dire) l'intelligence de sa langue maternelle. Or M. Civiale s'est chargé de nous prouver que ces qualités ne se rencontrent pas chez tous, et qu'il en est même chez lesquels elles font complétement défaut.

Un premier tort qu'avec quelque sentiment de justice M. Civiale aurait pu éviter, tort dont tous mes autres adversaires se sont rendus coupables, c'est d'avoir confondu, avec préméditation, les deux espèces de valvules que j'avais soigneusement différenciées, et d'avoir appliqué à toutes ce que je ne disais que d'une espèce, afin de me prêter le ridicule de croire que personne avant moi n'avait eu la moindre idée de cette maladie. Dans mon *Traité des valvules*, publié en 1844, se trouve un *historique* dans lequel je cite Bianchi, E. Home, Howship et Guthrie; seulement, après avoir rapporté et analysé ce qu'on trouve sur ce sujet dans leurs ouvrages, je termine par les trois propositions suivantes :

1° « Il existe deux espèces de valvules du col de la vessie : les musculaires et les prostatiques.

2° « Jusqu'en 1836, époque où j'ai insisté pour la première fois sur les valvules prostatiques, on n'avait émis à leur sujet que quelques indications vagues ou erronées.

3° « J'ai le premier signalé d'une manière précise les valvules musculaires. »

Qu'on pense que je me trompe, je le veux bien ; mais qu'on ne me fasse pas dire ce qui n'a jamais été dans ma pensée. Tant qu'on n'aura pas démontré que ma distinction est sans fondement, je défie de prouver que ces propositions sont fausses.

Chose digne de remarque, c'est que, tandis qu'on m'accuse de n'avoir cité personne, c'est dans mon ouvrage qu'ont pris leur historique tous ceux qui ont voulu se donner l'air d'en faire ; et la preuve, c'est qu'ils m'ont copié jusque dans mes erreurs. Ainsi, j'ai cité J. B. Bianchi, et tout le monde le cite ; mais Bianchi a décrit tout autre chose que ce que j'avais cru : suivant lui, la prostate fait un mouvement de bascule en haut et en avant, et c'est par ce mouvement en masse que le bord postérieur du col vésical se superpose au bord antérieur, et ferme l'orifice interne de l'urèthre (*Mangeti theatr. anat.*, t. I, p. 417; 1716). Ce n'est, certes, pas cela que j'ai décrit, et d'ailleurs ce n'était qu'une explication de la rétention normale de l'urine ; Bianchi n'y voyait nullement une cause de rétention pathologique.

J'ai encore cité Howship comme ayant constaté l'existence d'une valvule du col de la vessie chez un jeune homme. Eh bien ! le fait est que je m'étais complètement trompé. Howship a, au contraire, méconnu une valvule dans un cas où il en existait très-probablement une, et il a commis une erreur grossière. On me dira : Mais pourquoi vous êtes-vous trompé à ce point? J'ai eu tort, sans doute ; mais M. Civiale a eu bien plus tort que moi : je me trompais à mon préjudice, et lui ce n'était pas au sien.

Voici le véritable sens du passage de Howship.

On sait qu'il n'est pas rare de voir la paroi postérieure de la vessie former une arrière-cavité derrière le bord postérieur du trigone. Ce bord fait alors un pli plus ou moins saillant, qui s'étend d'un orifice urétéral à l'autre. Or Howship, ayant rencontré un pli de ce genre chez un jeune homme sujet à des rétentions d'urine, passagères d'abord, puis fréquentes, et enfin permanentes, supposa que c'était ce pli qui, en venant s'appliquer contre l'orifice interne de l'urèthre, en déterminait l'obstruction. L'idée était en effet assez bizarre, et elle était surtout assez imparfaitement exprimée pour qu'on pût s'y tromper (1) ; mais nous aurions pu, M. Civiale et moi, éviter de tomber dans l'erreur, en recourant à la fig. 3 de la pl. II, dont l'index rend toute méprise impossible. (Voir e.)

Ainsi, non seulement je ne suis pas coupable de ce dont on m'accuse, mais encore, dans mon désir de signaler jusqu'aux moindres traces que le passé pouvait m'offrir, je n'ai pas été assez sévère sur

---

(1) Sœmmering, qui rapporte également ce passage, ne l'a pas mieux compris. Il suppose qu'il s'agit d'un « pli de la membrane interne de la vessie s'étendant des orifices des uretères à l'endroit où l'urèthre traverse la prostate. » (*Traité des maladies de la vessie*, etc., trad. de Hollard, p. 110.) Ceci n'a pas empêché un autre plagiaire, qui, lui aussi, avait d'abord voulu se donner comme ayant découvert les valvules du col de la vessie, de réclamer en faveur de Sœmmering lorsqu'il ne put plus le faire pour lui-même, notamment à la séance du 19 septembre 1853 de l'Académie des sciences. C'est à ce petit volume de 200 pages que paraît se borner l'érudition de ce savant homme.

la preuve des mérites que j'attribuais à mes devanciers. Jeune alors,
et convaincu que je rendais un grand service, oui, un grand service,
quoi qu'en dise M. Civiale, je ne pouvais croire que les chirurgiens
de mon pays, auxquels j'ouvrais une nouvelle mine, compteraient si
chichement avec moi, et je comptais libéralement avec les autres.
Voilà comment il se fait que, de quatre noms que j'ai cités, il faut actuellement en retrancher deux.

Mais, s'il est vrai que j'ai été trop libéral avec quelques-uns, n'aurais-je pas, en revanche, péché par omission envers un plus grand
nombre? Ainsi le veut l'érudit M. Civiale. Aux auteurs que j'ai cités,
il ajoute Rhodius, Bonet, Saviard, Morgagni, Lieutaud, Desault,
Deschamps, Hunter, Sœmmering, Ch. Bell, et surtout LUI. (*Traité
des maladies des organes génito-urin.*, 2e édit., t. II, p. XVI et suiv.)

La liste, assurément, est fort imposante et dignement couronnée;
toutefois, examinons.

RHODIUS est très-obscur, ainsi que le fait remarquer Morgagni
(*Epist.* XLI, art. 17). Si donc Morgagni n'a pu le comprendre, cela
aurait dû suffire à M. Civiale pour être indulgent envers moi et dé-
fiant envers lui-même. Voici, du reste, les expressions de Rhodius :
« Soli orificio *appendicula* callosa interius adnata, et verius interior
« ambitus orificii membranosus, in articuli magnitudinem excreverat,
« quæ antehac mictionem cæteroquin difficilem semsim producens,
« affluente post muco pituitoso, sic viam angustavit...» (*Boneti sepulc.*,
lib. III, sect. XXIV, obs. XII, § 3, tom. II, p. 632; 1700.) J'ai
quelque raison de croire que M. Civiale n'a pas lu Rhodius; autrement, lui qui aime si fort l'érudition, il n'aurait pas manqué de
nous donner un exemple de son savoir-faire en pareille matière.
Pour moi, ce que je vois de plus clair dans cette phrase, c'est le
mot *appendicula*, et je me figure difficilement qu'il désigne plutôt
une valvule qu'une tumeur pédiculée. Le mot *articulus* ne rappel-
lerait-il pas ici la portion phalangettienne des doigts?

BONET. Suivant M Civiale, « Bonet cite un cas dans lequel il
existait, au sphincter de la vessie, une caroncule ou substance cal-
leuse, disposée en croissant, qui, vers la partie inférieure, était
épaisse de plus d'un tiers de doigt. Elle obstruait l'orifice du canal
d'un sujet chez lequel l'obstacle au passage de la sonde était formé
par un rebord au devant du col de la vessie. En élevant fortement
le bec de la sonde, il la fit passer par-dessus ce rebord » (*Loco cit.*,

p. xvi). N'en déplaise à M. Civiale, ce passage contient à la fois un contresens et une monstruosité en matière d'érudition. Voici le passage de Bonet : « Ad sphincterem caruncula, callosave substan- « tia fuit quæ, infernè lunulata, et triente prope digiti densa, mea- « tus orificium obstruebat. » (*Sepul.*, lib. III, sect. xxiv, obs. xii, § 10, t. II, p. 634). Le contresens, le voici : Bonet ne dit pas que la caroncule fût en croissant et épaisse d'un tiers de doigt vers sa partie inférieure ; mais qu'elle était en croissant vers sa partie inférieure, *infernè lunata*, et épaisse d'un tiers de doigt : il s'agit évidemment d'une tumeur entourant par sa base une partie de l'orifice ; c'est une disposition qu'on rencontre fréquemment. Voici maintenant la monstruosité : Les deux dernières phrases ajoutées à ce qui précède par M. Civiale ne se trouvent pas dans Bonet : c'est une partie d'une observation de Saviard, arrangée par le traducteur de Bertrandi, que M. Civiale a cousue à l'observation de Bonet. Quel gâchis ! A quoi faut-il l'attribuer ? Est-ce à une singulière inadvertance, ou bien au désir de frapper plus fort, aux dépens même de la vérité ?

Saviard. Ici nous avons la preuve que M. Civiale ne se donne pas même la peine de lire les auteurs qu'il cite. Il sait sans doute que Saviard est Français, et qu'il a écrit en français. Or comment se fait-il qu'il ne le cite que d'après une traduction d'un ouvrage italien, du *Traité des opérations* de Bertrandi ? Outre que Bertrandi se trouve cité à cette page-là même, je remarque qu'à l'instar du traducteur de ce chirurgien, M. Civiale prête à Saviard le mot *rebord*, tandis que celui-ci emploie le mot *bourrelet*, qui n'a pas tout-à-fait la même signification. Et d'ailleurs Saviard n'a pas fait l'ouverture du sujet : M. Civiale pense-t-il que l'arrêt de la sonde au col de la vessie doive suffire pour annoncer la forme de l'obstacle ? J'aime à croire que sa bonne volonté n'ira pas jusque-là.

Morgagni. Comme M. Civiale ne précise pas le passage de cet auteur auquel il fait allusion, j'ai parcouru les deux lettres qu'il indique, et je n'y ai trouvé que l'extrait suivant qui pût prêter à une pareille interprétation : « Illius orificii ambitus quem summa « prostata facit, à nimia hujus protuberantia attollebatur. Ejusdem « autem glandulæ summum illum ambitum *undique* excrescere in- « cipientem in sene vidi. » (*Epist.* xli, art. 17.) Ce n'est pas parfaitement clair jusqu'à présent, j'en conviens ; mais mettons-y un peu de bonne volonté, et voyons. Morgagni revient ailleurs à ce même vieillard, et il dit : « Urina non exibat ob prostatam glandulam am- « plificatam et *in vesicæ cavo* circum urethræ orificium *undique* pro- tuberantem. » (*Epist.* XLIX, art. 18.) Plus de doute maintenant : la prostate formait tout autour du col une saillie *proéminente dans la vessie.* Voilà ce qu'on pourrait désigner, à juste titre, sous le nom de *bourrelet.* Pour ce qui concerne les hypertrophies de la prostate, j'a- vais cité Morgagni, j'en avais même cité beaucoup d'autres. Mais qu'apprendrai-je à M. Civiale? Les larges emprunts qu'il a faits à mon historique me prouvent qu'il sait bien à quoi s'en tenir à cet égard.

LIEUTAUD. A quel propos M. Civiale m'oppose-t-il cet anatomiste? Parce qu'il a parlé d'un « tubercule qui, en occupant l'entrée de l'u- rèthre, lui donne la forme d'un *croissant* » (*Mém. Acad. des sciences,* 1753, p. 2). Mais un *tubercule* offre l'idée d'un corps *arrondi,* et Lieutaud le dit positivement page 11, tandis que, dans le sens que je lui donne, le mot *valvule* suppose une barrière aplatie, forme qui a si longtemps fait méconnaître cette disposition. Du reste, M. Civiale paraît dire qu'on trouve dans ce Mémoire de Lieutaud beaucoup de choses relatives au col de la vessie, que j'ai habillées à la moderne et présentées comme nouvelles. Quelles sont ces choses, s'il vous plaît? Point de vagues insinuations, des faits ! Lieutaud commence son travail en disant : « Je ne trouve dans le corps charnu de la ves- sie ni plan, ni couche, ni direction constante dans les fibres muscu- leuses, mais un entrelacement non interrompu et fort irrégulier : je n'aperçois aucune trace de ces fibres circulaires tant célébrées sous le nom de sphincter... » Moi, je dis au contraire que les fibres muscu- laires de la vessie offrent des plans toujours les mêmes, et aussi régu- liers que celles d'aucun autre viscère ; je donne de son sphincter une description tout à fait nouvelle, et que la commission d'Argenteuil dit avoir vérifiée plusieurs fois (*Rapport,* p. 8). Si M. Civiale trouve que ce sont là des ressemblances, je le plains.

DESAULT. Ce que M. Civiale extrait du tome II de son *Journal de chirurgie* prouve qu'il ne voulait pas parler des valvules, puisqu'il y est dit que la prostate « ne peut se tuméfier sans pousser en devant et en haut, ou sur l'un des côtés, la partie de l'urèthre derrière laquelle elle est située. » Tout cela s'applique parfaitement aux tumeurs et non aux valvules. Celles-ci sont toujours derrière, et ne font pas de saillie en haut. Du reste, son *Traité des maladies des organes uri-naires*, qui est postérieur au journal, vient à l'appui de ce que j'avance.

DESCHAMPS. Voici une preuve que, pour faire de l'érudition, il faut une certaine intelligence de sa propre langue. M. Civiale dit : « Pour ce qui concerne la forme de l'orifice interne de l'urèthre, le repli *transversal* membraneux situé à son bord inférieur, la luette vésicale, etc., Deschamps avait fait la plupart des remarques qu'on reproduit aujourd'hui. » C'est moi qui dirai, et avec juste raison, que M. Civiale n'ayant pas compris Deschamps, l'a habillé, non pas à la moderne, mais à sa manière. Deschamps ne parle nulle part d'un repli *transversal*, mais d'un repli qui, « placé postérieurement à l'orifice de la vessie, donne à cette ouverture *la forme d'un croissant situé transversalement.* » Cette éminence, ajoute-t-il, prise pour un corps particulier sous le nom de *luette vésicale*, s'efface pour peu qu'on écarte les parois du col de la vessie, et facilite l'extension de cette ouverture (*De la taille*, t. I, p. 35). Et d'abord, il est question dans Deschamps d'une ouverture située transversalement, et non d'un repli *transversal* ; n'est-il pas évident, au contraire, qu'il parle de cette petite saillie que j'ai dit formée sur le milieu du bord postérieur du col par l'accumulation des fibres dilatatrices, saillie dirigée du sommet de verumontanum vers la vessie, et *verticale* par conséquent? Deschamps, comme Lieutaud, n'attribue pas de sphincter à la vessie ; il suppose qu'elle se ferme par le simple rapprochement des lobes latéraux de la prostate qui forment l'arc excentrique du croissant, et que le bord postérieur, formant l'arc concentrique, se plisse alors davantage, et forme une saillie qui, en s'interposant entre les lobes de la prostate, obture plus exactement le conduit urinaire (*ibid.*, p. 42). J'ai combattu longuement ces idées (*Maladies des organ. génit. et urin. des hommes âgés*, p. 14). Cela veut-il dire que je me les sois appropriées? L'éminence dont il vient d'être question est formée par les fibres dilatatrices du col vésical, tandis que les valvules sont formées par les fibres obturatrices : la différence est donc palpable.

En vérité, M. Civiale joue de malheur avec Deschamps. Pour prouver qu'il a connu et décrit les valvules en question, il cite la page 187 où celui-ci a parlé des « *brides* qu'on remarque à l'orifice du col de la vessie. » Par inadvertance ou par calcul, il ne dit pas que, comme explication, Deschamps renvoie à son § 47, où se lit ce qui suit : « Je trouvai à l'orifice de la vessie une colonne ligamenteuse traversant *verticalement* l'orifice de ce viscère, dont l'entrée était partagée en deux parties. » Est-ce clair (1) ? Page 217, à laquelle renvoie également M. Civiale, il n'est question encore que du « répli auquel on a donné le nom de *luette vésicale*. » Ce sont les expressions de l'auteur.

Ainsi Deschamps, de même que Lieutaud, parle d'une ouverture en forme de croissant, et non d'un repli ayant cette forme; d'une ouverture transversale, et non d'un repli transversal; il décrit même positivement une bride verticale; et M. Civiale, en étalant d'un air aussi triomphant son texte (p. xix et xx), prouve seulement qu'il ne l'a pas compris.

Hunter. M. Civiale lui fait dire que le moyen lobe de la prostate, en se gonflant sur le devant, « forme une *valvule* à l'orifice du canal » (p. xxij). Voici ses expressions : « Une portion de la prostate, située derrière la naissance même de l'urtèhre, se tuméfie d'arrière en avant, en représentant *une espèce de cône* qui *s'enfoncerait dans la vessie*, et joue le rôle d'une *valvule* » (*OEuvres* trad. par Richelot, t. II, p. 369). Comment caractériser un pareil travestissement ? Ne saute-t-il pas aux yeux, pour peu qu'on y mette de bonne foi, qu'il ne s'agit ici que des tumeurs prostatiques ? Dans l'explication de la quinzième planche des OEuvres de Hunter, on donne, sous le nom de *prolongement* valvulaire *de la vessie*, une tumeur faisant saillie de 5 centimètres dans cet organe, et large de plus de 4; pourquoi M. Civiale ne cite-t-il pas aussi cet exemple à l'appui de sa thèse ? Il parle encore du catalogue du musée de Hunter, catalogue que je ne possède pas : nous verrons, à propos de

---

(1) Le mot *bride*, employé par Deschamps pour désigner une saillie verticale, a été, en effet, depuis quelques années appliqué aux valvules du col de la vessie, saillies transversales. Ceci prouve que, pour constituer un droit de priorité, il ne suffit pas d'un mot, il faut une explication. Que penser alors de M. Leroy-d'Étioles qui base ses prétentions à la découverte des valvules en question sur ce qu'il a une fois employé le mot *bourrelet*, tandis que tout concourt à prouver que, longtemps après, il n'avait pas même une idée de ce que j'appelais *valvules*? (Voir ma 3e *série d'obs.* dans mes *Recherches sur les valvules*, 2e édit., p. 405.)

Ch. Bell, ce qu'on doit penser de sa manière de traduire et d'expliquer.

Sœmmering. « Nous lisons, dit M. Civiale, dans l'ouvrage de Sœmmering, les détails d'un cas dans lequel l'orifice interne de l'urèthre était converti en une fente allongée et garnie d'un bourrelet à son pourtour » (p. xxij). J'ai deux fois, je ne dis pas lu, mais parcouru avec soin l'ouvrage de Sœmmering, dans le but unique de trouver cette observation dont on n'indique pas la page, et je n'ai rien trouvé qui y ressemble. On lit bien, page 155, la description d'un mamelon déterminant graduellement un repli transversal ; mais l'auteur traduit textuellement, et il a eu tort de ne pas le dire, le passage de Home que j'ai reproduit dans mon ouvrage ; étais-je donc obligé de citer tous les compilateurs ? Au reste, on conviendra qu'il faut de la bonne volonté pour trouver dans une fente garnie d'un bourrelet à son pourtour la description des valvules. On ne dit même pas si la fente était antéro-postérieure ou transversale. J'ai déjà parlé de Sœmmering dans la note de la page 14.

Ch. Bell. Je dois signaler une grave erreur dans la traduction donnée par M. Civiale. Il fait dire à Ch. Bell : « Cette pièce est spécialement intéressante en ce qu'elle fut la première qui prouva d'une manière distincte que la tumeur projetée dans la vessie n'était pas produite par l'accroissement du troisième lobe » (p. xxiii). Cette traduction pouvait être commode pour M. Civiale, qui veut démontrer que les valvules *musculaires* du col de la vessie étaient parfaitement connues avant moi ; mais elle constitue une véritable falsification. Le texte, le voici : « This preparation is particularly interes-
« ting, as it was the first dissection which distinctly proved that the
« projecting tumour of the prostate into the bladder was not produ-
« ced by the enlargement of the third lobe ; » c'est-à-dire : « que la *tumeur de la prostate* se projetant dans la vessie, n'était pas produite par l'accroissement du troisième lobe » (*A treatise on the diseases of the urethra*, etc., 3e édit., p. 416). On voit combien la suppression d'un mot change le sens d'une phrase ; avec un peu d'équité, on ne se permet pas de pareilles licences.

Au reste, dans tous les passages cités par M. Civiale, Ch. Bell ne parle que de *projections valvulaires* (p. 418, 422, 424). Page 418, il dit que cette projection faisait saillie dans la vessie, caractère qu'on ne peut appliquer aux valvules, et surtout aux valvules musculaires.

Page 422, revenant sur la projection dont il est question, il l'appelle *tumeur* ; et, en effet, il dit l'avoir figurée à la pl. III de ses *Engravings of specimens of the morbid anatomy of the urethra*, etc. Or cette planche représente une tumeur plus grosse qu'un œuf de poule et bilobée ; il ajoute même qu'elle est formée par la prostate, et il en dit autant de celle qu'il décrit à la page 424. Page 426, il parle d'une double projection valvulaire, dont une partie est adhérente (is attached, ot non pas *se combine*, mot plus élastique employé par M. Civiale) à la membrane interne de la vessie, à une distance considérable de l'orifice uréthral. M. Civiale a-t-il jamais vu des doubles valvules dans le sens que nous donnons à ce mot, et surtout adhérentes à la membrane interne de la vessie, loin de l'urèthre ?

Évidemment Ch. Bell, par le mot *valvulaire*, veut simplement dire, comme Hunter, que les tumeurs qu'il décrit jouaient le rôle de valvule ou soupape. M. Civiale pouvait seul s'y tromper.

Prétendre, d'un autre côté, qu'il a décrit mes valvules musculaires, parce qu'il a dit que « les muscles des uretères sont attachés à cette partie de la prostate, qui, lorsqu'elle est malade, se projette dans la vessie (1) » (*ibid.*, p. 416), c'est prouver que, si on n'y met

---

(1) Il est vrai que M. Civiale se garde bien de rapporter le texte. Voici comment il l'arrange : « Les valvules dites musculaires ont été indiquées par Ch. Bell, qui les signale comme contenant les muscles des uretères, c'est-à-dire celles des fibres longitudinales qui, ayant pris naissance au-dessus du verumontanum, vont s'épanouir à la partie inférieure de la paroi postérieure de la vessie, et gagnent, pour la plupart, les orifices des uretères, disposition fort bien indiquée par Lieutaud, qu'on ne lit pas assez » (*Mal. des org. génito-urin.*, 2e édit., t. II, p. xxxiii).

Quant à Lieutaud, M. Civiale l'avait donc bien peu lu quand il a publié sa première édition ; car il n'y avait pas alors découvert toutes les belles choses qu'il y trouve aujourd'hui. Lieutaud, comme A. Paré, Fallope et Santorini, que j'ai cités, signale des faisceaux longitudinaux à la face interne de la vessie, sans indiquer ni leurs insertions, ni même leur position.

La vérité est que M. Civiale veut tout simplement, à l'aide de quelques falsifications de texte, m'enlever du même coup mes valvules musculaires et ma description du muscle uréthro-vésical ou dilatateur du col de la vessie, dont Ch. Bell n'avait décrit qu'une partie sous le nom de *muscles des uretères* et qu'il faisait insérer au lobe moyen de la prostate, et non, comme je l'ai fait, au sommet et sur les côtés du verumontanum. M. Civiale se garde bien, d'ailleurs, de rappeler que j'ai signalé les recherches de Ch. Bell, et

pas de mauvaise foi, on ne connaît pas encore bien aujourd'hui la matière dont on s'occupe ; car les muscles des uretères de Ch. Bell font partie de mon plan dilatateur ; tandis que mes valvules sont formées, je l'ai déjà dit, par les fibres obturatrices du col de la vessie.

Avais-je tort de ne pas citer ces auteurs dans mon historique des valvules vésico-uréthrales ? Et lui, M. Civiale, n'aurait-il pas mieux fait de ne pas s'engager sur un terrain qui lui est si visiblement étranger ? L'érudition, qu'il préconise, je ne l'ai jamais ridiculisée, comme il le dit, ni traitée de pédantisme ; je la regarde, au contraire, comme une belle et bonne chose, faisant, sinon le cachet, du moins l'ornement d'un esprit distingué ; mais il doit s'apercevoir aujourd'hui qu'elle est plus facile à conseiller qu'à faire. A moins de réunir des qualités assez nombreuses, il vaut mieux s'en abstenir ; autrement, on court risque de se faire accuser d'ignorance ou de mauvaise foi, et quelquefois même de l'une et de l'autre.

Je sais bien qu'il en est qui croient pouvoir se donner un certain vernis en soldant des écrivains mercenaires, c'est une erreur. Quand on veut faire de la vraie, de la bonne érudition, il faut souvent beaucoup de temps et de peines pour remonter aux sources et les bien explorer : or celui qui vend sa plume, n'ayant ni chances de gloire, ni responsabilité, n'a qu'un but, c'est de gagner son salaire le plus vite et le plus facilement possible. Il faut, de plus, être intimement pénétré d'un sujet pour bien comprendre tout ce qui s'en rapproche et tout ce qui s'en éloigne dans la masse de documents souvent imparfaits qu'on a à examiner. Voilà encore une condition que ne remplissent presque jamais les simples érudits. J'ajouterai même que, lorsqu'ils voient celui qui les paie sous l'influence d'une passion, ils ne

---

que j'ai même rectifié les idées d'un célèbre anatomiste sur son compte (*Maladies urin. des hommes âgés*, p. 11 et 60). Quant à Lieutaud, pour faire comprendre combien il m'a devancé, il me suffira de rappeler que, suivant cet auteur, c'est une lame triangulaire de substance pulpeuse ou spongieuse qui, en soulevant la muqueuse, constitue le trigone, tandis que, suivant moi, ce soulèvement est produit par les fibres muscuaires obturatrices et dilatatrices du col de la vessie.

On le voit, M. Civiale ne parle pas de la prostate ; il pousse même la hardiesse jusqu'à affirmer, quelques lignes plus bas, que Ch. Bell a nié sa présence dans la projection dont il s'agit. (Mon véridique critique traduit encore, dans ce passage, *projection* par *barrière* : il nous a habitués à ces petites licences.)

sont pas toujours très-scrupuleux dans le choix des matériaux qu'ils lui fournissent; l'essentiel pour eux, c'est de flatter cette passion, afin de conserver leur emploi.

J'arrive actuellement aux travaux de M. Civiale. C'est là véritablement le point capital de cette discussion; car lorsqu'il m'accuse d'avoir manqué de justice envers mes compatriotes, ce n'est certainement pas de Saviard, de Lieutaud, de Deschamps et de Desault qu'il s'inquiète beaucoup : si je l'avais proclamé l'inventeur des valvules, comme il se posait dans le second volume de sa première édition et dans son Mémoire à l'Académie des sciences, bien certainement il n'aurait jamais élevé la moindre réclamation.

Or les travaux de M. Civiale doivent être considérés, sous ce rapport, suivant qu'ils ont été publiés avant ou après l'ouvrage de Guthrie (1834), et le Mémoire que j'ai lu à la Société anatomique le 3 février 1836.

« En 1823, dit-il, j'indiquai (*Nouv. cons. sur la rét. d'urine*, p. 80) le procédé à l'aide duquel on parvient à faire passer la sonde par dessus le moyen lobe et le *repli membraneux* du col vésical. C'est par la lecture de l'ouvrage de Home et par mes propres recherches que j'avais été conduit à étudier ces dispositions morbides » (p. xxvi). Je vois, en effet, qu'il a reproduit (p. 79) un passage d'E. Home, où celui-ci parle d'un repli membraneux soulevé par le troisième lobe de la prostate; mais de ses recherches propres je ne vois pas un mot, pas une syllabe; tout ce qu'il dit du cathétérisme, tout, sans exception, se trouve également dans E. Home (*Maladies de la glande prostate*, ch. III, sect. 2e). Or, puisque j'avais cité et reproduit textuellement ce dernier (*Rech. sur les valv.*, p. 55), qu'avais-je besoin de parler de M. Civiale? Il n'y aurait pas de raison alors, je le répète, pour ne pas citer tous les compilateurs passés, présents et futurs.

Qu'il me soit permis d'ailleurs de faire remarquer que les idées d'E. Home sur ce point sont loin d'être bien nettes. D'après lui, tout engorgement du moyen lobe de la prostate commence par une tumeur et finit par une valvule, ce qui est évidemment faux.

C'est encore à propos de Home que M. Civiale mentionne, p. 50 de son *Traité de lithotritie*, publié en 1827, un *repli membraneux* étendu d'un lobe de la prostate à l'autre; pas un mot de plus. De pareilles prétentions, basées sur de tels titres, seraient vraiment d'une outrecuidance extrême, si elles n'étaient ridicules.

M. Civiale dit qu'il a conseillé, en 1823, pour ces sortes de cas, des sondes à courbure *légère*, depuis 6 jusqu'à 18 lignes de longueur. L'idée n'aurait pas été fort heureuse ; mais ici il y a altération de la vérité : ce n'est pas à propos des affections du col de la vessie, mais *dans les cas de rétrécissements*, qu'il conseille ces sondes : il dit positivement que, quand la prostate est engorgée, les sondes à courbure ordinaire méritent la préférence (*Traité des rét. d'urine*, p. 34 et 36). Mais, me répondra-t-on, dans quel but aurait-il altéré la vérité ?

Le but ? le voici : M. Civiale veut partir de là pour s'attribuer l'invention de mes sondes à courbure courte et brusque aussi ajoute-t-il qu'il se servait également, pour ces cas, d'instruments lithotriteurs ayant à leur extrémité *une courbure brusque et très-courte*, qu'il a représentés dans son *Traité de lithotritie*. Il veut sans doute parler de la fig. 7 de la pl. II, car je n'en vois pas d'autres auxquelles ce passage puisse se rapporter ; mais, en vérité, c'est se moquer des lecteurs et de la vérité.

M. Civiale parle encore de sa deuxième *lettre sur la lithotritie*. Dans cette lettre, il n'est absolument question, au point de vue qui nous occupe, que de *fongus* de la vessie. Nous arrivons ainsi à 1837, c'est-à-dire à une époque postérieure à l'ouvrage de Guthrie et à mon Mémoire.

Que M. Civiale nous dise ce que jusqu'alors il a ajouté à ce qu'on connaissait avant lui ? Rien, absolument rien.

En 1834, M. Guthrie annonça que certaines brides ne sont pas formées par des granulations prostatiques et la membrane muqueuse, mais par du tissu fibreux (1), et il eut l'idée de les diviser ; mais son

---

(1) Plusieurs personnes, et entre autres M. le rapporteur, veulent trouver dans cette idée de Guthrie le germe de la découverte des valvules musculaires. Mais ces deux opinions ne se ressemblent pas plus que celle des anatomistes qui disent le col de la vessie fermé par une substance fibreuse ne ressemble à l'opinion de ceux qui le disent fermé par une substance musculaire. A coup sûr, si les uns sont dans le vrai, les autres sont dans l'erreur. Et d'ailleurs, Guthrie explique-t-il, par la simple rétraction de son anneau fibreux, la présence constante de ces valvules derrière l'orifice interne de l'urèthre ? Explique-t-il le mode de formation des valvules à l'état physiologique et à leur période spasmodique ? Expliquerait-il comment, après la section de cet anneau, il n'y a pas d'incontinence d'urine ? Mes travaux sur la structure du col de la vessie à l'état normal et à l'état pathologique donnent seuls la clef de ces divers phénomènes.

procédé ne paraît pas lui inspirer à lui-même une grande confiance, car il finit par conseiller une espèce de taille périnéale.

Dès le commencement de 1836, je fixai l'attention d'une manière toute particulière sur les valvules prostatiques, que, contrairement à E. Home, je regardai comme tout à fait indépendantes des tumeurs; je décrivis leurs connexions, leur origine, leurs formes, leurs degrés de saillie (j'en mentionne une de 12 lignes), leur épaisseur, leurs rapports avec le verumontanum (*Bull. de la Soc. anatom.*, 1836, p. 12); et, ce qui était plus important encore, puisque ce devait être la base *sine quâ non* de leur traitement, je proposai ma sonde coudée comme moyen infaillible de les reconnaître pendant la vie. (*Lettre* adressée à l'Académie des sciences, le 20 juin 1836.)

Maintenant, qu'a dit M. Civiale en 1837 ? Qu'il peut exister un *soulèvement transversal de la partie inférieure du cercle fibreux constituant le col de la vessie* (*Traité prat. des maladies des org. génit. et urin.*, 1re éd., t. 1, p. 29). Y a-t-il autre chose là que ce qu'a dit Guthrie ? Nous venons d'ailleurs de voir que c'est une erreur. Ce qu'il dit ensuite de l'utilité pour le cathétérisme d'une sonde à forte courbure (*ibid.*, p. 32), nous avons vu que cela avait déjà été conseillé d'une manière plus générale par E. Home et par moi (Mém. cit., p. 16).

Dans son *Traité de l'affection calculeuse*, qui parut en 1838, M. Civiale répète ce qui précède, mais n'y ajoute rien, sauf une phrase pourtant remarquable par l'assertion erronée qu'elle renferme; la voici : « On distingue aisément, pendant la vie, le repli de l'engorgement du corps de la prostate, en ce que la sonde se trouve arrêtée par lui au moment où l'on croit être parvenu dans la vessie, et lorsque déjà le bec de l'instrument a parcouru la partie prostatique de l'urèthre » (p. 305). Ici se présente une difficulté, c'est de savoir ce que M. Civiale entend par *corps* de la prostate. J'ai fait voir dans la lettre que j'ai publiée à son adresse, qu'en 1836 il ne connaissait pas l'anatomie la plus grossière de la prostate. Chacun sait que cette glande est formée de trois parties, une moyenne, et deux latérales. Mais M. Civiale dit, p. 140 de son parallèle : « Son *corps* et son *lobe moyen...* » Page 141, il dit encore : » Le *corps*, le *moyen lobe* et *lobe latéral gauche* de la prostate. » Ainsi, en y joignant le lobe latéral droit, la prostate avait, suivant lui, quatre parties. Il en avait découvert une, et ce n'était rien moins que le *corps* de la glande; malheureusement il ne dit pas où ce corps se trouve situé. Mais dans le second volume de son *Traité des maladies des organes urinaires,* publié après le premier volume de mes *Recherches,* ce n'est plus cela; il ne parle que de trois parties : le corps et les lobes latéraux (p. 262 et 263); qu'est donc alors devenu le *lobe moyen ?*

Toutefois cette difficulté nous importe peu, car, quelle que soit l'interprétation qu'on adopte, il y a erreur manifeste. Si le corps et le lobe moyen sont une seule et même partie, il est évident que les valvules et les autres obstacles formés par l'engorgement de ce lobe ayant le même siége, les sondes se trouveront dans tous les cas arrêtées au même point, et l'exploration conseillée par M. Civiale sera tout à fait insuffisante. Si, au contraire, il distingue ce corps du lobe moyen et des lobes latéraux, il commet une autre erreur de lèse-anatomie, et c'est là la supposition à laquelle on doit s'arrêter; voici pourquoi :

On peut, suivant lui, rencontrer une déviation verticale « *à la réunion des parties membraneuse et prostatique,* si tout le *corps* de la prostate se trouve frappé de tuméfaction, *ce dont il a vu un petit nombre d'exemples.* Mais le plus ordinairement elle commence derrière la crête uréthrale et résulte de l'engorgement du *lobe moyen* » (*Traité des mal. des org. génit. et urin.,* t. I, p. 29, 1re édit). Jamais, M. Civiale, vous n'avez vu votre première déviation. Il est évident que vous croyiez, en 1837, qu'il existait derrière l'urèthre, au-dessous du verumontanum, une portion de tissu prostatique que vous appeliez *corps,* et que, sur cette erreur, vous avez bâti des déviations infra-prostatiques qui n'ont jamais existé que dans votre imagination (1). Dans votre seconde édition, vous avez supprimé cette

---

(1) Ce qu'il y a de plus fort, c'est que M. Civiale a encore décrit une autre déviation qu'il appelle également *inférieure,* et qu'il dit formée par l'atrophie et la destruction du corps prostatique. Voilà bien des déviations produites par une substance imaginaire. Et c'est là ce qu'ose débite à ses lecteurs un homme qui prétend qu'avant lui *les maladies de la prostate étaient mal connues, mal déterminées...* (*Traité,* etc. , 1re édit., t. II, préface, p. iij)!!! Le voilà, en effet, bien en mesure contre tout événement, et, quelles que soient les déviations qu'on découvre à l'avenir, M. Civiale pourra s'en déclarer l'inventeur.

énormité, et vous dites : « La saillie qui résulte de l'accroissement du *corps* de la glande, *et qui occupe l'angle antérieur du trigone vésical*, forme *à l'orifice interne* de l'urèthre une sorte de barrière » (*Traité*, etc., t. II, p. 320 de la 2e édit.) C'est cela ! bravo ! Vous voilà enfin sorti de votre ignorance ! Mais soyez donc un peu plus juste à l'égard des travaux qui vous en ont tiré.

Malgré l'échafaudage d'interprétations, de subtilités, d'erreurs, de falsifications, élevé par M. Civiale avec un véritable talent d'artiste, tous ceux qui voudront se donner la peine de consulter et d'étudier les textes demeureront convaincus de la vérité des trois propositions que j'ai émises en 1844, et que j'ai rappelées page 13.

Quant à M. Civiale, ses travaux sur les valvules du col de la vessie doivent être partagés en trois époques. Dans la première, qui se ermine à l'ouvrage de Guthrie et à la publication de mon premier Mémoire, il ne fit que répéter les quelques mots d'E. Home; dans la seconde, qui finit à 1840, mes idées ayant eu quelque retentissement, il voulut aussi faire du neuf, et c'est alors qu'il découvrit le *corps* ou quatrième partie de la prostate et ces fameuses déviations qu'il disait avoir vues sur la nature, et qu'il s'efforce aujourd'hui de ne plus laisser voir dans ses livres (1).

A dater de 1840, et surtout de 1844, grâces aux travaux que j'ai publiés à ces diverses époques, et qu'il a parfois presque textuellement reproduits, M. Civiale est entré dans une ère tout à fait nouvelle. Comme il me copie presqu'en tout, il me serait difficile de le critiquer. Il ne parle pas encore positivement de valvules musculaires; mais il dit qu'on trouve, « entre les deux couches membraneuses, un tissu dense et résistant, analogue à celui du sphincter vésical, que les uns considèrent comme scléreux et les autres comme musculeux » (*Traité*, etc.. 2e éd., t. II, p. 244). Que peut-on désirer de plus ? Dans sa première édition, il avait reproduit tous les caractères que j'assignais aux valvules; mais il craignait sans doute de se compromettre en conservant les différences que j'avais établies entre

---

(1) M. Civiale a en outre créé une troisième et même une quatrième espèce de valvules qu'il nomme *membraneuses* et *spongieuses*. C'est là encore un de ces progrès que lui doit la science, et qui, comme le CORPS de la prostate et les DÉVIATIONS qu'il détermine, est le produit d'une imagination aussi peu éclairée que peu scrupuleuse.

les prostatiques et les musculaires. Comme je lui reprochais dans ma *Lettre* (page 4) d'avoir ainsi jeté sur le sujet plus de confusion que de clarté, il s'est sans doute donné plus tard la peine d'étudier la matière, et il reproduit aujourd'hui mes distinctions avec une fidélité sans exemple.

Au chapitre de l'*Etiologie*, il critique toutes les causes d'inflammation que j'ai assignées aux valvules musculaires, *suppositions* que j'ai *échafaudées*, suivant lui. « On ignore, ajoute-t-il, absolument sous quelle influence se produisent ces états morbides » (*ibid.*, p. 276). Mais « *tout porte à croire*, dit-il, que c'est à une inflammation qu'on doit rapporter les replis purement *membraneux* » (*ibid.*, p. 248). Si, comme j'en suis convaincu, ces replis n'existent que dans son imagination, on voit que mes suppositions étaient au moins aussi solidement échafaudées que les siennes. (*Voir* le Rapp. de la comm., p. 6.)

Toutefois M. Civiale entremêle ces divers articles de quelques petites productions de son cru.

Ainsi, à l'anatomie pathologique, il décrit des valvules obliques; il en parle souvent; il en a vu beaucoup sans doute. J'espère toutefois que, lorsqu'il donnera une nouvelle édition, ces valvules iront rejoindre sa quatrième partie de la prostate et les déviations qui en étaient l'effet.

Quant au diagnostic, il reproduit avec une exactitude merveilleuse, sauf quelques additions dont, et pour cause, je lui laisse la responsabilité, les explorations que je pratique avec ma sonde coudée, et il ajoute même « qu'en raison des faibles douleurs qu'elles causent, on ne trouvera pas trop beaux les résultats qu'il indique » (*ibid*, p. 269).

Mais à quoi bon parler d'exploration? La sonde exploratrice elle-même il faut décidément que j'y renonce. Suivant M. Civiale, elle remonte déjà bien loin, et lui-même il l'employait il y a plus de 30 ans (*ibid*, p. 251). Il y a déjà longtemps que je lui demande à quoi il l'employait et où il l'a dit; mais la réponse est encore à venir. Ce qu'il y a de certain, c'est que cette sonde qu'il reconnaît aujourd'hui comme la seule dont on puisse utilement se servir, il n'en disait pas un mot en 1838, dans son *Traité de l'affection calculeuse*, où il parlait du trilabe comme moyen de reconnaître les déformations du col de la vessie.

D'un autre côté, il prétend que tout ce qu'on a dit au sujet des troubles fonctionnels de la vessie, ne sont que des vues spéculatives ; que la difficulté d'uriner n'est pas un signe de valvule, parce qu'on voit assez souvent la vessie se vider avec des barrières très-saillantes et réciproquement (*ibid.*, p. 253). Moi aussi j'avais observé ces anomalies, quoiqu'elles ne soient pas tout-à-fait telles que le dit mon critique ; mais, au lieu de me prosterner stupidement devant elles, j'ai cherché à m'en rendre compte, et je crois y être assez fréquemment parvenu (*Rech. sur les valv.*, p. 126, 134, 138, etc.). Voici comment je me résume : « On peut dire, d'une manière générale, que l'intensité de la dysurie est en proportion de l'obstacle ; cependant il ne faut pas oublier les changements que finissent presque toujours par amener dans la vessie le séjour de l'urine dans cet organe et les efforts qu'il répète à chaque instant pour l'expulser, changements qui augmentent ou diminuent, ou même anéantissent sa contractilité » (*ibid.*, p. 163). Les finesses d'observation de M. Civiale ne seraient-elles pas tout simplement un produit informe et déguisé de mes idées spéculatives ?

Il me fait de plus un crime d'avoir écrit qu'une valvule que j'avais cru reconnaître pendant la vie, n'existait plus après la mort (*Traité des mal.*, etc., 2e éd., t. II, p. 252). Il aurait dû démontrer auparavant que la période que j'ai décrite sous le nom de *spasmodique* n'est qu'une idée spéculative. Or on verra plus loin ce qu'en pense la commission d'Argenteuil.

A la même page, il paraît vouloir prouver que les valvules ne compliquent pas les rétrécissements, et, pour mieux me ridiculiser, il falsifie mon texte ; il me fait dire : « Lorsqu'il existe des coarctations organiques de l'urèthre, ce n'est pas à ces coarctations, mais bien à la valvule du col vésical qu'il faut attribuer les *difficultés d'uriner* et la rétention d'urine. » Ne dirait-on pas, d'après cela, que je regarde les rétrécissements de l'urèthre comme n'ayant pas la moindre influence sur la miction ? J'ai dit, au contraire, qu'*en gênant mécaniquement la sortie de l'urine, du sperme, des graviers,* etc., ils entretiennent derrière eux une irritation chronique ; seulement j'ai ajouté que cette irritation provoque à son tour le spasme et la rétraction du sphincter de la vessie, et que, sans cette complication, un rétrécissement n'amènerait que *rarement* une rétention *complète*. J'en donnais des preuves de plusieurs sortes (*Rech. sur les valv.* etc., p. 89).

On va croire sans doute qu'après m'avoir attribué un non-sens, M. Civiale m'en laissera du moins la propriété. Eh bien, non! je ne suis pas même capable de cela! Brodie avait écrit : « Lorsqu'une hypertrophie de la prostate complique un ancien rétrécissement, celui-ci devient moins sujet au spasme et sa dilatation plus facile; » moi, j'ai dit, au contraire, qu'une valvule musculaire aggrave les effets des rétrécissements : suivant M. Civiale, c'est la même idée!

Quant au traitement des valvules, il a tout prévu, tout inventé, et cela doit être, car il s'en occupe depuis 1823. Mais veut-on savoir pourquoi, jusqu'en 1841, il n'en a rien dit? Le voici : « Il eût été au moins inopportun, quand la lithotritie m'occupait spécialement, de me livrer à de longues digressions sur les barrières uréthro-vésicales » (*ibid.*, p. xxvij). Qu'il me soit cependant permis de lui faire observer que ce ne serait pas la première fois qu'il en aurait fait des digressions. Ainsi, par exemple, page 123 de sa *Deuxième lettre sur la lithotritie*, il fait une digression au sujet du traitement de ce qu'il appelle les *fongus* du col de la vessie, et où, par parenthèse, il ne parle nullement de la sonde à courbure courte et brusque comme moyen d'exploration; pourquoi n'y dit-il pas aussi quelques mots sur le traitement des valvules?

Il ne peut apporter aucun texte qui prouve, bien ou mal, qu'il a imaginé l'incision des valvules; mais ce n'en est pas moins à lui qu'on en doit l'idée, et voici comment il le démontre : « Les heureux résultats de la division des brides situées à l'orifice extérieur de l'urèthre devaient *naturellement* conduire à l'essai des mêmes moyens contre celles du col de la vessie » (*ibid.*, p. 282). Or M. Civiale prétend avoir le premier débridé le méat urinaire; donc... La conséquence, on le voit, est toute *naturelle*, tant l'identité est frappante!

Après avoir reconnu, comme moi, que l'instrument de Guthrie n'était pas applicable, et, sans s'arrêter à celui que j'avais fait connaître en 1839, il expose immédiatement celui qu'il a publié en 1841. J'avais fait plusieurs reproches à cet instrument : il est bien entendu que M. Civiale ne trouve aucun d'eux fondé, ce qui ne l'empêche pas d'en proposer un autre destiné à couper la bride de sa base vers son bord libre. D'abord, je dirai que cette idée n'était pas nouvelle; l'inciseur que j'ai publié en 1841 coupait ainsi, par la raison que sa lame était, comme celle de M. Civiale, plus saillante sur son bord libre que sur l'autre (*Rech. sur les valv.*, p. 256, et p. 39 de cette pré-

face). Ensuite cet instrument offre encore prise à plusieurs objections. En premier lieu, bien souvent la bride sera plus saillante
que la lame n'a de largeur; celle-ci ne fera par cela même qu'une
ponction, et je crains que l'achèvement de la section ne se fasse pas
sans danger. En second lieu, une partie de son instrument s'ouvre
de manière à faire hameçon avec la tige : si par hasard un gravier,
ou même quelque débris de tissu organique s'interposait entre elles,
et empêchait leur rapprochement complet, l'extraction en deviendrait
extrêmement pénible et dangereuse, peut-être même impossible.

Puis M. Civiale nous fait connaître ses opérations, qui sont au
nombre de quatorze. Il passe par-dessus les détails; mais il nous fait
connaître les résultats qui tous, comme de raison, sont plus ou moins
favorables. En peut-il être autrement entre ses mains ?

Enfin, sans doute pour faire contraste, il analyse mes observations, *dont les détails*, dit-il, *laissent beaucoup à désirer*. (Ses quatorze observations occupent une page et demie, *voy.* p. 294, tandis
que les six de ma première édition en occupent 33.) C'est un travestissement tel qu'un homme qui se respectera tant soit peu ne s'en permettra jamais de semblable.

M. Mercier, dit-il, « parle de quatre malades à chacun desquels il
a fait trois incisions peu profondes sur la barrière *sans beaucoup de
succès*. Les anciens disaient : *Je l'ai opéré, que Dieu le guérisse!* et
M. Mercier, pour justifier son opération, nous déclare que *la chirurgie
a fait ce qu'elle pouvait, et que c'était à la médecine à faire le reste.»*
Or, chez ces quatre malades, il y eut une grande amélioration (voy.
Rech. sur les valv., p. 239, 261, 264 et 274) : l'un, qui se serait sui-
cidé, me disait-il, si je ne l'eusse débarrassé, m'écrivait, quelques
jours après son retour en Belgique : « J'ai le plaisir de vous dire que
je suis arrivé ici fatigué, il est vrai, malgré la précaution que j'avais
prise de me reposer en route, mais dans un état de santé favorable
au delà de toute attente. (Il n'y avait pas alors de chemins de fer.) Je
n'ai pas souffert le moins du monde en route; les douleurs que je res-
sentais dans le canal, et qui me donnaient encore quelque inquiétude,
ont disparu comme par enchantement, et les fonctions se font avec
une facilité, une régularité remarquables. Le jet de l'urine est plus
large que jamais, et je suis persuadé que la vessie se vide bien complétement. Mes nuits sont excellentes : je dors de six à sept heures,
sans interruption. Somme toute, mon état est très-satisfaisant, et je

prendrai des précautions pour ne pas troubler le bien-être dont je jouis » (*Ibid.*, p. 271). Cependant, comme je n'imite pas certains auteurs, et que je dis non seulement la vérité, mais toute la vérité, je ne dissimulai pas qu'il revint plus tard à ce malade une éruption cutanée qui avait disparu pendant que je le traitais, et que cette éruption, sans exercer une influence sensible sur le cours de l'urine, était cependant devenue une source de tribulations contre lesquelles mes conseils furent sans effet. C'est alors que je dis : *La chirurgie a fait ce qu'elle pouvait; c'est à la médecine à faire le reste.* Je serais en effet curieux de savoir par quel traitement chirurgical M. Civiale aurait pu guérir cette affection de la peau (1).

Il continue : « A un cinquième malade, trois incisions profondes ont été faites, puis trois autres également profondes suivies d'hémorrhagies abondantes, sans amélioration. On eut ensuite recours aux injections caustiques, aux cautérisations. Le résultat n'est pas indiqué. » La vérité est que ce malade ne pouvait uriner quelques gouttes d'urine sans des ténesmes si violents, que des gaz et des matières fécales s'échappaient chaque fois : les urines étaient purulentes et alcalines. L'hémorrhagie s'arrêta spontanément au bout de peu de jours et sans jamais avoir été inquiétante, et, comme il est dit dans l'observation, *le malade urina bien* (*ibid.*, p. 277.) Sous l'influence des injections caustiques, les urines s'éclaircirent; mais la vessie avait été tellement rapetissée par l'inflammation antérieure, qu'elle

---

(1) Nous venons de voir que M. Civiale attribue aux anciens d'avoir dit : « *Je l'ai opéré, Dieu le guérisse!* » Lui qui a pour l'érudition une prédilection si vive, il aurait bien dû nous apprendre quels sont ces anciens. Pour moi, je ne sache que A. Paré qui a dit : « *Ie le pansay, et Dieu le guarist.* » Mais si A. Paré est un ancien, comment M. Civiale qualifiera-t-il Hippocrate et Galien? Et d'ailleurs, veut-on savoir à propos de quelles circonstances Paré parle ainsi, et s'il entendait dire qu'après avoir opéré ses malades, il les abandonnait tranquillement à la garde de Dieu? Il avait une amputation de jambe à faire au siége de Damvilliers, et, par une inspiration divine, pour ainsi dire, il eut l'idée, pour arrêter le sang, de substituer la ligature des artères au fer rouge qu'on employait jusqu'alors. L'opération réussit à merveille, et c'est en la rapportant que Paré prononça ces paroles sublimes de modestie, mais qui, sous la plume de M. Civiale, se sont métamorphosées en une insipide niaiserie.

ne put jamais conserver plus d'un verre de liquide. Qu'on compare maintenant ce résumé avec l'analyse de M. Civiale.

« Sixième malade, ajoute-t-il. Trois incisions assez profondes ; hémorrhagies immédiates et consécutives. Amélioration. » Je dis, au contraire, dans cette observation, que le sang ne tarda pas à disparaître, sans m'exprimer sur sa quantité. Une dépression pratiquée trop tôt ramena un écoulement de sang que je dis, il est vrai, *plus abondant qu'au moment de l'opération*, mais sans m'exprimer encore sur sa quantité. Au reste, c'était une de mes premières opérations, et alors je n'avais pas pour me guider celles de M. Civiale. Il est vrai que ce n'est pas le récit qu'il en donne aujourd'hui qui pourrait beaucoup m'éclairer ; ses observations ont au moins cet avantage, qu'elles ne pourront jamais être critiquées ; il les a arrangées en conséquence.

« Septième malade. Trois incisions, cautérisation. Résultat peu marqué. » Quant à cette observation, il faut croire que M. Civiale l'a fabriquée de toutes pièces, car ma première série n'en contient que six.

« Huitième malade. Opéré sous les yeux d'une commission. Résultat non indiqué. » Si, Monsieur, le résultat a été indiqué, et indiqué comme très-favorable. Auparavant, il s'en fallait de beaucoup que la vessie se vidât, et, en cinq ans, il s'était produit quatre fois des calculs vésicaux. Depuis l'opération, qui eut lieu il y a huit ans, la vessie conserve à peine deux cuillerées d'urine après la miction, et la pierre ne s'est pas reproduite une seule fois. Il n'y a pas un an que le rapporteur de la troisième commission d'Argenteuil s'est assuré de toutes ces circonstances.

J'aime à croire, d'après ce que M. Civiale vient de nous dire, et d'après le silence qu'il garde sur vingt-cinq autres observations que j'avais publiées lorsqu'il fit paraître sa nouvelle édition, qu'il n'avait pas eu connaissance des deux suppléments qui les renferment ; c'est le seul moyen honnête d'expliquer ce qui précède et surtout ce qui va suivre.

« Neuvième malade. » Voici ce qu'a écrit M. Civiale, p. 274 : « Ce malade avait, disait-on, une valvule musculaire au col de la vessie. La sonde coudée et tous les moyens récemment proposés furent successivement employés. On fit la section de la valvule ; le malade succomba *peu de temps après*, et l'on ne découvrit à l'autopsie aucune

3

trace de barrière : il ne s'agissait que d'une lésion de la prostate. »
M. Civiale revient sur ce malade p. 299 : il dit qu'il est mort au bout
de *six semaines*, ce qui s'éloigne déjà passablement de la première
version ; mais, ce qui s'en éloigne encore plus, c'est ce qu'il ajoute :
« On reconnut, à l'inspection de la pièce pathologique, que les trois
incisions qui avaient été pratiquées laissaient subsister une partie de
l'obstacle. » Ce que c'est que la passion ! On dit d'abord que j'avais
opéré une valvule, et que l'autopsie avait démontré qu'il n'en existait
pas ; quelques pages plus loin, on dit que mes incisions en avaient
laissé subsister une partie !

La vérité, la voici, et M. Civiale aurait pu facilement la trouver
dans mon premier supplément (Obs. III).

Un homme de soixante-trois ans n'urinait qu'avec peine, quelquefois pas du tout ; sa vessie conservait toujours au moins trois verres
de liquide. Je l'opérai le 17 janvier 1845, et il guérit très-rapidement, sauf qu'il restait encore un demi-verre d'urine après chaque
émission. Il voulait s'en aller, et je ne demandais pas mieux ; mais,
au mois de mars, A. Bérard, chirurgien du service, désirant obtenir
un résultat plus complet, ordonna de pratiquer sur le bord postérieur
du col de la vessie des dépressions qui furent, à mon insu, prolongées pendant des heures entières. De l'inflammation de la vessie survint et se propagea aux reins : la mort eut lieu le 29 mars, c'est-
à-dire près de *deux mois et demi* après l'opération. Maintenant, où
M. Civiale a-t-il pris tout ce qu'il avance sur la nature et sur la disposition de l'obstacle ? Le fait est qu'on s'est contenté d'ouvrir la
vessie pour examiner la forme de l'ouverture artificielle. Comme
je désirais faire dessiner cette pièce, la prostate a été laissée intacte,
et elle est encore aujourd'hui intacte dans mes bocaux. Du reste, avec
le bec d'une sonde, on a pu constater, par l'orifice interne de l'urèthre, qu'il s'agissait bien d'une valvule, et que cette valvule avait
été parfaitement divisée (1). Celle-ci était-elle prostatique ou musculaire ? La question est encore à résoudre anatomiquement, et je
suis fort étonné de voir M. Civiale en parler de la sorte, car *il a tenu*

---

(1) Je me demande, dans la brochure en question, si l'impossibilité où
était la vessie de se vider complètement ne tenait pas à « l'énorme hypertrophie de ses parois, qui ne permettait pas à celles-ci de se rapprocher exactement. »

la pièce entre les mains, dans une séance de la commission d'Argenteuil.

Il donne en dernier lieu le tableau rembruni d'une dixième opération qu'il a empruntée, dit-il, aux journaux, et dont le résultat définitif n'est pas indiqué. S'il eût consulté mon deuxième supplément, il y aurait trouvé cette observation tout au long (Obs. IV), et il y aurait même vu que le sujet est un de ses anciens malades *auquel il a jugé qu'il n'y avait rien à faire*. Ce cas, du reste, l'un des plus intéressants que je possède, n'a pas encore été édité en totalité, et il le sera dans la présente publication. Le malade, nommé Nozot, a été présenté à l'Académie de médecine le 3 mai 1853.

« Faisons remarquer, dit M. Civiale en terminant, qu'on voit diminuer chaque jour l'enthousiasme qu'avaient produit les premières opérations de M. Mercier. Lui-même imprimait, il y a peu de jours : *N'abusons jamais de l'instrument, encore moins dans l'urèthre qu'ailleurs*. Et plus récemment, il s'est élevé avec autant de force que de raison contre les habitudes de quelques chirurgiens que tourmente le besoin d'instrumenter » (*ibid.*, p. 300).

Faut-il absolument des revers pour conseiller la prudence? Moi, je ferai remarquer à mon tour que, dans les deux lignes qui précèdent celles que je viens de reproduire, M. Civiale dit que mes « nouveaux résultats paraissent être plus satisfaisants. » Ce serait donc pour cela que l'enthousiasme, excité par les premiers, diminuerait! Il faut convenir que ce serait une singulière raison! Je n'ai pas la prétention d'avoir excité l'enthousiasme, surtout dans les hautes régions de la chirurgie, où l'enthousiasme n'est pas le premier sentiment qu'on éveille; mais le rapport de la dernière commission d'Argenteuil fait foi du moins que mes résultats se sont soutenus, et que mes nouvelles opérations n'ont fait que démontrer la valeur et l'exactitude de tout ce que j'avais dit des premières.

Maintenant, si M. Civiale est content de son œuvre, je le laisse en paix avec sa conscience. Je me borne à ce sujet pour aujourd'hui, et, pour compléter toutes les démonstrations qui précèdent, je renvoie aux rapports imprimés ci-après.

III.

> « Ceux dont les prétentions ont été repoussées
> par les académies ne se tiennent pas pour bat-
> tus, et ne cessent pas de les reproduire ; car les
> académies n'ont ni avoués ni tribunaux pour faire
> exécuter leurs décisions, et l'inventeur est obligé
> d'avoir sans cesse l'œil au guet et la plume à la
> main pour se défendre » (Leroy d'Étioles : *Trei-*
> *zième et dernier chapitre du traité de lithotritie,*
> p. 4, 1852).

Nous venons de voir que M. Civiale avait d'abord essayé de s'approprier la découverte des valvules du col de la vessie, et que,
n'ayant pas réussi, il avait, avec autant de bonheur, fait tous ses
efforts pour en gratifier des chirurgiens qui n'y avaient jamais
songé, mais qui avaient au moins le mérite, immense et décisif
pour lui, de n'être plus de ce monde.

M. Leroy d'Étioles ne pouvait manquer d'entrer dans la même
voie, lui qui, jusqu'à ce jour, a tout emprunté, tout, jusqu'à la
plus belle moitié de son nom (1) ; seulement, à la différence de M. Civiale, il a jugé que ce qui était bon à prendre était bon à garder, et
aujourd'hui encore il soutient, toujours et partout, dans la presse,
devant les académies, et jusque devant les tribunaux, oui, devant
les tribunaux, qu'il est le seul père, le seul créateur des valvules
du col de la vessie et de tout ce qui s'y rattache.

Je ne m'arrêterai pas à réfuter de point en point ses assertions ;
ce travail ingrat, minutieux, a été fait dans mes précédentes publications, et notamment dans ma *Troisième série d'observations,* publiée au commencement de 1850. Toutes les pièces en litige étaient
donc sous les yeux de la commission d'Argenteuil quand elle a fait
son rapport, rapport que M. Leroy aurait, plus que tout autre, mauvaise grâce à récuser, puisqu'il n'est peut-être pas de journal poli-
tique dans lequel il n'en ait fait insérer des extraits.

----

(1) M. Leroy n'est même pas né à Étioles, mais à Paris.

Or, ce rapport, que dit-il?

M. Leroy me contestait mes découvertes au sujet des valvules du col de la vessie : le rapport reconnaît que « ce qui avait été seulement effleuré, je l'ai approfondi, et que mes publications ont jeté de vives lumières sur ce point très-peu connu de pathologie. » Pas un mot de M. Leroy.

M. Leroy me contestait l'invention de la sonde coudée, seul moyen véritablement utile de diagnostiquer les diverses déformations du col de la vessie. La commission reconnaît que « la sonde coudée a été imaginée par moi à cet effet. »

M. Leroy prétendait avoir indiqué avant moi le traitement de cette affection. La commission dit : « M. Mercier en fait connaître le traitement, lequel consiste à détruire l'obstacle au cours de l'urine, en incisant ces valvules; » et ailleurs : « On ne saurait contester à M. Mercier le mérite d'avoir établi par des faits concluants le traitement qui leur est applicable. »

Ici cependant M. le rapporteur fait une concession à M. Leroy. Après avoir dit que l'inciseur que j'emploie actuellement « ne laisse rien à désirer, sous le rapport de la simplicité dans le mécanisme, et de la sûreté dans l'exécution », il ajoute :

« Pour rendre hommage à la vérité, nous devons dire cependant qu'avant 1841, M. Leroy d'Étioles avait déjà fait connaître un instrument analogue à celui de M. Mercier, *quoique imaginé dans un autre but.* Figuré dans l'atlas de MM. Bourgery et Jacob, t. VII, planche 54, publié en 1840, cet instrument y est indiqué sous le nom de *scarificateur de la prostate hypertrophiée.* »

Eh bien! cette concession, je n'admets pas qu'elle soit fondée, et, comme il serait malséant à moi de n'opposer à l'autorité morale et scientifique de M. le rapporteur qu'une simple assertion, je vais entrer dans quelques détails, et fournir des preuves.

J'essaierai en premier lieu de faire voir que mon dernier instrument n'est qu'une modification de celui que j'ai fait connaître par la presse au commencement de 1839, et que j'avais fait fabriquer deux ans auparavant. Or nous verrons que l'instrument de M. Leroy n'a de date certaine que depuis 1840.

En second lieu, je prouverai que l'instrument de M. Leroy, outre qu'il avait été imaginé dans un autre but, présentait, malgré sa ressemblance apparente avec le mien, des différences fondamentales dans le mécanisme, qui le rendaient tout à fait inapplicable à la section des valvules.

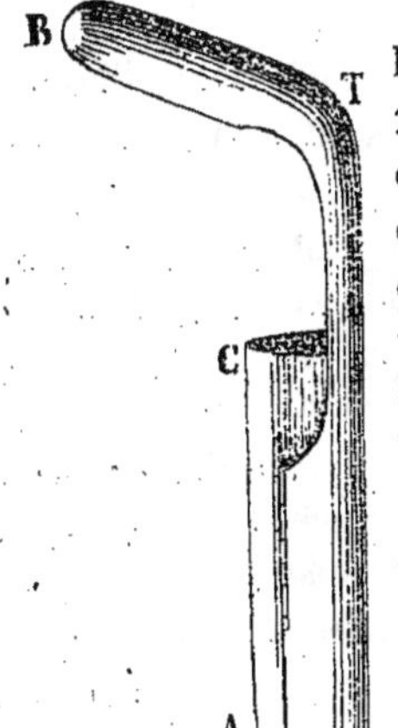

Voici ce qu'on trouve à la page 72 des Bulletins de la *Société anatomique pour l'année* 1839, au sujet de mon premier instrument, dont je donne ici la figure (fig. I) : « M. Mercier fait voir un instrument qui lui sert à *exciser* les valvules formées par la portion transversale de la prostate, et qui mettent souvent obstacle au cours de l'urine chez les vieillards. »

Cela ne m'a pas suffi. Ayant eu occasion, cette même année 1839, d'adresser à l'Académie de médecine une lettre cachetée où je décrivais ma sonde évacuatoire à double courant, j'y joignis en même temps la description de mon exciseur, description qu'on trouvera dans le tome IX des *Bulletins de l'Académie*, et que je transcris, pour qu'on voie bien qu'il s'agit de l'instrument ici représenté, sans le plus minime changement.

« Cet instrument se compose de deux pièces :

« La première est assez semblable à la branche femelle du percuteur de M. Heurteloup, seulement elle est plus petite. Sa portion recourbée, qui n'a que 8 lignes de longueur, est pleine, excepté près du sommet de l'enfoncement angulaire qu'elle forme avec l'autre portion. Là, elle est creusée d'une excavation remplie d'une substance élastique propre à protéger le tranchant de la seconde pièce. Sa portion droite offre une échancrure transversale près de ce même enfoncement angulaire dont je viens de parler.

« La deuxième pièce, ou mâle, est une tige droite glissant dans la précédente, et terminée par une espèce de gouge bien tranchante et très-creuse. Elle sert à couper, contre la portion recourbée de la branche femelle, la valvule prostatique, quand on l'a engagée dans la rainure transversale » (*Bull. de l'Acad. de méd.*, t. IX, p. 507).

Je le demande actuellement, cet exciseur ne coupe-t-il pas la valvule absolument comme le lithotriteur courbe broie la pierre ? Nous verrons plus loin quelle singulière réclamation M. Leroy a basée sur ne semblable analogie d'action.

Sans doute il va me répondre, comme il l'a déjà fait, que ce qu'il me réclame, c'est un inciseur, et non pas un exciseur.

Mais que faisait donc cet exciseur, sinon deux incisions parallèles réunies par une incision transversale? Est-il donc si difficile de comprendre que qui peut plus peut moins, et fallait-il tant de génie pour arriver à ne faire qu'une incision, au lieu de trois à la fois?

Aussi, trouvant que le fabricant ne donnait pas à mon *exciseur* un tranchant suffisamment acéré, m'a-t-il suffi de le modifier d'une manière insignifiante pour le transformer en *inciseur*.

Voici ce que j'ai publié en 1841 : « Pour pratiquer l'*incision*, la branche femelle est la même que dans l'exciseur; mais l'autre se compose de deux pièces. La première ressemble à

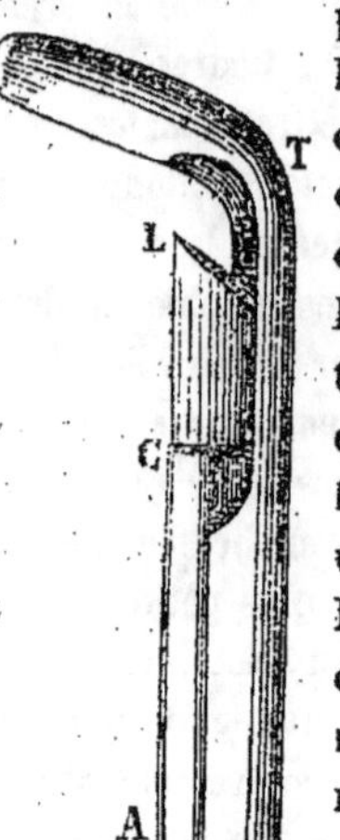

la branche mâle de l'instrument précédent, excepté qu'elle est mousse à son extrémité, et que celle de ses faces qui regarde la branche femelle est creusée sur toute sa longueur d'une cannelure étroite et très-profonde, occupant presque toute son épaisseur. C'est dans cette cannelure que doit glisser la deuxième pièce. Celle-ci, formée par une tige aplatie, se termine, comme un ciseau, par une extrémité tranchante (1). Pour se servir de cet instrument, on loge la deuxième pièce de ce que j'appelle la branche mâle dans la gouttière de la première, de manière que son tranchant se trouve couvert; puis on fait glisser celle-ci dans la branche femelle.

Tout étant ainsi disposé et fermé, on introduit l'instrument comme le précédent; on accroche la valvule de la même manière; après quoi on retire la branche mâle de 10 ou 12 millimètres. La valvule s'engage d'elle-même dans l'échancrure de la branche femelle; on

---

(1) Dans mes *Recherches sur les valvules*, page 256, j'ajoute à ce qui précède : « Il est bon que cette extrémité soit un peu oblique, c'est-à-dire qu'elle soit un peu plus saillante vers son bord libre que vers celui qui doit correspondre à la pièce femelle. » On voit que cette disposition avait pour but d'empêcher la bride d'échapper au tranchant, en la coupant pour ainsi dire d'arrière en avant. C'est ce que M. Civiale a imité dans sa seconde édition.

repousse doucement la branche mâle, de manière que la valvule se trouve pressée entre son extrémité interne et le bec de l'autre branche. L'écartement, dont on peut alors juger à l'extrémité externe, indique l'épaisseur de la bride (1), et il suffit de pousser la deuxième pièce de la branche mâle pour diviser cette bride de l'urèthre vers la vessie » (*Examinateur méd.*, t. I, p. 30).

On ne dira pas que la figure que je donne aujourd'hui de cet inciseur (fig. II) n'est pas conforme à la description. Or cet inciseur n'est-il pas fondé sur le même principe que mon exciseur, et l'un n'est-il pas une modification de l'autre?

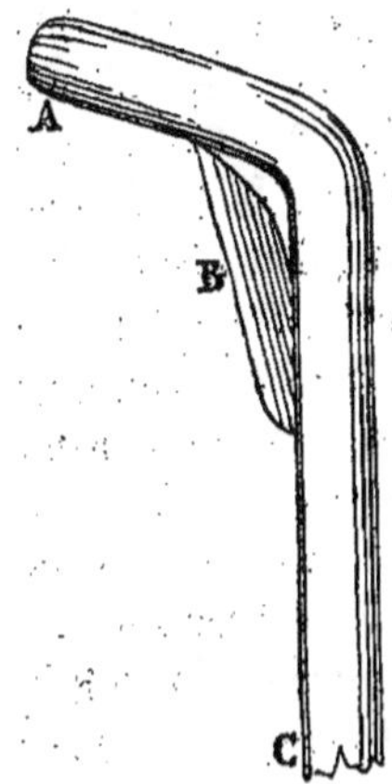

Je n'en restai pas là. Trouvant que cet instrument n'incisait pas assez vite, j'en publiai un autre en 1844. Celui-ci n'agissait plus à la manière d'un brise-pierre, mais comme un bistouri, en pressant et en sciant (*Recher. sur les valv.*, p. 258). Je n'en donne ici que la figure, sans la description, puisque, du moins, personne ne me le conteste. (fig. III).

Cet instrument, très-simple, très-commode, agit on ne peut plus rapidement quand la valvule offre une certaine résistance; mais je m'aperçus aussi que, quand elle est lâche, elle fuit devant le tranchant de la lame, parce qu'elle n'a plus un point d'appui derrière elle comme avec

---

(1) M. Leroy conviendra, j'espère, que les instruments propres à mesurer l'épaisseur des obstacles situés au col de la vessie, qu'il a présentés, le 3 mai 1832, à l'Académie des sciences, et qu'il désigne sous le nom de *cystitrachélotomes*, n'avaient de nouveau que le nom, lequel me semble passablement impropre. Voici ce qu'on trouve à cet égard dans la *Gazette médicale*, page 300 : « L'un de ces instruments ne diffère du brise-pierre ordinaire que par la brièveté du mors de la branche mâle ou mobile qui, ramenée en arrière et rentrant dans l'urèthre, saisit le bourrelet entre elle et la branche femelle restée dans la vessie et tournée en bas. Dans l'autre, le petit coude est articulé, ce qui lui donne l'avantage de franchir le col sans le violenter, et de pouvoir être dégagé plus facilement. » Ces instruments ne sont évidemment qu'une mauvaise imitation du mien. En effet, le bec de la branche mâle du premier violente le col pour en sortir ; mais il le

les deux premiers instruments. Je cherchai donc à combiner les avantages de ces deux inciseurs, et de là est résulté celui dont j'ai publié la figure et la description en 1847, et que M. Leroy d'Étioles prétend avoir fait fabriquer quelques mois avant l'apparition de ma brochure (*Nouv. obs.* dans la 2e éd. des *Rech. sur les valv.*, p. 392). Nous verrons bientôt quelle preuve il en donne.

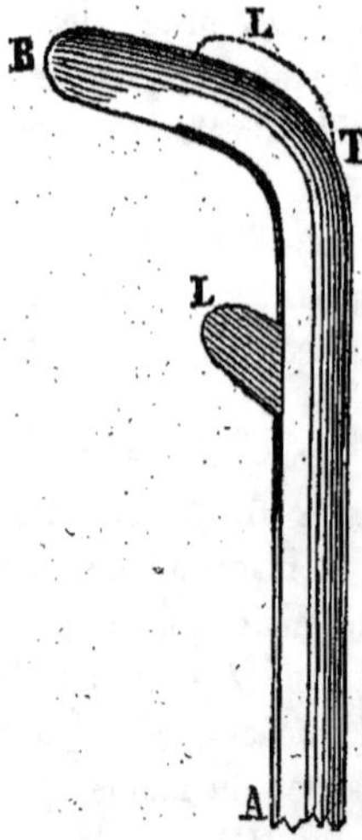

Une description de cet instrument me semble également superflue : je dirai seulement qu'un mécanisme particulier placé à l'extrémité externe permet, à volonté, de tirer la lame en L, ou bien de la faire saillir sur le talon, ainsi que le représente L (fig. IV).

La lame de cet instrument coupant sur toute sa circonférence, on voit que, lorsque j'ai accroché la valvule et que je tire cette lame, elle coupe comme mon second inciseur, et que, lorsque je la repousse, au contraire, elle coupe, comme mon premier, la bride qui s'est engagée entre elle et le bec.

Voilà la série d'idées par laquelle j'ai passé : je laisse maintenant aux lecteurs à juger si mon dernier instrument n'est pas une modification ou plutôt une combinaison de mes premiers. En vérité, n'est-il pas bien à plaindre le chirurgien qui s'est traîné devant un tribunal civil pour arriver à faire déclarer par la bouche d'un magistrat qu'il conste des registres d'un fabricant qu'à la date du 15 juillet 1847, il a fait fabriquer un *scarificateur prostatique en forme de brise-pierre* (1), lorsqu'il est patent, d'après des témoignages imprimés, inaltérables, que j'ai fait connaître en 1839 et 1841 des instruments

violente bien plus encore pour rentrer dans la vessie. D'un autre côté, le second est compliqué et d'un entretien difficile. Le mien, antérieur de près de dix ans, est des plus simples, au contraire; comme sa pièce mâle n'a pas de bec saillant, il descend sans effort dans l'urèthre, et il suffit de le tourner en avant pour le faire rentrer très-facilement dans la vessie et ensuite dans le bec de la branche femelle.

(1) Tribunal civil de la Seine, 4e chambre; *Gaz. des Tribunaux* du 31 juillet 1855. — Ce n'est pas sans avoir bien réfléchi que M. Leroy a fait cette

agissant à la manière d'un brise-pierre (1), et ayant sur celui de
M. Leroy l'avantage d'être décrits d'une manière autrement précise que
celle qui résulte de ces mots : *scarificateur prostatique*. Est-ce que
scarifier la prostate et diviser les valvules du col de la vessie sont des
mots synonymes? Autant appeler scarification du rectum l'opération
de la fissure ou de la fistule à l'anus. En général, un mot ne suffit
pas pour exprimer une chose, à moins que cette chose ne soit parfaitement connue et le mot parfaitement déterminé, de telle sorte que ce
mot ne puisse s'appliquer à une autre chose. Nous avons vu, p. 18,
que la cause d'une des bévues de M. Civiale, c'est d'avoir attribué au
mot *bride*, employé par Deschamps, le sens qui lui était le plus
agréable, sans prendre la peine de recourir à l'endroit où Deschamps
exposait le sens qu'il donnait à ce mot.

Remarquons que ce n'est pas seulement dans les registres du fabricant que se trouve cette qualification : *scarificateur prostatique*;
nous avons vu, dans l'alinéa cité plus haut du rapport de la commission d'Argenteuil, qu'elle a été employée par M. Leroy lui-même
dans l'ouvrage de Bourgery, sans autre explication. Or, qu'enten-
dait-il par ces mots? Voilà la question.

Je l'ai déjà dit ailleurs : M. Leroy attribue l'hypertrophie de la
prostate à une inflammation chronique (*Lettr. et mém.*, p. 118. —
Thérap. de l'hypertr. prost., p. 50). Ne se pourrait-il pas qu'il n'eût
d'autre but que de faire des mouchetures sur la prostate gonflée, pour
en produire le dégorgement, idée qu'il voulait peut-être ravir à un

---

inconvenante démarche; car voici ce qu'on lit à la page 21 d'un *Mémoire
à consulter*, qu'il a publié à cette occasion : « Peut-être, messieurs les
« juges, viendra-t-on dire que je veux faire décider subrepticement par les
« tribunaux une question scientifique du ressort des académies; que j'at-
« taque indirectement un médecin qui n'est pas mis en cause; que je pro-
« fite de la circonstance pour publier un Mémoire et faire ce qu'on appelle
« aujourd'hui une réclame. » M. Leroy devait être et a été débouté de sa
demande, et condamné aux dépens : c'est ce qu'il s'est bien gardé de dire
dans une petite note qu'il a adressée à l'Académie des sciences et insérée
dans les journaux.

(1) En relisant la page 6 d'une brochure publiée par M. Leroy à la fin
de 1831, et intitulée : *Extrait d'un Mémoire présenté à l'Académie de médecine*, je me suis demandé si l'on doit le plaindre ou le blâmer. Après
avoir parlé de mes deux premiers instruments, comme un homme qui en

autre, qui l'avait émise en 1832 ? M. Leroy va me répondre encore que j'interprète ses paroles à ma guise. Mais qui me répond qu'il ne les accommode pas lui-même à son point de vue actuel? S'il eût été plus clair, il n'y aurait pas de discussion possible ; mais, s'il est vrai qu'il est resté dans l'obscurité la plus complète et que *ce que l'on conçoit bien s'énonce clairement*, il doit me laisser le droit de ne pas lui prêter plus de lumières qu'il n'en avait sans doute.

Et d'ailleurs, je ne procède pas seulement par hypothèse; on va voir que j'ai d'autres raisons péremptoires de penser que M. Leroy ne songeait, il n'y a pas longtemps encore, qu'à pratiquer des mouchetures à l'intérieur de la prostate. Croirait-on, par exemple, qu'en 1847 (*Lettre relative au prix d'Argenteuil*, p, 16), il vantait encore, comme *préférable à tout autre*, pour diviser les valvules du col de la vessie, l'instrument *flexible* et à encoche dont je reproduis fidèlement le dessin (fig. V)? Celui-ci peut-il seulement excorier la membrane muqueuse? Est-ce que sa flexibilité permet de le diriger et de l'appuyer convenablement? est-ce que son encoche suffit pour indiquer où l'on opère? En vérité, proposer un tel instrument pour faire une section de 15 millim. et plus de profondeur dans les tissus prostatique et musculaire qui composent le col de la vessie, tissus presque toujours indurés en pareils cas, et le proposer comme *préférable à tout autre*, c'est indiquer clairement qu'on n'a pas la moindre notion des difficultés que cette opération présente.

Examinons d'ailleurs l'instrument de 1840, et voyons s'il peut faire autre chose que des mouchetures dans la région prostatique.

Sans doute, au premier aspect, il a, comme le dit M. le rapporteur, quelque analogie avec mon dernier sécateur ; mais, qu'on l'examine d'un peu plus près, et l'on ne tardera pas à voir que ce n'est qu'en apparence, et que ces deux instruments ne peuvent être employés de la même manière.

---

a lu la description, il dit que mon inciseur de 1841 « n'a aucune ressemblance, ni par sa structure, ni par son mode d'action, avec le brise-pierre, » et

Dans celui de M. Leroy, deux lames sont juxta-posées, l'une tranchante sur le bord dorsal, et l'autre sur le bord concave : la première peut faire saillie sur le dos du bec de la gaine qui la loge, et la seconde du côté opposé ; mais aucune ne peut s'en dégager complétement. C'est dans cette position qu'elles se trouvent représentées dans toutes les figures que M. Leroy en a données antérieurement à mon dernier instrument. Je ne parle pas de ses descriptions, puisqu'il n'en a jamais publié avant nos discussions.

A la page 22 de l'*Exposé* de ses titres, édité en 1840, la figure 44 représente cet instrument : une lame fait saillie sur le dos, l'autre sur la face concave du bec.

A la planche 54 du tome VII du grand ouvrage de Bourgery, on en trouve trois figures : dans deux, les lames font saillie comme je viens de dire ; dans la troisième, celle du dos reste fermée, une seule fait saillie sur la concavité ; dans aucune les lames ne s'éloignent du bec de manière à agir à la manière d'un brise-pierre.

Mais cet ouvrage va nous fournir un specimen bien plus frappan t encore de la loyauté de M. Leroy. Il s'agit de la planche 56 *bis* qui m'avait échappé d'abord , et que M. Leroy avait oubliée sans doute; car sans cela il se serait certainement gardé de parler de l'anatomie de Bourgery.

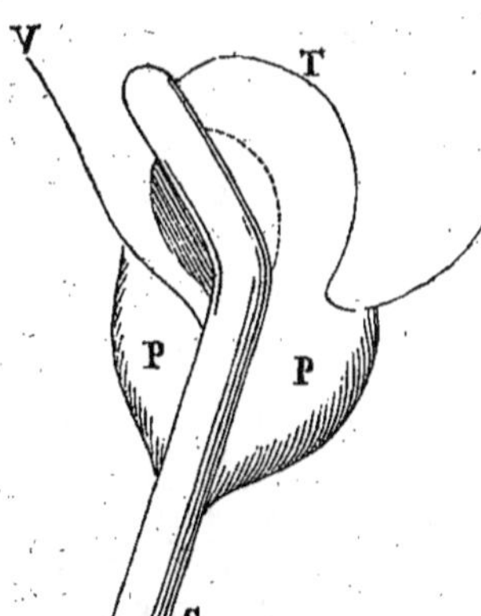

La figure 9 de cette planche est indiquée par ces mots dans l'explication : « *Scarification de la prostate avec l'instrument de M. Leroy d'Étioles*, » et l'auteur renvoie, pour cet instrument, à la pl. 54. Or, que nous représente cette figure 9? Je donne ici une esquisse de sa partie essentielle (fig. VI.) On y voit les deux lames ouvertes, l'une sur le dos, et l'autre sur la concavité , et celle du dos est représentée scarifiant...

---

il le représente sous la forme de celui de 1844. Il n'avait cependant pas besoin de chercher bien loin : les descriptions de ces divers instruments se suivent dans mon *Traité des valvules*, publié sept ans avant sa brochure, et s'il

quoi? une valvule? Pas du tout : la face antérieure d'une tumeur
située derrière le col de la vessie!

Or, quand je disais que M. Leroy, avec ses scarificateurs, n'avait
en vue que de produire un dégorgement de la prostate hypertrophiée,
et qu'il le niait avec l'aplomb le plus imperturbable (*Thérap.*, etc.,
p. 67), qui de nous avait tort? Que pouvait faire cet instrument sur
cette tumeur T, pédiculée et mobile, sinon des scarifications longitudinales et superficielles? et que pouvaient faire ces scarifications?
Devaient-elles empêcher la tumeur de s'incliner sur l'orifice uréthral et de l'oblitérer? Telles ne sont assurément pas les figures que
M. Leroy nous a données à la page 65 de la brochure que je viens de
citer, et qui a été mise au jour en 1849, deux ans après la publication de mon dernier inciseur. Si j'avais jamais opéré dans mes idées
et dans mes écrits une pareille altération, M. Leroy, qui m'a adressé
toutes les injures possibles dans sa dernière brochure, ne manquerait pas de me taxer d'effronterie et d'impudence, et cette fois il aurait bien raison.

Je devrais en rester là; cependant, voyons s'il est possible de diviser les valvules avec cet instrument comme M. Leroy prétend l'a-
voir toujours fait.

On pourrait comprendre, à la rigueur, qu'après avoir fait saillir
dans la vessie la lame qui est tranchante sur son bord dorsal, il pût
en retirant ce scarificateur, appuyer fortement sur le bord postérieur
du col, et le diviser. Mais ce serait alors une mauvaise manière de
faire; car rien ne protége la paroi postérieure de la vessie contre le
tranchant; la section de la bride pourra se faire d'une manière très-
inégale, suivant qu'elle offre peu ou beaucoup de résistance, que la
lame est plus ou moins acérée, qu'on presse plus ou moins fort; on

---

se fût donné la peine de les lire, depuis tant d'années qu'il bataille à leur
sujet, il aurait vu que, pour imaginer l'inciseur de 1847, je n'avais pas besoin « d'abandonner complétement l'ordre d'idées dans lequel j'étais entré. »
J'aime mieux croire à de la légèreté qu'à une mauvaise foi si profonde; et
cependant cette brochure n'a paru qu'à la fin de 1851, tandis que j'avais
publié, en 1850, dans la *Gazette médicale*, la description et la figure de
mon second exciseur, et que je disais qu'il ne différait que très-peu de celui de 1859. Cela ne devait-il pas éveiller l'attention de M. Leroy, si légère
qu'on la suppose?

pourra donc ne pas couper du tout, ou bien aller beaucoup au delà des limites permises et amener les plus graves accidents. Enfin, ajoutons que rien n'indique où l'on doit s'arrêter dans l'urèthre, et que le vérumontanum sera grandement exposé. En somme, chercher à diviser la bride avec cette lame serait un procédé infidèle et dangereux.

La divisera-t-on mieux avec l'autre? N'importe la supposition qu'on fasse, ce serait impossible. J'ai dit que cette lame ne peut se dégager complétement du bec de la gaine; il est dès lors évident qu'on aura beau la tourner du côté de la valvule, on ne la coupera pas, on ne pourrait tout au plus qu'égratigner sa face vésicale. Mais, dira M. Leroy, comment savez-vous que je ne puis la dégager du bec, puisque je ne l'ai dit nulle part? J'ai déjà donné de bonnes raisons; mais j'en vais donner une meilleure encore : c'est que si l'on pouvait faire glisser cette lame assez pour l'amener au-dessous de la bride, et que celle-ci pût s'interposer entre elle et le bec de la gaine, on ne pourrait plus la faire rentrer dans ce bec, puisque, n'étant pas tranchante sur sa face dorsale, elle ne pourrait diviser les tissus intermédiaires. Et, en effet, avec mon instrument, ce n'est que la plus minime partie de l'obstacle qu'on coupe en amenant la lame dans l'urèthre; c'est en la repoussant que le reste se trouve divisé contre le bec qui lui sert de point d'appui. De là vient que, si on voulait agir avec cette lame de M. Leroy, comme avec la mienne, du moment qu'elle aurait été amenée au-dessous de l'obstacle, on ne pourrait ni repousser, ni retirer l'instrument, sans produire les plus graves désordres.

Supposons actuellement qu'on veuille tout simplement pratiquer dans la région prostatique des mouchetures, ce que nous appelons, en propre terme, des *scarifications*, alors le scarificateur de M. Leroy sera très-convenable : on fera saillir une lame sur la convexité, une lame sur la concavité, et, par des mouvements de va et vient, on fera dans l'intérieur du canal des plaies superficielles qui donneront écoulement à une certaine quantité de sang. Cette manière d'agir serait certainement plus rationnelle que celle indiquée par M. Leroy dans l'ouvrage de Bourgery; car, je le répète, que pouvait faire ce scarificateur sur une tumeur si mobile?

Ces observations vont nous permettre d'apprécier à leur juste valeur quelques autres allégations de M. Leroy.

En vérité, si, dans le procès qu'il vient d'intenter à M. Charrière, il n'était pas animé par l'un des motifs dont il prend soin de se défendre (*voir* la note de la p. 41), sa conduite devient pour moi complétement inintelligible. Quoi! il en appelle à un tribunal civil pour faire constater par les registres d'un fabricant qu'en 1847 il a fait faire un *scarificateur prostatique*, sans indication de forme, de mécanisme, d'emploi, tandis que, depuis plusieurs années déjà, il prétend prouver, par d'autres relevés qui lui ont été fournis par le même fabricant, qu'il a imaginé avant 1836 l'inciseur qu'il me conteste (*Thérap. des rét.*, etc., p. 66. — *Extr. d'un mém.*, etc., p. 9)! Est-ce que, par hasard, il sentirait lui-même l'inanité de ses preuves, et qu'il voudrait compenser la qualité par la quantité?

Voici ce qu'on lit à la page 14 du *Mémoire à consulter* déjà cité :

« Le premier de mes scarificateurs fut exécuté en 1834 par un mécanicien nommé Greiling ; les seconds ont été fabriqués, en 1836, par M. Charrière. Voici le relevé du registre de commerce qui indique la livraison : « Quatre instruments en forme de brise-pierre, dont « un tranchant pour la partie dorsale (le simple), la rondelle en ébène « et le manche du simple, 35 fr. chaque. » Plus bas est écrit : « Ex-« trait de mon livre de crédit. *Signé* : CHARRIÈRE. » On voit que ces instruments étaient construits comme les brise-pierre, avec cette différence que la branche mâle, ou mobile ou simple, pour employer le langage de M. Charrière, au lieu d'être dentée, était tranchante. »

Soit, M. Leroy ; je vous accorde ceci pour un instant.

Mais qui me dit que ces quatre instruments avaient pour but d'inciser les valvules du col de la vessie? Quatre à la fois ! Vous conviendrez que la provision était un peu forte, et je vous avoue même que le nombre m'inspire quelques doutes: Qui me répondrait, par exemple, que ces quatre instruments n'ont pas été faits pour diviser un fragment de bois dans la vessie d'un malade, et l'extraire? C'est une supposition, direz-vous? Peut-être ; mais, puisque votre preuve est si peu claire que vous êtes obligé vous-même de l'interpréter, je ne vois pas pourquoi vous m'interdiriez le droit d'en faire autant.

Continuons.

« La meilleure manière d'inciser le col de la vessie avec cet instrument, c'est de tourner en bas l'extrémité de son bec, d'accrocher la partie inférieure du col de la vessie avec la concavité de ce coude, puis d'imprimer à la branche qui porte la lame le mouvement de glissement par lequel le bord inférieur du col de la vessie se trouve coupé. (Ici une image démontrant la manœuvre aux magistrats.) Ce mouvement de rotation, par lequel la partie coudée ou le bec de l'instrument est tourné en bas, ne s'effectue pas toujours avec facilité ; c'est pourquoi j'avais fait disposer un des quatre instruments de telle sorte que sa lame fît saillie sur la convexité du coude, et pût couper sans exécuter le mouvement de rotation de la totalité de l'instrument. »

Il s'agit de s'entendre ici. De quel instrument nous parle M. Leroy au commencement de cet alinéa? D'après ce qu'il nous dit de sa manière d'agir, il faut qu'il soit tranchant du côté de la concavité; mais, d'après l'Extrait de M. Charrière, un seul était tranchant, et l'était sur sa partie dorsale. M. Charrière aurait donc commis un oubli; car, puisque tous quatre étaient des scarificateurs (qui en douterait? M. Leroy le dit aujourd'hui), ils devaient être tranchants tous quatre, l'un sur le dos, un autre sur la concavité; sans doute qu'un autre l'était à droite, et le quatrième à gauche : il y en avait pour les quatre points cardinaux.

Mais non : voici ce que je retrouve en relisant l'*Extrait d'un mémoire*, publié par M. Leroy à la fin de 1851, p. 10 : « L'un de ces quatre instruments avait la branche simple, ou mobile, tranchante sur la partie dorsale : *cela implique* que les trois autres étaient tranchants sur la concavité. » Tout beau, M. Leroy, n'allez pas si vite! Quoi! un seul d'une façon, et trois de l'autre! trois pareils! Pour moi, je ne vois pas cela dans la Note de M. Charrière; j'y vois tout simplement que trois avaient la forme brise-pierre, et n'étaient pas tranchants du tout. Votre explication d'aujourd'hui peut vous convenir mieux que la mienne; mais c'était en 1836 qu'il fallait la donner. Vous qui avez publié et figuré tant d'instruments inutiles et dont vous ne vous êtes jamais servi, vous voudriez nous faire croire que c'est par oubli que nulle part vous n'avez décrit l'instrument qui, dites-vous, p. 66 de votre brochure intitulée : *Thérap.*, etc., vous sert habituellement depuis 1836 (*Extrait*, etc., p. 5)! Ainsi vous n'auriez oublié que celui qui vous sert!!! N'est-ce pas vous moquer de vos lecteurs que de leur supposer une aussi forte dose de crédulité?

M. Leroy veut absolument avoir imaginé un instrument coupant sur la concavité, parce que, mon sécateur coupant sur le dos et sur la concavité, et M. Charrière n'ayant parlé que de la convexité, il fallait bien, pour que je fusse bien et dûment convaincu de plagiât, que M. Leroy en eût un autre qui coupât sur la concavité. Il prouvait ainsi que je n'avais eu d'autre mérite que de réunir ses deux instruments en un seul, en supposant que quelques incrédules pussent encore douter qu'il l'eût fait lui-même avant moi, en 1847...

Malheureusement, qui veut trop prouver ne prouve rien : en admettant pour un instant que ses instruments eussent la destination qu'il prétend, il est évident que celui qui était tranchant sur le dos ne valait rien, et il le comprend lui-même, puisque nous venons de voir qu'il dit ne l'avoir fait faire que pour des cas exceptionnels ; d'un autre côté, celui qui n'était tranchant que sur la concavité était inapplicable et dangereux. Ce que j'ai dit du scarificateur à deux lames s'applique incontestablement à chacun de ces scarificateurs simples en particulier. C'est ce dont M. Leroy, s'il les eût appliqués, n'eût pas manqué de s'apercevoir, au préjudice de ses malades.

Mon inciseur peut aussi couper sur le dos, mais je ne m'en sers ainsi que dans quelques cas seulement, et tout à la fin de l'opération, pour achever de niveler le bord postérieur du col avec la paroi postérieure de l'urèthre : c'est une action purement accessoire, complémentaire. Ses deux principales manières d'agir sont d'abord de couper de haut en bas, et ensuite de bas en haut. Celle des lames de M. Leroy, qui est tranchante sur le côté concave seulement ne pourrait exécuter sans danger le premier temps, parce qu'on ne pourrait la faire rentrer dans sa gaîne, à cause des tissus qui s'interposeraient infailliblement entre elles, et qu'elle ne pourrait diviser, n'étant pas tranchante sur son dos ; l'autre lame ne pourrait exécuter le second temps, puisque, d'après la description même de M. Leroy, elle ne peut couper qu'en faisant saillie sur le dos de la gaîne. On voit donc que ce n'est pas sans raison que je disais que si nos deux instruments ont quelque analogie, ce n'est qu'en apparence, et que leur mécanisme diffère totalement.

Mais arrêtons-nous un instant ; ce scarificateur à deux lames m'amène à une nouvelle étude de moralité scientifique.

Nous venons de voir ce que M. Leroy dit de l'invention des scarificateurs simples ; poursuivons.

« L'année suivante (c'est-à-dire en 1837), je fis faire un autre instrument, dans lequel se trouvèrent *réunies* ces deux lames faisant saillie, l'une sur la concavité, l'autre sur la convexité du bec (ici une autre image).... Cet instrument remplissant plus complétement les conditions de l'opération, fut présenté à l'Académie des sciences le 10 avril 1837, avec un autre instrument en forme de ciseaux courbes, destiné à exciser les tumeurs du col de la vessie » (1).

---

(1) Je rappellerai à M. Leroy que j'ai décrit d'une manière nette et précise, dans une lettre cachetée, adressée le 20 juin 1836 à l'Académie des sciences, des ciseaux de ce genre avec la manière de les employer. J'ai fourni à la commission d'Argenteuil une copie de cette lettre certifiée et paraphée par le secrétaire perpétuel de l'Académie. Je n'avais jusqu'à présent élevé aucune réclamation au sujet de ces ciseaux, parce que l'expérience m'ayant démontré l'insuffisance de leur action, je jugeais inutile de troubler M. Leroy se pavanant de leur invention ; mais, comme je viens de les modifier de manière à les rendre très-efficaces, je vais faire valoir mes titres. Voici un extrait de cette lettre.

INSTITUT DE FRANCE. — ACADÉMIE DES SCIENCES.

Le secrétaire perpétuel pour les sciences naturelles certifie que ce qui suit est la *copie textuelle* d'une Note déposée sous pli cacheté par M. Aug. Mercier, dans la séance du lundi 20 juin 1836, et dont il a été donné communication, sur la demande de l'auteur, dans la séance du lundi 3 septembre 1849.

«..... Cet instrument (ma sonde exploratrice) me conduisit aussitôt à en imaginer un second pour opérer la section des *tumeurs* qui s'élèvent autour du col de la vessie. Lorsque toutes ses parties sont disposées pour être introduites dans cet organe, il a absolument la même courbure et presque la même forme que le précédent.

« Il se compose de deux branches, l'une mâle, l'autre femelle. La dernière est formée, depuis son extrémité externe jusqu'à sa courbure, par un cylindre creux de 10 pouces de longueur et 3 ou 4 lignes de diamètre. Son extrémité externe présente un renflement quadrilatère pour qu'on puisse y adapter une manivelle. La branche mâle est solide, arrondie, d'un diamètre tel qu'elle puisse entrer et tourner librement dans la portion engaînante de l'autre branche, qu'elle dépasse de 2 à 3 pouces, et au delà de laquelle, sans augmenter de diamètre, elle est carrée pour recevoir une autre manivelle.

« La portion recourbée, longue d'environ un pouce, est formée par deux lames adhérentes aux branches. Quand l'instrument est fermé, chaque lame se trouve en contact parfait avec l'autre, de manière à ne pas blesser l'urèthre : la lame de la branche mâle se trouve derrière l'autre. En outre, chacune a un tranchant légèrement mousse et un peu concave. Leur extrémité boutonnée est taillée de manière à former ensemble une olive.

Si maintenant nous comparons tout cet historique avec celui que M. Leroy nous a donné en 1849, dans une brochure intitulée *Thérapeutique des rétréc. de l'urèthre, des engorgements de la prostate*, etc., p. 62 et suiv., nous n'y trouverons qu'un tissu de contradictions.

D'abord, ce n'est plus en 1834, mais en 1832 qu'il a fait faire un scarificateur par Greiling ; mais passons : en comparaison de ce qui suit, deux années de plus ou de moins ne sont pas une affaire.

« Plusieurs journaux, dit-il, de 1834-1835, et mon *Traité de lithotritie*, publié en 1836, p. 97, établissent péremptoirement que je pratiquais des incisions sur le col de la vessie (1). Le scarificateur dont je me suis *d'abord* servi est figuré dans le 7ᵉ volume de

---

C'est par l'extrémité vésicale du cylindre creux qu'on introduit la branche mâle dans son intérieur.

« On conçoit qu'en faisant tourner le cylindre mâle dans l'autre, la lame du premier abandonne celle du second, puis, qu'en continuant la rotation dans le même sens, elle la rejoigne par le côté opposé pour reprendre les rapports qu'elles avaient avant la rotation. C'est dans l'angle que ces lames peuvent former qu'on saisit la tumeur, et cet angle peut être déterminé, ou bien par un simple écartement des lames, *à la manière des ciseaux ordinaires*, ou bien elles se croisent, le tranchant marchant en avant, et, dans ce dernier cas, ce n'est qu'après avoir décrit une circonférence presque complète que les tranchants se trouvent opposés l'un à l'autre... (Suit la manière d'agir.)

« Quand le fongus se trouve compris entre les deux tranchants, il ne s'agit plus que d'adapter les manivelles extérieurement, et de les rapprocher, pour en opérer la section.

« Pour copie conforme :
« Le secrétaire perpétuel de l'Académie
pour les sciences naturelles,
« Signé FLOURENS. »

(1) Il n'y est question que du traitement des *fongus* et des *tumeurs prostatiques* par la *scarification*! Ce qui n'a pas empêché M. Leroy de soutenir plus tard qu'il a avancé le contraire : « Bien loin, dit-il, de borner les scarifications au dégorgement des tumeurs, je plaçais celles-ci d'une manière, en apparence trop absolue, en dehors de leur sphère d'action » (*Thérap.*, etc., p. 69). Qu'il est difficile de ne pas se tromper quand on ne dit pas la vérité! (*Voy.* la page 44.)

l'*Anatomie* de Bourgery et Jacob, publié en 1840, pl. 54, fig. 48...
J'ai *simplifié*, en 1836, ce scarificateur prostatique. *J'ai supprimé*
l'une des lames... Ce scarificateur prostatique *simplifié* fut placé sous
les yeux de l'Académie des sciences, le 10 avril 1837, ainsi qu'un
perfectionnement de mes ciseaux prostatiques pour exciser les mamelons et tumeurs développés au pourtour du col de la vessie. »
Ainsi, qu'en dites-vous, Monsieur Leroy ? Dans l'un de vos his-
toriques, le scarificateur à deux lames fut imaginé en 1832 ou 34,
et les instruments à une lame n'en ont été qu'une *simplification*.
Dans l'autre, au contraire, l'instrument à deux lames a été imaginé
en 1837, et n'a été qu'une combinaison, qu'une *réunion* des instruments simples. Dans l'un, ce sont les instruments simples qui
furent un perfectionnement; dans l'autre, ce fut l'instrument double. Dans l'un, ce fut l'instrument double qui fut présenté le 10 avril
1837 à l'Académie des sciences; dans l'autre, ce fut un instrument
simple.

Lequel, je vous prie, dois-je croire, de M. Leroy de 1849 ou de
celui de 1853? Je vous avoue franchement qu'après un pareil gali-
matias, je ne puis croire ni l'un ni l'autre; la vérité ne patauge pas
ainsi. Vous voyez combien j'ai raison d'exiger, comme titres authentiques, des descriptions claires et *inaltérables*, et non pas des mots
vagues (tels que *scarificateur* et *scarification*), qui peuvent se prêter
à tout ce qu'on veut, et dire tantôt blanc, tantôt noir, comme vous
le faites, selon les besoins du moment. J'ai proposé l'excision des
valvules du col de la vessie en 1839, leur incision en 1841, et j'ai
en même temps décrit, pour les faire, des instruments dont celui de
1847 n'est qu'une modification. Je vous porte le défi le plus absolu
de fournir une seule preuve authentique et *inaltérable* que vous ayez
imaginé et fait ces opérations avant moi; mais, de grâce, ne me par-
lez plus de certificats d'ouvriers, de fabricants, et voire même de
membres de l'Institut : tous ces certificats, je les récuse, ne serait-ce
que parce que la mémoire de leurs auteurs a pu se trouver en défaut,
sinon sur la forme, du moins sur le mécanisme, qui fait le caractère
essentiel d'un instrument. Connaissaient-ils d'ailleurs, je dirai plus,
connaissent-ils suffisamment le sujet pour en juger sainement?
Ainsi M. Magendie certifie que vous avez fait « des scarifications *pro-*
fondes, peut-être trop profondes, à en juger par les abondantes hémorrhagies qu'elles ont déterminées » (*Thérap.*, etc., p. 68). Mais

M. Magendie ne sait pas, et vous-même qui citez ses paroles avec tant de complaisance, vous ne savez pas davantage, votre page 76 le prouve, qu'il n'y a aucun rapport entre l'hémorrhagie et la profondeur des incisions. Ces hémorrhagies reconnaissent diverses causes ; mais la principale, ce sont les efforts, souvent irrésistibles, que les malades font pour uriner, efforts qui compriment les plexus du bassin, et expriment le sang de ses vaisseaux ; de sorte que, suivant moi, un des moyens les plus efficaces de prévenir ces hémorrhagies, c'est de diviser l'obstacle assez complétement pour que l'urine puisse sortir avec facilité et *sans efforts*.

Au moment où je mets sous presse, M. Leroy me fait un nouvel emprunt. J'attendrais à demain, que j'en aurais sans doute encore d'autres à signaler.

Il vient d'adresser à l'Académie de médecine, le 18 octobre 1853, une *Note sur le traitement de la névralgie du col de la vessie par l'incision de cet orifice*, note dans laquelle il dit que la première pensée de ce moyen de guérison lui a été suggérée par des opérations de taille pratiquées par divers chirurgiens sur des malades qui n'avaient pas de pierres, mais qui étaient affectés d'une névralgie du col de la vessie dont ils ont été guéris.

Immédiatement j'adressai la réclamation qu'on va lire.

« Dès 1841, j'ai écrit que les valvules vésico-uréthrales rendent compte de la plupart des affections connues sous le nom de *névralgies du col de la vessie* (*Examinateur méd.*, t. I, p. 147).

« En 1844, dans mes *Recherches sur les valvules* (p. 36 à 44), j'ai cherché à démontrer que ces névralgies sont des valvules commençantes, avec grande irritabilité de l'urèthre, et j'ai rapporté tout au long les mêmes faits que M. Leroy a cités.

« De ces idées et de ces faits découlait évidemment l'indication de diviser le col de la vessie dans ces sortes de cas ; aussi ajoutais-je, après avoir rappelé que si la taille avait eu de bons effets, elle peut en avoir aussi de bien funestes : « Trois opérations de taille et une mort pour une affection *que nous verrons si facile à guérir !* »

« D'ailleurs, je n'en suis pas resté là, et je rapporte (*ibid.*, p. 239) l'observation d'un malade affecté de douleurs variables, tantôt très-vives, tantôt légères, au col de la vessie, avec un peu de gêne de la miction, qui néanmoins se faisait *à peu près complétement*. Je divisai alors le col de la vessie, « pensant, ce sont mes expressions, que peut-être, en donnant plus de liberté aux urines, la *douleur* éprouverait une modification salutaire. » Le succès ne répondit pas, sous ce rapport, tout à fait à mon attente ; mais l'indication est là bien clairement établie (1).

« Maintenant que j'ai donné à ma réclamation une base incontestable, qu'il me soit permis de dire que j'ai opéré avec succès, dans ces dernières années, plusieurs malades qui se trouvaient dans des conditions analogues, que j'ai plusieurs fois entretenu de mes idées à cet égard M. le rapporteur de la commission d'Argenteuil, qui m'a dit les avoir mises une fois à exécution au grand avantage du malade ; qu'il me soit encore permis d'invoquer le témoignage de mes confrères Debout et Livois, qui m'avaient, il n'y a pas plus d'un mois, adressé un médecin anglais traité en vain depuis longtemps pour une *névralgie du col de la vessie*. Ils savent que, quoiqu'il évacuât complétement son urine, je lui déclarai positivement qu'il était impossible de le guérir sans l'opération en question, et que, n'ayant pas pu s'y résoudre, il s'adressa à d'autres.

« Ce qu'il y a de remarquable, c'est que M. Leroy, qui parle aujourd'hui d'une manière si large de ces névralgies, sans doute pour donner au moyen curatif qu'il propose un certain air de nouveauté, les niait, il y a quelques années, d'une manière plus absolue que moi (*Journ. des conn. méd.*, avril et mai 1842 ; — *Lettres et Mém.*, p. 104 ; 1844), parce que l'un de ses adversaires les admettait avec trop de complaisance. »

M. Leroy, avec les ressources que nous lui connaissons, ne devait pas rester sans réponse. Il a donc répondu, comme toujours, en éludant la difficulté :

« Je coupais en 1835, dit-il, sous le nom de bourrelet transversal de la prostate, ce que M. Mercier coupait en 1840 sous la dénomination de valvule du col de la vessie » (*Gaz. méd.*, 1853, p. 720),

L'ouvrage de Bourgery nous a appris ce que M. Leroy coupait encore en 1840 (voy. p. 44).

---

(1) En 1846, p. 10 du *Résumé analytique* déjà cité, je parlais de ce malade, et j'ajoutais : « Un autre a été opéré pour des pertes seminales rebelles, avec *sensibilité* au col de la vessie, et légère difficulté pour uriner. Cette dernière a disparu ; *la seconde a été modifiée et amoindrie*, et les pertes seminales ont diminué. »

Quant aux névralgies du col de la vessie, il dit qu'il les guérissait en 1838 par la scarification. Il les avait toutes guéries sans doute, et c'est pour cela qu'il n'en retrouvait plus en 1842 et 1844.

Du reste, pas l'ombre de preuve : mais il affirme ; peut-on douter? ne savons-nous pas ce que valent ses affirmations?

La commission d'Argenteuil n'avait certes pas à faire valoir mes travaux outre mesure, puisqu'elle les laissait sans récompense. Néanmoins, on a vu que la part qu'elle m'a faite dans l'historique des valvules du col de la vessie est déjà passablement grande. L'Académie des sciences a été plus explicite encore (1). Eh bien ! que penser après cela du courage (je me sers d'un terme honnête) qu'il a fallu à M. Leroy pour écrire le passage suivant dans la brochure qu'il a publiée à propos de son procès avec M. Charrière, qu'il accusait de m'avoir communiqué l'idée de son instrument :

« Ce n'est pas seulement la valeur pécuniaire des récompenses aca-
« démiques qui peut servir à évaluer le tort à moi causé par M. Char-
« rière, bien que cette valeur ne soit pas à dédaigner, puisqu'il s'a-
« git ici d'un prix de 12,000 fr. ; elle est cependant peu de chose en
« comparaison des avantages matériels que l'inventeur d'une mé-
« thode efficace de traitement d'une maladie aussi fréquente est en
« droit d'attendre de son application. Je ne traduirai pas cette rému-
« nération annuelle par un chiffre fixe; toutefois je crois pouvoir
« dire que, pour le traitement de cette seule maladie, elle peut mon-
« ter, pour un seul chirurgien, à 15 ou 20,000 fr. » (*Mém. à con-*
« *sulter*, etc., broch. in-4° de 27 pages; 1853, p. 26).

Ainsi, au dire de l'Académie des sciences et de trois commissions de l'Académie de médecine (2), j'ai fait faire de grands progrès au

---

(1) Il est vrai que M. Leroy récusa ce jugement, parce que, dit-il, n'ayant pas lui-même concouru, il fut porté sans contradiction (*Mém. à consulter*, p. 26; 1853); mais M. Magendie, qui lui avait auparavant donné ce certificat dont je viens de parler, et M. Rayer, auquel ce certificat était adressé sous forme de lettre, faisaient partie de la commission. Est-ce qu'ils n'étaient pas là pour l'éclairer et pour me faire évincer, si mes titres eussent paru de si mauvais aloi?

(2) Nous avons vu, page 2, que la première commission d'Argenteuil m'avait accordé un prix de 3,000 fr., et nous verrons plus loin le rapport de la troisième. M. Leroy prétend qu'il a posé cette question à la deuxième,

traitement d'une maladie à peine connue avant moi, et le plus vif déplaisir de M. Leroy, c'est de ne pas empocher les bien légitimes honoraires que ce traitement peut me rapporter ! Il y a quelque temps, il m'était échappé de dire que je ne serais pour lui qu'un thérapeutiste, si l'anatomie seule s'escomptait en écus et en billets de banque (1), et là-dessus grands éclats de voix, cris déchirants d'une conscience pure, odieusement outragée (*Thérap.*, etc., p. 52. — 13e *et dernier chapitre du traité de lith.*, p. 17 ; 1852) ; si bien que la mienne déjà commençait à n'être plus tranquille ; mais, à la lecture de ce passage, je me suis rassuré. Merci, monsieur Leroy, merci ; vous m'avez soulagé d'un grand poids : actuellement, je vais dormir en paix.

Un de mes premiers travaux (1836) fut mon *Mémoire sur la prostate des vieillards*, où j'insistais sur les valvules du col de la vessie. M. Leroy avait prononcé par hasard le simple mot de *bourrelet*, mot tout aussi clair dans son ouvrage que dans celui de Saviard, aussi clair que les *brides* de Deschamps (*voy.* p. 16 et 18). J'eus beau lui objecter que, dans tous ses travaux ultérieurs, il n'avait parlé que de *tumeurs*, de *fongus* du col de la vessie : n'importe ; il persista

---

et qu'elle ne s'est pas prononcée (13e *et dern. chap. du Traité de lith.*, p. 26). C'est une erreur : au contraire, cette commission n'a parlé que de cela à mon sujet ; elle m'a mis au nombre de ceux qui ont été mentionnés honorablement *pour la précision avec laquelle je divise les valvules du col de la vessie*, et pas un mot des réclamations de M. Leroy.

Dans le même passage, M. Leroy dit qu'il a soumis l'objet de nos discussions à la Société de médecine (du 10e arrond.), et que celle-ci s'est déclarée incompétente. Certes, je ne ferai pas dire à cette Société ce qu'elle n'a pas jugé à propos de dire ; mais voici ce qui s'est passé. Après la lecture de la proposition de M. Leroy, la Société se déclara incompétente, alléguant que, n'en faisant pas partie, je n'étais pas sous sa juridiction. Ce qu'ayant appris par une lettre de M. Leroy, je m'empressai d'écrire à cette Société que je me soumettrais bien volontiers à son jugement, et que, pour lever toute difficulté, je lui demandais instamment l'honneur d'être compté au nombre de ses membres. Elle m'accepta séance tenante ; mais elle n'en passa pas moins à l'ordre du jour sur la proposition de M. Leroy. Que pouvais-je faire de plus ?

(1) Il affectait de répéter que mes travaux étaient purement anatomiques.

toujours, et il persiste encore aujourd'hui à se dire l'inventeur des *valvules*.

Encore un mot à ce sujet : on a vu précédemment comment je viens d'être conduit à consulter le t. VII de l'*Anatomie* de Bourgery ; voici ce que j'y ai remarqué. C'est M. Leroy qui a fourni tous les éléments de la 53e planche où se trouvent représentées les diverses maladies de la prostate, tumeurs du lobe moyen, tumeurs des lobes latéraux, abcès, calculs, etc. Comment se fait-il que lui qui parle si souvent aujourd'hui de barrières ou de valvules de la prostate et si rarement de ses tumeurs, n'ait alors parlé que de celles-ci et ait gardé un si scrupuleux silence au sujet des premières ? L'index est à côté des figures, et tout date de 1840.

Ce qui jusqu'à présent a fait la force de M. Leroy, c'est précisément ce qui aurait fait la faiblesse de tout homme ayant quelque peu de conscience et de bonne foi, à savoir l'absence de documents précis qu'on puisse lui opposer.

Mais aujourd'hui qu'il vient d'invoquer l'ouvrage de Bourgery, il m'a mis, bien involontairement sans doute, sur la trace de documents irréfutables.

Ainsi il prétend avoir fixé son attention d'une manière toute particulière sur les barrières ou valvules du col de la vessie dès 1825, et, en 1840, il figure toutes les maladies du col de la vessie, sauf celle-ci précisément.

Il prétend que dès 1832 ou 34, il se servait d'un scarificateur agissant à la manière d'un brise-pierre ; or en 1840 il nous donne cinq figures différentes de son scarificateur, et, dans aucune, les lames n'agissent ou même ne peuvent agir comme un brise-pierre.

Il prétend que cet instrument avait été imaginé presque exclusivement pour *diviser* les *barrières* ou *valvules*, et en 1840 il ne nous le représente que *scarifiant* la face antérieure d'une *tumeur pédiculée*.

Ainsi il ne disait mot en 1840 de ce dont il fait tant de bruit aujourd'hui, et il ne parle plus aujourd'hui de ce qu'il faisait uniquement figurer en 1840. Comment caractériser une pareille conduite ?

Ce n'est pas seulement dans le champ des valvules du col de la vessie que M. Leroy m'a toujours suivi à la piste. Il n'y a pour ainsi dire pas de recoin de la science où j'aie pu m'aventurer sans le sentir sur mes traces, s'efforçant de me débusquer.

Je publiai, également en 1836, dans la *Gazette médicale*, un long *Mémoire sur certaines perforations spontanées non décrites de la vessie*. M. Leroy publia, sur le même sujet, dans la *Gazette des hôpitaux* du 23 mai 1843, un Mémoire qu'il commençait par ces mots : *Je vais* SIGNALER... et il ne me nommait ni moi ni d'autres. Réclamation de ma part. Il répondit alors que, s'il eût traité cette question *in extenso*, il n'aurait pas manqué de citer mon travail, *le plus complet sur la matière;* mais que, pour être juste, il aurait dû remonter jusqu'à Bonet (*Exam. méd.*, 15 juill. 1843). C'est en vain que je lui fis remarquer que, dans l'observation du *sepulchretum* qu'il citait, celle de Casaubon, il n'était nullement question de perforation de la vessie, mais d'une ouverture conduisant dans une vaste poche ayant *trois tuniques* continues avec celles du réservoir urinaire, et dont l'interne seulement offrait quelques érosions (*interna-membrana erosa variis in locis*). Dans son *Traité des angusties*, pages 279 et 437, M. Leroy, sans rien changer à ce qu'il avait dit de Bonet, m'opposa en outre Morgagni. Malheureusement pour lui, sa dernière citation était encore moins exacte que la première ; car Morgagni dit précisément le contraire, et, en parlant des cellules où j'ai rencontré ces perforations, il ajoute : « Ex iis in quibus hos sacculos deprehendi, « nemo fuit in quo ea tunica (interior) esset disrupta » (*Epist.* XLII, art. 30). M. Leroy n'a-t-il pas lu ou pas compris ?

En 1837 et 38, j'ai publié, dans la *Gazette médicale*, des travaux *sur l'introduction de l'air dans les veines*, dans lesquels, après avoir combattu l'opinion de Bichat, qui attribue la mort, dans ces cas, à l'action irritante de l'air sur le cerveau, celle de M. Piédagnel qui la rapporte à un emphysème du poumon, et celle de Nysten qui l'explique par une paralysie du cœur, je cherchais à démontrer que cette mort provient de ce que l'air, mêlé au sang, l'empêche, en vertu d'une loi de physique, de passer dans les capillaires de l'artère pulmonaire, et, partant, d'être poussé dans le système artériel et vers le cerveau. M. Leroy, qui avait cru avoir une idée à lui, parce qu'il avait tout simplement amalgamé celles de Bichat, Piédagnel et Nysten, prétendit que mon travail n'était que l'analyse et le développement d'une des parties de sa théorie (*Note sur l'introduction de l'air,* etc., p. 7 et 9; 1837). Suivant lui, le cerveau est irrité; selon moi, il manque de stimulus; il voulait qu'il y eût emphysème pulmonaire; moi je soutenais qu'il n'y en avait pas dans les expériences bien faites ; il prétendait que la mort est le résultat d'une asphyxie, moi qu'elle a lieu par une espèce de syncope trop longtemps prolongée. N'importe : ma théorie se trouve comprise dans la sienne.

En 1839, j'ai imaginé une *sonde à double courant*, pour évacuer le détritus et les fragments après la lithotritie, dans les cas compliqués de rétention d'urine. Cette sonde, dont je donnerai la figure dans mon Mémoire sur la lithotritie, se compose de deux pièces qui, par leur assemblage, forment deux canaux, l'un très-large pour le passage des débris de pierre, et l'autre creusé pour ainsi dire dans les parois du premier, pour pousser des injections. Celles-ci pénétrant dans la vessie avec une certaine force, délaient ces débris et les entraînent par le large canal. J'ai, pour quelques cas particuliers, simplifié plus tard cet instrument, et je l'ai réduit à une seule pièce semblable à ma sonde coudée : le large canal s'ouvre directement sur son talon, et celui à injections s'ouvre à l'extrémité du bec. J'en ai présenté un modèle à l'Académie de médecine le 15 avril 1851, séance à laquelle M. Leroy faisait lui-même une présentation d'instruments.

Voici maintenant ce qui est arrivé :

J'avais soumis mon premier modèle aux diverses commissions d'Argenteuil, et, un samedi du mois de mai 1852, je l'expérimentais sur un cadavre, à Beaujon, devant M. Robert, rapporteur de la dernière, lorsque survint M. Leroy. Il dit alors qu'il en ferait autant avec sa sonde évacuatoire, et comme je ne connaissais de lui que celle à conduit unique, la seule qu'il ait décrite dans toutes ses publications sur la lithotritie, même les plus récentes, je lui répondis hardiment que cela ne pouvait être. De là un défi qui fut accepté pour le lundi suivant.

Ce jour arrivé, M. Leroy ne vint pas, mais il envoya son fils armé de trois ou quatre sondes différentes. Les épreuves se firent aussitôt sur le cadavre devant M. Robert ; mais à peine étaient-elles commencées, que M. Leroy fils convint qu'il n'y avait pas de comparaison possible, et qu'il était inutile de continuer.

Je croyais la question résolue, mais j'avais compté sans mon adversaire. Le lendemain, M. Leroy père revint, disant que son fils s'était trompé d'instruments, qu'il n'avait pas pris précisément celui qu'il devait prendre, et qu'il demandait à recommencer l'expérience. J'acceptai de nouveau avec empressement, et pour le len-

demain même; mais M. Leroy prétexta des occupations, et demanda
que cette nouvelle épreuve fût remise au lundi, c'est à-dire cinq
jours après. Je consentis, avec une certaine répugnance pourtant,
quoique je fusse loin de m'attendre à ce qui allait se passer.

Le lundi arrive; on introduit une pierre broyée dans la vessie
d'un cadavre; M. Robert dit à M. Leroy de commencer, et celui-ci introduit son instrument. Mais quelle ne fut pas ma stupé-
faction, lorsque je vis qu'il s'agissait d'une sonde à double courant,
tout à fait semblable à ma sonde simplifiée, sauf qu'au lieu d'être
courbée brusquement comme la mienne, elle avait la courbure d'une
algalie ordinaire! Son grand canal s'ouvrait dans la vessie par une
large ouverture pratiquée sur sa convexité. Toutefois, il faut dire
que si sa sonde n'était rien moins qu'originale, il y avait fait une
addition qui l'était un peu plus : il avait imaginé une espèce de
râteau qui, supporté par une tige métallique flexible, allait se loger
dans l'extrémité recourbée de la sonde, et pouvait être ensuite ramené en avant, de telle sorte que, si l'œil tombait sur un fragment,
ou si un fragment était amené à l'œil par le courant d'eau, le râteau
l'accrochait au passage, et le ramenait en avant; ce mouvement de
va-et-vient se répétait à volonté.

Je protestai d'abord énergiquement; mais, vu les quelques particularités que cet instrument présentait, M. Robert demanda que
l'épreuve continuât. Une première fois, cette épreuve fut à peu près
la même pour les deux instruments; mais une seconde reprise se
termina pour M. Leroy de la manière la plus fâcheuse. Le râteau,
dans son mouvement de va-et-vient, s'infléchit sur la tige qui le supporte (tige nécessairement flexible, puisqu'elle doit se prêter à la
courbure de la sonde), et, se présentant obliquement à l'œil au lieu
de se présenter en travers, il s'échappa par cet œil, et il fut impossible de l'y faire rentrer; de sorte que ce ne fut qu'avec les plus
grands efforts, et en produisant des déchirures énormes, qu'on parvint à extraire l'instrument. Nous ouvrîmes alors la vessie, et nous
constatâmes que la membrane muqueuse de la paroi postérieure avait
été enlevée dans l'étendue d'un centimètre de large sur 6 centimètres de long. Quant au canal, il n'a pas été ouvert; mais je m'assurai qu'une sonde qui y était très-serrée auparavant, y jouait comme
si elle eût été dans la vessie. On se figure d'ailleurs ce qu'a dû faire
l'extraction d'une sonde ayant 1 centimètre de diamètre, et présen-

sentant sur son dos un râteau de 8 millim. environ de diamètre sorti tout entier. Toutefois je crois que l'abrasion vésicale, qui s'étendait d'arrière en avant, ne provenait pas de ce que le râteau était sorti, mais de ce qu'il avait râclé la muqueuse à travers l'œil. Si cette supposition est fondée, ce serait presque inévitable.

Je n'avais pas apporté ma sonde simplifiée, parce que son invention était postérieure à la clôture du concours ; mais en sortant de l'hôpital, j'en portai immédiatement à M. Robert deux modèles de diamètres différents.

Étaient présents à l'épreuve et à l'accident qui la termina MM. Robert, Barth, Charrière, Boullay et Scée, internes, ainsi que beaucoup d'élèves de l'hôpital. Je défie M. Leroy de prouver que ma narration n'est pas exacte.

M. Robert, à la page 45 de son rapport, dit que ma sonde, « destinée à évacuer les fragments de calculs, paraît appelée à rendre des services réels à la lithotritie, » et le silence absolu qu'il garde au sujet des réclamations de M. Leroy fait aisément comprendre ce qu'il en pense.

Mais celui-ci ne lâcha pas prise pour si peu. Le 19 avril 1853, il présenta sa sonde à l'Académie de médecine, en disant qu'elle diffère de celle de Hales par la grande disproportion des canaux. Mais cette disproportion, qui est essentielle, qui l'a imaginée ? n'est-ce pas moi ? Est-elle indiquée dans son *Exposé des procédés pour guérir la pierre*, sur lequel il fonde ses prétentions ? Il n'y est question que de la sonde de Hales pure et simple (voir sa pl. II, fig. 7, où cette sonde est représentée avec deux courbures en S très-prononcées, deux canaux d'égal diamètre, et les deux ouvertures sur la concavité du bec). Il la conseille, il est vrai, pour atténuer les fragments *par dissolution*, et déterminer leur issue, et encore c'est à MM. J. Cloquet, Magendie et Amussat qu'il en rapportait alors l'idée et l'exécution (p. 94 et 96). Pourquoi ne les cite-t-il plus aujourd'hui ? Pourquoi, si cette idée était si heureuse, n'en a-t-il parlé dans aucun des travaux qu'il a publiés depuis ? Si la sonde que M. Leroy préconise actuellement comme sienne ne diffère pas de celle dont il est question dans son ouvrage de 1825, il n'a aucun titre à son invention : si la différence des diamètres en fait un instrument nouveau, c'est à moi qu'elle appartient.

J'adressai donc à l'Académie une réclamation dans laquelle je faisais voir que la nouvelle sonde de M. Leroy était, à quelque différence de courbure près, la même que la sonde *simplifiée* que j'avais présentée en 1851. Que fit alors M. Leroy? Ce qu'il fait chaque fois qu'il s'est enferré dans une mauvaise cause; il eut l'air de ne pas me comprendre, de croire que je ne réclamais que pour ma sonde de 1839, et il dit que la sienne était moins volumineuse, plus simple « et pourtant aussi efficace, ainsi que l'ont démontré les expériences comparatives faites à l'hôpital Beaujon. » On voit qu'il garde le plus scrupuleux silence au sujet de l'épouvantable accident qui a mis fin à son expérience.

En 1840, j'ai publié un long chapitre sur l'utilité des sondes à courbure courte et brusque pour le simple cathétérisme évacuatoire dans les hypertrophies de la prostate et autres déformations du col de la vessie (*Rech. sur les mal. des org. urin. des hommes âgés*, ch. VI); en 1844, je démontrai qu'elles ne sont pas moins utiles dans les déviations spasmodiques de l'urèthre (*Rech. sur les valv.*, etc. — *Rech. sur les rétr.*, etc.). M. Leroy, qui s'était constamment élevé contre ces sondes, qui avait cherché à démontrer que leur introduction est difficile et même impossible (*Des angusties*, p. 289. — *Gaz. méd.*; 1845, p. 553. — *Thérap.*, p. 53), a eu subitement l'idée d'en faire de tout à fait semblables en gomme élastique, et, dès lors, cette forme, qui, à son dire, était détestable, est devenue merveilleuse. Il est bien entendu qu'il ne parle plus de moi (*Gaz. méd.*; 1845, p. 232).

Cette sonde est devenue pour M. Leroy une occasion de diriger contre moi les accusations les plus injurieuses. Comme il répétait constamment qu'elle ne pouvait être introduite, je lui rappelai un malade chez lequel il n'avait pu passer ses sondes, tandis que moi j'avais introduit la mienne avec la plus grande facilité. A défaut de bonnes raisons, il m'a répondu que « c'est un roman fort peu historique, arrangé pour le besoin de ma cause » (*Thérap.*, p. 59). Je me défendis alors par la publication d'une lettre du gendre du malade, tout à fait catégorique à cet égard (*Rech. sur les valv.*, 3e série d'observ., p. 414).

Cela n'empêcha pas M. Leroy de s'attribuer l'idée de ces sondes devant l'Académie, et voici dans quelles circonstances. Un chirurgion spécialiste venait d'être nommé officier de la Légion-d'Honneur : il n'en fallait pas tant pour empêcher M. Leroy de dormir.

Aussitôt donc il écrit à l'Académie de médecine (séance du 30 septembre 1851. — *Gaz. méd.*, p. 634) pour réclamer la bougie tortillée, la bougie coudée et la bougie à boule que ce spécialiste avait eu le tort de s'approprier. Dans la séance suivante, je rappelai à M. Leroy, mais en termes purement scientifiques, que les bougies à boule appartiennent à Ch. Bell, qui les a décrites en 1809, et que les bougies coudées m'appartiennent; mais que, pour ce qui est des bougies tortillées, personne ne les lui conteste. Voici le texte même de la réponse de M. Leroy : « Pour mettre l'Académie à même de juger du degré de *loyauté* qui a dicté la lettre de M. Mercier, il suffira de placer sur le bureau mon *Traité des rétrécissements*, publié en 1845, et deux Notices publiées en 1847 et 1849. Toutes deux commencent par cette phrase : « Bougies exploratrices à boule et au « moyen desquelles on peut connaître le nombre et la longueur des « rétrécissements : elles sont un perfectionnement des bougies mé- « talliques de Ch. Bell... » Il a donc *déloyalement* porté contre moi une accusation qu'il savait *fausse* (1). » Puis, en ce qui concerne la sonde coudée, M. Leroy dit que, pour le mettre en contradiction apparente, je rapporte sciemment à la sonde coudée flexible ce qu'il a dit de la sonde métallique coudée. Quant à la bougie tortillée, il en appelle à l'expérience. Enfin : « J'ai lieu de m'étonner, ajoute-t-il en terminant, de la *violence* avec laquelle ne cesse de m'attaquer M. Mercier, lui qui ne doit qu'à ma seule modération de n'avoir pas été poursuivi pour calomnie et diffamation. La prescription le met aujourd'hui à l'abri d'une poursuite judiciaire; mais je le

---

(1) Pour prouver que ce n'est pas la seule fois que M. Leroy a tenté de s'approprier ces inventions qui ne lui appartiennent pas, il me suffira de mettre sous les yeux un passage relatif aux mêmes circonstances, qu'il a consigné en 1851 dans une brochure publiée à milliers d'exemplaires : « Les seules choses nouvelles qu'il y ait dans cette méthode (celle du spécialiste en question) sont la bougie tortillée, la bougie coudée flexible et la bougie exploratrice à boule en gomme, qui, *toutes trois*, *m'appartiennent*. (Où donc est Ch. Bell?) J'aurais continué à dédaigner, comme je l'ai fait jusqu'à ce jour, cette tentative de plagiat, si un récent décret présidentiel n'eût donné de l'importance à ce médecin, en le créant... *officier de la Légion-d'Honneur!* Sous quel prétexte? Je ne saurais le dire, ni lui non plus » (*Extr. d'un mém.*, etc., p. 2).

cite devant le tribunal de l'opinion » (*Gaz. méd.* ; 1851 , p. 664).

Je répondis à mon tour ; le 21 octobre, par la note que voici :

« La dernière lettre de M. Leroy, malgré la violence de son style, n'en contient pas moins les aveux suivants :

« 1° Il n'est pas l'inventeur des bougies à boule. Qu'importe que, dans des ouvrages qui ne sont lus que par peu de personnes, et cela d'ailleurs postérieurement aux observations que je lui en ai faites dans mon *Traité des rétrécissements*, il ait reconnu la priorité de Ch. Bell ; il n'en est pas moins vrai qu'il a réclamé cette invention comme sa propriété dans une lettre à l'Académie, dont tout médecin lit les comptes-rendus.

« 2° Il a détracté pendant longtemps mes sondes coudées avant de faire volte-face. Il est vrai que, s'il veut se les approprier aujourd'hui, c'est parce qu'il a poussé l'imaginative jusqu'à en faire de tout à fait semblables en gomme élastique. Mais moi, j'avais dit, dès 1840, et j'ai répété depuis, qu'avec une sonde élastique et un fil métallique, comme celui qui sert à désobstruer les algalies , on peut faire une sonde coudée *flexible*.

« Quant à ses sondes tortillées, il n'en donne plus aujourd'hui la théorie qu'on lit à la page 238 de son *Traité des angusties* ; il se contente d'en appeler à l'expérience : c'est ce qu'on a toujours fait, même pour les plus mauvais procédés. Mais je persiste à soutenir que , si elles ont eu quelques succès, elles ne les doivent qu'au hasard , et qu'il est facile de les remplacer par des procédés beaucoup plus simples et surtout plus rationnels.

« Enfin, M. Leroy parle de procès, de modération... Je me rappelle en effet qu'il m'envoya un ami commun pour me proposer le choix entre un procès en police correctionnelle et une autre alternative qu'il affectionne particulièrement quand on ne la lui offre pas. Je ne pense pas que ce soit la réponse que j'ai faite qui m'ait mérité la faveur de son indulgence. »

Ici je dois faire une remarque. La *Gazette médicale*, dont M. Leroy est *actionnaire*, avait imprimé tout au long sa précédente lettre, tandis qu'elle ne dit pas un mot de ma réponse. Je me plaignis au rédacteur en chef, qui me fit droit immédiatement, en faisant suivre ma lettre de la note suivante : « NOTE DE LA RÉDACTION.—Nous supprimons de la lettre de M. Mercier une phrase en réponse aux menaces de procès contenues dans la lettre de M. Leroy. *Ces menaces* ont été glissées, *à l'insu de la rédaction, dans le compte-rendu du journal, qui ne les aurait pas accueillies.* » Reste maintenant à savoir qui a glissé ces menaces ; c'est sans doute aussi la même main qui a supprimé ma réponse.

Aujourd'hui M. Leroy affirme qu'il ne m'a pas offert d'autre alternative que le procès : « La mission de l'ami commun, dit-il, était toute de conciliation ; je ne l'avais pas chargé de vous faire une provocation de ma part, en cas de refus. *S'il vous a dit qu'elle lui paraissait devoir en être la conséquence, il vous a exprimé ses propres impressions...* » (13e *et dern. chap. sur la lith.*, p. 16).

Je suis fâché que M. Leroy se soit si mal entendu avec M. Dechambre, l'ami en question ; mais moi qui connais celui-ci, depuis mon enfance, comme homme de grande intelligence, je suis obligé de croire ce qu'il m'a dit, tant qu'il n'aura pas signé une rétractation.

Au reste, je crois savoir que M. Leroy a entre les mains une seconde lettre de lui tout à fait explicite à cet égard : pourquoi ne l'a-t-il pas publiée en même temps qu'il a publié la première ?

S'il m'est permis de lui donner un conseil, qu'il cesse à l'avenir de parler de *prescription ;* car son silence avant et le bruit qu'il fait depuis pourraient faire croire qu'il en est plus heureux que moi.

Je lui ferai enfin remarquer qu'il est assez singulier qu'il m'accuse aujourd'hui « d'avoir donné de la publicité à nos dissensions secrètes » (*ibid.*). En vérité, il a la mémoire bien courte : a-t-il donc oublié déjà sa lettre à l'Académie, à laquelle je ne faisais qu'e répondre ?

Je reprends le cours de ma revue.

Le 17 mars 1846, je présentai à l'Académie de médecine un brisepierre à mors plats et largement fenêtré à son talon. Cet instrument présente, à mon avis, des avantages qu'on trouvera exposés dans mon Mémoire sur la lithotritie. M. Leroy, qui se trouvait présent à la séance, réclama immédiatement, et alla jusqu'à prétendre que le modèle que j'avais entre les mains avait été fabriqué pour lui. Je fus d'abord abasourdi par tant d'audace. Heureusement qu'au moins trois semaines auparavant j'avais présenté le même instrument à la Société anatomique. Voici ce qu'on lit dans le *Bulletin* de cette société pour le mois de *février*, page 43 : « M. Mercier montre un nouveau percuteur qui offre la réunion du percuteur à cuillère et du percuteur fenêtré... Ce percuteur est fenêtré au niveau de la courbure, où il est très-épais d'avant en arrière, tandis que, près de leur extrémité, chacune des branches est aplatie d'avant en arrière, pour représenter le percuteur à cuillère, moins la concavité : sur cette surface plane font saillie des pointes destinées à retenir le calcul ou ses fragments. » La commission d'Argenteuil, devant laquelle notre débat à ce sujet fut porté, a dit, en parlant de ce brise-pierre et de ma sonde à double courant : « Ces deux instruments sont destinés à rendre des services réels à la lithotritie » (Rapp., p. 45). Pas un mot des prétentions de M. Leroy. Et cependant, si je n'avais pas pris la précaution, qu'il ignorait, de présenter mon instrument à la Société anatomique, n'aurait-il pas réussi à faire planer sur moi un soupçon des plus injurieux ? Qui aurait pu, en effet, lui supposer assez de hardiesse pour soutenir en pleine académie que mon instrument avait été fait pour lui, s'il n'en eût rien été ?

On a vu que j'ai fait connaître en 1839 un procédé pour exciser les valvules du col de la vessie, et que je l'ai abandonné, en 1841, pour l'incision. Je ne tardai pas cependant à m'apercevoir que celle-ci était souvent insuffisante pour les valvules prostatiques. En 1850, une modification légère, mais très-importante, que j'ai faite à mon premier exciseur, rendit son action aussi sûre que celle de l'inciseur, et dès lors j'obtins de remarquables succès, que je n'aurais pas sans doute obtenus sans ce nouvel instrument. Ces succès ont fait la matière de deux Mémoires que j'ai publiés dans la *Gazette médicale*, le premier en 1850, et le second en 1851.

L'utilité de l'excision se trouvant ainsi démontrée, M. Leroy, qui jusqu'alors ne l'avait pas réclamée, et qui même se faisait une arme contre moi de ce qu'en 1839 c'était l'excision, et non pas l'incision, que j'avais proposée (1), M. Leroy, dis-je, a tout à coup changé d'idée, et il vient de se déclarer, devant l'Académie des sciences, le père de l'excision des valvules, en présentant un exciseur qu'il a déjà, dit-il, soumis à cette Société le 10 avril 1837 (Séance du 20 juin 1853.

---

(1) Il a été plus loin, il m'a accusé d'avoir *substitué* le mot *incision* au mot *excision* inscrit dans le procès-verbal de la Société anatomique (13e *et dern. chap. sur la lith.*, p. 21). Je le mets au défi de prouver que j'aie jamais commis cette substitution; j'ai toujours soutenu ce que j'ai dit précédemment, que mon inciseur n'était qu'une modification de mon exciseur.

Gaz. méd., p. 427). Cette date est, comme on voit, fort complaisante : c'est elle que M. Leroy avait déjà chargée et d'un exciseur des tumeurs de la prostate, décrit par moi en 1836, et de deux inciseurs des valvules, l'un simple et l'autre double; et la voilà qui va encore se trouver chargée d'un exciseur des valvules. Toutefois le compte-rendu me paraît un peu moins accommodant; car voici textuellement ce qu'on y trouve : « M. Leroy présente un scarificateur prostatique et des ciseaux destinés à réséquer par l'urèthre, sans incision, les tumeurs du col de la vessie » (*Compte-rendu de l'Académie des sciences*, t. IV, p. 551; année 1837). En tout, deux instruments, et non pas quatre : un scarificateur et un exciseur des tumeurs, et non pas un exciseur des valvules. Quel est celui qui se trouve en défaut, du compte-rendu ou de M. Leroy? Si c'est le compte-rendu, pourquoi M. Leroy a-t-il attendu plus de seize ans pour le rectifier, lorsque, pendant ce temps, il a invoqué je ne sais combien de fois son témoignage (1)?

M. Leroy se plaint amèrement, dans son dernier pamphlet (13e *et dernier chap. du traité de lith.*, p. 23), de ce que je l'ai accusé d'avoir « déplacé les questions, produit des assertions sans preuve, altéré des textes, nié des faits vrais, et d'en avoir supposé de faux. » Mais quand je n'en aurais pas fourni déjà des preuves nombreuses, notamment dans mes *Recherches sur les valvules* (3e *série d'obs.*, etc.), est-ce que le fait que je viens de citer, est-ce que ceux qui précèdent ne prouvent pas péremptoirement la justesse de ces accusations? Lui qui, dès 1842, m'a traité, dans une lettre à l'Académie des sciences, de *pirate* scientifique (2); qui, en 1849, m'avait accusé d'avoir *imaginé un roman fort peu historique, arrangé pour le besoin de ma*

---

(1) M. Reybard, lui aussi, vient d'inventer un exciseur presque en tout pareil à celui de M. Leroy (*Traité des rétréciss.*, pl. I, fig. 5); puis un troisième vient de leur contester cette invention à tous deux. Quand ces messieurs auront essayé leur instrument seulement sur le cadavre, je suis sûr qu'ils ne se contesteront plus rien. Mon exciseur de 1839 était bien plus puissant, et cependant j'avais fini par y renoncer. C'est qu'il y a loin de la théorie à la pratique.

(2) En 1847, M. Leroy m'envoya une première épreuve de sa brochure intitulée : *Plainte*, etc., avec invitation de lui adresser les observations

cause; qui, dans une lettre adressée à l'Académie de médecine, m'accusait de *déloyauté*, bien qu'il fût forcé de convenir des erreurs que je redressais, et qui, dans quelques pages de sa dernière brochure (13ᵉ *et dern. chap. sur la lith.*), a vomi à mon adresse les mots *fourberie* (p. 15), *lâcheté* (p. 15), *source impure* (p. 15), *mensonge* (p. 15 et 18), *calomnie* (p. 15 et 18), *perfidie* (p. 18), *impolitesse et grossièreté* (p. 18), *diffamation* (p. 18 et 23), que ne dirait-il pas s'il pouvait citer des dates et des textes aussi scrupuleusement que je le fais? Ce sont des injures qu'il m'adresse et jamais des raisons; moi, je lui ai toujours répondu par des raisons; mais malheureusement j'arrive à la démonstration de faits tels qu'ils prennent les apparences d'injures. Est-ce ma faute?

Ainsi, je l'ai accusé de captation pour avoir publié, plus d'un an avant la fin des épreuves du concours d'Argenteuil, que, si le prix lui était accordé, il en ferait don à l'Association de prévoyance des médecins de Paris. Peut-il le nier? Oui, il l'a nié : voici ses paroles : « Le secret du transport à la Caisse de prévoyance, *fidèlement gardé jusqu'à la décision de la première commission*, répond suffisamment à l'une des accusations de M. Mercier » (*Thérap. des rét.*, p. 85 et 86). Mais je lui ai répondu par des dates, je lui ai rappelé que le livre où il avait publié la délégation de ses chances avait paru en 1845, tandis que le rapport de *la première commission* n'avait été arrêté et soumis à l'Académie qu'en 1846. Il me réplique aujourd'hui qu'il faudrait qu'il eût été bien étourdi et bien maladroit pour dire qu'il n'avait pas encore soufflé le mot en 1846 d'un fait qu'il avait publié un an auparavant; que, si le rapport général n'était pas fait, du moins le rapport spécial sur ses travaux l'avait été, et dans un sens peu favorable. Ceci diffère un peu de ce que nous venons de lire; mais quelle conséquence en tirer? Est-ce à dire que si ce rapport spécial eût été fait dans un autre sens, et que M. Leroy eût senti les

---

que j'aurais à lui faire. Dans cette brochure, il me traitait de *chirurgicule*. Le pauvre homme !

Je ne lui ai pas répondu, on le devine, comme je l'ai toujours fait depuis, pour des raisons que je lui ai dites publiquement. Néanmoins il paraît avoir compris qu'il allait prêter à rire, qu'il allait rappeler à la mémoire les accidents dont son nécrologue paraît si riche, les nombreux instruments qu'il a brisés dans la vessie, etc.; bref, il a retranché cette expression dans le tirage définitif.

chances tourner de son côté, il aurait tenu sa délégation secrète? Mais alors le beau mérite! Qui me prouvera qu'il n'a pas agi comme il l'a fait pour exercer une pression sur l'esprit de la commission lors de son vote définitif, ou du moins pour tenir l'Académie en suspens lorsqu'elle aurait à sanctionner ce vote? La preuve, en effet, que le jugement de la commission, et, à plus forte raison, de l'un de ses membres, ne devait pas être regardé comme définitif, c'est qu'il a été annulé, et qu'il a fallu tout recommencer. Donc la publicité donnée par M. Leroy à sa délégation pouvait encore exercer une influence; donc moi, son compétiteur, j'étais en droit de me plaindre. Et c'est pour cela qu'il me traite de *lâche calomniateur !*

S'il ne voulait pas exercer une pression, pourquoi n'avoir pas attendu? Est-ce qu'il n'aurait plus été temps de faire son cadeau lorsqu'il l'aurait eu entre les mains? Il se serait du moins épargné le ridicule de faire, ainsi que je le lui ai dit alors, don de la peau de l'ours avant de l'avoir mis par terre.

Un mot encore à propos d'une accusation à laquelle M. Leroy a donné tout le retentissement possible, et dont je n'aurais pas parlé si elle ne se fût adressée qu'à moi.

J'ai reproduit plus haut un certificat qui lui a été délivré par M. Charrière. Jusqu'en 1850, il se contentait de le montrer aux commissions d'Argenteuil, et d'en parler dans ses écrits; mais il se gardait soigneusement d'en publier le texte. Je le mis alors en demeure de le faire : « Serait-ce que ce certificat n'est pas clair? lui disais-je; ou, s'il est clair et précis, pourquoi en avez-vous demandé d'autres à M. Charrière? Votre lettre, je l'ai vue, de mes propres yeux vue » (3e *série d'obs.*, p. 448; mars 1850).

Pendant six mois, M. Leroy ne souffla mot; mais alors éclatant tout à coup dans divers journaux dont il est actionnaire, il s'écriait : « Cela signifie-t-il que M. Charrière m'ayant envoyé des relevés de ses livres relatifs à des instruments autres que ceux dont je voulais avoir la date et la désignation, je lui en témoignais mon mécontentement? Ou bien cela veut-il dire que, peu satisfait des indications portées sur les livres de M. Charrière, je lui ai demandé de les altérer? Cette dernière intention paraît dominante..... »

Comme je n'ai jamais eu d'intention cachée, je n'hésitai pas, et, sans *rechigner*, comme le dit M. Leroy, à lui donner l'explication qu'il me demandait. Je rechignai si peu, que le rédacteur en chef de l'un de ces journaux, refusant d'insérer ma réponse, je lui rappelai le droit que me donnait la loi sur la presse, et cela, en présence de M. Dechambre et de beaucoup d'autres. Quoi qu'il en soit, voici un extrait de ma lettre :

« Oui, quand j'ai dit que M. Leroy, non content du premier certificat, en avait demandé d'autres, il s'agissait d'une lettre dans laquelle il se plaignait de ce que le certificat que lui avait envoyé M. Charrière était relatif à des instruments autres que celui qu'il désignait. Mais, en vérité, je ne vois pas ce que M. Leroy gagne à cet éclaircissement, car il me force à compléter ma pensée et à lui demander comment il se fait que, M. Charrière n'ayant pu lui donner et ne lui ayant par conséquent pas donné des certificats mieux appropriés, il ne s'en est pas moins basé sur le premier, *sur celui qu'il dit lui-même étranger à l'instrument en question*, pour soutenir, et devant la commission d'Argenteuil, et à la page 66 de sa brochure intitulée *Thérap.*, etc., qu'il avait fait fabriquer cet instrument dès le 19 avril 1836. A mon tour, je le somme de répondre. » (*Union médic.*, sept. 1850.)

M. Leroy, comprenant alors que je connaissais le certificat, se décida à le publier; mais la question à laquelle je le sommais de répondre, il la trouva sans doute par trop brûlante, car il se garda bien d'y toucher, et la réponse est encore à venir.

Plus tard, il poussa l'humeur débonnaire jusqu'à supposer que, dans cette lettre, je reconnaissais l'avoir calomnié (*Extr. d'un Mém.*, p. 9), et, partant, se déclarer *satisfait, sinon par la forme, du moins par le fond* (*Union méd.*, mois cité). Pour moi, qui ne suis pas sans doute arrivé à cette angélique perfection, je ne me déclarerai satisfait que quand M. Leroy nous aura expliqué *comment un certificat ayant rapport à un instrument, prouve l'existence et le but d'un autre instrument auquel il est étranger.* Il me dit que, dans l'intérêt de ma réputation, de mon caractère moral, je dois dissiper les ténèbres dont j'entoure l'origine du scarificateur du col de la vessie (*Extr. d'un Mém.*, p. 16); je lui ferai remarquer que c'est lui qui, s'il tient à briller d'un si pur éclat, a bien des ténèbres à dissiper, et des plus fuligineuses.

Depuis que M. Leroy s'est déclaré satisfait, il n'en a pas moins continué de m'accuser d'*insinuation calomnieuse et diffamatoire* (*Extr. d'un Mém.*, etc., p. 8; — 13e et dern. ch., p. 18). C'est, si je ne me trompe, être satisfait en *rechignant*, et s'il ne m'a pas traduit devant les tribunaux, c'est qu'il en était empêché par d'autres raisons que par ma robe de docteur, qui, dit-il, m'a protégé. Il eût été beaucoup plus digne de m'attaquer en face que de m'attaquer par derrière, comme il l'a fait récemment dans le procès qu'il a intenté à M. Charrière, et qu'il a perdu. Ç'aurait été, qu'il me soit permis de le dire, pour la première fois que moi, qu'il traite de *menteur*, de *fourbe*, de *calomniateur*, de *diffamateur*, etc. etc. , j'aurais paru pour mon propre compte devant un tribunal.

Je ne suis ni menteur ni fourbe; toujours j'agis de manière à n'avoir pas besoin de l'être. Les lecteurs ne se donneront sans doute pas la peine de vérifier tout ce qui se trouve dans ce Mémoire; mais qu'ils en prennent un point au hasard, et je ne crains pas le plus sévère examen. Je ne suis pas un lâche calomniateur; j'ai toujours dit hautement la vérité, rien que la vérité, et, si quelquefois je ne l'ai dite qu'à demi, c'est qu'il est de ces énormités que les convenances ne permettent pas de franchir. J'ai médit quelquefois, et ce n'est qu'à ce titre que M. Leroy peut me traiter de diffamateur; mais est-ce ma faute, je le répète, si j'ai été forcé d'en venir à certaines démonstrations qui ne pouvaient paraître au jour sans prendre le caractère de la diffamation? Enfin, M. Leroy dit que je suis impoli, voire même grossier; pourquoi? parce qu'en le démasquant je n'ai pu dissimuler les sentiments qu'il m'inspire? Et encore, lui ai-je jamais dit sans périphrase ou circonlocution : *Vous êtes un menteur?* Eh quoi ! c'est l'homme au style que je viens de faire connaître qui m'accuse d'impolitesse? Mais il ne voit donc pas la poutre qui est dans son œil? Qu'après cela, il me lance son dédain (*Extr. d'un Mém.*, p. 16), peu m'importe : si ce dédain s'adresse à mes travaux, il y a longtemps que j'aurais voulu qu'il les dédaignât assez pour ne pas s'en parer journellement; s'il s'adresse à ma personne ou à mon caractère, tous ceux qui nous connaissent savent qu'il ne peut m'atteindre.

IV.

Je proteste contre ces mœurs discourtoises... (REYBARD).

L'amour de ma profession, l'intérêt que j'attache à la dignité des grands corps qui en font l'ornement, tout m'avait fait une loi de ne rien dire qui, d'une manière directe ou indirecte, pût donner lieu de supposer que je proteste contre le jugement où j'ai succombé. Et d'ailleurs, à quoi bon? En même temps que mes idées, mon honneur est sorti sauf de toutes les épreuves; on en jugera par la partie du rapport qui me concerne. Il y a bien des raisons de croire que ce concours conservera une place dans nos annales, et très-certainement l'avenir, sans tenir compte des petites passions qui y sont entrées en jeu, mettra chacun à sa place.

Il y a plus d'un an que ce jugement est prononcé, et, quoiqu'il ait été attaqué par plusieurs compétiteurs désappointés comme moi, j'ai gardé le silence le plus absolu. Mais aujourd'hui le lauréat vient de publier son œuvre, et j'avoue que je ne puis pas me taire plus longtemps. Qu'on ne s'y trompe pas du reste : ce n'est pas son procédé opératoire, son principal titre aux suffrages académiques, que je veux attaquer. Dans une deuxième édition de mes *Recherches sur les rétrécissements de l'urèthre*, je serai bien obligé d'en dire mon avis ; mais c'est qu'alors j'y serai forcé par mon sujet. Comme je suis convaincu que l'Académie, par l'organe de sa commission, s'est prononcée suivant sa conscience, et qu'en donnant le prix à un travail spécial sur les rétrécissements de l'urèthre, elle s'est crue obligée par les termes du fondateur, je déclare sans arrière-pensée que je regarde sa décision comme une affaire d'interprétation de texte plutôt que comme un jugement de prééminence du travail couronné sur les autres, et, mon amour-propre se trouvant ainsi mis de côté, cela me suffit.

Mais alors pourquoi parler de M. Reybard? Le voici :

En feuilletant son travail, je remarquai d'abord que mon nom n'y était cité que deux fois... et pour me critiquer. En agissant ainsi, M. Reybard était dans son droit, et, s'il n'eût fait que cela, je n'aurais rien dit; mais quelle n'a pas été ma surprise, lorsque je me mis à lire son livre, de voir qu'il y produit comme de lui mes principales idées et jusque dans leurs plus minces détails, qu'il y donne même ces idées comme la base, comme le point de départ de cette méthode qui a enlevé les suffrages de l'Académie (*Traité des rét.*, p. ix et x); qu'il s'attribue de mes instruments; qu'il m'a copié textuellement des pages entières ; que d'autres fois il me critique, sans me nommer, avec une acrimonie sans exemple !

Et qu'ai-je donc fait à M. Reybard? me suis-je dit. Lorsqu'il blâmait les mœurs *discourtoises* de ses confrères de Paris (*Gaz. méd.*,

1850 , p. 286), ce n'était pas de moi qu'il avait à se plaindre, et du moins pouvais-je espérer qu'il prêcherait d'exemple. Il n'y a pas eu entre nous rivalité de clientèle, puisque nous habitons à plus de cent lieues de distance. Est-ce parce que je me suis permis de concourir avec lui, et de le tenir quelque temps en échec? Mais , puisqu'il a vaincu, il lui siérait mieux d'être noble et généreux. L'aurais-je attaqué? Jamais. Si je l'ai cité plusieurs fois dans mon ouvrage, je l'ai fait au moins aussi souvent d'une manière approbative qu'improbative. Ce qu'il y a de plus singulier, c'est qu'un autre compétiteur, qui s'est permis plusieurs fois de révéler, dans la presse médicale, les méfaits de sa méthode, se trouve infiniment mieux traité dans son livre que moi qui ai gardé le plus rigoureux silence sur ceux que je connaissais. Est-ce que par hasard M. Reybard croirait mon humiliation nécessaire à sa gloire, et que le seul prononcé de mon nom le troublerait sur ses lauriers? Il m'accorderait une importance à laquelle je suis loin de prétendre, et sa modestie n'irait pas jusque là : son vrai motif, je crois, c'est qu'il m'a audacieusement spolié.

Quoi qu'il en soit, comme nous n'en sommes plus à ces époques où tout le butin des vaincus devenait de droit la proie du vainqueur, je vais reprendre ce qui m'appartient dans son ouvrage : c'est à quoi je me bornerai aujourd'hui. J'ai dit qu'il s'était emparé de mes idées, qu'en certains endroits il m'avait copié, que, tout en agissant de la sorte, il avait parlé de moi d'une manière fort inconvenante; et, comme je n'avance jamais rien sans preuve, je vais prouver ce que j'avance.

On me dira encore, comme on l'a fait souvent : Pourquoi réclamer? vos confrères sauront bien vous rendre justice. Je répondrai ce que j'ai déjà répondu : Il est facile d'être pacifique et généreux quand le bien d'autrui seul est en cause. La justice de mes confrères? Mais m'y a-t-on donc tant accoutumé? Dernièrement encore j'en ai eu deux exemples. J'ai publié mes opinions sur les rétrécissements de l'urèthre dans la *Gazette médicale* de 1839, 1845 et 1853. Or deux analyses du travail de M. Reybard viennent d'être publiées, l'une par un ancien rédacteur de ce journal, et l'autre par celui qui lui a succédé. Dans chacune on loue beaucoup les idées pathologiques de M. Reybard ; mais s'est-on seulement enquis de leur origine? Faire ses affaires soi-même, je le vois, c'est le parti le plus sûr, et je le prends.

M. Reybard fait savoir qu'à l'état de vacuité le canal est aplati et se présente sous la forme d'une simple fente (*Traité des rétréciss.*, p. 7). C'est ce que j'ai dit il y a bientôt quinze ans (*Rech. sur les mal. urin. des hommes âgés*, p. 20, 34 et 37). Cependant j'aurais passé volontiers par-dessus cet emprunt, si je n'avais à relever une singulière assertion; il dit : « Coupez l'urèthre en travers dans la région prostatique, il se présente sous la forme d'une fente transversale » (p. 8). Comme c'est précisément le contraire qui a lieu, et que, pressé entre les deux masses latérales de la prostate, l'urèthre se présente en cet endroit sous forme de fente antéro-postérieure, j'hésitais à croire à une pareille méprise, et je supposais une erreur typographique. Mais, page 27, il dit, en parlant de cette même partie du canal : « Elle est aplatie et son plus grand diamètre dirigé *de droite à gauche.* » Ainsi donc, plus de doute : sur ce point si facile à constater, M. Reybard croit le contraire de ce qui est; aussi est-ce pour cela sans doute qu'il place la région prostatique à un ou un pouce et demi de la symphyse pubienne (*ibid.*, p. 16)! Si je voulais me servir d'expressions qu'il emploie à mon égard (p. 235), je dirais qu'il suffit des *notions les plus élémentaires* d'anatomie pour ne pas commettre de pareilles erreurs. J'aurai plus de réserve; toutefois j'avoue que ces erreurs m'inspirent quelques doutes relativement aux *recherches laborieuses* que M. Reybard dit avoir faites sur la structure de l'urèthre (p. 298); car je ne comprends pas qu'on puisse ouvrir deux prostates sans s'apercevoir que l'urèthre y forme tout le contraire d'une fente transversale.

Mais arrivons de suite à un point plus important; je veux parler de la nature, de la formation et des propriétés des rétrécissements organiques de l'urèthre. Nous allons voir que tout ce qu'il dit à cet égard, et qu'il donne comme *le point de départ et la base de sa méthode,* je l'ai dit avant lui, et même antérieurement à l'une de ses principales publications où il émettait des opinions totalement différentes.

Ainsi, suivant lui, il n'y a qu'une seule espèce de rétrécissements organiques, les rétrécissements fibreux (p 99). Ce tissu résulte, soit d'un travail de cicatrisation à la suite des plaies (1), des ulcérations

(1) Suivant M. Reybard, une plaie longitudinale ne donne jamais lieu à un rétrécissement (p. xiii). C'est une erreur. Est-ce qu'après les opérations de taille il ne survient jamais de rétrécissements? Il fallait ajouter : *Quand*

et des abcès (p. 87, 334). Il peut encore se produire par l'*inflamma-tion adhésive du corps spongieux*. « La lymphe inflammatoire, épan-chée dans les cellules spongieuses, les oblitère, les fait adhérer, soit entre elles, soit avec les membranes qui les renferment; et lorsque les fluides exsudés sont repris par l'absorption interstitielle, il s'opère, dans les tissus qu'elle avait envahis, un retrait, une sorte d'atrophie spontanée » (p. 86, 334). « Alors même que, par la palpa-tion à travers les téguments, on distingue nettement la portion rétré-cie du canal des portions saines, l'examen direct démontre qu'il n'y a cependant aucun épaississement des parois uréthrales » (p. 105). « Il est illogique d'admettre que l'engorgement des parois uréthrales con-stitue les rétrécissements anciens ou récents... S'il ne s'agissait là que d'un engorgement des tissus de l'urèthre, les coarctations, au lieu de se développer et de s'accroître lentement, à partir de l'époque où la blennorrhagie a existé, ne devraient-elles pas suivre une marche in-verse? La plus grande étroitesse du canal ne devrait-elle pas coïnci-der avec le moment même de la phlogose »...? (p. 110) « Suivant nous, ajoute plus loin M. Reybard, le tissu des rétrécissements est ordinairement moins épais que l'ensemble des tissus dans lesquels il s'est produit » (p. 116).

Or voyons si les opinions de M. Reybard ont toujours été ce qu'elles sont aujourd'hui, et parcourons le Mémoire qu'il a publié dans la *Gazette médicale*, les 31 août et 7 septembre 1839.

---

la cicatrisation ne tarde pas à se faire; car si, au contraire, la plaie sup-pure pendant longtemps, l'inflammation ne manque presque jamais d'envahir presque toute la circonférence du point du canal divisé, et un rétrécissement en est le résultat (voir mes *Rech. sur les rétr.*, p. 31, 52). Il est évident que, pour produire un rétrécissement circulaire, il faut une altération circu-laire : j'en ai cité des exemples (p. 30). Il n'est pas moins évident que, si un point seulement de la circonférence du canal est atteint, il n'y aura de ré-traction qu'en proportion de l'étendue du point altéré. J'ai cité des cas où la paroi inférieure avait été détruite, et où néanmoins la paroi supérieure cor-respondante avait conservé sa souplesse, et ne participait pas à l'altération (p. 35). Ainsi la distinction établie par M. Reybard entre les plaies transver-sales et les plaies longitudinales peut lui donner l'air d'un homme très-exact, mais ne fait rien connaître de nouveau, et, prise d'une manière trop absolue, elle mène à l'erreur.

« On peut généralement, dit-il, considérer les rétrécissements du canal de l'urèthre comme des points d'*engorgement* qui se forment dans ses parois. » Et plus bas : « L'*engorgement* forme saillie dans le canal, et constitue un rétrécissement » (*Gaz. méd.*, p. 546). On voit qu'à cette époque, M. Reybard admettait la théorie de l'engorgement qu'il combat si vivement aujourd'hui (*Traité*, etc., p. 89, 91 , 110 , 116), et qu'il était loin de songer à un *amincissement* des parois uréthrales. Continuons.

« Les obstructions de l'urèthre peuvent être produites par une sorte de cloison membraneuse qui sépare le canal en deux parties en communication par une ouverture très-étroite placée sur l'un ou l'autre côté du canal. Quelquefois cette membrane est *très-mince et présente moins de résistance que les parois du canal ;* d'autres fois elle est épaisse et s'accompagne d'un peu d'*engorgement* de la muqueuse. » Reconnaît-on là la nature constamment fibreuse des rétrécissements ? Aujourd'hui M. Reybard traite la cloison membraneuse d'*aventureuse supposition* (p. 92) ! Mais continuons encore.

« Les brides ne sont pas toujours formées par des cicatrices : il est plus conforme aux lois de la physiologie pathologique de les considérer comme des *fausses membranes* et des *adhérences*, suites d'inflammations préexistantes. » Et pour qu'on ne se méprenne pas sur le sens de ces derniers mots, il explique comment les parois de l'urèthre peuvent contracter des adhérences, malgré le passage de l'urine (*ibid.*). Est-ce que, par hasard, M. Reybard n'admettrait plus que ce fût conforme aux lois de la physiologie, puisqu'il se garde de reproduire aujourd'hui ces théories ? On le voit, *tot tempora, tot sensus*.

M. Reybard dira sans doute qu'il est permis de changer d'opinion quand on s'est aperçu qu'on était dans l'erreur. D'accord ; mais ce qui est moins convenable, c'est de taire opiniâtrément le nom de celui qui vous a mis dans une voie meilleure, et de présenter comme siennes des opinions qu'on n'a eu que la peine de copier. Si je disais que ces opinions se trouvent toutes, et sans exception, présentées et discutées fort au long dans mes *Recherches sur les rétrécissements de l'urèthre*, publiées en 1845 dans la *Gaz. méd.*, et dans un volume distinct, M. Reybard irait bien vite au-devant de l'objection, comme il l'a fait plusieurs fois, notamment à la page xi de son introduction, en affirmant que tout cela se trouvait dans le travail qu'il a présenté en 1844 pour le prix d'Argenteuil. Mais, d'abord, je lui répondrais que je me trouvais dans le même cas, et que, s'il eût fait comme moi, c'est-à-dire que s'il n'eût pas attendu jusqu'à ce jour pour publier ses idées, nous aurions de plus sûres garanties qu'elles sont arrivées jusqu'à présent sans altération ; car, dans cet espace de temps, on nous a rendu deux fois nos travaux, et deux fois, par conséquent, nous avons pu y faire toutes les modifications que nous jugions convenables. Je dirai plus : ce n'est pas un simple soupçon que j'émets, car, quand je trouve dans l'ouvrage de M. Reybard des phrases textuelles, des pages entières qu'il a copiées dans mon ouvrage, publié en 1845, je ne puis ne pas affirmer qu'il a modifié son manuscrit de 1844.

Mais mes idées ne datent pas seulement de 1844 : elles se trouvent à peu près toutes, soit dans ma thèse soutenue le 9 janvier 1839, soit dans une Note publiée le 27 avril de la même année, dans la *Gaz. médicale*, dans ce même journal où, quatre mois après, M. Reybard insérait les idées que nous avons vues plus haut. Il pouvait donc en prendre connaissance tout à son aise, et constater que le travail de M. Cruveilhier, qu'il cite, est de trois ans postérieur au mien ; car la publication qu'il en a faite dans son grand ouvrage d'*anatomie pathologique* est postérieure encore à celle des *Annales de chirurgie* (1842).

Pour ne citer que mon travail de la *Gazette médicale* que M. Reybard avait certainement entre les mains, lequel avait trait surtout aux rétrécissements du rectum, et qui se trouve plusieurs fois rappelé dans mes *Recherches* que M. Reybard a si bien copiées, voici ce qu'on y trouve :

« Je commence par poser en fait que la plupart des rétrécissements du rectum, comme ceux de l'œsophage et des autres parties du conduit intestinal, résultent d'une transformation de la tunique musculeuse en *tissu fibreux*..... Des recherches sur les effets de l'inflammation dans nos tissus m'ont conduit à la connaissance d'un fait qui, si je ne m'abuse, sera fécond en pathologie, et expliquera d'une manière satisfaisante un grand nombre de rétrécissements. Mais, avant de passer à ceux du rectum, qu'il me soit permis de transcrire un extrait de ma thèse inaugurale relativement à ceux de l'*urèthre*. On verra que j'ai quelques raisons pour cela. Le tissu spon-

gieux de l'urèthre n'est qu'une dépendance du système vasculaire.....
Si telle est l'analogie, n'est-il pas évident que ce qui se passe dans
une veine enflammée doit nous éclairer beaucoup sur ce qui a lieu
quand le tissu spongieux se trouve dans les mêmes conditions ?....
Lorsque l'inflammation s'est emparée d'une veine, sa membrane interne rougit, perd son poli, sécrète une lymphe plastique qui détermine l'adhésion d'une légère couche de sang ; cette couche se recouvre elle-même d'une seconde, et ainsi de suite, jusqu'à ce que le calibre du vaisseau soit complétement obstrué ; en même temps ses
membranes deviennent épaisses, rouges, friables, et le vaisseau forme
un cordon très-dur et très-douloureux. A ce degré, deux cas peuvent
avoir lieu : ou bien l'inflammation persiste, et alors la sécrétion de la
membrane interne devient puriforme, le sang coagulé semble lui-
même se convertir en pus ; ou bien l'inflammation s'arrête, et le vaisseau obstrué ne donne plus passage au sang : celui qui s'y était coagulé est privé peu à peu de ses parties les plus liquides ; le caillot diminué de volume, devient pâle et se durcit ; enfin il vient un temps
où il est réduit à rien, où les parois du vaisseau se rapprochent, s'o-
blitèrent, et alors la veine ne forme plus qu'un petit cordon blanc,
fibreux et très-dur..... Quand une portion quelconque du tissu spongieux de l'urèthre vient à être frappée d'inflammation, l'endroit affecté forme d'abord un noyau plus ou moins volumineux, sensible à
l'extérieur, dur et très-douloureux ; alors le tissu spongieux est rempli d'une grande quantité de sang : si on le coupe et qu'on le sou-
mette à un filet d'eau, on remarque que les aréoles sont encore libres,
que seulement leurs parois sont un peu épaissies. Si l'inflammation
persiste, il survient une infiltration purulente qui finit par se rassembler en foyer, lequel finit lui-même ordinairement par s'ouvrir,
soit dans le canal, soit à l'extérieur. L'inflammation s'est-elle au
contraire arrêtée dans sa marche, alors la fibrine coagulée se
condense, blanchit ; les cellules semblent remplies d'une sorte d'albumine concrétée. Attendons encore que l'absorption soit plus
avancée, et nous trouverons à la place du tissu spongieux un noyau
blanc, *fibreux*, homogène, et presque dur comme du cartilage. Ce
noyau est moins volumineux que la tumeur inflammatoire à laquelle
il succède ; *souvent même il est moindre que le tissu normal qu'il
remplace.* » J'établis ensuite que des phénomènes analogues peuvent

s'opérer dans la trame capillaire qui compose en grande partie les tissus musculaire et muqueux (1).

Ne voilà-t-il pas, je le demande à tout homme de bonne foi, positivement établie l'unicité des rétrécissements organiques, telle que l'a plus tard indiquée M. Reybard ? Car si je dis *la plupart*, on verra à la page 14 de ma thèse, que je n'établis d'exception que pour les rétrécissements inflammatoires, spasmodiques, cancéreux et scrofuleux, et je pense que personne, aujourd'hui même, n'hésiterait à admettre ces distinctions.

Ne voilà-t-il pas encore positivement établie l'*inflammation adhésive du tissu spongieux*, décrite presque dans les mêmes termes par M. Reybard, comme cause de la dégénérescence fibreuse, et non-seulement l'*absence d'engorgement*, mais encore l'*amincissement* du tissu induré ?

Jusque-là il me suit évidemment pas à pas ; sur deux points cependant il abandonne mes traces : examinons-les.

J'ai dit qu'un rétrécissement peut occuper toute l'épaisseur des parois uréthrales, et qu'alors toutes les membranes, intimement confondues, forment un anneau fibreux d'une épaisseur moindre que les parties qui se trouvent devant et derrière, de telle sorte que, si l'on dissèque extérieurement un urèthre ainsi rétréci, on le trouve comme étranglé au niveau du point malade (*Rech. sur les rét.*, p. 40, 81, 107 ; — *Gaz. méd.*, 1845, p. 214, 356, 471) ; M. Reybard admet qu'il en peut être ainsi ; seulement il veut que cet état soit très-rare (page 304), tandis qu'il se présente, suivant moi, dans presque tous les cas qui offrent une grande résistance à la dilatation.

---

(1) On a prétendu que ma théorie avait déjà été émise par M. Lallemand ; c'est une erreur. Voici l'opinion de ce célèbre professeur : « L'altération ne peut être considérée que comme un endurcissement semblable à celui que peut laisser l'inflammation dans tous les tissus. » Et cet endurcissement comment est-il produit dans ce cas particulier ? « La membrane muqueuse et le tissu cellulaire correspondant conservent dans leurs mailles, après la chute de l'inflammation, une substance albumineuse qui en augmente le volume et la densité » (*Obs. sur les mal. des org. génito-urin.*, p. 133 ; 1825). Cette même opinion se retrouve dans les cliniques publiées par ses élèves (Bermond : *sur les rétrécisse.*, p. 13 ; 1837. — Kaula : *Clin. méd.-chirur.*, p. 126 ; 1845).

Or qui de nous est dans le vrai ? Cette question n'est pas sans importance ; car moi, qui crois qu'on ne doit recourir à l'instrument tranchant que quand la dilatation est insuffisante, je devais nécessairement arriver à cette conséquence que, les parois uréthrales étant alors, au niveau du lieu rétréci, confondues, fibreuses, peu extensibles, et amincies, il n'est pas nécessaire d'inciser bien profondément pour arriver à la face externe de la coarctation, et diviser tout ce qui fait obstacle à la dilatation (*Rech.*, p. 107 ; — *Gaz. méd.*, p. 471 ; 1845).

M. Reybard croyant, au contraire, que, huit fois sur dix, les rétrécissements n'occupent que la muqueuse uréthrale (page 304), et d'autre part, que tous doivent être divisés, il devait nécessairement être amené à faire de longues et profondes incisions (1) ; car il est évident que, si, en dehors du tissu fibreux, il reste une certaine épaisseur de tissu spongieux, celui-ci doit fuir devant l'instrument tranchant en raison de son élasticité, et qu'en étendant le travail inflammatoire dans ce tissu poreux, il devra en résulter une cicatrice très-rétractile. Ce n'est, en effet, que par cette dernière considération, ou par une singulière exagération, que M. Reybard a pu dire que « les rétrécissements traités par la scarification se sont reproduits plus rapidement et sous une forme plus grave que ceux combattus par la dilatation simple, sans le secours de la scarification (page 302). » Ma méthode, aux yeux de M. Reybard, n'est, comme toutes celles qui

---

(1) « Il faut nécessairement commencer cette incision 3 ou 4 centim. en arrière du rétrécissement, et la terminer en avant à peu près à la même distance, et, sauf le cas où il aurait lui-même de 4 à 5 centim. de longueur, on ne devra pas calculer la longueur de l'incision sur celle de l'angustie, ni lui donner moins de 6 centim., le rétrécissement n'eût-il que 2 ou 3 millim. de longueur » (Reybard, *Traité des rét.*, p. 381). Quant à la profondeur, M. Reybard dit que toute la puissance de son instrument suffit à peine pour lui donner 4 à 5 millim. Or quiconque a vu les uréthrotômes de M. Reybard sera convaincu que cela ne peut avoir lieu que quand les parois à diviser ont conservé leur souplesse. *Que sera-ce quand il y a des indurations, des fistules, et que le tissu cellulaire extérieur au canal et la peau elle-même, intimement unis, ne forment qu'un tout inextensible?* Ces cas, qui offrent le plus de difficultés dans la pratique, échappent donc à la méthode de M. Reybard.

ne sont pas la sienne, qu'une scarification, et néanmoins elle m'a toujours donné de bons résultats, loin d'aggraver l'état des malades.

Voici le second point sur lequel nous différons :

Pour moi, le tissu fibreux d'un rétrécissement n'est que le tissu fibreux du tissu spongieux ou du réseau capillaire des autres membranes, rétracté et même, plus tard, atrophié (*Rech.*, p. 30, 38; — *Gaz. méd.*, 1845, p. 149 et 151).

Mais pour M. Reybard, « il ne résulte pas de la dégénérescence, de la *transformation* des parois uréthrales en un tissu anormal. Aujourd'hui, dit-il, en présence des travaux de l'école expérimentale, on ne peut pas admettre que les organes se transforment et changent de texture ; on ne reconnaît comme possible que la *substitution* d'un tissu à un autre qui disparaît par voie d'absorption. Or le tissu des rétrécissements s'organisant aux dépens des produits plastiques que l'inflammation a appelés et retenus dans l'épaisseur des couches uréthrales, se substitue de toute pièce à une portion de ces parois normales, sans rien conserver de leur nature » (page 112).

Pour moi, j'avoue que ces apparitions et disparitions successives, que ces substitutions de tissus me semblent un peu fantasmagoriques ; et tant que M. Reybard ne nous aura pas démontré que le cordon fibreux qui succède à l'oblitération d'une veine n'est pas constitué par les parois rétractées de cette veine, mais par un tissu nouveau, je croirai que le tissu fibreux des rétrécissements est constitué par les parois condensées des cellules et capillaires des membranes uréthrales.

Pour en finir avec la nature des rétrécissements *organiques* de l'urèthre, voici comment, en 1845, je terminais un très-long chapitre sur ce sujet : « Les rétrécissements, à l'exception de ceux qui sont dus à une dégénérescence particulière des tissus, tels que scrofule et cancer, ont *tous*, à divers degrés de perfection, de parachèvement près, la même organisation, c'est-à-dire qu'ils sont constitués par un tissu *fibreux*, structure qui succède tantôt à un travail de cicatrisation, tantôt à la simple oblitération de la trame vasculaire par l'inflammation » (*Rech.*, p. 39, et *Gaz. médic.* de 1845, p. 151).

Une fois découverte la nature constamment fibreuse des rétrécissements organiques, M. Reybard ne pouvait s'arrêter en si beau chemin, il devait nécessairement aller à la recherche de ses propriétés, et c'est effectivement ce qu'il a fait. Écoutons-le :

« L'observation, dit-il, avait bien démontré que la plupart des coarctations organiques, quand on les avait traitées par la dilatation, ne tardaient pas à se reproduire; mais on paraissait ignorer généralement à quelle force, à quelles propriétés de leur tissu était due cette récidive presque inévitable. Pour moi, *le hasard d'abord, qui m'a servi en plusieurs circonstances*, et, d'une autre part, des expériences variées, m'ont conduit à reconnaître le fait suivant : le tissu des rétrécissements ne jouit pas seulement d'une rétractilité lente, progressive, par absorption interstitielle, à la manière des cicatrices, mais encore d'une rétractilité rapide, presque instantanée... (p. 119), *jusqu'ici méconnue* (p. 124). On semblait ignorer complétement que leurs parois sont susceptibles d'un resserrement brusque » (p. 238).

Voici ce que je disais en 1839, quatorze ans avant la publication de M. Reybard : « Ces affections tendront toujours à augmenter, *parce que les tissus fibreux se rétractent* sans cesse tant que rien ne s'y oppose. Les médicaments antiphlogistiques ou spécifiques pourront servir à combattre les complications, ou même la cause primitive si elle existe encore; mais ils ne remédieront jamais à la coarctation, *parce qu'ils ne peuvent ramener les tissus à leur état normal*..... (Remarquons que je combattais dans ce travail l'opinion d'un chirurgien très-haut placé, M. A. Bérard.) Ces rétrécissements pourront être dilatés graduellement ; mais, en raison de leur structure, ils tendront toujours à se reproduire » (*Gaz. méd.* de 1839, p. 263). Toutes ces propositions se trouvent amplement développées dans mon travail de 1845 (*Rech.*, p. 89; — *Gaz. méd.*, 1845, p. 465), et j'ajoute : « La dilatation n'est pas toujours, *même momentanément*, couronnée de succès ; quelquefois le rétrécissement lui résiste, ou bien il ne lui cède que *pour se reproduire* AUSSITÔT » (*Rech.*, p. 102 ; — *Gaz. méd.*, p. 470). Ailleurs, je parle d'un rétrécissement qui « revenait avec tant de force sur lui-même, que du jour au lendemain il se reproduisait dès qu'on cessait la dilatation » (*Rech.*, p. 90; — *Gaz. méd.*, p. 466).

Je passe par-dessus bien des détails, et j'arrive à la symptomatologie.

Une proposition, qui parut paradoxale lorsque je l'ai émise en 1845, est celle-ci : souvent le jet d'urine n'est nullement en rapport avec l'étroitesse du rétrécissement. Hunter avait déjà fait cette remarque ; mais on n'y avait fait peu d'attention, peut-être parce qu'il en avait donné une explication fort contestable : il expliquait ce fait par un spasme des rétrécissements. Quant à moi, je fournis tant de preuves aux diverses commissions d'Argenteuil, qu'il fallut se rendre à l'évidence. M. Reybard, qui suivait, comme moi, le service de nos juges, reproduit aujourd'hui la même idée. Il dira sans doute encore qu'elle se trouvait dans son manuscrit de 1844. Mais comment se fait-il alors que, dans les deux ouvrages, ce sont presque les mêmes expressions? Il voudra bien m'accorder, je pense, qu'en 1845 je n'avais jamais été à portée de copier son manuscrit. Pour démonstration plus complète, je vais mettre les deux textes en regard.

MERCIER, 1845.	REYBARD, 1853.
« On dit généralement qu'à mesure que le rétrécissement devient plus étroit, le passage de l'urine devient plus difficile, que celle-ci ne forme plus qu'un filet de plus en plus fin, aplati, bifurqué, entortillé, qu'elle finit par ne sortir que goutte à goutte et en partie seulement, de telle sorte que la vessie ne se vidant jamais complétement, les besoins d'uriner se font sentir à chaque instant, jusqu'à ce qu'enfin l'excrétion urinaire se trouve complétement suspendue.	« On dit généralement que la difficulté d'uriner augmente avec le degré de rétrécissement, c'est-à-dire qu'à mesure que celui-ci devient plus étroit, la colonne urinaire trouve plus de résistance à le traverser, et finit même par être interrompue dans sa continuité, si bien que l'urine ne sort plus que goutte à goutte, jusqu'à ce qu'en définitive son excrétion arrive à être complétement suspendue.
« Ce tableau est vrai dans beaucoup de cas ; mais on s'exposerait à de nombreuses erreurs, si l'on y ajoutait une confiance trop aveugle. Il n'est pas rare, en effet, de voir l'urine sortir avec force par un jet assez volumineux, quoiqu'une bougie d'un très-faible calibre ne puisse franchir la coarctation ; et, d'un autre côté, il est moins rare encore de voir des individus qui n'urinent qu'avec peine, goutte à goutte, qui même sont pris à chaque instant de rétention complète, et chez lesquels, malgré cela, on introduit sans difficulté des instruments assez volumineux » (*Rech. sur les rétréciss.*, p. 55 ; — *Gaz. méd.*, 1845, p. 262).	« A la vérité, il en est ainsi dans la plupart des cas ; mais les exceptions ne sont pas rares ; elles peuvent se produire dans des circonstances opposées. Assez souvent on trouve des malades qui urinent facilement et par un jet assez abondant, quoique leur rétrécissement n'admette qu'une bougie d'un faible numéro ; il en est d'autres, au contraire, mais en moins grand nombre, qui urinent avec peine, par un jet fort petit, même goutte à goutte, et dont l'urèthre est cependant perméable à des sondes d'un plus gros volume. Chose plus étonnante encore, la dysurie, chez ces malades, va quelquefois jusqu'à la rétention complète » (*Tr. des rétr.*, p. 161).

Personne n'admettra que le hasard seul puisse établir une telle similitude : le passage de **M.** Reybard est évidemment calqué sur le mien.

J'ai expliqué la persistance de la force du jet par l'hypertrophie dont les parois vésicales deviennent alors le siége, et qui compense jusqu'à un certain point la résistance de l'obstacle. Quant à l'état contraire, j'ai pensé qu'il était facile de s'en rendre compte par le spasme du col de la vessie le plus souvent, et d'autres fois par une inertie du corps de cet organe, inertie consécutive à la distension.

M. Reybard, sans me nommer bien entendu, trouve ma première explication ingénieuse et assez vraisemblable ; la seconde, quoique étant celle sur laquelle j'insiste le plus, il n'en parle pas ; et, quant à la troisième, « l'observation nécroscopique la ruine, en montrant, dans ces sortes de rétrécissements, les parois de la vessie, non point relâchées et amincies, mais plus épaisses et comme hypertrophiées ». J'aurais bien des choses à répondre à cette critique ; mais, pour le moment, je me contenterai de rappeler que bien des fois, dans les rétentions de longue date, l'urine ne sort qu'avec une extrême lenteur par la sonde, qu'on est même obligé de presser sur le bas-ventre pour vider complétement la vessie, et que cependant on trouve toujours alors cet organe hypertrophié.

M. Reybard donne à son tour une explication de la faiblesse du jet comparée au diamètre du point rétréci, explication fondée sur ce qu'il appelle *sa doctrine* relativement aux rétrécissements dilatables qui céderaient plus facilement à une tige solide qu'à une colonne liquide. Il n'y a qu'une petite difficulté à cela, c'est que l'élasticité d'un même rétrécissement est toujours la même, **M.** Reybard en convient (p. 240), tandis que, dans les cas que nous supposons, le jet urinaire offre des variations continuelles que ma théorie explique d'une manière satisfaisante.

Du reste, je me trompais en disant que **M.** Reybard a omis de parler du spasme et de la contracture du col de la vessie : tout en copiant, il y a mis un certain art, et ce n'est que plus tard qu'il en parle : il n'a pas copié tout à la fois. Je vais encore, à ce sujet, mettre les deux passages en regard.

<table>
<tr><td>MERCIER, 1845.</td><td>REYBARD, 1853.</td></tr>
<tr><td>« Dans les cas de rétrécissement comme dans ceux d'uréthrite, notre instinct veille presque toujours à ce</td><td>« Il arrive souvent que le sphincter du col vésical se resserre et se relâche alternativement pour ne laisser sortir</td></tr>
</table>

que l'urine n'arrive pas à l'obstacle avec trop de précipitation, mais peu à peu et en proportion de la facilité avec laquelle elle pourra le franchir. C'est le faisceau constricteur du col de la vessie que la nature met alors en jeu; souvent même elle dépasse le but, et le spasme qu'elle y détermine est tel, que l'urine est complétement arrêtée.

« Mais si la stricture est cause du spasme, il est évident qu'en dilatant la première, on fera disparaître le second. Voilà sans doute pourquoi M. Civiale, qui a vu ce qu'il appelle névralgie du col de la vessie naître sous l'influence de *très-faibles* rétrécissements du méat urinaire, l'a vu disparaître immédiatement après que le débridement eut été opéré. (*Ici le passage de M Civiale.*) On voit maintenant que ce qui paraît une énigme à M. Civiale est un fait très-simple, et l'on comprend que, si ces *très-faibles* rétrécissements eussent été hors de la portée de la vue, on aurait pu supposer, pour expliquer les accidents dont ils étaient accompagnés, qu'ils se contractaient spasmodiquement » (*Rech.*, p. 58; — *Gaz. méd.*, 1845, p. 263).

l'urine que par petites portions, peu à peu, afin de prévenir la douleur que l'évacuation trop précipitée occasionne au niveau du rétrécissement brusquement dilaté; enfin, les contractions *instinctives* du col de la vessie peuvent aller jusqu'à s'opposer complétement à la sortie de l'urine.

« Or ce spasme est incontestablement sous la dépendance de la coarctation organique : il n'en est qu'un épiphénomène qui ne tarde pas à s'évanouir quand on fait disparaître l'obstacle au cours de l'urine. Sans doute, c'est à cette espèce de rétrécissement que M. Civiale rattache la névralgie du col vésical, névralgie qu'il a vu cesser après le débridement de l'angustie organique. (*Ici le même passage de M. Civiale.*) Ce fait n'est plus pour nous une énigme, nous connaissons le lien qui l'unit à sa cause. Il ne nous est pas non plus possible d'attribuer à la contraction spasmodique des rétrécissements les accidents de rétention partielle ou complète qui les accompagnent » (*Traité des rétréc.*, p. 166).

Un peu plus loin, M. Reybard m'accuse, et ici il me nomme, d'avoir méconnu des rétrécissements dilatables, parce que les malades rendaient leurs urines par un jet très-délié, quoique leur canal pût admettre une sonde de gros calibre, et il attribue ces erreurs à l'imperfection des moyens de diagnostic que j'emploie (*ibid.*, p. 174).

D'abord, je vante, dans mon ouvrage, les mêmes moyens qu'il préconise aujourd'hui, les bougies à boule de Ch. Bell : pourquoi me tromperais-je plus que lui? Et ensuite, a-t-il vu de ces faits? Pourquoi n'en cite-t-il pas? Moi, qui n'ai jamais tenu et qui ne tiens pas à l'imiter, je vais lui en citer un. M. S....., médecin des environs de Genève, s'adressa il y a quelques mois à M. Reybard pendant qu'il était à Paris : il éprouvait de grandes difficultés pour uriner. M. Reybard l'examina, le déclara atteint de rétrécissement de l'urèthre, et se disposait à l'opérer par ses grandes incisions. Mais des circonstances fortuites l'ayant forcé de quitter Paris, il l'adressa à M. Robert, qui, lui dit-il, pratique sa méthode. M. Robert, ayant à son tour examiné le malade, ne trouva pas de rétrécissement, mais une valvule du col de la vessie, avec spasme des parties profondes du canal, et il lui conseilla de me consulter. Le résultat de mon examen ayant été identique, nous le traitâmes en conséquence, et depuis lors l'urine coule en liberté ; je dirais même avec un peu trop de liberté si l'amélioration qui s'est déja opérée sous ce rapport ne me donnait la conviction que la rétraction qui s'opérera inévitablement dans la cicatrice ne dût bientôt amener les choses à un état tout à fait normal.

Ce fait prouve que si parfois je ne trouve pas des rétrécissements qui existent, M. Reybard en trouve où il n'en existe pas. Toutefois il y a cette différence entre nous, que je fournis la preuve de ce que j'avance, et que lui ne la fournit pas.

J'arrive à la partie la plus originale du travail de M. Reybard ; nous allons voir ce qu'on y trouve.

On a vu, page 82, ce que je disais en 1839 de la valeur des traitements généraux et spécifiques dans les cas de rétrécissements. En 1845, j'étais encore plus explicite (*Rech.*, p. 89 ; — *Gaz. méd.*, p. 465); M. Reybard débute aujourd'hui d'une manière à peu près identique. « Je considère, dit-il, le traitement médical comme une superfluité ou un hors-d'œuvre... Nos agents médicaux n'ont aucune action modificatrice sur le tissu de transformation des angusties ; cependant il convient toujours, avant d'instrumenter..., de voir s'il n'y a pas de vice général, quelque cause spécifique, etc. » (*ibid.*, p. 203).

Puis il passe à la dilatation , et décrit d'abord les divers procédés mis en usage. Là encore, il trouve que mon ouvrage du moins est bon... à copier.

Ici le plagiat n'a pas d'importance, mais il est le modèle du genre :

MERCIER, 1845.	REYBARD, 1855.
« Dans la première méthode, qui est celle de Desault, Chopart, Boyer, et de beaucoup de chirurgiens contemporains, on introduit d'abord une sonde élastique d'un faible numéro,	« La dilatation lente, encore nommée procédé des anciens, agit lentement, graduellement, d'une manière continue. Ainsi, ordinairement, on commence le traitement par une sonde

on la laisse à demeure pendant six ou huit jours, après quoi on la remplace par un numéro plus élevé, et ainsi de suite, jusqu'à ce qu'on ait atteint un numéro de 6 à 8 millimètres, ce à quoi on arrive ordinairement au bout de cinq ou six semaines et même deux mois » (*Rech.*, p. 94; — *Gaz. méd.*. p. 467).

de gomme élastique d'un faible calibre, qu'on laisse à demeure pendant six à huit jours, après quoi on la remplace par un numéro plus élevé, et ainsi de suite, jusqu'à ce qu'on ait atteint un élargissement de 7 à 8 millimètres, ce à quoi on arrive au bout de deux ou trois mois, plus ou moins. » (*Traité des rétr.*, p. 222).

Puis M. Reybard adresse à ce traitement, ainsi qu'à la dilatation brusque de Mayor les mêmes reproches que moi, et quelquefois dans les mêmes termes. Enfin, il expose sa méthode.

Or la sienne, c'est encore la copie de la mienne; et la mienne, à l'époque surtout où je la publiai, ne manquait pas d'une certaine nouveauté (1) ; car la première commission avait donné une récompense de 2,000 fr. à M. Béniqué, pour une manière de faire ayant la plus grande analogie avec la mienne, et nos manuscrits avaient été présentés simultanément, en 1844, à l'Académie, pour le même concours. Je vais maintenant mettre en regard le texte de M. Reybard et le mien. Ici mes idées ont subi quelques interversions.

MERCIER, 1845.

« Lorsque j'ai traversé un rétrécissement de la manière que j'ai indiquée, je remplace immédiatement ma première bougie par une seconde également de gomme élastique et bien polie, à tige de 4 millimètres environ de diamètre, et à cône *moins effilé*, quoique toujours très-flexible par son extrémité. Cette flexibilité est une condition essentielle, parce qu'elle se prête facilement aux courbures du canal, et que la partie plus raide la suit toujours, tandis que l'instrument

REYBARD, 1853.

« Lorsqu'un rétrécissement s'est laissé franchir, je le dilate immédiatement avec une bougie conique flexible et bien polie, à renflement olivaire, de 3 à 4 millimètres de diamètre, de manière qu'au bout de quelques jours, j'arrive quelquefois à des bougies de 7 à 8 millimètres. Quand j'ai obtenu une certaine dilatation, je la continue ordinairement avec un des cathéters de M. Amussat, à l'extrémité desquels *je donne* une forme conique un peu

---

(1) On lit dans la *Gaz. hebd. de méd. et de chir.*, p. 23, que M. Reybard a *perfectionné* la dilatation, et, dans la *Gaz. méd.* de 1853, p. 643, qu'il a donné sur la dilatation *une foule de préceptes que les partisans de cette méthode auraient tort de repousser comme le présent d'un ennemi.*

tendrait bien plutôt, à faire fausse route au niveau de ces courbures s'il était raide à partir de son extrémité.

« A l'aide de cette bougie, j'élargis le rétrécissement autant qu'il est possible de le faire ; mais sitôt que celui-ci ne cède plus à une pression modérée, ou que le malade éprouve le sentiment d'une distension trop forte, je m'arrête. Je laisse en place cette bougie pendant 15 à 20 minutes, et je note quel est son diamètre dans le point correspondant au rétrécissement.

« Si je n'ai obtenu qu'une faible dilatation, je recommence le lendemain avec la même bougie ; dans le cas où j'aurais pu, au contraire, faire pénétrer cet instrument jusqu'à sa partie la plus volumineuse, et c'est ce qui arrive très-souvent, je commence le lendemain par introduire une bougie cylindrique d'un diamètre égal ou un peu inférieur à celui auquel j'étais parvenu la veille ; et si, comme cela a lieu ordinairement, elle passe sans difficulté, je la remplace de suite par un numéro d'autant plus élevé que j'ai rencontré moins de résistance, et, sans désemparer, j'en passe successivement de plus en plus volumineuses, tant qu'il n'en résulte pas une douleur trop vive ou une distension trop forte. Il est rare qu'on ne puisse augmenter de deux numéros au moins de la filière. Charrière, qui est graduée par tiers de millimètre : quelquefois on s'élève de 3, 4, 5, et même plus ; de sorte qu'en quelques jours on arrive à un diamètre de 6 et même de 8 millimètres, qu'on ne dépasse presque jamais.

allongée*. Les bougies coniques à renflement olivaire sont préférables aux bougies coniques pointues ; car, quoique très-flexibles, ces dernières piquent et percent souvent encore la muqueuse, surtout au niveau des courbures naturelles de l'urèthre.

« J'enfonce l'instrument par une pression douce et soutenue, jusqu'à ce que le malade éprouve le sentiment d'une distension qui commence à être douloureuse ; alors, je laisse la bougie en place pendant 15 à 20 minutes, et je note quel est son diamètre dans le point correspondant au rétrécissement.

« Le lendemain, je réintroduis la même bougie ; si elle pénètre facilement, je la retire immédiatement et je la remplace par une autre un peu plus volumineuse ; et si cette dernière passe sans beaucoup de peine, je la remplace immédiatement à son tour par une troisième d'un numéro plus élevé ; puis, sans désemparer, j'en passe successivement de plus en plus volumineuses, tant qu'il

---

(*) Ce que M. Reybard appelle cathéters de M. Amussat, ce sont les cathéters Mayor non troués dont je parle moi-même à la fin du texte qui est en regard : la forme conique un peu allongée qu'il donne à leur extrémité est précisément celle que je préconise, page 398 de la *Gazette méd.* de 1853, deux mois au moins avant l'apparition de l'ouvrage de M. Reybard. Dans ce même article, je vante aussi beaucoup les bougies coniques boutonnées. On voit que, sans qu'on puisse s'en douter à la simple inspection de son livre, M. Reybard est fort au courant de mes idées.

« Du moment que je m'aperçois
que les bougies élastiques ont, en
raison de leur volume, trop de rigidité pour s'accommoder facilement
aux courbures du canal, j'en prends à
courbure fixe, ou bien je fais usage
de cathéters Mayor non troués » (*Re-
cherc.*, p. 98 ; — *Gaz. méd.*, p. 468).

n'en résulte pas une douleur trop
vive. Quelquefois j'ai pu, dans la
même séance, introduire plusieurs
numéros de la filière Charrière »
(*Traité des rétr.*, p. 227).

On a vu que je suis loin de regarder la dilatation comme une méthode de guérison radicale, puisque je dis le contraire, précisément
ce que dit M. Reybard (p. 236). Néanmoins j'ajoute qu'en entretenant la dilatation du canal par le passage de bougies, à intervalles
que l'expérience individuelle indique, on peut arriver à un état
presque équivalent à une cure radicale ; car, ajouté-je encore, « *il
m'a semblé* que la rétractilité des rétrécissements diminue à mesure
qu'on s'éloigne de l'époque du traitement. Le tissu fibreux prend-il
alors un surcroît de nutrition en rapport avec sa nouvelle étendue, surcroît qui augmenterait la somme de ses molécules consti-
tuantes? *Je ne sais, mais je serais porté à le croire.* Quoi qu'il
en soit, on pourra éloigner les introductions de la bougie à mesure que le besoin s'en fera moins sentir » (*Rech.*, p. 101 ;—*Gaz.
méd.*, 1845, p. 470).

On ne pouvait pas présenter une opinion d'une manière plus mo-
deste, et je serais aujourd'hui plus affirmatif. Cela n'a pas empêché
M. Reybard de me frapper de ses foudres, tout en me laissant plongé
dans mon obscurité : c'est après avoir rapporté cette opinion qu'il
s'écrie avec l'accent du triomphe : « *Il suffit des notions les plus
élémentaires sur le tissu des coarctations pour ruiner cette hypothèse toute gratuite* » (p. 235).

De grâce, M. Reybard, que me manque-t-il donc pour en savoir
autant que vous, sur le tissu des coarctations, puisque vous m'avez
copié? Et d'ailleurs, qu'y a-t-il là de si contraire aux *notions les
plus élémentaires ?* Est-ce que la matrice qui a été plusieurs fois distendue par le produit de la conception ne conserve pas habituellement plus de volume et de capacité qu'un utérus vierge? Est-ce que
le vagin qui a été longtemps et fréquemment dilaté, n'a pas plus d'ampleur, toutes choses égales d'ailleurs, que celui qui ne l'a été que
peu de fois, et à longs intervalles ? Et, pour citer une membrane es-

sentiellement fibreuse, est-ce que la peau de l'abdomen des femmes qui ont eu de nombreuses grossesses, des individus qui ont eu des hydropysies prolongées, ne conserve pas fort longtemps et même toujours plus d'étendue, sans avoir pour cela perdu de son épaisseur ? Pourquoi pareil phénomène ne se passerait-il pas dans les rétrécissements ? Est-ce que par hasard ce ne serait pas vous qui auriez oublié certaines *notions élémentaires ?*

On a vu précédemment ce que je disais en 1839 de la dilatation dans les rétrécissements ; j'ajoutais que la cautérisation est encore plus mauvaise, qu'elle peut provoquer une inflammation, et par suite l'extension du mal dans les parties qui avoisinent le tissu altéré (*Gaz. méd.* de 1839, p. 263). Ils est évident que si mes idées sur ce sujet témoignent de quelques notions élémentaires, ce n'est pas M. Reybard qui me les a fournies. Il rapporte, il est vrai, dans son dernier ouvrage, des expériences sur des chiens (p. 55). Mais qu'importent des expériences sur des animaux, si nous possédons, et j'en ai cité (*Rech.*, p. 91 ; — *Gaz. méd.* ; 1845, p. 496), des faits où l'emploi des caustiques a produit, chez l'homme, des rétrécissements où il n'en existait pas? Les expériences sur les animaux, pour éclaircir une question de thérapeutique. que des observations sur l'homme ont parfaitement élucidée, m'ont toujours semblé et me semblent plus que jamais pour le moins inutiles : si la science a ses exigences, le cœur doit également avoir les siennes.

Jusqu'à présent j'ai démontré, par des citations dont personne ne pourra contester l'exactitude, que tout ce que M. Reybard a dit d'un peu saillant sur la nature des rétrécissements, sur leur symptomatologie et sur leur traitement, a été, d'une manière plus ou moins textuelle, emprunté à mes travaux.

Néanmoins, voici ce qu'on lit dans le rapport de la commission au sujet de la partie anatomico-pathologique de son travail : « Toute cette partie nous a paru d'une haute portée : c'est sur elle que l'auteur a édifié sa méthode thérapeutique et nous ne saurions trop louer cette manière de procéder en médecine opératoire » (*Rapport*, p. 31). Et plus loin : « Le mémoire de M. Reybard sur les rétrécissements de l'urèthre se distingue à plus d'un titre : une pensée unique y règne constamment; toutes les idées s'y enchaînent et s'y coordonnent d'une manière irréprochable. On y trouve un point de départ nouveau, basé tout à la fois sur l'anatomie, la physiologie pathologique et l'expérimentation » (*ibid.* p. 43). Ce point de départ, cette base de M. Reybard nous les connaissons actuellement : *Sic vos non vobis*....

Et qu'on ne dise pas que je n'avais tiré de tout cela aucune conséquence pratique. J'en avais tiré tout ce qu'en a tiré depuis M. Reybard, moins ses exagérations.

Voici ce que je disais : « Avant l'invention des procédés auto-plastiques, on ne connaissait pas d'autre moyen (que l'incision) de remédier aux cicatrices qui, sous forme de brides, impriment aux parties une disposition vicieuse et qui résistent à la distension. On coupait ces brides en travers dans un ou plusieurs points de leur longueur, et on tâchait, en empêchant les bords des incisions de se rapprocher, d'obtenir, dans les intervalles, des cicatrices nou-velles qui s'ajoutaient ainsi à l'ancienne comme autant de pièces d'allongement » (*Rech. sur les rét.*, p. 93.—*Gaz. méd.*, 1845, p. 467). Partant de ces données, je disais : quand un rétrécissement est re-belle à la dilatation, divisez-le; mais je disais aussi : ne divisez que le tissu altéré, fibreux, parce que l'ouverture des aréoles du tissu spongieux expose aux hémorrhagies, aux résorptions et infiltrations urineuses, etc. J'ajoutais d'ailleurs : « Lorsqu'un urèthre est assez rétréci, assez induré pour avoir besoin d'être scarifié, *il est comme étranglé extérieurement* ; on ne tarderait pas, pour peu qu'on incisât profondement, à dépasser de beaucoup l'épaisseur des parois et à pé-nétrer dans les parties ambiantes » (*Ibid*, p. 107. — *Ibid*, 471). Enfin je terminais en disant : « La scarification *ne modifie en rien le tissu fibreux* et ne lui ôte pas sa rétractilité; elle ajoute bien quelque chose à la surface précédemment existante; mais ce quelque chose n'est qu'une cicatrice, et chacun sait avec quelle énergie les cicatrices se rétractent quand elles ne sont pas maintenues en état de tension. Si donc on n'a pas soin de passer de temps en temps un corps dilatant dans l'urèthre, on sera fort exposé à voir le rétrécissement se reproduire, seulement dans un temps plus éloigné que si l'on s'était borné à la dilatation » (*Ibid.*, p. 108. — *Ibid.*, p. 472).

Maintenant en quoi différons-nous, M. Reybard et moi?

Au lieu de se borner aux rétrécissements rebelles et à la division du tissu fibreux, il veut qu'on le dépasse de trois centimètres en avant et d'autant en arrière, et qu'on pénètre dans les parties voisines de l'urèthre, et cela lors même que le rétrécissement n'est que de deux ou trois millimètres et qu'il est borné à la membrane muqueuse.

Il croit comme moi que la dilatation ne s'accomplit alors que par une cicatrice intermédiaire; ce que j'appelais en 1845 *pièce d'allongement*, il l'appelle en 1853 *pièce supplémentaire* (p. 416), et il ne croit plus à un retour des parois altérées de l'urèthre à leur souplesse normale. Or qu'on lise son mémoire de 1839, postérieur, je le répète, de 8 et 4 mois à mes deux premiers travaux, et l'on verra quel rôle il fait jouer à la *résolution* des parties *engorgées*. En voici un passage sans réplique.

« Par la méthode de l'*incision*, le canal de l'urèthre n'éprouve pas de perte de substance; *la guérison des obstructions ne repose donc pas sur la nécessité d'obtenir une cicatrice mince aussi large que le canal*, comme on suppose qu'on l'obtient (par le désir qu'on en a sans doute) après la cautérisation. *Elle consiste au contraire à ramener les parties malades à leur état normal.* Après la *résolution* des lambeaux de l'obstruction, *elles reprennent en effet leur souplesse naturelle* » (*Gaz. méd.*, 1839, p. 551).

En troisième lieu, tandis que je crois la cicatrice intermédiaire rétractile, M. Reybard soutient le contraire. L'avenir prononcera entre nous. Mais, en attendant, qu'il me soit permis de rappeler ce que je trouve dans le travail de la commission. Deux chiens ayant été uréthrotomisés le 3 mars, l'un fut sacrifié le 10 juin, et « son urèthre offrit un élargissement notable. L'autre chien, sacrifié le 16 juillet, nous offrit des résultats analogues, *quoique moins prononcés* » (*Rapp.* p. 33). Je pourrais aussi citer un malade uréthrotomisé par la méthode de M. Reybard, et qui, dans l'espace de trois ou quatre semaines, était tombé du n° 29 de la filière Charrière au n° 21.

J'arrive actuellement à sa quatrième partie, qui contient l'exposition de sa méthode d'uréthrotomie. Celle-ci, du moins, est véritablement originale, et je pense que c'est elle que l'Académie a eue principalement en vue quand elle lui a décerné le prix d'Argenteuil. Pour ces deux raisons, je n'en dirai rien : c'est un travail de revendication, et non pas de critique, que je fais en ce moment; je ne serai d'ailleurs que trop tôt forcé de m'en occuper quand je publierai une seconde édition de mes *Recherches sur les rétrécissements*.

Toutefois je signalerai encore deux points avant de terminer.

1° M. Reybard dit que son dernier uréthrotome est préférable à

mon sécateur pour inciser la prostate dans les cas où son engorgement produit la rétention d'urine (p. 375). Mais en quoi son instrument diffère-t-il de celui que j'ai représenté fig. III, p. 40, si ce n'est en
ce que sa gaîne n'a pas de bec, que la pointe de sa lame est libre, que
par conséquent rien ne protége la vessie, ne limite l'action de l'instrument dans l'urèthre et ne garantit les canaux éjaculateurs ?

2° Il décrit, p. 399, et représente, pl. II, fig. 13, une sonde élastique à double courant, munie d'un sac de baudruche à son extrémité vésicale. Cet instrument est la copie pure et simple de celui que
j'ai décrit page 222 de mes *Recherches sur les valvules*. Rien n'y
manque, pas même le robinet externe.

C'est, en vérité, chose difficile à comprendre que M. Reybard ait osé
mettre au jour une œuvre semblable, ne serait-ce que par reconnais-
sance pour le corps savant qui l'a couronné. Sa manière d'agir pouvait
être assez adroite lorsqu'il ne s'agissait que d'enlever les suffrages
de quelques personnes indifférentes ; mais elle l'était bien moins du
moment qu'il s'exposait à la critique plus intéressée de ses compétiteurs ; car, pour peu qu'il se soit permis envers les autres les licences
qu'il a commises à mon égard, que lui restera-t-il pour justifier les
faveurs académiques ? une opération mort-née, inapplicable aux cas
où elle pourrait être le plus nécessaire (voy. p. 80), et qui paraît
d'autant plus dangereuse qu'on la voit plus souvent et de plus près.

Paris, 1er décembre 1853.

P. S. — La presse médicale vient de nous révéler un nouvel exemple de la *courtoisie* de M. Reybard. M. Diday, son compatriote, l'un
de ceux qui ont donné tant d'éloges à la partie pathologique de son
livre, avait cru devoir manifester des doutes sur l'innocuité de sa
méthode, et il eut le malheur de mettre au rang de ceux qui en sont
morts un malade opéré par M. Michon (*Gaz. hebd. de méd. et chir.*,
1853, n° 2). Cela n'était pas ; aussi, M. Reybard le lui prouva-t-il
PAR HUISSIER (*ibid.*, n° 7) ; le malade n'avait eu, ce que cependant il ne dit pas dans sa lettre, que des accidents graves et une *fistule urinaire* (*Journ. des conn. méd.-chir.*, nov. 1852). Toutefois il
avait guéri, plus heureux en cela que certain autre que Blandin me
fit voir, et qu'il me dit avoir uréthrotomisé par la méthode Reybard.
Ce malade succomba à une infiltration urineuse qui s'étendait jusque
dans les lombes. J'aime à croire qu'il est le même dont parle M. Reybard (*Gaz. méd.*, 1850, p. 286) ; mais alors sa version serait très-

inexacte, car la mort n'eut pas lieu quelques heures , mais plusieurs
jours après l'opération, et je pense que ce n'est pas par une *scarifi-
cation-superficielle* que s'est faite une infiltration urineuse aussi étendue. J'ai parlé dans le temps de ce fait à M. Reybard. -

Au reste, qu'avait besoin M. Diday, pour soutenir sa thèse, de recourir à d'autres sources qu'aux documents officiels ? Ignorait-il les
extraits suivants des rapports des deux premières commissions , extraits qui ont été publiés dans *La Patrie* du 7 septembre 1852, et que
personne n'a contestés ?

« L'ancienne commission , dit M. Gerdy, rapporteur de la seconde,
« a vu quelques résultats favorables au procédé de M. Reybard, mais
« elle a aussi été témoin de résultats contraires. Elle a vu des hémor-
« rhagies abondantes, des symptômes graves..... Enfin , deux mala-
« des opérés par M. Reybard ont même succombé dans les vingt-
« quatre heures. Il en résulte que les avantages du procédé de ce chi-
« rurgien ont paru indéterminés. » (Rapport de M. Begin, p. 16 du
manuscrit).

Et M. Gerdy continue ainsi : « M. Reybard a pratiqué son opéra-
« tion sur trois malades devant la nouvelle commission. Les malades
« en supportent assez bien la douleur, mais l'hémorrhagie qui la suit
« est assez abondante. Le sang jaillit de l'urèthre d'une manière con-
« tinue; néanmoins il paraît qu'en général il s'arrête assez faci-
« lement.

« Cependant le troisième malade, qui était d'une faible constitu-
« tion, débilité par des privations, est tombé dans l'épuisement par
« suite d'hémorrhagies réitérées, de fièvre, et a donné des craintes
« sérieuses sur son existence.

« La commission, qui n'a pu revoir, longtemps après, qu'un des
« malades de M. Reybard, a trouvé le rétrécissement en partie re-
« *produit* » (Rapport de M. Gerdy, p. 22 du manuscrit).

Mais la meilleure condamnation du procédé de M. Reybard, ce
sont les contradictions dans lesquelles il est lui-même entraîné. A
l'entendre, non-seulement la *scarification* aggrave *toujours* les rétrécissements (p. 302, 333), mais encore elle donne lieu à des phlébites,
à des résorptions purulentes, à des abcès (p. 334, 414), à l'*hémorrhagie, à l'infiltration d'urine* (p. 336) ; « elle s'accompagne généralement
de phénomènes inflammatoires plus intenses que l'incision profonde »
(p. 336, 411) , et tous les cas de mort qu'on reproche à sa méthode,
sont dus à la scarification » (p. 402) : ainsi ceux de Blandin (*Gaz. méd.*,
1850, p. 286), de Barrier (de Lyon) (*Gaz. hebd.*, n° 7), celui qui fut

suivi, à l'hôpital des Vénériens, de mort au bout de quelques heures, et dans lequel l'urèthre, suivant M. Civiale (*Uréthr.*, p. 97), avait été ramené à son diamètre normal au moyen de deux incisions, n'était sans doute encore qu'une scarification : M. Reybard ne prétend pas qu'il ne fût que scarifié l'autre malade cité par le même chirurgien, et chez lequel, avec de graves désordres, la paroi inférieure de l'urèthre était fendue jusqu'aux téguments, si bien que, ceux-ci enlevés, « on trouva une ouverture assez grande pour admettre le bout du doigt » (*ibid.*, p. 99) ; mais il dit qu'il « faisait concevoir les plus belles espérances » (*Gaz. méd.*, 1850, p. 286), comme cet âne qui malheureusement succomba la veille du jour où il allait finir par s'habituer à vivre sans manger.

En regard des méfaits de la scarification, M. Reybard démontre que l'uréthrotomie ne s'accompagne que de peu de phlogose (p. 411), et jamais d'abcès (p. 412) ; que l'hémorrhagie s'arrête facilement (p. 413), et qu'il n'y a jamais de phlébite (p. 414). Quant aux infiltrations, il n'en est pas question dans le texte, et cependant je vois, dans la 33ᵉ observation, qu'elle fut telle que, le malade ayant été obligé de donner un coup de canif dans la tumeur, l'urine s'échappa avec jet par cette ponction.

Ainsi, M. Reybard accuse la scarification d'augmenter les rétrécissements, et d'être plus dangereuse que les profondes incisions ; et néanmoins, par une contradiction inexplicable, après être convenu qu'elle peut donner un élargissement *au moins* aussi durable que la dilatation, il ajoute : « Je conseillerai la scarification dans tous les rétrécissements où l'on voudrait seulement obtenir un élargissement passager, une cure palliative » (p. 339).

Je ne pousserai pas l'exigence jusqu'à demander à M. Reybard de concilier ces propositions avec celle que j'ai extraite de la p. 302 de son livre (voy. p. 80) ; mais du moins il aurait bien dû nous dire quels sont ceux chez lesquels un procédé plus dangereux et ne donnant qu'une cure passagère et palliative doit être préféré à un autre moins dangereux et donnant une guérison radicale. Si ce sont, comme le dit le rapport (p. 32), « les vieillards et les individus trop affaiblis par d'autres maladies, pour qu'il soit prudent de tenter sur eux l'uréthrotomie proprement dite, » alors, décidément, je n'y comprends rien.

Mais je songe que le nouvel exemple de la courtoisie de M. Reybard m'a entraîné trop loin, et que je m'étais promis de ne pas m'occuper ici de sa méthode.

ACADÉMIE DES SCIENCES.

EXTRAIT DU RAPPORT
SUR LES PRIX DE MÉDECINE ET DE CHIRURGIE
Pour les années 1849 et 1850.

Commissaires : MM. Roux, Rayer, Lallemand, Serres, Velpeau,
Magendie, Duméril, Flourens, et Andral,
rapporteur.

« Des tumeurs ou de simples saillies dues à un développement
« anormal, soit du tissu musculo-membraneux de la vessie, soit de
« la prostate, se produisent souvent au col de la vessie. En raison des
« dimensions que peuvent prendre ces différentes sortes de tumeurs
« ou de saillies, l'évacuation spontanée des urines est plus ou moins
« entravée : il en résulte des altérations de la vessie, des uretères et
« des reins, qui s'aggravent avec le temps, et contre lesquelles les
« efforts de l'art n'avaient encore trouvé que des palliatifs. Le doc-
« teur Auguste Mercier, qui a bien décrit sous le nom de *Valvules*
« *du col de la vessie*, quelques-unes des saillies dont il vient
« d'être question, a mieux étudié qu'on ne l'avait fait avant lui leur
« structure; et, après bien des tentatives et des modifications dans
« ses procédés, il est arrivé à la construction d'instruments faciles à
« manœuvrer, à l'aide desquels on peut inciser ou même exciser ces
« valvules, de manière à amener une guérison plus sûre et plus
« prompte. M. le docteur Auguste Mercier nous paraît donc avoir
« rendu un service à la thérapeutique d'une des maladies les plus
« graves et les plus rebelles des organes urinaires; nous vous propo-
« sons de lui accorder une récompense de *quinze cents francs*. »

(Adopté.)

(*Compte-rendu de la séance publique du 16 décembre 1850, p. 25*).

ACADÉMIE NATIONALE DE MÉDECINE.

EXTRAIT DU RAPPORT

DE LA COMMISSION DU PRIX D'ARGENTEUIL

lu dans la séance du 24 août 1852.

Commissaires : MM. Bouvier, Gerdy, Grisolle, Huguier, Larrey, Laugier, Ricord, Roux, et Robert, *rapporteur.*

« M. Mercier a adressé à l'Académie un volumineux manuscrit ayant pour titre : *Recherches anatomiques, pathologiques et thérapeutiques sur les rétrécissements de l'urèthre.*

« Ce travail échappe à l'analyse par la multiplicité des détails et des discussions qu'il contient. Cependant on y trouve diverses idées fondamentales que je vais tâcher de reproduire.

« L'auteur n'admet qu'une espèce de rétrécissements uréthraux : les rétrécissements fibreux. Ces derniers résident presque toujours dans la portion spongieuse du canal, et surtout au niveau du bulbe où abonde le tissu érectile. Rarement bornés à la membrane muqueuse, ils occupent très-souvent une portion de l'épaisseur du tissu spongieux. La coarctation est alors le résultat ultime d'une phlogose localisée de ce tissu qui a oblitéré les cellules veineuses et déterminé la condensation, l'atrophie, et enfin la transformation fibreuse des parties affectées.

« Les rétrécissements sont très-rares dans la portion membraneuse de l'urèthre ; mais, par compensation, cette région est fréquemment le siége d'obstacles au passage de l'urine et des sondes, obstacles que M. Mercier attribue à un ordre de lésions essentiellement différent de celles qui caractérisent les rétrécissements proprement dits. Au lieu d'affecter les éléments constitutifs du canal lui-même, ces lésions ont leur cause dans les agents contractiles placés autour et au voisinage de ce dernier. L'action de ces muscles ne diminue point en réalité la capacité de l'urèthre, mais elle entraîne en sens opposé les différentes portions de ce canal ; elle les comprime et en change

7

les courbures normales. M. Mercier veut donc qu'à la dénomination de *rétrécissement* on substitue dans ces cas celle de *déviation*.

« Les muscles qui provoquent ces déviations sont de deux ordres : 1° on sait, depuis les travaux de M. Guthrie, confirmés récemment par les dissections habiles de M. le docteur Demarquay, on sait, dis-je, qu'il existe autour de la portion membraneuse de l'urèthre des anses musculaires disposées sous la forme de plans, qui embrassent par leur concavité, les unes la face supérieure, les autres la face inférieure de ce canal, et figurent une sorte de boutonnière que ce dernier traverse ; 2° Wilson a décrit, de son côté, comme muscles distincts, les faisceaux les plus internes des releveurs de l'anus. Étendus des côtés de la symphyse des pubis aux parois rectales, ces faisceaux forment aussi des anses à concavité supérieure, dont les deux extrémités sont plus élevées que la partie moyenne, laquelle s'applique sur les côtés et au-dessous de la prostate et du col vésical.

« De cette disposition anatomique, il résulte que, lorsque tous ces muscles entrent en contraction, les premiers, ou ceux de Guthrie, aplatissent le canal transversalement, tandis que les autres, ou ceux de Wilson, portent en haut et en avant la prostate et le col de la vessie, qu'ils rapprochent ainsi de la symphyse pubienne. Le canal se trouve alors coudé presque à angle droit.

« Étudiant les causes qui mettent en jeu cette contractilité musculaire, M. Mercier insiste sur les irritations et les inflammations dont la membrane muqueuse de l'urèthre est fréquemment le siége. Ne sait-on pas, en effet, que, dans l'économie vivante, l'irritation des orifices ou des canaux muqueux est presque toujours suivie de la contraction involontaire et plus ou moins violente des couches musculaires qui les environnent ?

« Ici, comme ailleurs, la contraction musculaire peut être momentanée ou permanente. Dans le premier cas, elle constitue des déviations d'une durée illimitée : ce sont les rétrécissements spasmodiques admis par tous les auteurs. Dans le second, elle amène des déviations permanentes, et entraîne par sa durée des changements appréciables dans la structure des muscles uréthraux. L'auteur adopte à cet égard les idées de M. J. Guérin sur la rétraction musculaire.

« La première conséquence pratique déduite par M. Mercier de cette théorie, c'est que, pour franchir l'urèthre, quand il est le siége de ce qu'on appelle un rétrécissement spasmodique, il suffit d'augmenter la courbure de la sonde, ou même de la couder à son extrémité vésicale.

« La deuxième, c'est que, dans certains cas de contraction permanente des muscles de l'urèthre, il peut devenir nécessaire, pour rendre au canal sa direction normale, d'inciser une portion de sa paroi postérieure.

« Il est incontestable que ces vues nouvelles et originales de M. Mercier jettent de la lumière sur certains cas difficiles à expliquer d'après les idées régnantes ; mais l'expérience n'a point encore fait savoir si l'on peut les accepter comme théorie générale. Votre commission croit donc devoir suspendre à cet égard tout jugement définitif.

« Le chapitre consacré au traitement des rétrécissements fibreux ne renferme pas d'innovations assez remarquables pour qu'il soit nécessaire d'y insister.

« L'une des parties les plus intéressantes du travail de M. Mercier est celle qui a pour objet l'étude d'une complication peu connue des rétrécissements de l'urèthre : je veux parler de l'existence des valvules musculaires uréthro-vésicales. Pour l'intelligence de ce qui va suivre, il est nécessaire d'analyser succinctement le résultat des recherches de l'auteur sur la structure et les fonctions du col de la vessie.

« L'occlusion du col ne s'effectue pas, comme on le croit généralement, à la manière d'une bourse, par le froncement de ses bords et le resserrement d'un sphincter circulaire musculeux ou fibreux ; mais il existe sur la demi-circonférence postérieure de cette ouverture des fibres musculaires qui la contournent en arrière et sur les côtés en forme d'anses à concavité antérieure, et viennent se jeter dans la paroi antérieure de la vessie. Lorsque ces fibres se contractent, le bord postérieur de l'orifice étant attiré en haut et en avant, doit nécessairement se rapprocher du bord opposé, et même le croiser en passant au-dessus de lui, à la manière d'une soupape ; ainsi s'opère l'occlusion de la vessie. Il est facile d'étudier la disposition de ces anses musculaires sur des vessies hypertrophiées, ainsi que votre commission s'en est assurée plusieurs fois. Ce fait anatomique étant établi, M. Mercier, par une induction qui nous paraît parfaitement logique, démontre que, sous l'influence des irritations si fréquentes du col vésical, cette couche musculaire peut devenir le siége de contractions exagérées, comme on le voit dans les autres orifices muqueux pourvus de sphincter. Or, comme nous l'avons dit à propos des rétrécissements de la portion membraneuse de l'urèthre, ces contractions peuvent être passagères ou durables, et déterminer une rétention d'urine momentanée ou permanente, bien que l'urèthre soit peu rétréci ou parfaitement libre. Ainsi, l'on voit des malades qui, guéris d'un ou de plusieurs rétrécissements, n'urinent pas mieux après le traitement qu'ils ne le faisaient auparavant. Il y a plus : M. Mercier a rapporté l'observation d'un individu qui, affecté de rétrécissement uréthral avec simple dysurie, a été frappé de rétention d'urine complète, alors que son rétrécissement venait d'être traité avec succès.

« Non-seulement M. Mercier a signalé la possibilité de ces rétentions d'urine et leur cause, mais il a encore indiqué le moyen de reconnaître celle-ci par le cathétérisme avec la sonde coudée qu'il a imaginée à cet effet. Cet instrument, étant conduit jusqu'au col vésical, vient nécessairement heurter par son talon contre la face uréthrale de l'obstacle ; et, lorsqu'ensuite il a pénétré dans la vessie, on peut lui faire exécuter un mouvement de rotation autour du col, et s'assurer ainsi qu'il n'existe pas de tumeur faisant saillie à la face interne de ce viscère. La réunion de ces deux signes indique la présence d'un obstacle valvulaire. Toutefois il reste encore à déterminer si cet obstacle dépend des muscles du col vésical ou d'une altération de la prostate. L'auteur a traité, sans doute avec beaucoup de soin, cette partie du diagnostic ; cependant, malgré ses efforts, nous pensons que l'erreur est encore possible ; circonstance peu regrettable d'ailleurs, puisque le même traitement convient à ces deux maladies.

« Après avoir établi l'anatomie pathologique et le diagnostic des valvules musculaires uréthro-vésicales, M. Mercier en fait connaître le traitement, lequel consiste à détruire l'obstacle au cours de l'urine en incisant ces valvules. L'instrument dont il se sert à cet effet a la forme de son cathéter explorateur coudé. Dans l'épaisseur de la tige, tout près de l'angle de la courbure, et dans le sens de la concavité, se trouve une lame mobile pouvant faire saillie à volonté. L'instrument étant introduit dans la vessie, et le bec dirigé en bas, derrière la valvule musculaire, l'opérateur fait saillir la lame et la fait mouvoir d'arrière en avant, et réciproquement, de manière à inciser complétement la bride dans toute sa hauteur. L'opération est prompte, peu douloureuse, et ne donne lieu qu'à l'écoulement d'une petite quantité de sang. Les accidents inflammatoires sont en général très-modérés. Le traitement se termine par l'introduction quotidienne de bougies destinées à presser contre l'angle postérieur de la plaie, et à empêcher la réunion de ses bords. Le bénéfice de l'opération est presque immédiat : il est rare qu'une incision ne suffise pas à rétablir le cours des urines. Enfin votre commission a pu s'assurer de la solidité des guérisons, en examinant des malades opérés depuis plusieurs années.

« Après avoir constaté l'importance pratique des faits qui précèdent, il nous restait encore un devoir à remplir : c'était celui de nous assurer si ces faits sont nouveaux dans la science, ou si quelques observateurs les ont déjà signalés. Voici quels ont été à cet égard les résultats de nos recherches :

« 1° Les observations qu'on trouve dans les ouvrages de Saviard, de Bonet, de Morgagni, de Lieutaud, de Desault, etc., relativement à des obstacles situés au col de la vessie, ont trait à des lésions de la prostate ou à des affections mal déterminées ;

« 2° Hunter, Ev. Home, Ch. Bell, n'ont signalé que des tumeurs de la prostate. Ev. Home a parlé, il est vrai, de replis membraneux siégeant au col vésical ; mais il les attribue à un soulèvement de la membrane muqueuse par le gonflement du lobe moyen de la prostate.

« 3° En 1826 et 1828, M. Civiale a dit qu'il pouvait exister au col de la vessie un rebord membraneux étendu d'un lobe latéral de la prostate à l'autre ; mais il ne donne aucun détail sur la structure de ce repli qu'il paraît attribuer, comme Ev. Home, au soulèvement de la membrane muqueuse.

« 4° C'est en 1834 seulement que les valvules uréthro-vésicales ont été mentionnées pour la première fois. M. Guthrie, qui les désigne sous le nom de *barre* ou de *barrière transversale*, en distingue deux espèces : les unes liées à l'hypertrophie de la prostate, les autres indépendantes de cette altération. Ces dernières seraient formées, suivant lui, par un épaississement chronique du tissu élastique, qu'il suppose exister au col de la vessie. Guthrie signale l'obscurité de leur développement et l'obstacle qu'elles apportent au passage des bougies et des sondes ; enfin il conseille de les inciser.

«De son côté, en 1837, M. Civiale signala de nouveau des saillies uréthro-vésicales produites par un soulèvement transversal de la partie inférieure du col de la vessie; mais il n'ajouta rien à ce que M. Guthrie en avait dit.

« Les premières recherches de M. Mercier sur les valvules prostatiques ont été publiées en 1836 ; et c'est en 1841 seulement qu'il a signalé l'existence de valvules dues à la rétraction des fibres musculaires placées autour du col vésical. Toutefois, ce que M. Guthrie avait seulement effleuré, M. Mercier l'a plus approfondi, et l'on doit reconnaître que ses publications ont jeté de vives lumières sur ce point très-peu connu de pathologie.

« Il en est de même du traitement. M. Guthrie, en 1834, avait fait la proposition d'inciser les valvules uréthro-vésicales, et décrit un instrument destiné à pratiquer cette opération. Cependant il ne dit pas l'avoir mis en usage; et sans doute cet instrument ne répondait pas au but qu'il s'était proposé, car il finit par conseiller une espèce de taille périnéale, comme Blizard l'avait déjà fait pour remédier aux engorgements de la prostate.

« M. Mercier avait décrit en 1839 un premier instrument destiné à pratiquer l'excision des valvules dont nous parlons; mais il le modifia en 1841, et se borna à la simple incision du col de la vessie. Depuis cette époque, il a perfectionné ses instruments, et celui qu'il emploie aujourd'hui ne laisse rien à désirer sous le rapport de la simplicité dans le mécanisme et de la sûreté dans l'exécution. (1) . . . .

« Il résulte de cet examen que, si les valvules musculaires (2) du col de la vessie ont été aperçues par divers observateurs avant M. Mercier, on ne saurait contester à ce dernier le mérite de les avoir étudiées plus exactement qu'on ne l'avait fait avant lui ; et surtout d'avoir établi, par des faits concluants, le traitement qui leur est applicable. Nous ajouterons enfin que la connaissance de cet état pathologique offre un grand intérêt pour le diagnostic des rétrécissements uréthraux (*Rapport,* p. 5 à 11).

« L'exposé que nous avons fait des recherches de M. Mercier prouve

---

(1) Ici se trouve un paragraphe qui a été reproduit tout entier, page 37.
(2) Voy. la note de la page 24.

qu'en ce qui regarde les rétrécissements de l'urèthre, cet auteur a émis, sur l'étiologie et la nature de ces lésions, des idées d'une haute portée, mais qu'il n'a presque rien ajouté aux ressources connues de la thérapeutique (1). Ses études sur les valvules musculaires du col de la vessie sont beaucoup plus complètes et présentent un grand intérêt. Toutefois il s'agit d'une lésion qui peut, il est vrai, simuler ou compliquer les rétrécissements de l'urèthre, mais qui, au point de vue nosologique, en est essentiellement distincte. C'est pourquoi, tout en rendant justice à ces remarquables travaux, nous ne pouvons les admettre comme répondant au programme formulé par le fondateur de ce concours (*ibid*. p. 43).

« M. Mercier s'est occupé des maladies de la prostate et notamment des saillies valvulaires qu'amène au col vésical l'hypertrophie de cet organe.... Il a présenté un instrument fort ingénieux pour en pratiquer l'excision. Les faits nombreux dont votre commission a été témoin sanctionnent l'importance et l'utilité de ce procédé opératoire (*ibid*. p. 44).

« M. Mercier a présenté un brise-pierre à mors plats et une sonde à double courant destinée à évacuer les fragments de calcul : ces instruments paraissent appelés à rendre des services réels à la lithotritie (*ibid*. p. 45). »

---

(1) Voy. les pag. 5 et 91.

PRINCIPAUX TRAVAUX DE L'AUTEUR.

Mémoire sur quelques particularités de l'histoire des fractures de l'extrémité supérieure du fémur; *Gazette médicale*, 1835.

Recherches anatomiques sur la prostate des vieillards; *Bulletins de la société anatomique*, 1836.

Mémoire sur certaines perforations spontanées de la vessie non décrites jusqu'à ce jour; *Gazette médicale*, 1836.

Sur la nécrose spontanée des parties spongieuses des os; *Journal des connaissances médico-chirurgicales*, 1837.

Mémoires sur l'introduction de l'air dans les veines et sur un nouveau moyen de prévenir la mort qui en est l'effet; *Gazette médicale*, 1837 et 1838.

Mémoire sur la péritonite considérée comme cause de stérilité chez les femmes; *ibid.*, 1838.

Sur l'influence des rétrécissements organiques de l'urèthre dans l'application de la taille et de la lithotritie, in-4°, 1839.

Sur l'inflammation des vaisseaux capillaires des tissus, considérée comme cause des rétrécissements du rectum, de l'urèthre, etc.; *Gazette médicale*, 1859.

Mémoire sur un nouveau moyen de diagnostiquer les diverses déformations de la prostate; *Arch. gén. de méd.*, 1839.

Bulletins et compte-rendu des travaux de la Société anatomique pendant l'année 1839, un vol. in-8°.

Mémoire sur la véritable cause et le mécanisme de l'incontinence, de la rétention et du regorgement d'urine chez les vieillards; *Gaz. méd.*, 1840.

Mémoire sur les inflammations, ulcérations et fistules de l'urèthre, produites et entretenues par le séjour des sondes dans ce canal; *Journ. des conn. méd. chir.*, 1840.

Mémoire sur une saillie particulière de la valvule vésico-urèthrale, formant barrière au col de la vessie et déterminant la rétention d'urine; *L'Examinateur médical*, 1841.

De la tympanite, considérée comme cause de mort rapide (avec la collaboration de M. Dechambre); *ibid*, 1841.

Quelques remarques sur la marche de la blennorrhagie chez les femmes; *Revue médicale*, 1843.

RECHERCHES ANATOMIQUES, PATHOLOGIQUES ET THÉRAPEUTIQUES SUR LES MALADIES DES ORGANES URINAIRES ET GÉNITAUX CONSIDÉRÉES SPÉCIALEMENT CHEZ LES HOMMES AGÉS, ouvrage entièrement fondé sur de nouvelles observations; un vol. in-8°, prix 6 fr.

RECHERCHES ANATOMIQUES, PATHOLOGIQUES ET THÉRAPEUTIQUES SUR LES VALVULES DU COL DE LA VESSIE, causes fréquentes et peu connues de rétention d'urine, et sur leurs rapports avec les rétrécissements de l'urèthre, les maladies des organes génitaux, les pertes séminales, l'inertie et le catarrhe de la vessie, les inflammations et les calculs de l'appareil urinaire; 2e édit., un vol. in-8°, prix 7 fr.

RECHERCHES ANATOMIQUES, PATHOLOGIQUES ET THÉRAPEUTIQUES SUR LES RÉTRÉCISSEMENTS DE L'URÈTHRE; un vol. in-8°, prix 3 fr. 50.

MÉMOIRE SUR LA LITHOTRITIE, considérée particulièrement dans les cas compliqués de rétention d'urine; broch. in-8°, prix 75 c.

MÉMOIRES SUR UN NOUVEAU TRAITEMENT DE LA RÉTENTION D'URINE chez les hommes âgés; deux broch. in-8°, prix 1 fr. 25 c.

Ces ouvrages se trouvent à la librairie LE NORMANT, rue de Seine, 10, et chez LABÉ, libraire de la Faculté de médecine, place de l'École de Médecine.

Paris. — Imprimerie LE NORMANT, rue de Seine, 10.

MÉMOIRES

SUR LE TRAITEMENT

DES PRINCIPALES MALADIES

DES ORGANES URINAIRES

CONSIDÉRÉES SPÉCIALEMENT

CHEZ LES HOMMES AGÉS.

PREMIER MÉMOIRE.

Sur l'inertie ou atonie de la vessie, et sur son rôle dans la production de certaines rétentions d'urine (1).

La rétention d'urine étant non-seulement un accident des plus communs et des plus graves, mais encore le point de départ de beaucoup d'autres, il est de la plus haute importance d'en bien connaître la cause et les divers éléments avant de songer à une méthode quelconque de traitement. De cette connaissance dépend le succès, et un traitement infructueux est presque toujours nuisible, ne serait-ce qu'en faisant perdre du temps au malade, et en favorisant ainsi le développement des accidents consécutifs.

---

(1) Extrait d'un mémoire inséré dans la *Gazette médicale* de 1854, et qui traite en outre de la paralysie de la vessie dépendante d'une lésion du système nerveux.

8

Il y a longtemps déjà que j'ai été conduit à dire qu'on était tombé dans une grave erreur en attribuant à une paralysie essentielle, primitive de la vessie, certaines dysuries qu'on observe si communément chez les vieillards, et, plus souvent qu'on ne pense, dans un âge moins avancé. Cette assertion a soulevé de nombreuses critiques. Comment prétendre, m'a-t-on répondu, que la vessie ne puisse s'affaiblir au milieu de l'affaiblissement général de tous les organes ? On n'a pas suffisamment fait attention que je suis allé moi-même au-devant de l'objection. « Je ne voudrais pas, ai-je écrit, que de tout ce que je viens de dire on tirât la conséquence que l'âge, sans l'intervention de quelques changements organiques, ne puisse affaiblir la vessie. Tout ce que je prétends, c'est que cet affaiblissement lui seul ne pourrait amener de grands changements dans l'excrétion urinaire, parce que, les puissances expulsive et rétentive s'affaiblissant en même temps, elles doivent continuer de se faire équilibre. » (Rech. sur les malad. des org. urin. des hommes agés, p. 115; année 1840.)

On m'a répondu alors en comparant la vessie des vieillards à leur rectum, qui se laisse distendre par les matières fécales sans pouvoir réagir sur elles, au point qu'on est parfois obligé de débarrasser l'intestin avec une curette (Gaz. des Hôp., 1844, p. 477). Mais cette comparaison n'est pas d'une exactitude parfaite.

Avant d'établir une telle analogie entre ces organes, on aurait dû se demander s'il y en avait une entre les matières sur lesquelles ils agissent, et on aurait vu immédiatement que, si l'urine conserve à tous les âges la même fluidité, les fèces varient singulièrement en consistance. Les vieillards en général ne se meuvent que très-peu ; ils restent la plupart du temps assis ou même couchés ; ils négligent d'aller à la selle aussi souvent qu'il le faudrait : toutes raisons qui font que leurs matières acquièrent plus de compacité. Qu'on le remarque bien : cet état fonctionnel de l'intestin n'appartient pas exclusivement à la vieillesse; qu'un adulte se trouve dans les mêmes conditions, on verra les mêmes phénomènes se produire. Peut-être aussi devrais-je ajouter que les secrétions qui lubréfient le canal intestinal sont moins abondantes dans un âge avancé.

Et, malgré ces différences de conditions, quelles différences dans les résultats ! La rétention complète des matières fécales est aussi rare que celle de l'urine est fréquente. Ce qui prouve d'ailleurs que, dans la plupart des cas, la difficulté de l'excrétion alvine ne dépend pas d'une paralysie du rectum, c'est qu'on trouve presque toujours alors la couche musculaire de cet intestin hypertrophiée. Or, je ne sache pas qu'il soit si commun de voir s'hypertrophier un organe ou un membre frappé de paralysie.

Cette idée de paralysie essentielle de la vessie ne serait d'ailleurs applicable qu'aux cas où l'urine s'écoule en certaine quantité; car comment pourrait-on lui attribuer les rétentions qui, pendant nombre d'années, restent complètes? Est-il possible d'admettre que la distension de la vessie, si prolongée qu'on la suppose, ne puisse produire ce que ferait sa contraction, c'est-à-dire vaincre la résistance de son col? Dans les paralysies nerveuses, la rétention ne tarde ordinairement pas à faire place au regorgement et même à l'incontinence.

Le raisonnement seul conduit à rechercher une autre cause à la plupart des rétentions d'urine qu'on observe chez les vieillards ; car la plupart arrivent graduellement à devenir complètes, à moins que des complications n'emportent auparavant les malades, et, une fois complètes, il est excessivement rare qu'elles cessent spontanément de l'être.

M. Civiale explique la plupart des cas de ce genre par l'atrophie des parois de la vessie (MAL. DES ORG. GÉN.-URIN., 1re éd., t. III, p. 223 ; 2e éd., t. III, p. 242 et 274) ; mais quiconque s'est livré tant soit peu aux recherches anatomiques rangera cette opinion au nombre des mille et une erreurs qui encombrent la science. La vérité est que, chez ces sortes de malades, on rencontre constamment les parois vésicales épaissies. Je ne me rappelle qu'un seul cas où elles m'ont paru plus minces que d'habitude : le malade avait été tout à coup pris de rétention d'urine, et avait succombé en très-peu de temps. Je trouvai la vessie distendue, ses parois d'une minceur qui me frappa, et néanmoins la rétention était produite par une cause un peu plus matérielle qu'une simple atonie de ses parois : il y avait sur le bord postérieur de son col une tumeur du volume d'une cerise. Je me demande même aujourd'hui, car j'ai observé ce fait en 1834, si cette minceur des parois vésicales n'était pas plus apparente que réelle, si elle

ne résultait pas simplement de la distension survenue brusquement, sans dysurie, et partant sans hypertrophie antécédentes, par le fait de l'abaissement
subit de la tumeur sur l'orifice interne de l'urètre.
Du reste, en admettant même que cette minceur
existât réellement, le nombre des autopsies que j'ai
pratiquées est tel que je me crois en droit de regarder ce fait comme une exception excessivement
rare.

J'ai déjà posé cette objection à M. Civiale ; mais
lui, sans avoir l'air de me répondre, s'est élevé de
toute sa hauteur contre les chirurgiens qui nient
l'atonie vésicale (ouvr. cité, 2e éd., t. III, p. 274).
Mais est-ce que j'ai jamais nié l'*atonie? Atonie* et
atrophie sont choses bien différentes ; j'ai toujours
admis l'atonie de la vessie ; mais, aujourd'hui
encore, je refuse de l'expliquer par l'atrophie de ses
parois.

Oui, bien qu'il soit si rare de trouver la vessie
atrophiée, bien qu'on la rencontre au contraire
presque toujours hypertrophiée, il n'en est pas
moins vrai qu'on la trouve souvent privée de force,
ne se vidant que lentement et imparfaitement, même
lorsque la sonde livre à l'urine une issue facile.
Mais doit-on nécessairement en conclure que ce défaut de contractilité est la cause première de la dysurie que ces malades éprouvent ? Nullement. Dès
1836 j'attribuais cette dysurie à une hypertrophie
partielle ou irrégulière de la prostate (Bull. de la
Soc. anat., p. 21), et en 1839 je faisais voir que la
faiblesse de la vessie, qu'on observe souvent alors,
loin d'être essentielle, comme on le croyait assez

généralement à cette époque, n'est au contraire que consécutive, et résulte de la distension prolongée de ses parois (Arch. de méd., juin 1839). En 1840, je suis revenu nombre de fois sur cette idée ; je faisais voir comment cette faiblesse peut coïncider et coïncide presque toujours avec une plus grande épaisseur des parois vésicales. Enfin, en 1844, j'ai donné de ces faits une explication que M. Civiale reproduit presque textuellement dans sa dernière édition (1).

---

(1) En 1844, dans mes Recherches sur les valvules du col de la vessie, j'ai dit, p. 135 : « Lorsque la vessie lutte contre un obstacle, elle finit le plus souvent par se fatiguer, comme se fatigue tout muscle tendu au delà de certaines bornes. » P. 137, j'ajoutais : « Dans les cas mêmes où, par suite d'obstacles au cours de l'urine, la contractilité vésicale a fini par s'amoindrir, il est rare que la couche charnue n'ait pas augmenté plus ou moins d'épaisseur. »

Voici ce que, dans son édition de 1851, t. III, p. 274, M. Civiale dit à propos de la *stagnation d'urine avec hypertrophie des parois vésicales* : « Les cas qui s'y rapportent, et *qui ne sont pas aussi rares que pourrait le faire supposer le* silence *des auteurs*, ont fourni à ceux qui nient l'*atonie* vésicale des preuves à leurs yeux irréfutables. (Ici la reproduction, sans me citer, de quelques phrases extraites de la p. 112 de mes Recherches sur les maladies des organes urinaires des hommes agés.) C'est par ces arguments, et autres de même nature, qu'il serait inutile de reproduire, qu'on a été conduit à penser qu'il y a erreur de croire à l'inertie de la vessie dans les cas où elle est hypertrophiée. Mais il eût suffi, pour éviter l'objection, de se rappeler une distinction importante. Dans les cas dont il est ici question, l'atonie de la vessie et la stagnation de l'urine, qui en est la conséquence, *succèdent toujours à la rétention.* Cette dernière a existé d'abord pendant longtemps, la vessie *a lutté contre l'obstacle* au cours de l'urine ; mais *elle a fini par se fatiguer...* » N'est-ce pas là ce qui s'appelle copier ?

M. Civiale tout le premier eût dû faire une distinction importante : c'est que, dans le passage qu'il critique, je ne combats que l'atonie *primitive* des auteurs ; car, deux pages plus loin, j'admets de la manière la plus explicite une inertie *consécutive;* mais, tout en me copiant, il a eu l'art de paraître me donner une leçon. Je dis qu'il m'a copié ; car, en 1842, dans le chapitre correspondant de sa première édition (t. III, p. 223), il disait tout simplement : « C'est principalement sous l'influence d'un travail inflammatoire de ses parois qu'il arrive à la vessie de perdre sa faculté contractile. » Pas un mot de la rétention d'urine comme cause d'inertie vésicale. Et ce

Ainsi je n'ai jamais prétendu, quoi qu'on en ait dit, que la vessie ne puisse perdre de sa contractilité, indépendamment d'une affection du système nerveux ; seulement je crois avoir assigné à cette perte sa véritable origine en faisant voir qu'elle est consécutive à la gêne prolongée apportée par un obstacle matériel au cours de l'urine. C'est pour cette raison que je lui ai donné le nom d'*inertie*, pour la distinguer de la véritable paralysie, dépendant d'une affection du système nerveux. Je ne reviendrai pas sur ce que j'ai dit précédemment des causes qui ont induit en erreur les praticiens les plus recommandables (voir mes RECH. SUR LES MALAD. DES ORG. URIN. DES HOMMES AGÉS, p. 107 et suiv.) ; j'expose de suite le véritable rôle que joue cette inertie. Elle va nous donner la clef d'un certain nombre de phénomènes peu compris jusqu'à présent.

De même que l'accroissement de l'énergie de la vessie rend souvent moins sensibles les effets d'un

---

rôle de l'inflammation elle-même, ne l'avais-je pas positivement établi deux ans auparavant, p. 257 de mes RECHERCHES SUR LES MALADIES URINAIRES DES HOMMES AGÉS, publiées en 1840 ? « N'oublions pas, disais-je, que l'inflammation, l'induration et la désorganisation de la tunique charnue peuvent anéantir sa contractilité. »

Nous venons de voir que M. Civiale attribue aujourd'hui, comme moi, l'hypertrophie à une dysurie antécédente ; mais la preuve que cette thèse était loin de son esprit en 1842, la voici. Après avoir dit, en commençant le chapitre en question (1re éd., t. III, p. 223), que l'*atonie* de la vessie dépend de son *atrophie*, il ajoute : « Mais il y a d'autres circonstances dans lesquelles les parois vésicales sont hypertrophiées, même à un haut degré, quoique la contractilité soit si faible que, l'urine n'étant expulsée qu'incomplètement et avec lenteur, l'organe acquiert parfois des dimensions énormes. *De cette seule cause* peut résulter une rétention d'urine précédée de stagnation. » Ainsi, en 1842, l'hypertrophie, *à elle seule*, était cause de rétention ; en 1851, elle n'en est que l'effet. Il n'est pas besoin de dire que la première de ces théories a été supprimée dans la seconde édition.

obstacle au cours de l'urine, de même l'inertie de cet organe peut faire croire à un obstacle plus prononcé qu'il n'est réellement. En effet, supposons que la prostate s'engorge et que la saillie qui en résulte gêne tout simplement la miction; la vessie luttera d'abord, et de cette lutte résultera pour elle un surcroît de nutrition et de force qui feront que l'urine sera expulsée aussi complétement et avec autant de rapidité que dans l'état normal. Mais, l'obstacle continuant de s'accroître, la difficulté augmentera; la saillie sera même souvent d'autant plus fortement entraînée contre l'orifice que la vessie chassera plus énergiquement son contenu; ce qui nécessitera, pour qu'elle se vide entièrement, plus de temps que ne dure habituellement la contraction vésicale, ce qui fera, en définitive, que l'urine ne sera chassée qu'en partie. La vessie n'aura donc jamais ce temps de repos que lui donne une évacuation complète, et ses parois, ne revenant jamais complétement sur elles-mêmes, perdront peu à peu de leur ressort; peut-être même subiront-elles une altération dans leur structure intime, par le fait d'une nutrition opérée dans des circonstances si anormales.

Il viendra enfin un temps où, l'obstacle augmentant de plus en plus et la vessie réagissant de moins en moins, la rétention sera complète.

On comprend pourquoi, dans ces cas, qui sont les plus ordinaires, on trouve en même temps hypertrophie et inertie des parois vésicales.

D'autres fois l'obstacle, pour une raison quelconque, interceptera subitement le cours de l'urine, qui jusqu'alors se faisait encore assez librement, et la vessie, si elle n'est pas débarrassée à temps, se distendra outre mesure, distension qui anéantira tout à coup son reste de contractilité. On comprend que si, faute d'un traitement approprié, cet état dure un certain temps, il en résultera une inertie permanente et une rétention durable, lors même qu'on ramènerait l'obstacle à son état antérieur.

Quelle qu'ait été la marche de la maladie, on voit que la rétention provient alors de deux éléments : de l'existence d'un obstacle d'abord, et ensuite d'une inertie de la vessie; d'où résultent diverses conséquences que je vais exposer.

1º On comprend que, dans les cas où la rétention n'est devenue complète que parce que la vessie a perdu de sa contractilité, il suffit de rétablir cette contractilité, sans rien changer à l'obstacle, pour rétablir jusqu'à un certain point le cours de l'urine. C'est ainsi qu'on doit expliquer certaines guérisons opérées, dit-on, par des moyens qui n'avaient d'autre effet que de stimuler les contractions de la vessie, tels que diurétiques, cantharides, seigle ergoté, noix vomique, strychnine, électricité, injections froides ou excitantes, cathétérisme pratiqué régulièrement, de manière à donner à la vessie ce repos qui lui est nécessaire pour réparer ses forces. Je citerai également ici les sondes en permanence; mais souvent elles agissent encore d'une autre manière : elles peuvent affaisser, ulcérer l'obstacle.

Lorsqu'on aura, par un ou plusieurs de ces moyens, amélioré le cours de l'urine, beaucoup croiront le malade guéri; mais, pour peu qu'on y réfléchisse, on comprendra que le mal n'a été que pallié, et que, l'obstacle restant toujours, il menacera toujours de reproduire les mêmes effets.

Bien plus, si la résistance qu'il oppose au cours de l'urine est déjà considérable, il pourra arriver, ce dont j'avais déjà prévenu dès 1839 (ARCH. DE MÉD., *loc. cit.*), que ces moyens seront nuisibles, et d'autant plus qu'ils produiront mieux l'effet qu'on en attend, c'est-à-dire qu'ils réveilleront plus fortement la vessie impuissante à vaincre la résistance : des accidents inflammatoires surgiront ou prendront plus d'intensité s'ils existaient déjà.

2° Un effet inverse du précédent pourra se produire. Le plus souvent, quand on a fait disparaître l'obstacle, la vessie reprend peu à peu, soit spontanément, soit par l'intervention de l'art, sa contractilité et ses fonctions ; mais il n'en est pas toujours ainsi. Dans quelques cas, la rétention persiste à divers degrés, par cela seul que l'inertie vésicale survit à l'obstacle qui lui a donné naissance et résiste au traitement employé contre elle.

Cette inertie de la vessie ne se produit pas chez tous les malades affectés d'obstacles au cours de l'urine ; il en est chez lesquels elle survient beaucoup plus tôt que chez d'autres, ou chez lesquels elle est plus rebelle. Il faut donc admettre des dispositions individuelles.

On voit, par ce qui précède, qu'il y a déjà longtemps que ce sujet a fixé mon attention d'une manière toute particulière. Malgré cela, je n'ai jamais rencontré que quatre cas dans lesquels la faiblesse de la vessie ne s'expliquât pas de la manière la plus satisfaisante par une affection du système nerveux ou par un obstacle au cours de l'urine. Eh bien! l'un de ces cas, que j'ai observé il y a cinq ou six ans, vient de se révéler quant à sa nature : c'était le premier symptôme appréciable d'une paralysie générale, aujourd'hui très-avancée. En redoublant mes questions, j'ai appris de la femme de ce malade, qui, à l'époque où je le vis pour la première fois, faisait des courses énormes, qu'il avait déjà, depuis douze ou quinze ans, un tremblement de la main sitôt qu'il voulait écrire. Je suis convaincu que beaucoup de faits de ce genre ont été rangés à tort dans la catégorie des affections paralytiques qu'on a attribuées à une maladie des voies urinaires, c'est-à-dire qu'on a méconnu les premiers symptômes et qu'on a pris l'effet pour la cause.

Quant aux trois autres malades, doivent-ils être considérés comme des exemples incontestables d'inertie primitive et essentielle de la vessie? Eh bien, non; car, chez deux au moins, il y avait inflammation chronique des parties profondes de l'urètre. Or, dans ces cas, le jeu naturel du sphincter ne pourrait-il pas avoir été dérangé? Ne se pourrait-il pas qu'à une époque antérieure ses contractions se fussent trouvées trop fortes pour que celles de la vessie leur fissent équilibre, et que celles-ci eussent perdu pour toujours, ou du moins pour longtemps, une partie plus ou moins grande de leur énergie? J'ai même fait une remarque assez importante au point de vue qui nous occupe : c'est qu'aucun de ceux chez lesquels j'ai observé cette inertie sans cause matérielle évidente n'avait encore atteint cet âge avancé qui, au dire des auteurs, nous en offre des exemples journaliers.

Et d'ailleurs, si l'inertie essentielle de la vessie est si commune, les auteurs qui la décrivent nous en offriront sans doute de nombreux et d'incontestables exemples? Nullement. Consultons M. Civiale, qui, dans ces derniers temps, s'est constitué le champion de cette sorte d'atonie; il nous parlera d'abord d'une demoiselle russe, dont la vessie, s'élevant au-dessus de l'ombilic, avait été prise pour tout autre chose, et il nous dira que « l'état de cette demoiselle dépendait primitivement d'une névralgie de l'urètre et du col vésical, qui avait produit dans l'excrétion de l'urine un trouble à la suite duquel étaient survenues d'abord l'atonie, puis la paralysie du corps de la vessie. » (Ouvr. cité, 2e éd., t. III, p. 245.) Or, qu'il s'agisse réellement d'une névralgie, ou que ce soit, comme je le suppose, une de ces inflammations chroniques de la région profonde de l'urètre qui amènent si fréquemment les valvules musculaires du col de la vessie, toujours est-il qu'une contraction trop grande de cet orifice a précédé l'inertie vésicale.

Plus loin M. Civiale nous dit que, dans la plupart des cas, il ne faut pas mettre de sondes à demeure, parce que l'irritabilité de l'urètre et du col vésical pourrait être telle que la présence de la sonde donnât lieu à des accidents (*Ibid.*, p. 255), et deux exemples viennent à l'appui.

Dans le même chapitre, il est question d'un octogénaire que divers praticiens n'avaient pu sonder. L'auteur pénétra sans peine : il l'affirme ; mais le malade ne parvint jamais à vider sa vessie sans sonde. (*Ibid.*, p. 258.) Sont-ce là des preuves d'une atonie simple et primitive de la vessie, et n'arrive-t-il pas tous les jours que des engorgements de la prostate n'opposent aucun obstacle au passage de la sonde convenablement dirigée? Et, s'il n'y avait rien, les praticiens en question étaient donc bien maladroits!

M. Civiale cite encore un octogénaire épuisé dont la vessie avait, dit-il, perdu tout son pouvoir expulsif. On lui mit une sonde à demeure, et la santé se rétablit. Il ne nous dit pas si la miction se rétablit également, ce qui m'autorise à en douter; mais en aurait-il été ainsi que ce ne serait pas une preuve : j'ai dit plus haut comment les sondes agissent en pareil cas.

L'observation suivante a pour sujet un prêtre anglais qui avait des difficultés d'uriner, et, comme on convient qu'il avait un léger engorgement de la prostate, je ne vois pas qu'une atonie essentielle de la vessie soit absolument nécessaire pour expliquer la dysurie. (*Ibid.*, p. 259.)

Voilà les seules observations à l'aide desquelles M. Civiale tranche une question qu'il sait très-controversée! Il est tellement ancré sur ses idées que les faits les plus saillants ne peuvent lui inspirer le moindre doute. Ainsi il remarque que « *souvent* le malade, qui urinait *aisément* entre la sonde et le canal, ne peut plus le faire quand on la lui a enlevée. » (*Ibid.*, p. 261.) Les cas de ce genre sont communs en effet; un autre se demanderait si c'est bien une preuve d'inertie vésicale que de ne pouvoir uriner

par l'urètre que lorsqu'une sonde le traverse, c'est-
à-dire lorsqu'il existe un obstacle de plus, et si les
phénomènes observés ne tiennent pas plutôt à ce
qu'il y a au col de la vessie une saillie qui est soulevée par la sonde quand celle-ci est dans le canal,
et qui s'abaisse sur l'orifice interne de l'urètre
quand l'instrument est retiré. Mais périsse la logique
plutôt qu'une idée de certains auteurs !

Si maintenant nous recherchons ce qui a pu induire les praticiens en erreur, nous trouverons que
ce sont presque toujours des affections de la prostate et du col de la vessie, parce que, ces affections
ne rétrécissant pas le canal, la plupart même produisant un effet contraire et n'agissant que par la
déviation qu'elles lui impriment, la sonde peut pénétrer, et pénètre souvent avec la plus grande facilité.

Les tumeurs prostatiques sont dans ce cas ; mais,
en raison même de leur saillie, elles ne pouvaient
échapper aux recherches : il suffisait d'ouvrir la
vessie par sa paroi antérieure pour les voir. Aussi
tous les anatomistes et chirurgiens du siècle passé
et du commencement de celui-ci en ont-ils parlé. Je
citerai particulièrement Morgagni, Hunter, Desault,
E. Home, Boyer, etc. Mais il est une forme d'hypertrophie prostatique plus difficile à reconnaître;
je veux parler des valvules. Celles-ci exigent qu'on
ouvre l'urètre, et encore faut-il quelques précautions. D'abord il est nécessaire d'avoir une idée
bien exacte, bien précise, de ce qu'est la forme
de la partie profonde de l'urètre à l'état normal,
pour bien juger de ses déformations. Ensuite, si

celles-ci ne sont pas très-marquées, il faut prendre garde de les effacer ou de les amoindrir. Ainsi, lorsqu'on a divisé la prostate sur sa face pubienne et qu'on écarte ses lobes latéraux, le bord postérieur du col de la vessie perd en saillie antéro-postérieure ce qu'il gagne en étendue transversale, et on se fait moins facilement idée qu'il puisse recouvrir le bord antérieur et fermer l'orifice à la manière d'une soupape. Quelques mots avaient déjà été dits au sujet de ces valvules avant moi, notamment par E. Home ; mais personne, je puis l'affirmer, n'en avait signalé la fréquence et l'importance.

Ces valvules se produisent presque exclusivement chez les vieillards ; mais j'en ai décrit une seconde espèce qui peut se rencontrer à tous les âges, qui sont toutefois aussi fréquentes dans la jeunesse et l'âge mûr que les premières le sont dans la vieillesse : ce sont les valvules musculaires (1). J'ai expliqué, dans mes précédents travaux, comment se ferme le col de la vessie ; il me suffira, pour être compris actuellement, de dire que les valvules dont il s'agit résultent d'une contracture exagérée ou même d'une rétraction permanente des fibres musculaires qui produisent cette occlusion.

Quand il y a rétraction, la valvule est, pour peu qu'on y mette d'attention, facile à reconnaître sur le cadavre ; mais il n'en est pas toujours de même

---

(1) Quand une valvule musculaire se rencontre chez un homme avancé en âge, il est rare que le début des accidents ne remonte pas déjà à une époque éloignée, c'est-à-dire à l'âge où se manifestent le plus souvent les irritations urétrales, qui sont la cause la plus ordinaire de cette affection.

quand l'affection n'est encore qu'au premier degré, c'est-à-dire à l'état de contracture, parce que celle-ci cesse après la mort. Ce sont alors les explorations faites pendant la vie qui nous éclairent, explorations que j'ai décrites très au long dans mes RECHERCHES SUR LES VALVULES DU COL DE LA VESSIE.

Il est évident que, dans tous ces cas, il faut commencer par attaquer l'obstacle, comme je l'ai déjà fait si souvent avec succès et sans même exposer le malade à ces chances fâcheuses que laissent après elles certaines opérations bien moins utiles. Très-souvent alors l'inertie vésicale disparaît graduellement et quelquefois même très-vite. Si elle persiste, il faut diriger contre elle les différents moyens dont j'ai fait plus haut l'énumération ; mais déjà l'on doit craindre qu'elle ne résiste et qu'il ne se soit produit dans la couche contractile de la vessie quelque altération irrémédiable.

Ma conclusion finale, c'est qu'il ne faut pas trop attendre. Malheureusement les préjugés relatifs à l'influence de l'âge sont encore tellement vivaces, non-seulement dans l'esprit des malades, mais même dans celui de la plupart des médecins, que je n'espère pas les voir disparaître de sitôt.

DEUXIÈME MÉMOIRE.

Sur le même sujet (1).

J'ai démontré, dans le mémoire précédent, que l'inertie primitive de la vessie est une maladie extrêmement rare, et que, si beaucoup de chirurgiens la croient très-commune, c'est qu'ils n'ont pas tenu compte d'obstacles qui, en gênant le cours de l'urine, amènent graduellement la distension de la vessie, et lui font ainsi perdre plus ou moins de sa contractilité.

Ai-je tort ou raison? Cette question touche directement à la thérapeutique; car des praticiens ont la prétention de guérir radicalement les rétentions d'urine où cette inertie joue un rôle en stimulant la vessie seulement; moi je soutiens que ces guérisons, peu nombreuses en comparaison des insuccès, ne sont qu'incomplètes et éphémères, par la simple raison qu'on ne s'adresse qu'à un élément secondaire de la maladie, et que, l'élément primitif persistant, les effets ne tardent pas à se reproduire (2).

---

(1) M. Civiale a de nouveau défendu la paralysie essentielle de la vessie dans le *Moniteur des Hôpitaux* du 8 février 1855; la réponse qu'on va lire a paru dans le même journal, les 10 et 12 avril.

(2) On a vraiment lieu d'être surpris de la facilité avec laquelle se forment certaines convictions à cet égard. Presque toutes les guérisons de ce genre qui ont été publiées avaient pour sujets des hommes atteints de dysurie depuis quelques jours ou quelques semaines au plus. Mais nous verrons dans un autre mémoire que les moyens les plus simples en donnent souvent de pareilles. Par cela même on n'en dit rien, tandis qu'on crierait au miracle si l'on eût employé la noix vomique, l'ergot de seigle ou l'électricité. Mais qu'on publie, comme je l'ai fait, des guérisons de rétentions complètes, datant de sept et neuf ans; ces faits auront plus d'importance que ceux qu'on a produits jusqu'à ce jour.

M. Civiale vient de reprendre la discussion, et, comme on devait s'y attendre de sa part, il défend la fréquence de l'atonie essentielle, à l'égard de laquelle, dit-il, « les opinions des chirurgiens ne sont pas fixées, quelques-uns même ayant contesté les faits *qui ont mis cet état en évidence*..... et affirmant que l'urine n'est pas expulsée par la raison *seule* qu'on trouve un obstacle mécanique à sa sortie. » Suivant sa coutume, il ne cite pas ces chirurgiens. Cependant peut-être aurait-il été plus convenable de le faire, d'abord pour ne pas donner lieu à de fausses interprétations, et ensuite pour mettre le lecteur en état de consulter les diverses pièces de la discussion et de porter un jugement éclairé.

Moi, par exemple, je n'ai jamais soutenu l'opinion exclusive que combat M. Civiale ; je n'ai jamais contesté les faits qui mettent l'atonie en évidence ; seulement je crois les avoir mieux interprétés, et peut-être n'aurait-il pas eu si beau jeu s'il eût tenu compte de tous les éléments du problème. Passer par-dessus la difficulté, ce n'est pas la résoudre.

C'est ce qu'il me sera, je crois, facile de prouver.

M. Civiale commence par dire : « Il y a vingt-cinq ans que j'ai signalé aux praticiens une série de cas insidieux et presque toujours graves, dans lesquels la vessie se contracte si faiblement que, même à l'aide des puissances auxiliaires, elle ne parvient pas à se débarrasser de toute l'urine qu'elle contient. » (*Loc. cit.*, p. 131.)

Pourquoi rappeler cette date ? Est-ce pour prouver qu'il a raison ? Je ne sache pas que dans les sciences un tel argument ait beaucoup de valeur.

Serait-ce comme titre de priorité ? Mais, à son entrée dans la science, n'y a-t-il pas trouvé cette opinion toute faite et universellement admise ?

Citons seulement quelques classiques.

P. 230 du t. II du *Traité* de Chopard (1791), je trouve ce qui suit : « La vessie, comme tous les autres viscères et les autres organes, devient moins irritable ; elle n'a plus assez d'action pour expulser la totalité des urines, et sa faiblesse cause la rétension de ce liquide. Cette espèce de paralysie attaque rarement les jeunes gens. J'en ai vu un exemple à un jeune homme de vingt-deux ans. » Je noterai, en passant qu'après un traitement de six mois « il lui restait *encore* un suintement séreux par l'urètre. » Ne pourrait-on pas croire, d'après cette dernière phrase, que l'affection de l'urètre avait précédé l'inertie de la vessie ?

P. 129 du t. III des *OEuvres chirurgicales* de Desault, il est dit que, chez les vieillards, « la vessie devenue, comme les autres parties du corps, moins irritable, n'est plus stimulée par la présence des urines, et n'est avertie du besoin de les rendre que par le sentiment douloureux qui naît de la distension de ses parois. Elle se contracte alors, mais ses fibres allongées ont à peine assez de force pour surmonter la réaction naturelle que leur oppose le canal de l'urètre. » L'auteur cite, parmi les causes prédisposantes, les habitudes sédentaires, la négligence à vider la vessie, les travaux de cabinet, et il ajoute que, chez certains, l'abus des organes génitaux et des boissons diurétiques peut produire les mêmes effets que la vieillesse, soit en jetant les fibres de la vessie dans le relâchement, soit en usant leur sensibilité. (Ibid, 129, 137, 141.)

Larbaud a émis des idées identiques en 1812. Bien plus, M. Civiale a publié un chapitre intitulé : « *Catarrhe vésical par l'excès ou le défaut de contractilité des parois vésicales* » (*Mal. des org. génit.-urin.*, 2ᵉ édit., p. 533), et il assure que plus *de la moitié* des catharres sont la conséquence immédiate de l'atonie et de la faiblesse de la vessie (p. 536). Or, Larbaud a écrit : « Les seules vraies causes de ce catarrhe sont l'atonie de la vessie et une susceptibilité plus grande de ce viscère. » (*Rech. sur le catharre, la faiblesse et la paralysie de la vessie*, p. 28.)

Je pourrais encore citer Boyer (*Mal. chir.*, t. IX, 4ᵉ édit., p. 170) et beaucoup d'autres ; mais il est bien avéré, je crois, que M. Civiale n'a rien *signalé* de nouveau à cet égard.

A-t-il voulu seulement dire que, depuis vingt-cinq ans, il aurait eu le temps de changer d'opinion, si l'expérience ne lui en eût pas démontré la justesse ? Mais ne ressemblerait-il pas quelque peu à ce chirurgien qui, dit-il, « s'est fait remarquer par l'importance qu'il attache à toutes les productions de son cerveau » (*Traité prat. et hist. de la lith.*, p. 549), et n'aurait-il pas fait pour une idée adoptive comme moi pour celles qui me sont propres ? L'amour d'un père vrai ou putatif est toujours plus ou moins aveugle : peut-être le mien est-il dans ce cas ; mais, du moins, quand mon opinion a été émise, j'avais l'avantage de n'y avoir pas été bercé par mes maîtres, de n'avoir pas, par conséquent, besoin de faire violence à de vieilles convictions, à un faux point d'amour-propre ; je ne cédais qu'à l'évidence des faits.

Et d'ailleurs, je le répète, je n'ai pas nié d'une manière absolue l'atonie essentielle de la vessie. Seulement, tandis que, pour M. Civiale, elle se présente *souvent*, pour moi elle est très-rare, puisque je n'ai rencontré qu'un ou tout au plus trois cas où la faiblesse ne fût pas évidemment consécutive à un obstacle matériel ou à une paraplégie commençante.

M. Civiale donne une singulière raison à l'appui de sa manière de voir ; il dit que, si l'on a nié l'atonie primitive, c'est qu'il se présente une série de cas compliqués d'obstacles dans l'urètre ou au col de la vessie, et qu'on a négligé les explorations locales qui ne laissent aucun doute à cet égard. (*Monit.*, p. 132.)

Il me semble que son argument aurait une tout autre valeur si nous eussions fait échange d'opinions.

En effet, je suppose qu'un malade ait la vessie paresseuse et que deux chirurgiens l'examinent : l'un prétend que l'inertie est primitive et sans lésion organique ; l'autre trouve, au contraire, qu'il y a une lésion organique dont l'inertie vésicale n'est que la conséquence.

On ne peut échapper à ce dilemme : ou bien ce dernier croit trouver quelque chose là où il n'existe rien, ou bien c'est lui qui emploie les meilleurs procédés.

Je sais bien que, entre ces deux alternatives, M. Civiale ne sera pas embarrassé du choix. Il me reste donc à prouver qu'il y a quelque chose là où je dis que quelque chose existe, et je ne puis y parvenir qu'en citant des faits qui nous sont communs. On comprend que je m'y trouve forcé ; car si, là où j'ai trouvé un obstacle à l'orifice interne ou dans le trajet de l'urètre, je ne faisais pas savoir que M. Civiale n'a reconnu qu'une atonie de la vessie, on pourrait toujours me répondre que ces faits rentrent dans sa catégorie des cas compliqués. Ces faits sont actuellement assez nombreux ; toutefois, pour qu'on ne puisse me soupçonner de les plier au débat actuel, je vais les prendre dans des publications qui datent déjà de plusieurs années.

I. — Le malade n° 11 de mes *Obs. et remarq. nouvelles sur le trait. des valv. du col de la vessie* (1847) avait consulté M. Civiale, qui, comme plusieurs autres spécialistes, ne vit chez lui qu'un rétrécissement. Or, comme ce malade se passait des sondes énormes, et que néanmoins il n'urinait qu'avec une extrême difficulté, à quoi M. Civiale attribua-t-il cette difficulté? Je n'ai pas de renseignements bien positifs à cet égard ; mais ce que je sais positivement, c'est qu'il ne proposa pas au malade de le débarrasser d'une valvule qui le conduisit presque à la ruine et au marasme. Je divisai cette valvule et le rendis à la santé.

II. — Le sujet de l'obs. 7 avait aussi consulté M. Civiale, qui sans doute crut à une atonie de la vessie, puisque, après avoir usé sans résultat de bougies volumineuses, il lui fit administrer des douches chaudes sur les reins, et tous les jours des injections froides dans la vessie, le tout sans résultat. Appelé, je trouvai une valvule du col de la vessie ; mais le dépérissement général et la fièvre étaient tels que M. Ségalas, chirurgien consultant, me dit que ce serait me compromettre, moi et mon opération, que de la pratiquer dans des conditions si fâcheuses. Malgré ces bienveillantes observations, j'opérai, enhardi par mes précédents résultats, et le malade revint à un état qui lui permit de retourner dans son pays, de faire plusieurs longs voyages en voiture et de reprendre ses affaires.

L'observation IV de ma *Troisième série* (1850) est

des plus remarquables au point de vue actuel. Je vais la rappeler en peu de mots et y ajouter quelques détails nouveaux.

III.—Nozot, rue de la Grande-Truanderie, 43, était âgé de cinquante-trois ans environ, lorsqu'en 1844 il s'aperçut d'un dérangement notable dans l'émission urinaire. En 1846, la rétention devint complète, et, après plusieurs traitements infructueux, le malade entra à Necker, dans le service de M. Civiale. « Ce chirurgien, dit le docteur Maingault, qui a recueilli l'observation, le sonda deux fois, lui dit qu'il n'avait pas besoin de rester à l'hôpital, qu'il pouvait se traiter et se guérir seul ; *il lui conseilla seulement des injections d'eau fraîche.* »

Ce traitement, et plusieurs autres qu'il suivit jusqu'en 1848 (sondes à demeure, vésicatoires, etc.), n'améliorèrent en rien son état, et il ne rendait pas une seule goutte d'urine sans sonde.

Enfin, le 22 septembre de cette année, après avoir reconnu une valvule du col de la vessie, je le fis entrer à l'Hôtel-Dieu, dans le service de M. Blandin.

Trois opérations furent sans résultat ; ce que voyant, M. Blandin voulait en rester là, pensant que, indépendamment de l'obstacle qu'il avait lui-même constaté, il pouvait y avoir une vraie paralysie de la vessie, provenant d'un coup de sang que le malade avait éprouvé lorsqu'il faisait ses premières injections, en 1846, et qui lui avait laissé une légère faiblesse du bras droit.

Quant à moi, convaincu que l'obstacle était, sinon tout, du moins à peu près tout, je ne me rebutai pas, et je fis une quatrième opération le 28 octobre, en présence de Blandin et du professeur Bouisson, de Montpellier.

Cette fois, je réussis, et le malade urina *librement,* ainsi que le prouve une leçon de Blandin, insérée dans la *Gazette des Hôpitaux* de 1849, p. 36.

Malheureusement je fus obligé de quitter Paris le 4 novembre pour un voyage qui devait durer tout l'hiver, et on négligea les soins à l'aide desquels je préviens la réunion des parties divisées. Malgré cela, lorsque je revins, au mois d'avril, Nozot urinait encore un demi-verre spontanément. Je trouvai que l'obstacle s'était reproduit, et je lui promis qu'une nouvelle opération serait suivie d'une guérison durable ; mais M. Guillon, qui l'avait vainement soigné avant moi, avait regagné sa confiance en lui promettant de le guérir à l'aide de cataplasmes dans le rectum. Le 17 mai, la rétention était redevenue complète.

Je ne sais ce qui se passa, mais sans doute, les cataplasmes restant sans effet, on eut recours à un traitement plus direct ; car, finalement, il survint une inflammation phlegmoneuse de tout le scrotum, et le malade fut forcé d'entrer à l'Hôtel-Dieu, dans le service de M. Roux, d'où il ne sortit qu'au bout de plusieurs mois, ayant le testicule gauche presque entièrement dénudé et une fistule de l'épididyme droit.

Dans les derniers mois de 1852, une lettre de M. Demarquay m'apprit qu'il avait dans son service un malade qui pouvait m'intéresser. Je m'y rendis aussitôt, et qui trouvai-je? Nozot, dans l'état que je viens de dire, et n'urinant pas une seule goutte sans sonde.

Je l'engageai à revenir me voir, et je lui promis de nouveau guérison ; mais il m'avait causé tant de désagréments qu'il n'osa le faire.

Enfin, le 14 avril 1853, je le rencontrai sur le pont des Arts, et il m'avoua que très-souvent il passait ainsi dans mon voisinage, espérant me rencontrer. Je lui donnai rendez-vous chez moi pour le lendemain, et, le 16, je l'opérai par excision. Le soir même il urinait à plein canal. Le 17 le sang était arrêté. Point de fièvre, pas le moindre accident, et le 3 mai je le présentai à l'Académie de Médecine, urinant avec force, de la manière la plus normale : il lui restait à peine trois cuillerées d'urine dans la vessie.

Il n'y a que quelques jours que j'ai revu Nozot, et son état n'a pas changé ; c'est d'ailleurs ce dont le rapporteur de la dernière commission d'Argenteuil a pu s'assurer à plusieurs reprises, car ce pauvre malade n'était pas au bout de sa triste odyssée.

J'espérais d'abord que le rétablissement de la miction et la cessation des sondes permettraient au testicule dénudé de se recouvrir ; mais il n'en fut rien, malgré une foule de moyens que j'employai pendant cinq ou six mois ; et comme cet homme était seul et ne pouvait subvenir aux soins et pansements que nécessiterait une castration faite chez lui, je le fis entrer dans le service de M. Robert. L'opération fut suivie d'une fistule qui n'est pas encore guérie, de même que la fistule de l'épididyme droit.

Enfin, il y a quelques mois, il vint encore me consulter, et je lui découvris dans les plis de l'anus une fistule stercorale à laquelle l'introduction multipliée des cataplasmes dans le rectum ne fut peut-être pas étrangère, et je le fis entrer de nouveau dans le service de

M. Robert, qui l'opéra, et eut par conséquent le temps d'observer l'état de la miction.

Il est évident, d'après ce que j'ai rapporté plus haut, que M. Civiale croyait à une atonie pure et simple de la vessie. Eh bien ! j'en appelle maintenant à M. Civiale lui-même, qui de nous a le mieux diagnostiqué?

IV.—M. Combier, dont l'histoire, consignée en 1852 dans mes *Observations relatives au traitement de la rétention d'urine chez les hommes âgés*, sera reproduite lorsque je traiterai de l'excision des valvules du col de la vessie, était atteint de dysurie depuis dix ans, et de rétention complète et continue depuis sept, lorsqu'il me fut adressé. Pendant ce temps, il avait consulté deux fois M. Civiale, qui, chaque fois, ne jugea pas à propos de le sonder, lui conseilla d'abord *un régime tonique et des injections froides*, et enfin le déclara incurable.

En juin 1852 je lui ai excisé une valvule du col de la vessie, en présence de M. le rapporteur de la dernière commission d'Argenteuil et du docteur Destrem, et, depuis cette époque, M. Combier a toujours très-bien uriné.

M. Civiale nous vante l'excellence de ses moyens d'exploration; mais il faut convenir que, s'il ne les emploie pas, comme chez ce dernier malade, ou s'il les emploie comme chez les précédents, il faut convenir, dis-je, que ses assertions ne peuvent avoir grande autorité.

J'ai dit plus haut pourquoi je me borne à ces faits : je crois d'ailleurs qu'ils suffisent; car ils prouvent que, dans beaucoup de cas où M. Civiale ne croit qu'à des atonies de la vessie, moi je trouve des obstacles matériels, et qu'en les faisant disparaître j'en fais cesser les effets. Ma manière de voir et d'agir n'est donc pas si *regrettable* qu'il le prétend.

J'avais fait voir que les faits sur lesquels il appuyait son opinion lui étaient plutôt contraires que favorables (voy. p. 116); en apporte-t-il de nouveaux ? Non, aucun. Qu'on juge jusqu'où vont ses préventions. Il convient bien qu'il est des cas où, avec une atonie vésicale, des lésions organiques peuvent exister dans l'urètre, au col ou dans l'intérieur de la vessie; mais au lieu de les considérer comme causes de l'inertie, il ne les regarde que comme des complications qui en rendent les effets plus saillants, et pour preuve, dit-il, « ne suffit-il pas de rappeler qu'après avoir détruit l'obstacle dont on parle les malades n'urinent souvent pas mieux qu'auparavant ? »

D'abord je conteste le mot *souvent*. Je conviens que certains malades n'ont retiré aucun fruit de mon traitement, et j'ai publié quelques faits de ce genre, car j'ai fait connaître indistinctement tous ceux que j'ai observés jusqu'en 1852. Mais ces faits sont peu nombreux comparativement, et ils deviennent de plus en plus rares à mesure que j'acquiers plus de hardiesse et d'expérience.

Et d'ailleurs que prouveraient-ils ? Est-ce que nous possédons en médecine un traitement infaillible ? Est-ce qu'on ne peut s'expliquer l'inefficacité d'un traitement qu'en supposant qu'il n'a été appliqué qu'à une maladie imaginaire ? Est-ce qu'une opération ne peut jamais laisser quelque chose à désirer, surtout quand l'œil ne dirige pas la main ? Ainsi j'ai rapporté un cas où le résultat n'avait pas été complet, peut-être parce que la division de l'obstacle n'avait pas été bien verticale dans toute son étendue, et qu'une de ses lèvres anticipait sur l'autre de manière à pouvoir jouer jusqu'à un certain point l'office de soupape. Mais une valvule existait bien réellement, et elle put être vérifiée à l'autopsie; car le malade succomba, au bout de deux mois et demi, à des manœuvres imprudentes faites à mon insu pour compléter le résultat, mais tout à fait guéri des suites de mon opération. (*Rech. sur les valv.*, etc., 2e édit., p. 352, et *Mém. hist.* p. 34.)

Qui prouve même que certains cas ne sont pas restés imparfaits uniquement parce que le chirurgien a manqué de hardiesse ou le malade de courage? Ainsi Nozot et quelques autres encore n'ont été guéris qu'après quatre et même cinq opérations; s'ils s'étaient arrêtés après la deuxième ou la troisième, devrait-on les ranger dans la catégorie des atonies simples et me déclarer coupable d'opérations sans but réel? Quant à moi, je déclare que quelquefois je me suis arrêté dans des cas où je craignais qu'il y eût danger à aller plus loin, et où cependant un commencement de succès m'annonçait que j'étais dans la bonne voie. J'ai pour règle qu'avant tout il ne faut pas faire de mal, et je ne risque jamais rien, du moment que j'entrevois quelque chance préjudiciable au malade.

Enfin, je répète encore que j'ai de tout temps admis l'inertie vésicale. Mais par cela seul que je la regarde comme étant presque toujours consécutive, s'ensuit-il qu'elle doive constamment se dissiper après la destruction de l'obstacle qui l'a causée? Point du tout. J'ai toujours dit, au contraire, que, si elle se dissipe le plus souvent, il y a aussi des cas

où probablement, par le fait de sa durée, du degré
de distension, d'inflammation, etc., dont elle a été
accompagnée, il s'est produit dans la structure et la
nutrition de la couche charnue de la vessie des
désordres irrémédiables. Sans doute que, si l'on
pouvait prévoir ces cas, à coup sûr on ne devrait
pas opérer; mais, quoique je sois déjà en mesure de
fournir un certain nombre de données à cet égard,
je conviens cependant que la science laisse encore à
désirer.

Ceci me conduit à examiner une autre partie de
la question traitée dans le dernier travail de M. Civiale.

Il signale comme causes d'atonie de la vessie deux
lésions de texture très-différentes. Dans la première,
il y a atrophie de cet organe, et, dans l'autre, hypertrophie.

Il y a déjà bien des années que je lui ai dit que
cette atrophie n'existe que dans ses écrits, ou
plutôt que c'est une anomalie si rare qu'il est
impossible d'édifier sur elle la théorie d'une maladie
aussi commune que l'inertie de la vessie; je lui ai
même fait remarquer que les vessies dont il a donné
le dessin sont toutes hypertrophiées.

M. Civiale avait un moyen bien simple de me
confondre : c'était de présenter à l'Académie de Médecine quelques preuves anatomiques. C'est ce qu'il
n'a jamais fait.

Mais, au lieu de preuve matérielle, il nous en
donne une par induction. Je suis loin de récuser ce
genre d'argument, et je ne traiterai pas l'auteur d'esprit spéculatif, comme il l'a si souvent fait à mon

égard; toutefois, il faut y apporter toute la sévérité désirable. Or, je doute fort que M. Civiale agisse ainsi lorsqu'il invoque à l'appui de sa thèse la *paralysie musculaire atrophique*, qui a fixé depuis quelques années l'attention des observateurs. Une foule de différences pourraient être signalées ici ; mais je me contenterai d'une simple question : Sur un nombre donné d'hommes, combien en trouvera-t-on qui soient atteints de *paralysie musculaire atrophique* bornée à une région circonscrite et indépendante de toute lésion nerveuse? Et je consens à ce que l'on compte en bloc celles de tous les organes du corps autres que la vessie. Combien, d'un autre côté, observera-t-on de dysuries du genre de celles que M. Civiale attribue à une atonie essentielle de la vessie?

Or, si le deuxième nombre est de beaucoup supérieur au premier, on devra nécessairement conclure que la raison invoquée par M. Civiale se tourne contre lui et prouve ce que je disais tout à l'heure, c'est-à-dire que l'atrophie de la vessie ne peut être qu'une anomalie extrêmement rare.

Le seul cas incontestable d'atrophie de la vessie que j'aie observé se présenta chez un vieillard dont la prostate était hypertrophiée de telle sorte que l'orifice interne de l'urètre ne pouvait se fermer, et que la vessie se trouvait constamment dans un état non pas de distension, mais de *vacuité continuelle.* (*Rech. sur les mal. urinaires des hommes âgés,* obs. xxvi, p. 263.) Je ne reviendrai pas sur un autre fait dont j'ai parlé dans mon premier mémoire et qui m'a paru douteux (voy. p. 108).

Voyons-maintenant ce qu'il faut penser de l'atonie avec hypertrophie. Il n'est pas rare, en effet, de rencontrer cette coïncidence; mais les causes n'en sont pas aussi *indéterminées* que le veut M. Civiale, et je crois les avoir parfaitement expliquées.

J'ai exposé comment, un obstacle survenant graduellement au col vésical ou dans le trajet de l'urètre, la vessie lutte d'abord et prend un surcroît de nutrition; mais on comprend aussi comment, cet obstacle continuant de s'accroître, il vient un temps où la lutte n'est plus possible, et où la vessie, quoique hypertrophiée, se laisse distendre et perd sa contractilité. Ceci revient tout simplement encore à dire qu'il est beaucoup d'obstacles matériels que M. Civiale méconnaît.

Il cite comme exemples certains calculeux qui d'abord sont tourmentés par des besoins incessants, et qui, plus tard, voient ces besoins s'éloigner et leur vessie ne se vider que d'une manière imparfaite.

Ces faits sont de la plus exacte observation; mais, dès 1844, j'ai fait voir que cela tient à ce que la présence d'un calcul dans le bas-fond de la vessie provoque souvent le spasme, puis la rétraction, et par cela même une valvule musculaire du col de cet organe (*Rech. sur les valv.*, etc., p. 92). Ainsi, voici la marche des phénomènes dans les cas dont il s'agit : calcul vésical, stimulation de la vessie et hypertrophie; puis obstacle au col, distension de la vessie, et enfin perte da sa contractilité.

Mais j'ai signalé d'autres cas où les phénomènes ne se passent pas tout à fait ainsi, et nous allons voir en faveur de qui ils militent.

Il n'est pas rare de voir des calculeux uriner très-souvent et avec des épreintes considérables, tant qu'ils sont sous l'influence de leur pierre, mais qui, sitôt qu'on les en a débarrassés (et je suppose que c'est par la lithotritie, qui ne détermine aucun changement dans la disposition des organes), ne peuvent plus uriner du tout.

M. Civiale dira-t-il que l'opération a tout à coup frappé leur vessie d'atonie ? Exposons encore quelques faits, et toujours sans sortir de ceux qui sont déjà dans le domaine public.

V. — M. Bailly-Caffiier, dont l'observation, insérée dans la *Gazette Médicale* de 1850, sera reproduite au sujet de l'excision des valvules, n'avait pas besoin de sondes tant qu'il fut affecté de la pierre ; mais il n'en était pas encore entièrement débarrassé qu'il fut pris d'une rétention complète. Cette rétention persista cinq mois, et céda instantanément à l'excision d'un obstacle au col de la vessie.

VI. — M. Garnot, dont on lira également l'histoire, présenta une succession de phénomènes à peu près semblables; seulement la rétention devint complète dès la première séance de lithotritie.

Pourquoi ? Voici comment j'explique ces faits.

D'une part, l'obstacle, surexcité par le passage des instruments et des fragments, augmente et bouche hermétiquement le canal. Je crois que cette cause joua un grand rôle dans les deux observations précédentes, et surtout dans la seconde.

Mais, d'autre part, lorsque la vessie n'est plus stimulée par la présence de la pierre, elle se contracte aussi moins énergiquement, et lutte contre l'obstacle avec moins d'avantage. Voici, à l'appui de cette seconde explication, un fait qui a déjà reçu quelque publicité, mais en partie seulement, dans la *Gazette hebdomadaire de Médecine et de Chirurgie*, 1854, p. 699.

VII. — M. Rousseau, dont je parlerai en traitant de la lithotritie, avait une pierre dans la vessie et un engorgement considérable de la prostate. Tant qu'il eut sa pierre, sa vessie se vidait complétement, tandis qu'auparavant l'émission était fort incomplète et qu'elle est redevenue telle depuis.

Il me semble évident que, dans ce cas, l'extraction de la pierre a fait perdre à la vessie la contractilité exagérée en vertu de laquelle elle se vidait à chaque instant et jusqu'à la dernière goutte, malgré l'obstacle. Eh bien! supposons celui-ci plus développé, ou le col de la vessie moins large. M. Rousseau ne pourrait-il pas avoir une rétention complète ?

J'ai soupçonné un cas (*Rech. sur les valv.*, 2e éd., p. 357), et je crois que c'est le seul possible, où une hypertrophie de la couche musculaire pourrait empêcher la vessie de se vider complétement : c'est le cas où, cette hypertrophie s'étant développée sous l'influence d'un obstacle, celui-ci vient à disparaître par le fait soit d'un traitement approprié, soit de la marche de la maladie qui lui a donné naissance. J'ai démontré en effet que l'engorgement de la prostate peut prendre certaines formes qui, loin d'empêcher l'urine de s'écouler, disposent au contraire à l'incontinence.

Ne se pourrait-il pas que, hypertrophiées dans un état de distension, les parois vésicales eussent acquis une densité trop grande pour revenir complétement sur elles-mêmes, absolument comme le cœur dans certaines hypertrophies avec dilatation?

En voilà assez, je pense, pour faire voir qu'il ne suffit pas de croire depuis vingt-cinq ans à la fréquence de l'atonie primitive de la vessie pour avoir le droit de donner cette opinion comme absolument vraie, et que, depuis ce temps, il est entré dans la science de nouveaux éléments avec lesquels il faut nécessairement compter (1).

TROISIÈME MÉMOIRE.

Diverses remarques sur les sondes et sur le cathétérisme.
(Rech. sur les malad. urin. des hommes âgés. Union Médicale, année 1850.)

Lorsqu'il survient une rétention d'urine, quelle qu'en soit la cause, le premier soin doit être de vider la vessie.

Certains malades, et même des médecins, ont une telle horreur du cathétérisme qu'ils laissent quelquefois cet organe s'épuiser en vains efforts, et, plutôt que de recourir à la sonde, ils font prendre des bains prolongés, multiplient les applications de sangsues, et administrent les calmants sous toutes les formes et par toutes les voies imaginables.

Parfois ces moyens réussissent; mais pour un succès on échouera vingt fois. Et d'ailleurs sont-ils sans dangers? Non. Les bains multipliés ou prolongés augmentent la distension de la vessie et lui font

---

(1) J'ai exposé les signes, et surtout le traitement de l'inertie de la vessie, dans mes *Rech. sur les Valvules,* p. 137 et 290. Je n'y reviendrai pas.

perdre par conséquent de plus en plus de sa contractilité; cet organe distendu entraîne son col en haut, comme la matrice entraîne son orifice à une certaine époque de la gestation; l'obstacle, pressé par l'urine, est plus fortement appliqué contre l'orifice de l'urètre : de·tout cela résultent une rétention plus rebelle encore et beaucoup plus de difficultés à l'introduction de la sonde.

Les applications de sangsues ont, quoiqu'à un moindre degré, les mêmes inconvénients en faisant perdre du temps ; mais elles ont, en outre, celui d'affaiblir encore un malade déjà affaibli souvent, soit par l'âge, soit par l'ancienneté de sa maladie, soit par ces deux causes réunies, et de le plonger dans un état d'épuisement d'où il est plus tard bien difficile de le tirer.

Les calmants font également perdre un temps précieux, et ils ont un inconvénient qui leur est propre : c'est d'endormir les souffrances, et d'amener quelquefois un calme qui trompe et le malade, et ceux qui l'entourent, et le médecin lui-même. Du temps se passe, surtout si de l'urine s'écoule par regorgement; alors l'accumulation forcée de ce liquide et sa décomposition enflamment la vessie, et quelquefois même il survient, soit une gangrène de ses parois, soit, et plus souvent, ces ruptures insidieuses que j'ai décrites sous le nom de *perforations spontanées*, et qui sont presque infailliblement mortelles. Le résultat le moins fâcheux, c'est de faire perdre à la vessie le peu de contractilité qui lui reste.

Qu'il soit bien entendu, toutefois, que je ne proscris pas d'une manière absolue les traitements généraux dont je viens de parler. Il est des cas où ils satisfont à des indications réelles : on peut avoir une inflammation à éteindre, de l'éréthisme nerveux à calmer ; mais il ne faut pas oublier qu'on atteindra bien plus facilement le but qu'on se propose si l'on a d'abord évacué l'urine et placé les parties malades dans les conditions les plus favorables.

Je dirai même que, si le cathétérisme offrait trop de difficultés, il ne faudrait pas s'obstiner à pénétrer, quoi qu'il en coûte, et que si l'on supposait que les moyens généraux, même le chloroforme, dussent rendre le but plus facile à atteindre, il faudrait les mettre en usage plutôt que de recourir à la ponction de la vessie, opération que je n'ai jamais été dans la nécessité de pratiquer, et que je regarde comme l'enfance de l'art, pour ces cas du moins.

Ce que je prétends, c'est qu'il faut, autant que la prudence le permet, commencer par vider la vessie. Cette opération, qu'on suppose environnée de tant de difficultés, s'exécutera presque toujours avec aisance si l'on se pénètre bien des principes que je vais exposer.

Et d'abord, quels sont les obstacles qu'on peut rencontrer ?

J'ai dit, dans mes précédents ouvrages, qu'on peut être arrêté à l'entrée même de l'urètre ; que son orifice se trouve souvent placé sur le gland à une hauteur telle que, si son axe était prolongé par la pensée, il coïnciderait presque avec celui des corps caverneux ; que le canal éprouve en conséquence, à sa portion balanienne, une courbure assez brusque, en se dirigeant du sommet du gland à la face inférieure de la verge, et que les sondes, surtout celles qui sont courbes, et les bougies pointues, vont souvent buter contre sa paroi supérieure, si on ne leur imprime pas une direction convenable. M. Civiale a nié ce fait (*Traité prat.*, etc., 2e édit., t. II, p. 397). Or, de nouvelles recherches ont donné à cette remarque pratique la plus complète démonstration. M. Guérin affirme qu'il existe chez presque tous les hommes, à la paroi supérieure de la région balanienne, une bride muqueuse assez semblable aux valvules des veines, et dont la concavité est dirigée en avant (*Gaz. méd.*, 1849, p. 581). Mes recherches m'ont démontré que cette bride, qui avait déjà été figurée par J. Hunter comme anomalie, et dont j'avais dit quelques mots dans mon travail *Sur les Rétrécissements*, p. 72, et *Gaz. méd.*, 1845, p. 339, n'existe que dans la moitié environ des cas; mais, eussé-je raison, il n'en serait pas moins vrai que souvent la portion balanienne offre de sérieuses difficultés à qui n'est pas prévenu des dispositions que je viens de rappeler.

Souvent le canal, en raison de la brièveté du ligament suspenseur, est collé pour ainsi dire au-devant de la symphyse pubienne. Il faut donc alors suivre une direction oblique en bas et en arrière de cette symphyse pour passer sous l'arcade et arriver au bulbe. Si l'on oublie ce précepte, on est arrêté; il en est même qui se croient alors parvenus dans le bulbe et abaissent le pavillon de l'instrument pour engager son bec dans la portion membraneuse. Une pareille manœuvre, si elle s'accompagne d'une certaine force, n'a d'autre effet que d'effectuer une fausse route dans la paroi supérieure.

Quand on a franchi la portion spongieuse de l'urètre et qu'on s'est engagé tant soit peu dans sa portion ascendante, on peut être presque certain que les difficultés qu'on rencontre ne dépendent pas de rétrécissements, mais de simples déviations de ce conduit, sans excepter ces obstacles qu'on décrit si souvent dans cette région sous le nom de *rétrécissements spasmodiques*.

La portion membraneuse est soumise à l'action de muscles qui, lorsqu'ils viennent à se contracter spasmodiquement sous l'influence d'une irritation quelconque, en augmentent considérablement la courbure. Ainsi, à son passage même à travers l'aponévrose moyenne du périnée, elle est embrassée par des faisceaux musculaires, un de chaque côté, qui, unis l'un à l'autre sur les faces antérieure et postérieure, se portent ensuite en dehors, en arrière et en bas, pour s'insérer à l'endroit à peu près où les branches descendantes des pubis s'unissent aux branches ascendantes des ischions. En conséquence de ces dispositions, ces muscles la tirent en bas et en arrière (1). Immédiatement au-dessus, elle

---

(1) Ces muscles ont été nommés *dépresseurs de l'urètre* par Santorini, qui les a décrits chez la femme. Guthrie les a découverts et parfaitement figurés chez l'homme ; malheureusement, il a cru retrouver dans ces muscles les faisceaux qui portent le nom de Wilson, et c'est sans doute parce qu'il a voulu concilier sa description avec celle de cet auteur que sa 1re figure, qui est la principale, est tout à fait inexacte. Il y représente deux attaches aux corps des pubis qui n'existent pas ; c'est ce qui fait que, dans les recherches que j'ai entreprises pour vérifier l'existence de ces muscles, je ne les ai pas

passe entre les deux faisceaux du muscle pelvien connus sous le nom de *muscles de Wilson*, lesquels, s'insérant à la face postérieure du corps des pubis, vont s'unir derrière elle et la tirent, par conséquent, en avant.

De cette double traction en sens inverse résulte une exagération très-forte de sa courbure naturelle; et une grande difficulté à l'introduction de la sonde.

Un peu plus loin, dans la région prostatique, un autre genre de déviation peut se rencontrer. Il n'est pas rare que les granulations centrales de l'un des lobes latéraux de la prostate prennent un accroissement hors de proportion avec le reste. Ce lobe présente alors, du côté de l'urètre, une bosse plus ou moins saillante, à large base, s'effaçant graduellement sur sa circonférence. Presque toujours le lobe opposé se trouve déprimé, comme creusé dans son centre pour s'adapter à cette éminence. Autre ordre de difficultés.

Au col de la vessie, le canal peut encore éprouver et éprouve même souvent des déviations de diverses sortes.

Tantôt c'est une contraction exagérée des fibres musculaires obturatrices, qui, après avoir embrassé par leur plein l'orifice urétro-vésical, se jettent par leurs extrémités dans la paroi antérieure de la ves-

---

trouvés, et que j'ai pensé qu'il ne s'agissait que de certains faisceaux inférieurs des releveurs de l'anus qui ne me paraissent pas avoir été décrits avant moi. Mais M. Demarquay m'a fait voir ces muscles de la manière la plus évidente. Ils sont logés dans le point où l'aponévrose latérale de la prostate abandonne la portion membraneuse pour se porter sur la face supérieure de l'aponévrose moyenne du périnée, là où M. Gosselin avait cru trouver un muscle circulaire.

sie, de manière que, lorsqu'elles viennent à agir, elles entraînent le bord postérieur ou rectal de cet orifice vers le bord pubien (valvule muscul.).

Tantôt c'est une hypertrophie de la portion sus-montale ou moyenne de la prostate, qui, suivant la manière dont elle se développe, forme une valvule (prostatique) ou une tumeur adhérente par sa base au bord postérieur du col vésical, et s'inclinant par son sommet au-dessus du canal. Dans les deux cas, celui-ci se trouve fermé comme par une soupape (1).

Tantôt c'est une tumeur s'élevant de l'un des lobes latéraux dans la vessie, et qui, se portant du côté opposé, s'incline au-dessus de l'urètre, et joue également le rôle de soupape. Ces divers états pathologiques constituent une très-nombreuse série de difficultés.

Enfin, un dernier ordre de difficultés presque aussi fréquentes et non moins embarrassantes, quelquefois invincibles, ce sont les fausses routes qu'on rencontre le plus souvent au-devant de l'un des obstacles que je viens de rappeler succinctement, et particulièrement au fond du bulbe et dans le bord postérieur du col de la vessie.

Quels préceptes a-t-on donnés pour aider le praticien à vaincre ces difficultés?

Fabrice de Hilden et presque tous les auteurs s'accordent à recommander l'usage des sondes volumineuses; presque tous aussi conseillent de por-

---

(1) On a vu, p. 44, une figure qui, quoique bien imparfaite, représente une tumeur T, située derrière le col de la vessie. Je donnerai plus loin, lorsque je traiterai de l'excision des valvules, deux figures d'une maladie de ce genre.

ter le bec de la sonde vers la symphyse pubienne; quelques-uns même disent qu'il faut introduire l'index dans le rectum, afin de pousser l'instrument directement en avant. E. Home a conseillé d'imprimer au bec une direction latérale, afin, dit-il, de le faire passer dans l'espace compris entre l'un des lobes latéraux et le lobe moyen de la prostate. Suivant Chopart, on peut, après s'être assuré que ce bec répond exactement à la direction de l'urètre, enfoncer la sonde avec force, sans trop craindre une fausse route; mais c'est un précepte que dément l'expérience journalière. Et d'ailleurs, comment s'assurer que la sonde est bien précisément dans la direction du canal?

Enfin, ce même auteur conseille d'introduire jusqu'à l'obstacle une sonde élastique armée de son stylet, puis de retirer celui-ci de 2 ou 3 centimètres, afin que le bec de la sonde, devenu libre, puisse s'adapter à la courbure de l'urètre. Hay a donné le même précepte, et de plus il a compris que c'est parce que cette manœuvre augmente la courbure de l'instrument qu'elle est efficace.

Parmi ces préceptes, il y en a de bons; il y en a qui n'ont aucune valeur, et, dans une foule de cas, les meilleurs sont insuffisants : et alors quelles ressources nous suggèrent les traités généraux et spéciaux? Pas d'autre que la ponction de la vessie ou le cathétérisme forcé à travers les parties qui obstruent l'orifice.

Cette dernière méthode a été employée par Lafaye sur Astruc. Ne pouvant franchir le col vésical, et pensant que l'obstacle provenait d'une tumeur située en cette partie, il résolut de passer à travers au moyen d'une algalie légèrement courbe, ouverte à ses deux extrémités, et contenant un mandrin terminé par un poinçon susceptible de dépasser la canule de 8 millimètres. Mais, quoique suivi de succès, ce procédé a des inconvénients qui ont frappé tous les yeux. « Les chirurgiens, dit Chopart, préfèrent avec raison l'algalie mousse, grêle, et d'une telle épaisseur de parois qu'elle ne plie pas contre les obstacles. » Mais il convient qu'il peut s'ensuivre des accidents sinistres ; et certes les observations qu'il rapporte ne sont pas propres à encourager. Dans ce cas, la sonde conique de Boyer serait au moins aussi dangereuse, et je lui préférerais même la ponction au-dessus du pubis ou par le rectum, suivant que la vessie s'élève plus ou moins dans le ventre.

La plupart des praticiens, quand ils sont appelés auprès d'un homme atteint de rétention d'urine, se servent de la sonde qu'ils ont habituellement sous la main, c'est-à-dire de l'algalie de trousse. C'est une faute ; mais, comme elle est quelquefois inévitable, disons quelques mots du choix de cet instrument.

On a fabriqué des algalies de formes bien différentes. Il y a quinze ans et plus, toutes avaient un bec très-long et une courbure peu prononcée : les fabricants ne faisaient que se conformer aux règles tracées par Boyer et adoptées par les autres chirurgiens de l'époque.

Lorsque les travaux modernes eurent fixé l'attention sur l'augmentation de courbure que certaines maladies impriment au canal, on comprit l'utilité de donner aux algalies une courbure plus forte, et d'abord elles furent à peu près ce qu'elles doivent être.

Mais, depuis peu, des discussions multipliées ayant fait sentir l'importance de sondes à bec très-court, on a cru réunir leurs avantages à ceux des précédentes en prenant un terme moyen, c'est-à-dire en donnant aux algalies une forte courbure et un bec de 3 à 4 centimètres. Ce modèle se rencontre souvent aujourd'hui dans le commerce. Je le dis de suite, en voulant trop améliorer, on a tout gâté.

Les algalies à bec long et peu courbé on l'inconvénient de ne franchir que difficilement la courbure sous-pubienne du canal et celle de la région prostatique, surtout lorsqu'elles ont été exagérées par un état pathologique. De là les fausses routes que j'ai signalées précédemment. Or, ces fausses routes sont souvent suivies des plus déplorables conséquences. Je ne dirai pas qu'elles peuvent amener la mort par inflammation, par hémorrhagie, par infiltration urineuse, et même par infection générale : tous ces accidents, il me serait facile d'en citer des exemples ; mais je ne le ferai pas, attendu que, bien qu'ils ne soient pas rares absolument parlant, ils le sont cependant comparativement au nombre des fausses routes qu'on rencontre. Mais un résultat sur lequel j'appellerai particulièrement l'attention, par la raison qu'il est pour ainsi dire inévitable, c'est que les sondes qu'on introduit ultérieurement s'engagent presque infailliblement dans ces ouvertures accidentelles et éprouvent les plus grandes difficultés pour passer au delà. On jugera facilement alors de leurs tristes effets, si on réfléchit que la plupart des hommes qui y sont exposés sont condamnés, par l'impuissance des moyens auxquels on les soumet habituellement, à ne pouvoir plus uriner que par la sonde.

Les algalies à bec fortement courbé et court n'ont pas les inconvénients des précédentes, mais elles en ont d'autres. L'engorgement des lobes latéraux de la prostate allonge la portion ascendante de l'urètre, et élève par conséquent son orifice interne. Cette élévation se trouve souvent encore augmentée par l'ascension de la vessie que je signalais tout à l'heure. Il résulte de là que le bec de la sonde ne peut arriver au col de cet organe que si l'on imprime au pavillon un mouvement combiné d'abaissement et d'impulsion qui exige une certaine habitude et des notions anatomo-pathologiques que beaucoup de praticiens n'ont pas eu les occasions d'acquérir. Si donc, une fois engagé dans la portion membraneuse, on se contente d'exécuter le premier mouvement, qui suffirait presque toujours avec une algalie à plus long bec, on arcboute contre la paroi pubienne de la région prostatique, et on y fait fausse route si l'on use de quelque violence. Ces fausses routes sont ordinairement moins gênantes que celles de la paroi postérieure ; mais, quand elles sont profondes, elles ont une gravité très-grande, à cause du voisinage des sinus de Santorini, dans lesquels je les ai vues, à l'Hôtel-Dieu, développer une phlébite mortelle.

En résumé, la meilleure algalie est celle qui, à partir de 8 centimètres de son extrémité vésicale, est recourbée à peu près régulièrement, de manière que la tangente à la dernière partie de sa courbure fasse, avec le prolongement idéal de sa portion droite, un angle de 100 à 110 degrés ; ou, si l'on aime mieux, sur une circonférence de 5 centimètres de rayon, qu'on prenne un arc de 8 centimètres, et l'on aura à peu près la forme de courbure que je préfère. J'y mets quelque restriction, parce que j'aime que le milieu de cet arc soit légèrement aplati, qu'il se rapproche quelque peu de la sonde que j'appelle bi-coudée. Voilà pourquoi je préfère la première formule à la seconde.

Après ce que j'ai dit de l'emploi de l'algalie comme moyen évacuateur, je me crois dispensé d'y insister plus longtemps ; je me suis d'ailleurs étendu longuement sur son introduction dans mes *Recherches sur les maladies urinaires des hommes âgés*, pages 301 et suivantes.

La sonde par laquelle on doit commencer de préférence est celle de gomme élastique.

Disons de suite que, si l'on avait quelque raison de croire qu'un obstacle existe à la paroi supérieure du canal, qu'une fausse route, par exemple, a été faite au-devant de la symphyse pubienne, ou bien au-devant de l'entrée de la portion membraneuse, ce qui n'est pas très-rare et provient habituellement de ce qu'on a abaissé trop tôt le pavillon de l'algalie, ou bien dans la paroi antérieure des régions membraneuse et prostatique, on doit alors préférer une sonde droite, bien souple et bien arrondie à son extrémité. Ce qui convient encore mieux, c'est une sonde prolongée en cône à son extrémité, et terminée par une olive assez volumineuse. Cette olive guide l'instrument, et le collet qui la supporte se prête facilement aux courbures du canal en raison de sa flexibilité.

On comprend néanmoins que cette olive longe constamment la paroi inférieure et postérieure, et qu'elle ne convient que dans des cas exceptionnels, puisque les obstacles se rencontrent le plus ordinairement sur cette paroi.

La sonde élastique à courbure fixe est celle qui convient le plus souvent dans les affections séniles des voies urinaires. Elle doit avoir environ 6 millimètres de diamètre et être employée, autant que possible, sans mandrin. La courbure de celles qu'on rencontre chez les fabricants laisse souvent beaucoup à désirer ; elle doit être *au moins* celle que j'ai indiquée pour l'algalie, et se prolonger jusqu'à l'extrémité. J'insiste sur ce point, parce que, si ces sondes se terminent par une extrémité droite, ou à peu près, elles se présentent à l'obstacle comme une sonde droite, et le but est complétement manqué.

Je viens de dire *au moins*, d'abord parce que ces sondes perdent toujours de leur courbure dans le canal, et ensuite parce que souvent cette courbure, quand elle n'est pas maintenue par un mandrin, est insuffisante pour enfiler la portion membraneuse ou franchir le col de la vessie. Il peut y avoir alors avantage à se servir de sondes beaucoup plus courbées encore, et, comme on n'en trouve pas dans le commerce, j'en prépare, en faisant séjourner pendant quelques jours, dans le canal de sondes courbes ordinaires, un mandrin dont la courbure représente à peu près la moitié d'une circonférence de 2 centimètres et demi de rayon. On pourrait en fabriquer d'un peu moins courbes toutefois, puisqu'elles ne perdraient pas de leur courbure comme celles-ci quand elles sont abandonnées à elles-mêmes.

Ces sondes se redressent dans la portion spongieuse de l'urètre, et leur élasticité n'est pas assez grande pour offenser ses parois ; mais elle suffit pour que, sitôt qu'on arrive à une courbure en rapport avec la direction qu'elle tend à donner au bec, celui-ci s'y insinue immédiatement.

Pour introduire les sondes élastiques courbes, il est indifférent que le malade soit debout ou couché : s'il se pratique lui-même cette opération, il vaut mieux qu'il soit debout, ou assis sur le bord d'un siége ou de son lit.

L'instrument doit être tenu à quelques centimètres seulement de son bec, et celui-ci doit être présenté à l'orifice du canal de manière qu'il se dirige de cet orifice vers la face inférieure de la verge. Le meilleur moyen alors, c'est de tourner le pavillon vers l'une des aines, et quelquefois même en bas, quand, par exemple, il se trouve une valvule dans la fosse naviculaire.

Une fois engagée dans la portion spongieuse, la sonde, à moins qu'il n'y ait un rétrécissement, pénètre sans obstacle jusqu'à la courbure anté-pubienne. Que faire alors ? Précisément ce qu'on a fait pour la courbure balanienne, c'est-à-dire tourner le pavillon vers l'une des aines, et même en bas.

Cette dernière manière, appelée *tour de maître*, a été vivement critiquée, notamment par M. Civiale, qui la regarde comme une manœuvre de charlatanisme (*Traité*, etc., t. I, p. 243). Néanmoins, je crois que c'est le procédé le plus sûr quand un obstacle sérieux, tel qu'une fausse route, existe à la paroi supérieure du canal.

Arrivé dans le bulbe, il suffit presque toujours de ramener le pavillon vers l'hypogastre pour que le bec s'engage dans la portion membraneuse. Il faut alors éloigner la tige de l'abdomen et l'amener à une position telle qu'elle fasse un angle droit avec l'axe du tronc. Poussée avec lenteur dans cette direction, elle pénètre presque toujours sans difficulté.

Il est cependant des cas où l'on ne réussit pas. Quelques procédés spéciaux peuvent être alors utilement employés.

Ainsi, ne peut-on pas s'engager dans la portion membraneuse : il est bon parfois de munir la sonde d'un mandrin courbé de la manière qu'on juge la plus convenable; on cherche le passage comme avec une algalie, et, quand on l'a franchi, on peut retirer ce mandrin et achever l'opération comme précédemment.

Est-on arrêté au col de la vessie par un obstacle qu'on suppose être une valvule ou une tumeur de la portion sus-montanale (lobe moyen)? On peut encore très-utilement porter jusque-là une sonde munie d'un mandrin, et alors, non pas retirer celui-ci, comme le conseille Chopart, mais pousser doucement la sonde sur lui. Le premier procédé est souvent sans résultat; le second la fait presque immanquablement pénétrer entre le bord pubien de l'orifice de la vessie et l'obstacle. Il est bon d'employer un mandrin assez volumineux, qui ne puisse sortir par les œils dans le cas où, ne réussissant pas du premier coup, on voudrait faire une seconde tentative sans extraire l'instrument. M. Civiale paraît avoir usé avec succès de ce procédé, qui suffirait presque pour condamner le précepte qu'il donne de suivre, en pratiquant le cathétérisme, la paroi inférieure du canal, et non la supérieure, comme le conseillent tous les chirurgiens (*Traité*, etc., 2e édit., t. I, p. 243).

Enfin, il peut arriver que tous ces moyens échouent, et j'ai dit, dès 1840, combien de ressources offrent alors des sondes métalliques coudées à angle presque droit (110 degrés), à 15 ou 16 millimètres de leur extrémité vésicale, comme mon cathéter explorateur, dont voici la figure(1).

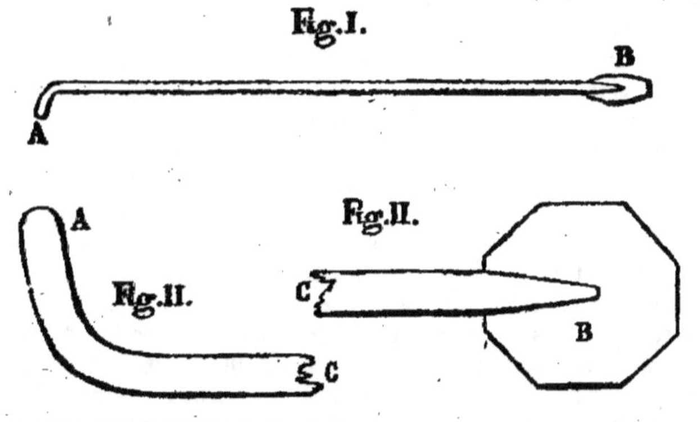

(1) Il semble que l'urètre soit cet enfer dont on ne peut approcher sans rencontrer Cerbère aux trois têtes. Je n'ai jamais été l'agresseur vis-à-vis de personne : un procès qui m'a été intenté récemment par un adversaire, en a fourni une preuve authentique. Quant à M. Heurteloup, en particulier, je n'ai jamais manqué une occasion de le citer honorablement, en rai-

Ces sondes ne doivent avoir qu'un seul œil sur la concavité, pour moins froisser la membrane muqueuse.

---

son de ses services passés et malgré sa manière actuelle de faire. Lui, dans sa dernière brochure, qui mériterait, bien plus que les miennes, l'épithète d'*échevelée* qu'il leur donne, a tenu un tout autre langage à mon égard. A l'entendre, je l'*exploite* dans mes *pamphlets*, je *commets du bruit sur son dos* avec ma sonde coudée. *Cela le gêne et le dépouille d'une découverte importante qui date de 1824 (De la Guérison, etc., p. 156).*

Ainsi, Monsieur Heurteloup, mes plaintes, si légitimes que la Commission d'Argenteuil s'est prononcée sur tous points en ma faveur (*voy.* p. 37 et 97), ne sont, suivant vous, que des pamphlets! Mais qu'est-ce donc que votre brochure intitulée : *Trois épisodes*, etc., que vous avez, vous aussi, *fait déposer chez mon portier?* Convenez que, mises en regard des vôtres, mes *injures* pourraient passer pour des compliments.

Je commets du bruit, dites-vous. Mais est-ce que mes réclamations sont jamais sorties du cercle médical? Que diriez-vous donc si j'eusse traîné la science dans l'échoppe du savetier et sur le comptoir du marchand de vin, en choisissant, comme vous l'avez fait si souvent, les journaux politiques pour champ clos de mes débats? Que diriez-vous si ces mêmes journaux eussent pendant des années annoncé à leur quatrième page mon nom, mes qualités, ma rue, mon numéro et mes heures de consultations? Et pourquoi ferais-je du bruit? Ma position et surtout la simplicité de mes goûts me mettent à l'abri de cette famélique tentation.

Si je voulais commettre du bruit, je ne serais sans doute pas assez osé pour me vanter *de ne vouloir pas écrire un livre de science;* mais, à coup sûr, je ne traiterais pas des valvules du col de la vessie, maladie ignorée du public, et qu'un confrère charitable peut facilement par cela même faire passer pour un *conte.* Je choisirais une affection bien connue, et, comme vous vous êtes emparé des rétrécissements de l'urètre, je prendrais la pierre de la vessie. Je n'intitulerais pas mon ouvrage : *Recherches.* Fi donc! c'est trop vague; ni même *Traité,* ni même *Traitement;* cela dit trop peu; j'écrirais en toutes lettres: *Guérison,* et même *Guérison immédiate.* Ces deux mots ne sonneraient-ils pas mélodieusement aux oreilles de ceux qui souffrent depuis longtemps? Et puis, je ne dirais pas seulement : *de la pierre,* j'ajouterais : *et de toutes les affections coexistantes.* Quelle affluence, bon Dieu! Enfin pour achever d'entraîner ceux qui resteraient encore indécis parce qu'ils auraient déjà été débarrassés précédemment par une méthode qu'ils croyaient assez inoffensive, je leur ferais sentir qu'ils se sont grossièrement trompés, en terminant mon titre par ces mots : *et sur les effets dangereux de la lithotritie.*

Ces *dangers* feraient précisément le sujet de ma première partie; j'aurais ainsi l'avantage de faire table rase et de bien disposer les esprits. Pour mieux réussir, je choisirais, parmi les procédés de lithotritie, le plus primitif, le plus mauvais : je transformerais même certains avantages en dé-

Je n'exposerai pas ici les précautions qui doivent présider à leur introduction, précautions que j'ai minutieusement décrites à la page 315 de mes *Recherches sur les maladies urinaires des hommes âgés;*

---

fauts, et, comme je n'aurais pas de contradicteurs, je triompherais sur toute la ligne.

Ma seconde partie serait intitulée : *Sur le traitement éclectique immédiat.* Voyez quel merveilleux accouplement! Et je répéterais à chaque ligne : *rétablissement immédiat! guérison immédiate!* Mais dirais-je comment j'obtiens ces mirobolants succès? Pas si sot : je manquerais mon but, et vous allez le voir.

De même que nous pouvons toujours élargir *immédiatement* un rétrécissement de l'urètre en tranchant le nœud gordien, de même nous pouvons enlever *immédiatement* la pierre par la taille. C'est donc la taille que j'emploierais; mais si je le disais, on me crierait : « Vous n'êtes pas sorcier! Et les suites? » Et si je veux paraître sorcier, moi, est-ce qu'on peut m'obliger à parler des suites? Je guéris *immédiatement* mes malades de la pierre, puisque *immédiatement* je la leur enlève; le reste, en bonne conscience, peut-être sous-entendu.

Enfin, j'assaisonnerais mon *factum* de petites aménités ; je traiterais mes rivaux de *mazettes*, d'*afficheurs*, de *charlatans*; leurs travaux de *contes*, de *romans*, de *têtards*, de *gobes*; leurs clients de *manchots*, de *pingouins.* Qui voudrait désormais être assez *pingouin* pour se laisser *plumer* par une *mazette*?

Voilà ce que je ferais si je voulais commettre du bruit, et l'argent, et l'or, et les billets de banque pleuvraient dans ma caisse, et tout irait pour le mieux... Je prévois cependant un petit désagrément : c'est que vous ne tarderiez pas à crier plus fort que moi, et à répéter partout que j'ai, à propos de pierre, copié votre brochure intitulée : *De la Guérison immédiate des rétrécissements de l'urètre et des blennorrhées invétérées coexistantes, et sur les effets dangereux des bougies.*

Ma sonde coudée vous gêne! Je le comprends; car toute invention d'autrui vous gêne; mais dire qu'elle vous dépouille, vous n'en avez pas le droit, et je le prouve.

D'abord, ce que vous appelez votre sonde n'a donc jamais eu rien de fixe, puisque vous dites que vous la courbiez *de toutes manières?* A ce titre on pourrait la rapporter à l'auteur inconnu de l'algalie; il suffirait d'admettre qu'il la courbait de toutes manières, selon ses besoins ; je dis plus, il suffirait de comparer à l'algalie les figures que vous avez données de votre sonde dans vos *Principles of Lithotrity*, et que vous semblez avoir oubliées. Sa courbure est celle des algalies les moins courbées, et les trois longueurs que vous assignez au bec sont de 4, 5 et 6 centimètres. Ainsi, pour la courbure et les dimensions, nous sommes bien loin l'un de l'autre. Avions-nous le même but? Pas plus. Vous avez imaginé votre sonde pour la recherche des

je dirai seulement qu'il est rare que la portion spongieuse de l'urètre leur offre quelque indication spéciale à remplir, et je passe de suite à l'exposition des difficultés où elles peuvent être grandement utiles.

1° Quand on a à franchir cette anté-flexion de la portion membraneuse qu'on désigne à tort généralement sous le nom de *rétrécissement spasmodique*, le bec de la sonde ne doit pas marcher de bas en haut (du périnée vers la vessie) et d'avant en arrière, comme dans les cas ordinaires, mais de bas en haut et d'arrière en avant ; il faut qu'il se dirige pour ainsi dire vers la face postérieure de la symphyse pubienne. Or, c'est ce qu'il est très-difficile de faire avec une algalie ordinaire, et ce qu'on fait presque forcément avec ma sonde coudée, du moment qu'on abaisse tant soit peu son pavillon vers les cuisses du malade. Une fois l'extrémité de l'instrument engagée dans cette portion, toute difficulté s'évanouit, parce qu'en le poussant vers le col de la

---

calculs vésicaux ; moi, j'ai imaginé la mienne pour l'exploration de la prostate et du col de la vessie, et l'expérience m'a conduit plus tard à la préconiser comme préférable à toute autre pour le cathétérisme dans certains cas bien déterminés. Elle vaut la vôtre pour le diagnostic des calculs ; mais elle remplit en outre des indications auxquelles la vôtre est tout à fait impropre.

Bref, ni pour la forme, ni pour le but, je ne vous ai rien pris. Bien plus, c'est vous qui avez pris à Tolet ; car ce que vous appelez votre sonde est celle qu'il a imaginée, il y a près de deux cents ans, également pour la pierre (*De la Lithotr.*, p. 78, année 1682), et qu'a préconisée Deschamps (*De la Taille*, t. I, p. 250, année 1796). Ces deux ouvrages, et le dernier surtout, sont classiques ; aussi ne vous ferai-je pas l'injure de supposer que vous ne les connaissez pas. J'avais d'ailleurs rappelé l'idée de Tolet dans plusieurs endroits, et notamment à la page 5 de cette *Lettre* qui vous a inspiré une si sainte indignation. En vous l'appropriant encore aujourd'hui, vous n'avez donc pas d'excuse, et s'il y a un plagiaire parmi nous, ce n'est évidemment pas moi.

vessie, c'est son talon, et non pas son bec, qui a pour effet de déprimer la paroi postérieure du canal et d'en opérer le redressement. On peut donc user d'une certaine force sans avoir à craindre de faire fausse route, et on arrive dans la région prostatique.

2° Que le centre de la région prostatique de l'urètre soit dévié à droite ou à gauche par l'hypertrophie d'un des lobes latéraux, et que les sondes ordinaires ne puissent passer au delà; le même instrument devient encore très-utile. Fondé sur ce que les parois antérieure et postérieure de cette région n'ont pas abandonné la ligne médiane et sur ce que son diamètre recto-pubien a augmenté, selon toute probabilité (*V*. l'ouvr. cité), je prends une sonde coudée, et je l'introduis jusqu'à l'obstacle. Alors je rapproche sa tige de l'axe du tronc, et je pousse de manière que le dos de la portion recourbée marche en avant. On conçoit que de la sorte on peut toujours, sans danger, employer une force suffisante pour refouler la tumeur à droite ou à gauche, selon le côté où elle se trouve, et triompher de l'obstacle.

3° Lorsque c'est au col de la vessie que les sondes se trouvent arrêtées, je commence par me rappeler que je n'ai jamais rencontré de saillie au devant de cet orifice, et qu'il est par conséquent de toute probabilité qu'il ne s'en présentera pas au bec de l'instrument. J'introduis celui-ci jusqu'à l'obstacle, et la tige se trouve nécessairement alors très-rapprochée de l'axe du tronc; puis, sans m'inquiéter si c'est en arrière, à droite ou à gauche, que l'opercule a son point d'origine, s'il s'agit d'une tumeur ou d'une valvule, d'une valvule prostatique ou musculaire, je pousse directement en portant peu à peu le bec en avant, et j'arrive infailliblement dans la vessie, parce qu'il est impossible qu'avec le dos de mon instrument je ne parvienne pas à soulever la saillie qui ferme le canal. Avec une courbure moins prononcée, on perdrait ces avantages, parce qu'alors ce serait le bec qui marcherait en avant, comme cela a lieu avec les sondes ordinaires.

Ainsi je pratique le cathétérisme forcé, mais d'après des principes tout autres qu'on ne l'a fait jusqu'à présent. On cherchait à refouler, à soulever et même à traverser l'opercule avec le bec quelquefois pointu d'une sonde; moi j'oppose à l'obstacle une surface de 15 à 16 millimètres de longueur. Le bec est toujours tourné du côté où l'on a le moins de parties à ménager et le moins d'obstacles à vaincre; car sur la paroi postérieure se trouvent le verumontanum, les orifices des conduits spermatiques, ceux de la prostate et la saillie du bord postérieur du col de la vessie, tandis qu'on ne rencontre rien de tout cela en avant.

4° La sonde coudée n'aurait-elle d'autre avantage que d'avoir une courbure différente de celle des sondes ordinaires que ce serait déjà beaucoup dans les cas où des fausses routes auraient été faites avec ces dernières, parce que ce serait le meilleur moyen de les éviter. Mais ma sonde ne diffère pas seulement des autres, elle a encore cet avantage que sa courbure ne saurait être mieux calculée pour les cas dont il s'agit. En effet, nous avons vu que les fausses routes, qu'elles soient dans le bulbe ou au col de la vessie, sont presque constamment dans la paroi postérieure du canal : donc, pour que le bec de ma sonde, arrivé au niveau de ces fausses routes, pût s'y engager, il faudrait imprimer à sa tige une direction presque impossible, puisque ce bec ne peut pour ainsi dire pas abandonner la paroi antérieure.

Tels sont, au point de vue seulement du cathétérisme, les avantages des sondes coudées (1).

Toutefois, à côté de ces avantages existent quelques inconvénients. Le premier, et je pourrais dire le seul qui mérite quelque attention, c'est que, dans certains cas, leur introduction est difficile. M. Leroy (d'Étioles) a été jusqu'à dire qu'elles ne peuvent être introduites : la passion seule pouvait pousser l'exagération à ce point; mais le fait est qu'on rencontre parfois de sérieuses difficultés, et moi-même je n'ai jamais prétendu qu'il ne s'en pût présenter; car voici ce que j'ai écrit à ce sujet il y a une quinzaine d'années : « Je ne dirai pas que le cathétérisme avec les sondes coudées est plus facile qu'avec les courbes; mais il est beaucoup plus sûr dans les affections prostatiques (*Malad. des org. urin. et gén. chez les hommes âgés*, p. 317). » Cette dernière assertion, je crois l'avoir amplement démontrée dans ce qui précède. Que me restait-t-il donc à faire? Rendre

____

(1) Ils sont tellement évidents que le chirurgien qui les avait le plus critiquées en fit faire de tout à fait semblables en gomme élastique, et les vanta bien haut comme une invention qui lui appartenait. (*Voir* mon *Mém. hist.*, p. 62.) Moi, je m'étais contenté de ce que j'avais sous la main, et j'avais dit tout simplement qu'avec une sonde élastique très-souple et un fil d'argent comme mandrin, on peut faire une sonde coudée *flexible*. Tout cela a été démontré dans la 2e édition de mes *Recherches sur les valvules,* p. 419.

cette introduction plus facile, tout en conservant les mêmes conditions de sécurité.

Or, pour quelles raisons une sonde coudée est-elle plus difficile à introduire que la sonde courbe ordinaire ? Ce n'est pas, comme l'a avancé M. Leroy, parce que sa portion courbe se présente presque transversalement, écartant les parois du canal de toute la longueur de la partie coudée (V. *Gaz. méd.*, 1845, p. 553). Tantôt c'est parce que le ligament suspenseur est trop court et ne permet pas d'abaisser suffisamment la tige de l'instrument ; tantôt c'est parce que la vessie distendue entraîne la prostate en haut et en avant, ce qui force à abaisser la tige au delà de ce que ce ligament, en le supposant même de longueur ordinaire, permet d'exécuter sans tiraillements. Ainsi, en dernier résultat, l'embarras vient, dans les deux cas, de ce que la tige n'est que difficilement abaissée autant qu'il le faut.

Il ne me restait que bien peu de chose à faire pour éliminer cette dernière difficulté, et c'est à quoi je suis parvenu en imprimant à la tige de ma sonde coudée une seconde courbure du même côté que la première, à 3 centimètres au-devant, de manière à former un angle obtus de 145 degrés environ.

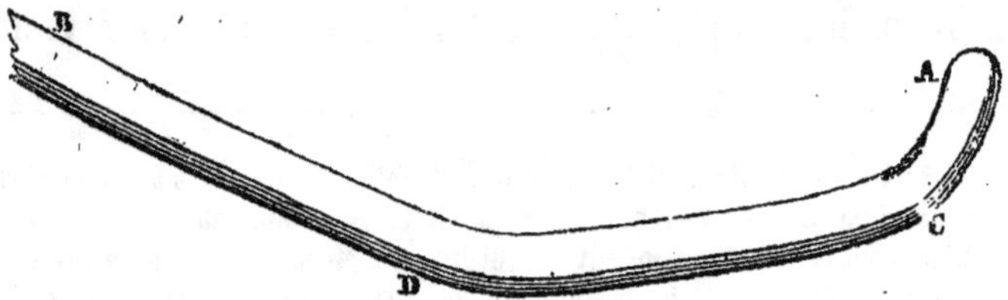

A l'aide de cette modification, je conserve tous

les avantages de ma sonde coudée, puisque le bec est à peu près le même, sans que j'aie cru nécessaire de lui donner autant de longueur : il n'a que 10 à 11 millimètres De plus, la seconde courbure permet à ce bec de se présenter par son dos à l'obstacle, sans qu'on soit obligé de déprimer autant, à beaucoup près, le canal au niveau du ligament suspenseur ; et, quand la difficulté tient à ce que le col de la vessie est entraîné en haut et en avant, il est bien plus facile de l'aller chercher avec cette sonde qu'avec celle à une seule courbure, laquelle n'agit alors qu'en déprimant la paroi postérieure de la région prostatique et le bord postérieur du col de la vessie, en abaissant forcément cet orifice à son niveau.

Qu'on ne s'imagine pas pouvoir remplir les mêmes indications avec une algalie fortement courbée ; pour que celle-ci se présentât de la même manière à l'obstacle, il faudrait, entre la paroi antérieure du canal, qui est en rapport avec son bec, et la postérieure, qui est déprimée par sa convexité, une distance bien autre que celle que la nature y a mise.

Or donc, comme j'ai démontré que, même dans l'état ordinaire, l'entrée de la vessie est toujours fermée à l'aide d'une soupape constituée par son bord postérieur (*v.* p. 99), je pense que, si l'on voulait se borner à une seule forme de sonde, c'est celle à double coude qui devrait être préférée. Mais comme je sais trop bien avec quelle lenteur les innovations, même les plus utiles, s'infiltrent dans la pratique, je me contenterai de rappeler à ceux que les algalies ordinaires laisseraient dans l'embarras qu'avec une sonde de gomme élastique et un mandrin métallique on pourra toujours en faire une à deux coudes ; seulement elle aurait moins de poli que celle d'argent, et pénétrerait, par conséquent, avec moins de facilité. J'en ai fait en gutta-percha qu'il suffit de ramollir à la chaleur ; les fabricants pourraient en faire en gomme élastique, matière bien préférable à la précédente, qui se déforme toujours et se rompt souvent.

Qu'il soit bien entendu que je n'ai pas l'intention de substituer complétement, et dans tous les cas, la sonde bi-coudée à celle qui n'a qu'un seul coude. Celle-ci remplit des indications auxquelles l'autre est tout à fait impropre ; ainsi, toutes les fois qu'il sera nécessaire d'imprimer au bec des mouvements circulaires, toutes les fois, par conséquent, qu'on voudra explorer la vessie, et surtout son col, il faudra se servir d'un instrument à tige entièrement droite. La sonde bi-coudée pourrait tout au plus être employée comme moyen d'exploration dans quelques cas de calculs.

Si donc la sonde bi-coudée est plus favorable pour le cathétérisme évacuatoire, celle à coude unique doit seule être employée dans presque tous les cas où il s'agit d'explorations. Heureusement que, si cette dernière pénètre moins bien, on a, d'un autre côté, lorsqu'on en veut faire usage, l'avantage de pouvoir choisir l'heure et le moment et se placer dans les conditions les plus favorables. Quand, au contraire, un homme ne peut uriner, il n'y a pas à attendre et à choisir ; il faut arriver de suite dans la vessie, puisque tout retard, toute hésitation ne font qu'aggraver les difficultés.

Qu'il me soit encore permis, car on ne saurait posséder trop de ressources en pareils cas, de mentionner ici un procédé qui m'a réussi chez quelques malades qui avaient une saillie au bord postérieur du col de la vessie et une ou plusieurs fausses routes à la face urétrale de cette projection.

J'avais un jour à franchir un obstacle de ce genre, dans lequel une fausse route avait été faite précédemment avec une algalie de trousse ; je me servais d'une sonde Mayor très-volumineuse, espérant qu'en raison de sa grosseur elle passerait au devant de la fausse route sans y pénétrer. Vain espoir ! la déchirure ou la mollesse des tissus étaient telles qu'il me fut impossible de soulever la saillie prostatique sans m'engager dans le pertuis accidentel. Voici l'idée qui me vint à l'esprit.

On sait que les sondes en étain n'ont qu'un œil sur leur face concave, à 12 où 15 millimètres de leur extrémité, et que cette extrémité est pleine, sans cul-de-sac. Avec un canif je façonnai le bord terminal de l'œil de manière que le canal vint aboutir à cet orifice par un plan incliné aussi doux que possible. J'introduisis alors l'instrument ; son bec s'engagea dans la fausse route comme dans mes tentatives précédentes ; mais, après l'avoir retiré de quelques millimètres, j'introduisis dans son canal une petite sonde de gomme élastique très-flexible, et immédiatement je vis avec bonheur mes prévisions se réaliser. L'extrémité de celle-ci, arrivée à l'œil de la sonde métallique, glissa sur le plan incliné qu'elle lui présentait, sortit sur sa concavité, et, soit à cause de la direction en avant qu'elle était forcée de prendre, soit parce que la fausse route était occupée par le bec de l'instrument métallique; soit pour ces deux raisons à la fois, elle pénétra immédiatement dans la vessie, donna issue à l'urine, et, du moment que la distension eut cessé, l'introduction d'une autre sonde élastique plus volumineuse se fit sans difficulté par le procédé ordinaire.

M. Parrish a conseillé, pour éviter les tumeurs prostatiques, de faire sortir une sonde élastique par l'œil latéral d'une autre sonde élastique, mais il dit n'avoir jamais essayé cet appareil (*Pract. obs.*, p. 268, Philadelph., 1836). On se convaincra, je crois, à la simple réflexion, que le mien est de beaucoup préférable, même dans les cas de tumeurs, et qu'il est applicable dans ceux de valvules et de fausses routes. Or, ces derniers sont les plus embarrassants.

Quel que soit le procédé employé, souvent il arrive que les œils de l'instrument sont obstrués par du sang coagulé quand ils arrivent dans la vessie. Je dirai, en parlant des opérations sur le col de cet organe, les moyens à employer dans ces circonstances.

Jusqu'à présent nous n'avons envisagé qu'une face de la question; nous avons étudié les divers moyens de remédier aux premiers accidents de la rétention d'urine. Mais il est bien rare que cela suffise et que la miction se rétablisse immédiatement. Comment alors mettre le malade en état de vider sa vessie chaque fois qu'il en a besoin?

Si les difficultés sont très-grandes, et si l'on est parvenu à passer une sonde élastique d'un volume convenable, le plus sûr est de la laisser quelque temps à demeure et de la fixer. Mais quand c'est un instrument métallique qui a pénétré ou bien une sonde élastique trop fine pour n'être pas à chaque instant obstruée, la conduite à tenir n'est pas aussi simple.

Presque toujours, quand l'urine est évacuée, le cathétérisme devient bien plus facile : le col de la vessie descend, la courbure du canal diminue et l'obstacle n'est plus pressé sur l'orifice. Néanmoins il est bon de prévoir le cas où il n'en serait pas ainsi.

Si la sonde était très-fine, on pourrait, comme l'ont conseillé, il y a quelques années, deux chirurgiens distingués, fixer à l'extrémité de cette sonde un ou deux fils de soie bien solides, couper transversalement l'extrémité d'une sonde élastique d'un calibre suffisant, engager le fil dans son canal par l'extrémité coupée, le faire sortir par l'autre ; ensuite, tenant ce fil avec force, faire glisser cette sonde sur lui, puis sur la petite sonde, jusqu'à ce qu'enfin elle soit arrivée dans la vessie. Mais, quand la sonde est métallique, ou quand il s'agit de remplacer une sonde élastique d'un certain volume, ce procédé est tout à fait inapplicable. En voici un autre bien préférable, qu'on peut employer dans tous les cas, qui a été décrit par Plessmann, p. 111 de sa *Médecine puerpérale*, et que j'ai fait connaître en 1848 (*Rev. méd. chir.*, t. IV, p. 193). On pousse dans la sonde qui est en place un fil de laiton long de 60 centimètres et courbé un peu à son extrémité pour qu'elle puisse sortir facilement par l'un des œils ; cela fait, on le tient fixe pendant qu'on ramène sur lui la sonde, et, quand celle-ci est extraite, on fait glisser sur le fil métallique, et bien plus facilememt que sur une sonde, une deuxième sonde qu'on a perforée à l'aide d'un poinçon à son extrémité ; enfin on retire le fil. Cette manœuvre peut se répéter tant qu'on la croit nécessaire.

Dans le cas où les sondes élastiques de l'une des formes dont j'ai parlé précédemment pénètrent avec facilité, et où, pour une raison quelconque, on ne veut pas tenter d'obtenir une cure radicale, il ne faut pas laisser ces instruments en place ; car nous verrons que leur séjour a de graves inconvénients. Il faut habituer le malade à se sonder lui-même, ou, s'il ne le peut pas, habituer quelqu'un des siens, parent ou domestique, à le sonder chaque fois qu'il est nécessaire. Une recommandation qu'on ne saurait trop faire alors, c'est de ne jamais tenter cette opération pendant un besoin trop vif, parce qu'on obtiendrait difficilement que le malade restât suffisamment immobile, et surtout parce que l'obstacle est, dans ces moments, fortement poussé contre l'orifice interne de l'urètre. Il faut, ou bien ne pas attendre que ces efforts d'expulsion se produisent, ou bien attendre qu'ils aient cessé.

On ne doit jamais permettre aux malades les sondes métalliques, parce que tôt ou tard il en résulterait presque infailliblement des fausses routes et les embarras qui en sont la conséquence.

QUATRIÈME MÉMOIRE.

Considérations générales sur la cure radicale des dérangements de l'excrétion urinaire, chez les hommes âgés. (*Gaz. des Hôp.*, 1846.)

Lorsqu'on croyait que la rétention et l'incontinence d'urine dépendent habituellement, chez un vieillard, d'une paralysie limitée aux organes qui expulsent ou retiennent ce liquide, c'est à réveiller leur contractilité que tendaient tous les efforts du praticien : on administrait les cantharides soit à l'intérieur, soit à l'extérieur sous forme de vésicatoires, de frictions, etc. ; on en portait même dans la vessie. Toutes les substances excitantes ont d'ailleurs été injectées dans ce visère, telles que décoction de quinquina, vin, alcool, acides, alcalis, eaux sulfureuse, ferrugineuse ; on a vanté dans ces derniers temps l'eau simple, mais très-chaude ; d'autres préfèrent l'eau très-froide. On a cherché aussi à agir par le rectum, et on a administré des lavements stimulants, notamment ceux de fumée ou d'infusion de tabac. Deux médicaments ont été surtout préconisés, la noix vomique ou la strychnine et le seigle ergoté. Il va sans dire que tous les révulsifs extérieurs, tels que frictions, moxas, douches, etc., que l'électricité et l'électro-poncture elle-même n'ont pas été négligés. On a placé des sondes élastiques à demeure, afin, prétendait-on, que leur extrémité réveillât la contractilité de la vessie en frottant contre ses parois.

Je l'ai déjà dit, s'efforcer de réveiller la contractilité de la vessie lorsque son col est hermétiquement fermé, c'est s'exposer à activer l'inflammation à laquelle la stagnation de l'urine et la distension ne la disposent que trop déjà. Cet effet sera presque immanquable si des subtances irritantes sont portées dans son intérieur. Aussi Desault, malgré sa croyance à la paralysie essentielle de la vessie dans la plupart de ces cas, avait-il remarqué que *ces remèdes nuisent fréquemment et sont rarement utiles* (*OEuvr. chir.* t. III, p. 134). J'ai dit, p. 113, que, s'ils réussissent quelquefois, ce n'est que passagèrement, par hasard. Si les sondes mises à demeure ont produit un certain nombre de guérisons plus durables, c'est par un mode d'action bien différent de celui que supposent les auteurs.

Pour peu que ces instruments aient de volume (et presque toujours ce sont des numéros assez élevés qu'on emploie à cause de la largeur du canal), ils ont une roideur qui maintient relevées les tumeurs ou les valvules formées par la prostate au col de la vessie; et, comme c'est le plus souvent sur le bord postérieur que ces obstacles se trouvent, cette roideur a parfois pour effet de déterminer sur les parties saillantes un affaissement, et même, dans quelques cas, un travail d'ulcération suffisant pour désobstruer l'orifice interne de l'urètre.

Cela peut encore avoir lieu quand l'hypertrophie siége au centre de l'un des lobes latéraux et dévie le canal du côté opposé; la sonde tend à en opérer le redressement, à affaisser la tumeur, et la dysurie en est d'autant plus favorablement influencée qu'elle est rarement aussi complète, aussi continue et aussi rebelle, que lorsqu'une tumeur ou une valvule forment soupape au-dessus du col de la vessie (*voir* mes *Rech. sur les mal.*, etc., p. 293).

D'un autre côté, la sonde permettant au malade de vider sa vessie à volonté, celle-ci n'est plus soumise à une distension forcée, et elle recouvre peu à peu sa contractilité spontanément, sauf quelques cas cependant où la médecine a besoin d'intervenir et d'autres où tout est sans effet.

Malheureusement les sondes à demeure ont de graves inconvénients.

Le premier, c'est que leur bec irrite, enflamme, ulcère et perfore même quelquefois les parois vésicales, quoique, à vrai dire, ces perforations soient beaucoup plus rares qu'on ne le croyait avant le mémoire que j'ai publié *sur certaines Perforations spontanées de la vessie* (*Gazette médicale*, 1836, p. 257, 273 et 847). Pour éviter cette action fâcheuse des sondes, on a conseillé de les enfoncer peu et de laisser constamment dans l'organe une certaine quantité d'urine. Mais, en agissant ainsi, on s'expose à ce que leur bec sorte à chaque instant de la vessie, et à ce que celle-ci, n'ayant jamais de repos complet, ne reprenne que très-lentement le ressort qu'elle a perdu. Joignez à cela que l'irritation et la sécrétion muqueuse provoquée par la présence du corps étranger altèrent promptement l'urine, d'où, pour son réservoir, une nouvelle cause d'inflammation, surtout si ce liquide ne s'y renouvelle pas assez souvent et d'une manière complète. Un point important, si l'on est obligé de laisser des sondes élastiques à demeure, c'est de n'user que de

celles à courbure fixe, dont le bec ne va pas arcbouter contre la paroi postérieure.

En second lieu, si la roideur de la sonde affaisse
et ulcère avec le temps les saillies qui obstruent
l'orifice interne de l'urètre, la pression qu'elle exerce
est beaucoup plus forte sur la paroi inférieure de
ce canal, là où il change de direction et descend
avec la verge. Aussi, indépendamment de l'irritation que provoque dans toute sa longueur la permanence d'un corps étranger, se produit-il souvent en
ce point des accidents spéciaux et très-graves qui
feront l'objet du mémoire suivant.

On voit que, si le traitement par les sondes à demeure a quelques avantages, il a, indépendamment de
l'immobilité funeste à laquelle il condamne presque
nécessairement les malades, des dangers si sérieux
qu'il doit être rejeté toutes les fois qu'il est possible
de faire autrement.

Lorsque l'hypertrophie de la prostate a été telle
qu'on n'a pu méconnaître son rôle, c'est à diminuer
son volume qu'on s'est appliqué, et on a employé
tous les fondants imaginables : l'eau salée, l'eau de
mer en bains et en boissons, le calomel à l'intérieur ainsi que le sublimé, l'iode et ses composés,
particulièrement l'iodure de potassium. Mais je
doute qu'on ait, par ces divers moyens, diminué
tant soit peu le volume de la glande; aussi sont-ils
presque entièrement abandonnés. Quelques succès
cependant ont été, dit-on, obtenus; mais il est
probable que, dans plusieurs de ces cas, on avait
affaire à autre chose qu'à une hypertrophie prostatique, et que, dans ceux d'hypertrophie véritable,

l'amélioration survenue doit être expliquée d'autre manière. Il faut si peu pour donner passage à l'urine que, dans certains cas, le cathétérisme répété, le rectum maintenu plus libre, ou toute autre cause peu importante en apparence, doivent avoir eu sur la miction une influence plus grande que le dégorgement qu'on croit avoir obtenu. D'autres fois c'est à la manière d'employer le médicament plus qu'au médicament lui-même que doit être rapporté, suivant moi, tout l'honneur de la cure. Ainsi, lorsque M. Stafford dit avoir guéri des engorgements prostatiques à l'aide de l'iode et de ses composés portés sur le point malade, je crois que le passage répété de la bougie et ses frottements sur la saillie morbide ont eu plus d'influence sur l'amélioration survenue dans le cours des urines que l'action locale et l'absorption du médicament.

La manière dont les sondes agissent en pareils cas n'a cependant pas toujours été méconnue, et Desault avait fort bien remarqué que, lorsque la prostate est engorgée, c'est à la compression qu'elles exercent sur elle que sont dues les guérisons qu'elles procurent (*OEuvr.*, t. III, p. 237); il n'avait qu'un tort : c'était de ne reconnaître cet engorgement que dans ses formes les plus tranchées.

Physick et M. Leroy, en substituant à cette compression prolongée des procédés qui n'agissent que momentanément, mais avec plus de force, ont enlevé à la compression une partie de ses inconvénients, mais ils lui ont ôté en même temps les avantages qui résultaient du travail ulcératif. Le premier introduisait dans la vessie une sonde terminée par un petit sac de baudruche; il distendait ce sac par une injection, et le ramenait aussi fortement que possible dans l'orifice interne de l'urètre, de manière à en écarter les bords. Ce moyen serait rationnel s'il avait plus de puissance; mais je crois, malgré un succès rapporté par Parrish (*Surg. obs.*, p. 258), que le sac de baudruche est ou bien trop épais pour pénétrer librement, ou bien trop mince pour résister à une traction suffisamment forte.

Le second a imaginé de pratiquer une pression sur le bord postérieur du col à l'aide d'une sonde élastique qu'il introduit au moyen d'un mandrin courbe et qu'il redresse ensuite en y passant un mandrin droit. Meyrieux et Tanchou eurent l'idée d'introduire la sonde à l'aide d'un mandrin courbe articulé et susceptible d'être redressé à volonté après l'introduction. On voit que le canal se trouve en définitive traversé par une sonde droite; ma sonde coudée produit le même effet lorsque son coude a franchi le col de la vessie. Ces divers instruments peuvent être employés, le dernier surtout, qui entre plus facilement que le mandrin droit de M. Leroy, et qui est beaucoup plus simple et moins coûteux que celui de Meyrieux et Tanchou, sans compter qu'il peut servir à bien d'autres usages. Toutefois ils ont un inconvénient qui leur est commun : c'est que, si l'on veut prolonger leur action, ils opèrent une dépression assez douloureuse sur la paroi inférieure de l'urètre au niveau du ligament suspenseur.

J'ai obvié à cet inconvénient à l'aide d'un appareil bien simple. J'introduis dans la vessie une sonde élastique courbe sans œils, et longue de 28 centimètres, non compris le bec ; puis je pousse dans son canal une tige d'acier longue de 28 centimètres, cylindrique et inflexible dans une étendue de 18 centimètres, aplatie, flexible et élastique dans le reste de sa longueur, et se terminant par un renflement olivaire de 5 millimètres de diamètre. Cette tige, quoique droite, pénètre très-facilement jusqu'à la courbure de la sonde à cause de l'élasticité de sa portion terminale. Une fois introduite, j'élève son manche. Agissant alors à la manière d'un levier du premier genre, et prenant un point d'appui sur le bord inférieur de l'arcade pubienne, cet instrument exerce par son extrémité interne une pression d'autant plus énergique sur le bord postérieur du col que son extrémité externe est relevée plus fortement vers l'abdomen du malade. De cette manière on varie l'action suivant les sensations qui en résultent, et on n'exerce pas sur la paroi inférieure de la portion spongieuse de l'urètre la pression douloureuse que j'ai reprochée aux instruments précédents. On pourrait, au besoin, se servir d'une sonde droite qu'on introduirait munie d'un mandrin courbe ; mais elle aurait l'inconvénient d'appuyer par sa pointe sur la paroi postérieure de la vessie, tandis qu'une sonde courbe n'appuie que par son dos.

Tous ces dépresseurs, excepté celui de Physick, n'agissent que sur le bord postérieur du col ; mais on se rappelle que c'est ce bord qui est le plus souvent le siége du développement morbide. Ils conviennent dans les cas de valvules et de tumeurs ; mais il est bon d'ajouter qu'on a plus de chance de succès quand l'accroissement de la portion sus-montanale s'accompagne d'un certain développement des portions latérales, parce que le canal, ayant alors son diamètre recto-pubien agrandi, n'est pas aussi facilement oblitéré. On a également plus de chance de réusssite dans les cas de tumeurs à large base que lorsqu'elles sont pédiculées, parce que les premières ne retombent pas aussi facilement que les secondes à leur première place. J'ai donné dans mes *Rech. sur les malad. urin.*, etc., p. 192, l'observation d'une tumeur à large base qui, traitée de cette manière avec succès, présenta à l'autopsie sa face antérieure déprimée, semblable en quelque sorte à la face postérieure de l'épiglotte.

M. Leroy, dans le but de déterminer une véritable atrophie, a proposé de joindre à la dépression l'introduction d'un tampon dans le rectum, pour que la portion sus-montanale de la glande se trouvât ainsi comprimée entre deux corps solides. Pour que la compression amène l'atrophie, il faut qu'elle soit douce et continue; autrement il en résulte une réaction inflammatoire qui accroît la tuméfaction loin de la guérir. Joignez à cela le tenesme qui résulte de la présence d'un corps étranger volumineux dans le rectum, et les dangers auxquels expose l'interposition des vaisseaux éjaculateurs et du bas-fond de la vessie entre deux corps durs pressés l'un contre l'autre.

Je ne me dissimule pas que la mobilité de la prostate annihile en partie l'action du dépresseur; aussi l'instrument de Physick, qui presse sur tous les points de la circonférence de l'orifice obstrué, serait-il préférable à tout autre, s'il avait plus de force. M. Miquel, d'Amboise, a cherché à résoudre le problème d'une autre manière. Il introduit successivement, à l'aide d'une sonde courbe ouverte à ses deux bouts, 5, 6 ou 7 petits cônes de plomb fixés par leur sommet à un fil de fer non recuit. Ces fils, tous de la même longueur, traversant l'urètre, on comprend que, si l'on rassemble leurs extrémités externes et qu'on les tire tous à la fois, les cônes s'engagent tous simultanément dans le col de la vessie et le dilatent, mais ne peuvent, s'ils sont en nombre suffisant, le traverser complétement, à cause du volume que forment leurs bases réunies. Pour extraire ces cônes on les repousse d'abord en masse, puis on retire les fils de fer les uns après les autres.

Cet appareil est très-ingénieux, mais on peut objecter qu'il est trop compliqué, que ces introductions et extractions successives sont difficiles pour le chirurgien et pénibles pour le malade, qu'elles enflamment presque nécessairement un canal déjà plus ou moins irrité, qu'on ne peut savoir d'avance quelle est la dilatabilité du col vésical, que si l'on met trop de cônes leur masse ne s'engage pas suffisamment dans cet orifice, tandis que si l'on n'en met pas assez elle s'y précipite complétement et est ensuite difficile à extraire.

Voici la description d'un dilatateur dont l'emploi m'a donné quelques succès.

Il se compose de deux tiges d'acier aplaties, larges d'un centimètre, et dont les arêtes sont toutes parfaitement arrondies. Toutes deux ont à peu près la même longueur ; mais l'une est droite et l'autre présente deux courbures analogues à celles de ma sonde bi-coudée. La première courbure B, qui a lieu à environ 9 millimètres de l'extrémité A, forme presque un angle droit; la seconde C, qui se trouve à 5 centimètres en deçà, fait un angle obtus de 140 degrés à peu près. Ces deux tiges sont parcourues sur l'une de leurs faces, la courbe par une arête, et la droite par une gouttière en queue d'aronde au moyen desquelles elles s'articulent et glissent l'une sur l'autre.

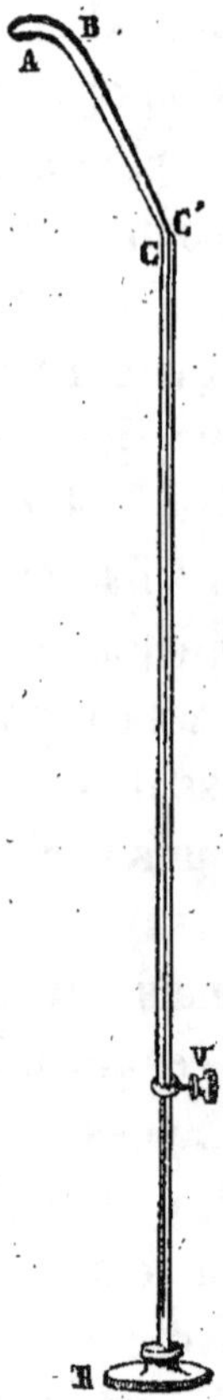

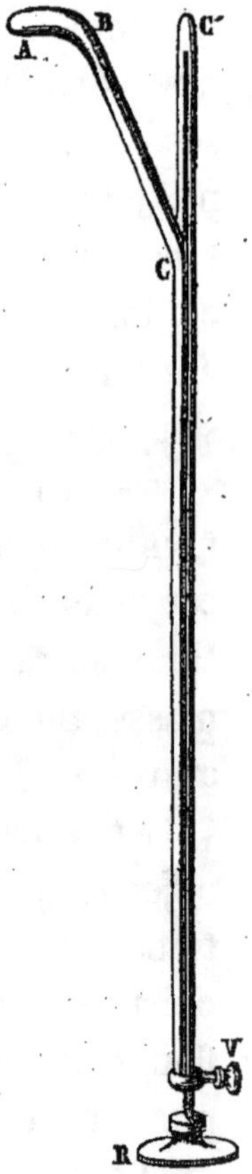

Pour introduire cet instrument, la tige droite RC' doit être fixée au moyen d'une vis de pression V, de manière qu'elle ne dépasse pas la courbure C de l'autre tige. Lorsqu'il a pénétré dans la vessie on tourne son bec en arrière, et on le pousse assez pour que la courbure C parvienne au col de cet organe. Après cela, on fait glisser la tige droite, qui forme alors une espèce de fourche avec l'autre, et il suffit de les fixer au moyen de la vis, puis de les tirer, pour opérer une dilatation aussi forte qu'on le désire. En supposant qu'on tire l'instrument jusqu'à son bec (ce qui est rarement possible malgré la grande dilatation que le col a ordinairement éprouvée en pareil cas), ce bec l'empêcherait de descendre complétement dans la région prostatique.

On voit que, pendant que la tige RC' maintient fixe le bord antérieur de l'orifice, la tige VA exerce une forte pression sur le bord postérieur.

Je ne prolonge pas ces tractions au delà de 5, 6, 10 minutes au plus.

Pour fermer ce dilatateur, il faut se garder de le repousser dans la vessie, parce que la muqueuse du col, se trouvant alors relâchée, pourrait faire saillie dans l'angle formé par les deux branches et y être pincée. On se contente de cesser les tractions, on desserre la vis, et on ramène la tige droite au point où elle était avant l'introduction. On retourne ensuite le bec en avant, et l'instrument sort avec autant de facilité qu'une sonde ordinaire.

En agissant avec lenteur et modération, une dilatation, même assez forte, est peu douloureuse, et cette sensibilité ne tarde pas à disparaître. Toutefois il faut, comme pour tous les dépresseurs et dilatateurs en général, se garder des cas où il existe une inflammation chronique de la vessie et des reins, qu'on pourrait faire passer à l'état aigu.

Proposer la *cautérisation* contre les engorgements prostatiques dans le but de les résoudre ou de les détruire, comme l'a fait M. Leroy (*Thérap. des rétr. et des eng. prost.*, p. 75; 1849), c'est avouer qu'on ne l'a jamais essayée ou qu'on n'a jamais réfléchi sur ses résultats. On ne peut cautériser assez fortement pour détruire tant soit peu l'obstacle, et presque toujours on ajoute alors à ses effets ceux du spasme et même d'un gonflement inflammatoire.

M. Stafford a conseillé des *ponctions* (*On the treatm. of some aff. of the prostate gland*, p. 54 ; 1840), et M. Leroy des *scarifications* (*Anat. de Bourgery*, t. VII, p. 222, pl. 56 *bis* ; 1840) sur le tissu hypertrophié, dans l'espoir d'y amener un dégorgement et une résolution ; mais les résultats ont été sans doute bien peu avantageux puisque ce dernier se défend aujourd'hui d'une pareille intention (1).

---

(1) M. Leroy n'ayant pas publié de texte précis à cet égard, c'est par le raisonnement que j'avais d'abord été amené à supposer que son but était de produire un dégorgement du tissu tuméfié ; il le nia résolument et certifia qu'il n'avait eu d'autre but que de *diviser* les *valvules* du col de là vessie (*Thérap.*, etc., p. 67). Plus tard il invoqua comme titre l'ouvrage de Bourgery, et c'est alors que je le consultai moi-même. Or, j'y trouvai précisément ce que je ne faisais que supposer, et je demandai à M. Leroy ce que pouvait faire son instrument, qui y est représenté n'agissant que sur une *tumeur* prostatique (Voy. mon *Mém. hist.*, p. 44). Il me répliqua que les figures de cet ouvrage qui ont rapport à l'engorgement prostatique *n'ont pas été données par lui* (2ᵉ *lettre sur les malad. de la prost.*, p. 10 ; 1854). Eh bien, voici ce que je lis en tête de la planche 53 : « Nous avons réuni dans cette planche un certain nombre de cas de maladies de la vessie et de l'urètre *qui exigent les secours de la médecine opératoire. Nous devons* TOUS *ces faits à l'obligeance de M. Leroy d'Etiolles.* » Et néanmoins celui-ci se dit étranger à la figure qui représente son instrument en action ! « Si Bourgery m'eût consulté, ajoute-t-il, sur l'une ou l'autre manière d'agir des lames, je lui aurais fait choisir celle qui est d'une application plus habituelle, c'est-à-dire en retournant l'instrument, plaçant son bec en bas et faisant agir la lame de la partie concave. » Or, cette seconde manière est précisément mon procédé pour diviser les valvules, et je crois avoir démontré qu'en agissant ainsi avec l'instrument de M. Leroy il serait impossible de l'extraire (voyez p. 46). A cela point de réponse.

Mais Bourgery n'a pas donné que des figures ; il y a aussi un texte explicatif, et voici ce qu'on trouve à la page indiquée plus haut : « Lorsque la dépression et les *scarifications* n'ont pu parvenir à *dégorger* assez la prostate pour permettre au malade d'uriner sans le secours de la sonde, que la maladie, au lieu de diminuer, augmente, et enfin que le lobe moyen engorgé fait une saillie assez considérable pour qu'on puisse l'embrasser dans une ligature, on doit tenter cette opération. » Est-il question dans tout ceci de diviser les valvules ou les bourrelets prostatiques ? car il est bon de savoir que la Com-

Ne serait-il pas d'ailleurs à craindre que, si la rétention est assez prononcée pour exiger l'emploi de la sonde, ces opérations ne favorisassent la production de fausses routes?

MM. Stafford (*ouvr. cité*) et Cruveilhier (*Anat. pathol.*, in-fol.) ont proposé, comme moyen de cure radicale, de pratiquer un canal artificiel à travers les parties qui mettent obstacle au passage de l'urine, de les perforer de l'urètre vers la vessie, et d'y laisser une sonde à demeure jusqu'à ce qu'on ait lieu de croire qu'une membrane muqueuse s'est produite à la surface du canal accidentel. C'est l'opération pratiquée par Lafaye sur Astruc.

Quoique en général les blessures de la prostate soient peu dangereuses, on a cependant vu des fausses routes de ce genre devenir mortelles. J'en ai publié un cas où je crois qu'il y eût résorption urineuse (*Rech. sur les malad.*, etc., p. 192). D'ailleurs, pour que l'urine coulât librement, il faudrait être sûr

---

mission d'Argenteuil m'ayant donné raison et ayant dit que l'instrument de M. Leroy avait été imaginé *dans un autre but* que le mien (voyez p. 37), celui-ci a soutenu que, par ces mots, la Commission avait voulu dire qu'il divisait les *bourrelets* avec son instrument, tandis que moi je divisais les *valvules* (2e lettre, p. 9). M. Leroy aurait bien dû suppléer au silence de la Commission, qui n'a nulle part parlé de bourrelet, et dire en quoi ce qu'il appelle aujourd'hui *bourrelet* diffère de ce que j'ai nommé *valvule* prostatique, si ce ne sont pas deux noms différents d'une même forme de maladie.

Quoi qu'il en soit, Bourgery n'ayant parlé de la division de quoi que ce soit, faut-il admettre qu'il a exposé les idées de M. Leroy comme celui-ci prétend qu'il a figuré ses pièces et ses instruments, c'est-à-dire sans lui demander avis et de sa seule inspiration, lui qui était si étranger à ces matières? Les lecteurs jugeront. Pour moi, de ces figures et de ce texte je conclus que M. Leroy ne connaissait que les tumeurs prostatiques puisqu'il n'a pas donné de valvules à dessiner; que, quand ces tumeurs étaient petites et sessiles, il cherchait à les *dégorger* par la compression et les scarifications, et qu'il conseillait la ligature pour celles qui étaient volumineuses et pédiculées.

de pratiquer le trajet bien direct; car, pour peu que celui-ci se dirige d'arrière en avant, ou d'avant en arrière, un peu à droite, ou un peu à gauche, l'urine n'y passera pas, de même qu'elle ne reflue pas dans les uretères à cause de leur marche oblique à travers les parois de la vessie. Or, si l'on réfléchit sur la manière dont cette opération se fait et sur la mobilité de la tumeur ou de la valvule qu'on perfore, on concevra qu'il est presque impossible de ne pas obliquer dans un sens ou dans un autre, et surtout en avant. En général ces canaux ne s'indurent pas au point de rester béants; autrement il y aurait incontinence d'urine. On a cité quelques cas où, à la suite de perforations de ce genre, volontaires ou accidentelles, le cours de l'urine s'est rétabli plus ou moins; mais en lisant attentivement ces faits, on voit que rien ne prouve que c'est par le canal artificiel, et non par l'orifice interne de l'urètre, que le liquide a passé. J'ai présenté à l'Académie de Médecine et je conserve encore une pièce anatomique dans laquelle deux ouvertures de ce genre ont été faites par les sondes aussi directement et dans une valvule aussi mince que possible. Ces ouvertures sont larges, très-anciennes, et parfaitement organisées, et cependant cet homme n'a pas uriné une seule goutte sans sonde pendant dix-sept ans, et c'est même parce qu'une sonde avait pénétré entièrement dans sa vessie qu'il a succombé (voir mes *Rech. sur les valv.*, 2ᵉ édit., p. 376). Ce fait n'est pas le seul que je possède, mais il est le plus probant.

La *ligature* proposée par M. Civiale (2ᵉ *lettre sur la lithotritie*, p. 134), n'est applicable qu'aux tumeurs, et encore faut-il nécessairement qu'elles soient pédiculées, étranglées à leur base; autrement le fil glisserait. C'est assez dire que ce moyen est à peu près de nulle valeur; car il est extrêmement rare de rencontrer cette disposition. En outre, pourrait-on sans danger laisser le serre-nœud assez longtemps en place? La manœuvre des instruments proposés n'est-elle pas excessivement compliquée, et sans aucun doute très-fatigante pour le patient? M. Civiale convient qu'il ne parvint qu'une seule fois, après de longs tâtonnements, à saisir un fongus pédiculé du col de la vessie, et que celui-ci fut lié d'une manière assez imparfaite pour que la ligature tombât avant la chute de la tumeur (*Traité des malad.*, etc., t. III; p. 45; 2e édit., p. 160). Bref, il a renoncé à ce procédé (*Gaz. méd.*, 1834, p. 828).

Ce chirurgien a encore proposé l'*arrachement* (*lettre citée*). Cette méthode ne convient également qu'aux tumeurs pédiculées, et elle a en outre l'inconvénient de produire des désordres dans les parties voisines. Dans un cas, une traînée de muqueus eurétrale, longue de plusieurs centimètres, fut arrachée dans l'opération (*Traité*, etc., p. 47; 2e édit. p. 163).

Au reste, si l'on examine avec soin les observations de M. Civiale, on sera porté à croire qu'il n'a presque toujours arraché que de petits lambeaux de membrane muqueuse qu'il qualifie du nom de fongus. C'est ce qui devait nécessairement résulter de sa manière d'agir. Il introduit un lithotriteur à trois branches dans la vessie, l'ouvre, l'attire fortement dans le col. Celui-ci se trouve alors distendu, et, lorsqu'on rapproche les branches, la membrane muqueuse se plisse, s'engage dans leur intervalle, et se trouve pincée. Dans le seul cas où une tumeur paraît avoir été véritablement saisie, le malade succomba au bout de quelque temps à une fièvre typhoïde, dit l'auteur (*ibid.*, p. 48; *ibid.*, p. 164); mais quand on réfléchit à la rareté des fièvres typhoïdes chez les septuagénaires, on doit incliner fortement à croire que celui-ci a succombé tout simplement à cette prostration qui se manifeste si souvent chez les vieillards en proie à des maladies chroniques des voies urinaires, et surtout à leur désorganisation.

On prétend avoir arraché des tumeurs prostatiques avec les lithotribes de Jacobson et d'Heurteloup; mais l'emploi de ces instruments en pareils cas est encore plus difficile à comprendre, et doit être par cela même plus infidèle que celui de la pince à trois branches.

Il y a longtemps déjà qu'après avoir pratiqué la taille hypogastrique on a eu l'idée d'*exciser* une tumeur qui se trouvait derrière le col de la vessie, et cela sans fâcheux résultats. L'excision, en effet, n'expose pas aux mêmes délabrements que l'arrachement, ni à des inflammations et suppurations aussi prolongées. Je conçus en conséquence, au commencement de 1836, l'idée de pratiquer cette excision par l'urètre, au moyen de ciseaux particuliers (voir *Mém. hist.*, p. 50). Cet instrument réussit très-bien lorsqu'il s'agit de petites tumeurs, et il n'est pas nécessaire pour cela qu'elles soient parfaitement pédiculées; mais pour ces cas je décrirai un procédé beaucoup plus sûr. Quant aux tumeurs volumineuses, elles résistent et fuient même devant les tranchants, malgré quelques particularités de construction qui avaient pour but d'éviter cet inconvénient. J'imaginai donc plus tard, et je fis connaître en 1846, dans la première édition de ce mémoire, une modification de cet appareil destinée à *scier* pour ainsi dire les tumeurs. Les lames des ciseaux n'étaient plus que des mors de pince; ces mors se terminaient par un crochet, et chaque crochet était transformé en anneau par un fil métallique traversant l'instrument dans toute sa longueur. Enfin, un fort cordonnet de soie était engagé dans ces anneaux, et ses deux bouts sortaient au dehors par un petit conduit spécial. En retirant quelque peu les fils métalliques, le cordonnet de soie devenu libre tombait sur la base de la tumeur, et on comprend que, pour la scier d'arrière en avant, il suffisait d'imprimer à ses deux bouts des mouvements alternatifs de va et vient.

Cet instrument ne m'a pas encore satisfait, et voici celui que je lui ai substitué il y a deux ans environ. Dès le principe, le tranchant de mes ciseaux était concave; il s'ensuit que chaque lame était plus large à son extrémité que dans le reste de sa longueur. J'eus l'idée de remplacer le tranchant par une fente à bords dentés, longitudinale, profonde, destinée à loger une petite lame semblable à celle des scarificateurs de la peau. Cette lame se trouve entièrement cachée lorsquelle est repoussée à l'extrémité de la branche qui lui sert de gaîne; mais elle est fixée à une tige métallique flexible qui parcourt l'instrument dans toute sa longueur et dépasse même son extrémité externe. On comprend que, si l'on tire cette tige, la lame est elle-même amenée au niveau de la concavité de sa gaîne, qu'elle dépasse alors celle-ci, et que, si une tumeur est serrée entre les deux gaînes comme entre deux mors, elle se trouve graduellement coupée par les lames auxquelles on imprime à tour de rôle un mouvement de va et vient.

D'après quelques essais, cet exciseur des tumeurs vésicales de la prostate me semble avoir de l'avenir; mais j'ai besoin de le soumettre à de nouvelles études avant d'en conseiller l'emploi.

Il y a bien longtemps déjà qu'on a pratiqué la taille périnéale pour les rétentions. Riolan dit l'avoir faite plusieurs fois avec succès (*Enchyr. anat.*, Francofurti, 1677, p. 165), et il rapporte même très au long l'observation d'un docteur médecin, nommé Arthur du Plessis, presque sexagénaire, qui, pris d'une rétention complète, fut taillé et guérit de sa rétention. Il conserva il est vrai, une fistule au périnée, mais ce fut volontairement et par précaution, car, lorsqu'il la fermait avec le doigt, l'urine sortait par les voies naturelles (*ibid.*, add., p. 115). Riolan n'explique pas et ne paraît pas avoir cherché à s'expliquer à lui-même la cause de ces succès. Il en fut de même de beaucoup de chirurgiens, qui observèrent depuis que certains malades qu'ils avaient taillés, urinaient mieux après qu'avant (voir mes *Rech. sur les valv.* p. 40 et 149), excepté cependant W. Blizard, qui supposait que l'opération agit alors tantôt en donnant issue à du pus condensé presqu'à l'état de squirrhe dans les fermes enveloppes de la glande, et tantôt, quand il n'existe pas de pus, en amenant un simple dégorgement des tissus. M. Guthrie paraît adopter cette dernière opinion, et il affirme avoir constaté une diminution du lobe gauche de la prostate après une taille périnéale pratiquée pour une pierre de la vessie (*On the anat. and dis. of the neck of the bladder*, etc., p. 251). D'un autre côté, M. Parrish dit que Physick s'est assuré qu'il n'y avait aucune réduction dans un cas semblable, et il ajoute que l'amélioration obtenue tient simplement à ce que l'irritation causée par la pierre a cessé (*Surg. obs.*, p. 258). Nous avons vu (p. 134 et suiv.) qu'à ce dernier point de vue, les faits offrent de grandes diversités. Pour moi, je crois que les tissus divisés se condensent au voisinage de la cicatrice, mais que la véritable raison des succès signalés, c'est qu'on a divisé, dans l'opération de la taille, une valvule du col de la vessie, ou une tumeur peu saillante, à large base, et de forme valvulaire, qui mettait obstacle au passage de l'urine. Ces saillies sont beaucoup plus fréquentes que les tumeurs très-volumineuses et surtout que les tumeurs pédiculées. Cette opération pouvait donc être sanctionnée par la raison; mais la taille est toujours une opération bien dangereuse, surtout chez les vieillards, à cause des nombreuses parties qu'on divise pour arriver à l'obstacle. Aussi, en 1837, avant même de connaître les faits qui précèdent, j'avais conçu l'idée de le diviser par l'urètre même et sans incision préalable, opération sur laquelle je ne m'arrêterai pas, puisqu'elle fera l'objet spécial de l'un des mémoires suivants.

Voici en quoi se résume, à mon avis, le traitement des hypertrophies de la prostate.

1º Le traitement médical me semble inutile, ou pour le moins très-incertain.

2º Le traitement de la rétention d'urine par les excitants de la contractilité musculaire ou par les sondes à demeure a quelquefois réussi, mais d'une manière toute différente de ce qu'on pensait, et non sans de graves dangers pour les malades.

3º La ligature des tumeurs prostatiques est très-rarement applicable, parce qu'il est très-rare qu'elles soient pédiculées ; la pratique en est d'ailleurs très-difficile, et il est presque impossible de laisser le fil et le serre-nœud assez longtemps dans l'urètre.

4º L'arrachement offre de grandes difficultés et des dangers non moins grands.

5º La section immédiate avec un fil, et plutôt encore l'excision, s'accompagnent de difficultés moindres et de bien plus de chances de succès.

6º Néanmoins, comme ces méthodes n'ont pas encore été suffisamment étudiées, il est rationnel et prudent de tenter auparavant la dépression.

7º Lorsqu'il s'agit de valvules ou de tumeurs peu saillantes, à large base, l'incision et surtout l'excision donnent de trop grandes chances de succès pour qu'on tente la dépression, qui offre peut-être plus de dangers, et fournit assurément des résultats moins certains et surtout moins durables.

8º Lorsque du sommet de l'un des lobes latéraux une tumeur s'élève dans la vessie, on n'a presque d'autre ressource que l'excision, à moins qu'on ne veuille essayer la dilatation. Si l'on se servait de mon dilatateur, on tournerait son bec du côté de la saillie.

9° Lorsque c'est une tuméfaction centrale de l'un des lobes latéraux qui met obstacle au cours de l'urine en déviant le canal, on n'a d'autre ressource pour le redresser quelque peu que de mettre à demeure des sondes volumineuses; cela suffit souvent.

10° Dans tous les cas, il faut que la vessie soit vidée régulièrement, afin de la faire sortir de cet état d'inertie qu'une distension prolongée augmenterait infailliblement.

11° Quant aux formes d'hypertrophie qui donnent lieu à l'incontinence d'urine, incontinence qu'il faut bien distinguer du regorgement qui n'est qu'une rétention incomplète, la chirurgie est presque impuissante contre elles. On ne peut que chercher à accroître, s'il est possible, l'énergie du col. Les excitants que j'ai énumérés en commençant pourraient offrir ici quelques ressources; mais c'est surtout la cautérisation légère et répétée de cette région, à l'aide du nitrate d'argent, qui m'a bien réussi. Je me suis demandé si, dans le cas où cette incontinence dépend de ce qu'un engorgement de la portion sus-montanale tient les lobes latéraux écartés, il n'y aurait pas avantage à exciser cette portion et à laisser la nature opérer le rapprochement des parties divisées. Je conviens toutefois que je n'ai pas encore mis ce procédé en usage. L'incontinence, bien différente en cela du regorgement, ne compromet pas l'existence du malade; ce n'est qu'une infirmité qu'on peut rendre tolérable à l'aide de divers moyens mécaniques, et particulièrement d'urinaux portatifs qu'on fixe en haut des cuisses des malades pour recevoir le liquide à mesure qu'il s'écoule.

———◆———

CINQUIÈME MÉMOIRE.

Sur les inflammations, ulcérations et fistules produites et entretenues par le séjour des sondes dans l'urètre. Quelques mots sur la guérison des fistules. (*Journ. des Conn. méd. chir.*, 1840.)

Les faits que je vais exposer sont assez communs; cependant, si j'en juge par ce que j'ai vu et par ce qu'on trouve dans beaucoup d'ouvrages qui font à juste titre autorité, ils seront nouveaux pour beaucoup de chirurgiens. La preuve, par exemple, que la cause des accidents dont il s'agit n'est que très-imparfaitement connue, c'est qu'on voit tous les jours employer, pour y remédier, les moyens qui leur ont donné naissance, et qu'ainsi, au lieu de guérir le mal, on le perpétue, on l'augmente.

L'urètre de l'homme, comme on le sait, a plusieurs courbures. D'abord il descend du col de la vessie vers les parties superficielles du périnée; puis il se dirige en avant et un peu en haut, sous la symphyse pubienne, au devant de laquelle il adhère au moyen du *ligament triangulaire* ou *suspenseur de la verge*. De là il descend de nouveau presque verticalement en vertu de son propre poids. On a donc eu quelque raison de le comparer à un S, dont la première concavité regarderait en avant et en haut, et la seconde en arrière et en bas. Celle-ci se trouve à environ 2 centimètres en arrière de la racine antérieure du scrotum; de sorte qu'elle est recouverte par lui et correspond aux adhérences celluleuses qui unissent les deux lames de la cloison des dartos.

Ces courbures peuvent-elles s'effacer? On l'a dit et on le répète chaque jour; mais c'est une erreur si palpable que je ne la conçois pas. En vain on abaisserait le pénis, comme l'indique Santorelli et comme le croient encore beaucoup d'auteurs plus récents: le ligament suspenseur, comme tous les tissus fibreux, ne jouit que d'une extensibilité très-faible; en vain on chercherait à l'abaisser en relâchant la paroi antérieure de l'abdomen, comme le conseille M. Amussat (*Leç.*, p. 52): la symphyse du pubis ne peut se mouvoir isolément, le bassin ne forme qu'un tout, et c'est lui qui fixe les rapports et la direction de l'urètre. Une fois admis que la première courbure ne peut s'effacer, il doit en être nécessairement de même quant à la seconde. Mais, me dira-t-on, une sonde droite peut pénétrer jusque dans la vessie. C'est vrai; mais voici comment cela se fait: l'instrument commence par déprimer fortement la paroi inférieure du canal, au niveau du ligament suspenseur, et ce n'est que par rapport à elle qu'on peut dire avec quelque vérité que l'angle s'efface; puis il presse contre la paroi supérieure, au moment où il passe sous la symphyse pubienne, sans changer sensiblement la position du bulbe, lequel est maintenu par l'aponévrose moyenne du périnée et par l'extrémité antérieure du sphincter de l'anus qui s'y insère en partie. Enfin, arrivée dans la portion membraneuse, la sonde déprime de nouveau la paroi inférieure devenue postérieure. Ainsi, une sonde droite qui traverse l'urètre presse alternativement sur trois points différents : 1° sur la paroi inférieure, au niveau du ligament suspenseur ; 2° sur la paroi supérieure, sous la symphyse du pubis ; 3° sur la paroi inférieure, dans les portions membraneuse et prostatique, et surtout au col de la vessie.

Je commence par étudier les effets de cette pression au niveau du ligament suspenseur. Comme celle qu'y produit une sonde droite et rigide est très-considérable, on conçoit que l'inflammation et la gangrène ne tarderaient pas à s'ensuivre, si cette pression se prolongeait. On verra plus bas une observation (XV) où des accidents de ce genre se manifestèrent après *trois jours* de présence d'une sonde métallique dans l'urètre, et encore cette sonde était courbe et n'avait par conséquent pas besoin de déprimer la paroi inférieure de ce canal aussi fortement que l'aurait fait une sonde droite. J.-L. Petit connaissait cet accident, et il en rapporte plusieurs exemples. C'est même pour l'éviter qu'il imagina sa sonde en S (*OEuvr. chir.*, édit. de 1837, p. 779). Boyer cite un cas de ce genre sans dire pourquoi la pression était plus grande en ce point qu'ailleurs (*loc. cit.*, p. 269). M. Begin dit qu'à la suite du séjour prolongé des sondes métalliques dans l'urètre les parois de ce canal ont été quelquefois frappées de gangrène (*Dict. de Méd. et Chir. prat.*, t. VIII, p. 270). Comment se fait-il que ces deux derniers n'aient pas vu les sondes flexibles produire le même résultat ? C'est pourtant un accident bien fréquent, quoique Chopart ait dit positivement qu'il n'est pas à craindre avec ces sondes (*Traité*, etc., t. II, p. 642).

OBS. I. — Un vieillard de soixante-dix ans entra, le 20 mai 1836, à l'Hôtel-Dieu, salle Sainte-Marthe, pour y être traité d'une rétention d'urine produite par une maladie de la prostate. La sonde franchit toute la portion spongieuse de l'urètre sans la moindre difficulté, et ce n'est qu'au-delà du bulbe qu'on rencontra des obstacles sérieux. Enfin on parvint dans la vessie, et on laissa une sonde élastique à demeure. Dans les premiers jours de juin, il survint de la tuméfaction vers la racine antérieure du scrotum; le 5 ou le 6, on y fit une incision, et il en sortit une grande quantité de pus et d'urine : on sentait la sonde à travers cette ouverture. Le malade tomba dans l'assoupissement; sa langue devint sèche, rouge, rugueuse, et sa mort survint le 10. A l'autopsie, la paroi inférieure de l'urètre présenta, au niveau du ligament suspenseur de la verge, une ulcération ayant environ 6 millimètres de large sur 8 centimètres de long, intéressant toute l'épaisseur de la paroi urétrale et conduisant dans un énorme abcès qui avait disséqué la cloison des dartos; le feuillet gauche de celle-ci était même détruit, de sorte que le testicule était à nu : il était très-rouge au niveau de cette dénudation; toutes les parties environnantes étaient le siége d'une vive inflammation.

Ainsi ce fut dans l'espace de quinze jours que se sont produits ces graves désordres.

OBS. II. — Dans la sixième observation de mon *Mémoire sur les perforations spontanées de la vessie*, il est question d'un vieillard âgé de quatre-vingt-deux ans, également affecté d'une maladie de la prostate, et qui n'eut une sonde de gomme élastique à demeure que tout au plus *pendant six jours*. Nous trouvâmes que presque toute la muqueuse de la paroi inférieure de l'urètre était ulcérée; il n'y en avait que çà et là quelques portions très-petites qui fussent conservées; celle de la partie membraneuse n'avait pas été épargnée; celle de la portion prostatique l'était un peu plus. Au niveau du ligament suspenseur, l'ulcération envahissait toute l'épaisseur de la paroi inférieure de l'urètre.

Au reste, qu'on parcoure le Mémoire que je viens de citer, et l'on verra, par les neuf observations qui, sous ce rapport, s'y trouvent rassemblées par hasard, combien sont fréquentes les lésions qui font le sujet de ce travail.

OBS. III. — Dans la première, la sonde était restée pendant dix-huit jours dans l'urètre, et nous trouvâmes qu'au niveau du ligament suspenseur la paroi inférieure du canal présentait une rougeur très-vive de la muqueuse, ayant 30 millimètres de longueur, et terminée en arrière par une ulcération commençante.

OBS. IV. — Dans la deuxième observation, le malade était affecté d'un rétrécissement dans la région bulbeuse, que pendant longtemps on ne put franchir; malgré cela, on laissait de temps en temps une bougie dans le canal. Enfin on parvint à introduire une sonde élastique très-fine qu'on laissa à demeure; mais une mort imprévue emporta le malade au bout de neuf jours, et l'urètre, au niveau du ligament suspenseur, offrit une érosion de la muqueuse large de 2 millimètres et longue de près de 3 centimètres.

OBS. V. — Le sixième fait consigné dans le Mémoire en question a été rapporté plus haut (*Obs.* II). Dans le septième, une sonde fut laissée à demeure pendant douze jours, et on trouva, après la mort, une ulcération longue de 3 centimètres à la paroi inférieure de l'urètre, dans le même lieu que les précédentes.

OBS. VI. — Chez le sujet de la huitième observation, je mis une première fois une sonde à demeure, mais je ne la lui laissai que deux jours, à cause des douleurs intolérables qu'il ressentait, malgré le petit volume de l'instrument. Il resta ainsi pendant quelque temps, obligé de se faire sonder toutes les fois qu'il en avait besoin ; mais, comme ce besoin était devenu continuel, je remis de nouveau la sonde. Il y avait six jours qu'il la portait, lorsqu'on s'aperçut que la bourse gauche était très-tuméfiée, tendue et rouge; on crut à une orchite, et on ôta l'instrument. Nous avons trouvé, à l'autopsie, que la paroi inférieure de l'urètre présentait, au niveau du ligament suspenseur, une ulcération longue de 16 millimètres, large de 4, et intéressant toute l'épaisseur de cette paroi. Les deux testicules étaient sains ; mais la tunique vaginale gauche offrait çà et là, et surtout dans le cul-de-sac qu'elle forme en se réfléchissant du testicule sur le scrotum, un pointillé rouge assez foncé, et, bien que sa continuité fût tout à fait intacte, elle était remplie de sang noir et grumeleux. C'était ce sang qui avait simulé, pendant la vie, une orchite ou une inflammation des tuniques scrotales.

OBS. VII. — Enfin le neuvième sujet nous présenta les traces d'une ancienne ulcération de ce genre cicatrisée; au niveau du ligament suspenseur existait, sur la paroi inférieure de l'urètre, une plaque blanchâtre, ovalaire, ayant plus de 3 centimètres d'avant en arrière, et 6 millimètres d'un côté à l'autre. Elle était formée par un tissu blanc, comme fibreux, se continuant, mais avec une différence bien tranchée de couleur et de consistance, avec la muqueuse. Elle était bien lisse ; le centre, d'un blanc plus mat que le reste, correspondait à une cicatrice qu'on voyait encore au devant du scrotum.

En résumé, sur neuf observations, l'ulcération de l'urètre par la sonde à différents degrés ne manque que dans trois ; et de ces trois sujets, deux n'avaient jamais eu de sonde à demeure, et j'ai oublié de décrire l'état de ce canal chez le troisième.

Je sais qu'un pareil rapport est difficile à concevoir quand on réfléchit au silence des auteurs sur ce point, quand on réfléchit que cet accident redoutable du procédé de dilatation le plus généralement employé contre les rétrécissements de l'urètre est à peine mentionné parmi les reproches, quelquefois futiles, que les adversaires de cette méthode lui ont si souvent adressés. C'est qu'en général on aime mieux, on trouve plus facile de se livrer à de stériles spéculations, ou à des inventions d'instruments sans motifs et sans résultats, que de s'adonner à l'observation de la nature, et aux recherches pénibles qu'elle nécessite. Les faits dont il s'agit sont si fréquents qu'il est certainement peu de médecins qui n'en aient vus ; mais, pour comprendre un fait, il ne suffit pas ordinairement de le voir une fois ou deux, à de rares intervalles, il faut le voir souvent et le méditer ; il faut aussi le voir à des degrés différents, pour bien comprendre sa marche ; car, quand on ne le remarque qu'à sa période extrême, et qu'on veut expliquer son origine, on court souvent risque de substituer ce qui aurait pu être à ce qui a été. C'est ainsi que Desault, qui rapporte deux observations d'infiltration urineuse *dans le scrotum* pendant le séjour des sondes dans l'urètre, suppose que des duretés extérieures au canal se sont ramollies, abcédées sous l'influence des sondes, et, comme l'infiltration s'est faite en peu d'heures, il pense qu'elle a succédé à l'ouverture de ces abcès dans le canal (*OEuvr. chir.*, t. III, p. 258 et 266); tandis qu'il est très-probable, d'après les faits que je rapporte, que les duretés extérieures à l'urètre n'étaient que l'effet de la phlogose ulcérative de ce canal, et que, quand l'ulcération fut complète, l'infiltration urineuse se fit immédiatement. J'ai vu un cas de ce genre, où j'eus tout lieu de me féliciter du hasard qui voulut que l'infiltration urineuse se fît dans la nuit même qui précéda le jour où je devais entreprendre le traitement. Ducamp, qui rapporte les observations de Desault, pense aussi que ces abcès se sont formés à l'extérieur de l'urètre, puisqu'il donne le précepte de les ouvrir de bonne heure, de crainte qu'ils ne se fassent jour dans ce conduit. Toutefois il pense que la présence continuelle des sondes peut donner lieu à des ulcérations quelquefois complètes; mais il ne dit pas l'avoir vu, et ne fournit pas de détails plus circonstanciés (*Des Rét. d'urine par rétr. de l'urètre*, 2ᵉ édit., p. 122 à 129). Sir A. Cooper donne une explication un peu différente. Après avoir rapporté une observation qu'on verra plus bas, où des abcès urineux s'étaient manifestés pendant le séjour d'une bougie dans le canal, il ajoute : « Les fistules avec perte de substance sont très-difficiles à guérir. *Elles* ont ordinairement leur siége dans la portion de l'urètre qui se trouve au devant du scrotum; elles ont généralement une direction longitudinale, et atteignent l'étendue d'un demi-pouce à un pouce. Quelquefois le tiers du canal est détruit; d'autres fois c'est la moitié, et non-seulement la membrane qui forme l'urètre, mais encore *la partie inférieure du tissu spongieux* qui y adhère, n'existe plus. » Voilà les faits, nous allons voir l'explication. « La perforation du canal succède à un abcès qui s'est formé dans une des lacunes de l'urètre, sous l'influence d'une prédisposition à la fonte putride et gangréneuse. Il se forme une escarre qui intéresse la paroi du canal de l'urètre vis-à-vis la lacune qui renferme l'abcès, et, lorsque celui-ci vient à se vider, l'escarre tombe et laisse après elle une large ouverture (*OEuvr. chir.*, trad., p. 576; 1835). » Après s'être donné tant de mal pour nous expliquer comment se fait cette perte de substance, A. Cooper aurait bien dû nous dire pourquoi elle se fait *ordinairement dans la portion de l'urètre qui se trouve au devant du scrotum et à la paroi inférieure;* car ailleurs aussi il existe des lacunes. M. Leroy, qui a figuré une poche de ce genre, l'attribue à une dilatation partielle de l'urètre (*Des angust.*, p. 94).

Sans doute, après les faits qu'on a lus précédemment, il me suffirait de dire que je pourrais en accumuler ici une foule d'autres à peu près semblables. Cependant je rapporterai encore les suivants, afin de montrer la maladie sous toutes ses formes.

OBS. VIII. — Carpentier, âgé de soixante-dix ans, affecté habituellement d'une incontinence d'urine, fut à la fin pris d'une réten-

tion. Entré à l'infirmerie de Bicêtre le 20 octobre 1834, on lui mit
à demeure une sonde qu'on laissa pendant quelque temps; après
quoi on la lui ôta, parce qu'on avait remarqué que l'urine s'échappait entre le canal et la sonde. Mais, dans les premiers jours de novembre, cet homme tomba dans l'adynamie. Comme on craignait la
stagnation de l'urine dans la vessie, on le sondait tous les matins, et
chaque fois on remarquait que la sonde d'argent était noircie comme
par de l'hydrogène sulfuré, à son bec et en deçà de sa courbure; elle
avait seulement une couleur jaune dans le reste de son étendue. Enfin,
quatre ou cinq jours avant la mort, qui eut lieu le 14 novembre, on
s'aperçut qu'il existait, à l'union du scrotum avec la verge, un engorgement qui, par sa dureté et sa couleur livide, donna à penser que
l'on avait affaire à un abcès urineux; effectivement, par la pression,
on fit sortir une grande quantité de pus par l'urètre. A l'autopsie, je
trouvai la muqueuse de ce canal assez pâle et lisse; seulement, à
peu près au niveau du ligament suspenseur, il existait à la paroi inférieure une solution de continuité longue de 4 centimètres, large de
4 millimètres, et aboutissant à un abcès existant entre les deux lames de
la cloison des dartos qui se trouvaient disséquées, séparées jusqu'à
leur partie inférieure. Chacune d'elles était intacte; ce foyer était
rempli d'urine purulente et traversé par des filaments cellulaires; les
parois présentaient déjà dans quelques points des traces de membrane
accidentelle. L'excrétion urinaire avait été troublée par un développement considérable de la portion susmontanale de la prostate, bien
que ses portions latérales fussent moins volumineuses qu'elles ne le
sont ordinairement.

OBS. IX. — Le 16 avril 1836 entra à l'Hôtel-Dieu, salle Sainte-
Agnès, le nommé Cousin, âgé de soixante-dix-sept ans, pour une rétention d'urine par maladie de la prostate. Le 21, on lui mit à demeure une sonde de gomme élastique. Dans le commencement de
mai, il lui survint une infiltration gangréneuse du scrotum, et il
mourut le 11 de ce mois. L'urètre était enflammé; au niveau du ligament suspenseur existait une ulcération de la paroi inférieure
ayant 6 centimètres d'avant en arrière; toute l'épaisseur de cette paroi
était détruite, et au-dessous se trouvait un énorme foyer rempli de
pus fétide et disséquant toute la cloison des dartos. Tous les téguments du scrotum étaient infiltrés, gangrenés, mollasses, œdéma-
teux, ainsi que les tissus sous-jacents, et, quand on les incisait, il
s'en écoulait beaucoup de sérosité roussâtre. Les tuniques vaginales
étaient enflammées et avaient contracté avec les testicules des adhé-

rences encore rougeâtres et récentes; en les séparant, on voyait que les dartos étaient intacts et avaient servi de limites au pus du foyer.

Dans les observations qui précèdent ou qui suivent, on peut voir tous les degrés et complications de l'ulcération : simple érosion de la muqueuse (Obs. iii, iv, v), destruction de toute l'épaisseur de l'urètre (Obs. i, ii, vi, viii, ix), abcès diffus (Obs. ix) ou circonscrit de la cloison (Obs. viii), infiltration urineuse de toutes les tuniques scrotales (Obs. ix), fistules (Obs. vii, xv), inflammation (Obs. ix) et hémorrhagie (Obs. vi) de la tunique vaginale, dénudation et inflammation du testicule (Obs. i), enfin la cicatrisation (Obs. vii). Peut-être sera-t-on curieux de connaître l'état du tissu spongieux qui précède tous ces désordres ; le voici :

OBS. X. — Le 3 février 1839, M. Picard, interne à l'Hôtel-Dieu, m'invita à assister à l'autopsie d'un homme mort à la suite d'un rétrécissement de l'urètre et de fistules urinaires. Cet homme avait porté une sonde à demeure pendant un temps que je ne pourrais préciser. En coupant la paroi inférieure de l'urètre suivant sa longueur, nous remarquâmes qu'au niveau du ligament suspenseur, là où la muqueuse était très-rouge, le tissu spongieux était épaissi et rouge, tandis que, plus près du gland, il était pâle et moins épais. Nous passâmes uniformément le scalpel sur la coupe, nous la soumîmes à un filet d'eau ; la couleur rouge ne disparut pas, et la même différence persista.

L'inflammation du tissu spongieux de l'urètre se comporte comme les phlébites : au bout d'un certain temps elle coagule le sang dans ses aréoles, et, si elle persiste, elle y détermine la suppuration.

OBS. XI. — Chez un homme qui avait porté pendant quelque temps une sonde à demeure, M. Lebert rencontra dans l'urètre « cinq excoriations superficielles n'intéressant que la muqueuse. Elles ont toutes, dit-il, 5 ou 6 lignes de long ; *la plus antérieure est à environ 2 pouces du méat urinaire ; le tissu spongieux sous-jacent est plus ou moins noir ; en quelques endroits il est infiltré de pus (Bullet. de la Soc. anat., 1836, p. 267).* »

La forme allongée de ces ulcérations et leur siége les distinguent suffisamment de toute autre. J'ai cependant sur ce dernier point une remarque assez importante à faire. J'ai dit qu'elles se trouvent au niveau du ligament suspenseur de la verge ; cependant il ne faudrait pas prendre ces paroles trop à la lettre. Ces ulcérations existent toujours à ce niveau ; mais, quand elles ont été produites par les sondes métalliques courbes, elles s'étendent plus en arrière qu'en avant, à moins que le pavillon de celles-ci n'ait été maintenu fortement abaissé, tandis que, quand elles ont été produites par des sondes flexibles, elles s'étendent plus en avant, et ce n'est que leur extrémité postérieure qui correspond au ligament triangulaire. Cette circonstance a peut-être souvent contribué à en faire méconnaître la cause ; je vais l'expliquer.

Lorsqu'une sonde métallique courbe est dans le canal, comme, dans la position ordinaire, son pavillon se dirige en avant, on conçoit qu'elle doit presser non-seulement sur le sommet de l'angle que forme le canal en cet endroit, mais encore sur la portion légèrement ascendante qui se trouve immédiatement derrière. Mais il n'en est pas de même quant aux sondes flexibles. Leur extrémité extérieure est presque toujours pendante, entraînée en bas par son poids, par celui de la verge et celui des liens qu'on applique ordinairement autour de cet organe pour fixer l'instrument. Ce dernier éprouve donc un mouvement de bascule sur le point le plus saillant de la courbure urétrale, et, tandis qu'il presse fortement au devant de ce point sur la paroi inférieure, il tend au contraire à l'abandonner derrière. De là vient que l'ulcération, qui s'avance souvent au devant du ligament suspenseur, s'étend plus rarement du côté du bulbe. Dans tous les cas, c'est toujours au niveau de ce ligament qu'elle commence, pour s'étendre ensuite graduellement; c'est ce dont nous avons vu une preuve (Obs. iii). On peut dire aussi que, toutes choses étant égales d'ailleurs, la lésion aura d'autant plus de longueur d'avant en arrière que la sonde sera plus roide, parce que la paroi inférieure du canal sera déprimée dans une plus grande étendue.

Une telle ressemblance entre toutes ces ulcérations prouve qu'il est impossible de les regarder comme autant de fausses routes. J'ai dit que les fausses routes qui se font dans ce lieu intéressent presque constamment la paroi supérieure (voir p. 140). D'ailleurs on peut remarquer que, parmi les faits que j'ai cités, la plupart appartiennent à des vieillards affectés de maladies de la prostate ; et comme chez eux la sonde chemine avec facilité jusqu'au col de la vessie, il faudrait supposer une bien grande inexpérience ou une bien grande inattention dans le chirurgien qui ferait des fausses routes à 5 ou 6 centimètres du méat urinaire. J'aurais pu rapporter un plus grand nombre d'exemples d'ulcérations produites par le séjour des sondes chez des malades qu'on traitait de rétrécissement de l'urètre. Toute-

fois, je conviendrai que, relativement, elles me paraissent moins fréquentes que dans les maladies de la
prostate, ce que je crois pouvoir attribuer à trois
causes différentes. 1º Les rétrécissements s'observent
dès la jeunesse, et, chez les adultes, le tissu spongieux
de l'urètre offre une résistance vitale plus grande
que chez les vieillards. 2º Dans les rétrécissements,
on commence ordinairement par des instruments
très-fins, très-flexibles par conséquent, et ce n'est
que vers la fin du traitement qu'on arrive à l'emploi
de ces sondes qui, en raison de leur grosseur, ont
nécessairement beaucoup de rigidité, tandis que
c'est ordinairement par celles-ci qu'on débute dans
les maladies de la prostate, et que c'est d'elles qu'on
se sert pendant tout le traitement. 3º Cette méthode
réussit rarement chez ces derniers à rétablir l'excrétion urinaire ; ordinairement elle se termine par la
mort, qu'elle hâte même assez souvent. De là vient
qu'on peut presque toujours constater une lésion
qui, lorsqu'elle n'est pas pas très-avancée, aurait pu
passer inaperçue, si le cours des urines et la santé
se fussent rétablis, comme cela a ordinairement lieu
lorsqu'on a affaire à de simples rétrécissements. Et
en effet, il ne faut pas croire que, dans ces derniers
cas, il ne s'est produit aucune ulcération parce qu'il
n'est pas survenu d'infiltration urineuse pendant le
cours du traitement. Il n'est pas extrêmement rare,
au contraire, de voir, par suite du travail de cicatrisation, un rétrécissement survenir au niveau du
ligament suspenseur chez des individus qui ont
été traités, par les sondes à demeure, d'un rétrécissement situé dans une région très-différente. Qui ne

reconnaîtra une semblable origine dans le fait suivant, rapporté par M. Bermond (*Consid. sur les rétr. de l'urètre*, p. 16 ; 1837) ?

OBS. XII. — Un fou épileptique fut reçu dans les salles de M. Lallemand pour une coarctation très-forte, *située vers le milieu du canal*. Elle était manifestement le résultat, chose remarquable, de l'usage des sondes à demeure, auquel on avait soumis cet idiot, un an auparavant, pour s'opposer à une manie indomptable de masturbation.

Je ne m'arrêterai pas aux effets qui résultent de la pression que les sondes exercent sur la paroi supérieure du canal au-dessous de la symphyse pubienne ; car si ces effets ne sont pas nuls, ils sont au moins de bien peu d'importance ; ce n'est presque toujours qu'une simple rougeur longitudinale, assez bien circonscrite, de 2 à 4 centimètres de longueur et de 4 à 6 millimètres de largeur. Rarement on y trouve une excoriation de la muqueuse, et jamais je n'ai vu le canal perforé par une action de ce genre.

Quant à la pression sur la paroi inférieure ou postérieure au voisinage de la vessie, je ferai abstraction de ses effets sur l'orifice des canaux éjaculateurs et par continuité sur le reste des organes spermatiques ; je me bornerai à ceux qu'elle produit sur l'urètre lui-même.

En général, le bord postérieur du col de la vessie ne fait pas une saillie très-sensible chez l'adulte, et il jouit d'une grande laxité, ce qui fait qu'il n'éprouve pas un effet bien marqué de la pression que les sondes flexibles exercent sur lui. Mais il n'en est plus de même quand il existe une valvule musculaire ou une hypertrophie de la portion sus-montanale de la prostate : d'une part, l'élasticité de l'instrument épuise toute son action sur un point circonscrit, qui est la partie la plus saillante, et, d'autre part, cette partie jouit alors d'une compacité qui résiste à la compression. De là vient qu'il n'est pas rare de rencontrer chez le vieillard une ulcération du point comprimé.

Parfois j'ai vu cette ulcération détruire toute la muqueuse de la paroi postérieure de la région prostatique, et même d'une partie de la région membraneuse (Obs. ii) ; mais ordinairement elle est bornée au bord postérieur du col de la vessie, et alors elle peut avoir des résultats fort heureux et rétablir le cours de l'urine.

Le séjour des sondes a suffi en effet, chez certains vieillards, pour amener ce résultat. Les fauteurs de la paralysie essentielle de la vessie ont expliqué ces faits en disant que le contact des sondes sur les parois de cet organe en réveille la contractilité. Nous avons vu dans les précédents Mémoires ce qu'il faut penser de cette explication, qui, prise à la lettre, pourrait conduire et a conduit à de fâcheux résultats. Mainte et mainte fois des ouvertures de cadavres m'ont éclairé sur la véritable cause du changement ; toujours il y avait ulcération, ou au moins affaissement, renversement en arrière, de la valvule qui mettait obstacle au cours de l'urine. Dans d'autres cas où l'hypertrophie prostatique avait formé une tumeur pédiculée derrière le col de la vessie, j'ai remarqué que la sonde ne renversait pas cette tumeur en arrière, mais qu'elle se logeait soit à droite, soit à gauche de sa base, et se moulait une espèce de rigole qui, plus tard, donnait une issue quelquefois involontaire à l'urine.

L'action des sondes élastiques sur le bord posté-rieur du col de la vessie pourrait donc avoir un ré-sultat utile, si malheureusement elles n'en avaient pas d'autres si prompts et si désastreux. En effet, si l'on veut avoir quelques chances de succès, c'est-à-dire déprimer, ulcérer le bord postérieur du col de la vessie, il faut qu'elles n'aient pas trop de sou-plesse et qu'elles restent longtemps à demeure ; et alors combien n'a-t-on pas à craindre de les voir enflammer tout l'appareil urinaire, et, au lieu de réveiller la contractilité de la vessie, achever de la détruire en étendant l'inflammation à sa tunique musculaire ! Combien n'a-t-on pas à craindre de les voir perforer cet organe, amener des infiltrations urineuses du scrotum, et la mort, accidents qui mar-chent en général beaucoup plus vite que l'ulcération du col vésical! Ajoutons à cela qu'il pourrait arri-ver que le malade, après avoir résisté à tous les ac-cidents, ne retirât aucun bénéfice pour prix des dangers qu'il aurait courus, parce qu'il est des for-mes d'hypertrophie prostatique contre lesquelles ce traitement ne peut rien.

Inutile de dire qu'une sonde à courbure fixe pres-serait moins qu'une droite sur le col de la vessie, tandis que son action serait la même sur la région spongieuse. A ce point de vue, les droites devraient donc être préférées ; mais la pression de leur bec sur la paroi postérieure de la vessie a des inconvé-nients qui compensent largement leurs avantages. Dans le cas dont il s'agit, ne demandons aux son-des à demeure que ce qu'un praticien prudent leur doit raisonnablement demander ; ne les employons que comme moyen de donner issue à l'urine quand on ne peut faire autrement ; et pour cela choisissons-les de forme, de volume et de souplesse tels qu'elles n'agissent que le moins possible sur la vessie et sur l'urètre, et n'oublions jamais de recommander aux malades de tenir constamment la verge relevée vers l'une des aines, afin de diminuer autant que possible la pression de la sonde au niveau de la courbure antépubienne.

J'ai démontré, dans mon travail *sur les Rétrécissements*, que les sondes à demeure sont rarement utiles et souvent nuisibles dans le traitement de cette maladie ; voyons s'il n'en serait pas de même dans celui des fistules urétrales, contre lesquelles elles sont encore aujourd'hui indistinctement employées.

Dans notre siècle soi-disant positif, on entend répéter tous les jours : Qu'importe l'explication ? Il nous suffit de connaître le fait. Et les hommes qui se font gloire de tenir ce discours sont ceux qui se donnent et qu'on regarde comme des esprits forts. Moi, au contraire, si ce langage n'était à l'ordre du jour, je le regarderais comme le propre des esprits superficiels, qui ne veulent pas se donner la peine de creuser une question. Le fait sans explication est quelque chose ; mais il n'est à la science que ce qu'est une pierre brute par rapport à l'édifice qu'on veut construire. Combien, depuis l'origine de la médecine, n'a-t'on pas observé de faits, et quels sont ceux dont on a tiré profit ? Que nous importe, par exemple, de savoir *par expérience*, ainsi que tous les auteurs l'ont répété, que les fistules qui se

font à la racine de la verge sont extrêmement difficiles à guérir (1)? Qu'en est-il résulté pour la pratique? De la défiance pour les moyens qu'on emploie,
et rien de plus. Toujours on met des sondes pour
empêcher l'urine d'entretenir la fistule par son
passage. Mais si l'on eût réfléchi que ces fistules
succèdent la plupart du temps au séjour des sondes,
que ces sondes n'entretiennent pas seulement le
calibre du canal, mais l'élargissent outre mesure
dans cet endroit en déprimant fortement sa paroi
inférieure; que, loin de favoriser la cicatrisation,
elles pourraient produire la perforation de l'urètre
si elle n'existait pas; si, en un mot, on eût réfléchi
que ces instruments ne peuvent qu'aggraver le mal
qu'ils sont chargés de guérir, aurait-on pris, je le
demande, la précaution d'en augmenter le calibre,
et par conséquent les dangers, à mesure qu'ils cau-
saient plus de désordres? Aurait-on persisté dans
leur emploi malgré tout, au point même d'amener la
mort des malades, comme cela eut lieu dans l'observation qu'on va lire?

OBS. XIII. — M... avait un léger écoulement de l'urètre, sans
douleur ni difficulté dans le passage de l'urine; nonobstant cela, on

---

(1) J'ai rapporté plus haut l'opinion d'A. Cooper; Desault dit : « Cette
espèce de fistule peut être entretenue par l'amincissement et la dénudation
des parois de l'urètre, disposition fort ordinaire lorsque le dépôt a son
siége à la racine de la verge, et vers la partie du canal placée au-dessus
des bourses, par la raison que leur pesanteur tend continuellement à les
écarter de l'urètre. » (*Loc. cit.*, p. 288; voy. aussi p. 251.) On voit que,
pour les fistules qui sont placées au-dessus des bourses, il lui fallait une
autre explication que pour celles qui sont à la racine de la verge, et il en a
trouvé une au moins aussi insignifiante. Boyer ne parle que de ces dernières,
aussi a-t-il évité un difficulté (*Loc. cit.*, t. IX, p. 267).

fit usage d'une bougie, sous l'influence de laquelle l'irritation s'ac-
crut, l'écoulement augmenta, et la santé s'altéra.

Il se forma alors *au scrotum, au niveau de la partie inférieure
de l'urètre*, une tumeur qui, après une irritation locale très-vive et
une réaction générale intense, s'ouvrit et donna passage à l'urine; on
eut recours de nouveau à l'introduction d'une bougie, dans le but
d'opérer la dilatation du canal et d'obtenir la cicatrisation de l'ouverture fistuleuse. Mais, après un court espace de temps, il se forma
au périnée un nouvel abcès, par suite duquel l'urine s'infiltra dans le
périnée et le scrotum. Pour donner issue à ce liquide on fut obligé
de pratiquer une large incision; mais il se forma des escarres éten-
dues. Le malade tomba dans un état général d'irritation, puis d'affaissement; enfin cette maladie le conduisit au tombeau. A l'autopsie, on trouva deux ulcères dans l'urètre, sans aucune trace de
rétrécissement. (A. Cooper, *loc. cit.*, p. 576.)

Personne, je pense, ne doutera que ce ne soit la
persévérance avec laquelle on insista sur l'emploi de
la sonde qui a causé la mort du malade. D'autres
fois la terminaison n'est pas aussi fâcheuse; mais on
prolonge indéfiniment une fistule qui, sans cela, se
fermerait spontanément. En pourra-t-on douter
quand on aura lu le fait suivant?

OBS. XIV. — Un jeune homme d'Abbeville portait une fistule
urinaire vers la partie moyenne du périnée. Il faisait usage de la
sonde de gomme élastique, depuis onze mois, pour la guérison de
cette maladie. On avait d'abord tenu la sonde bouchée, et le malade
ôtait le bouchon chaque fois qu'il voulait satisfaire au besoin d'uriner. Ensuite on l'avait laissé constamment débouchée, et l'urine s'é-
coulait par cet instrument aussitôt qu'elle était déposée dans la vessie
par les uretères. Cependant la fistule ne guérissait pas. On conseilla
à ce jeune homme de venir à Paris, et il me fut adressé. Il ôta la
sonde pour faire le voyage, pendant lequel la fistule se consolida. A
son arrivée à Paris, je l'examinai, et la cicatrice m'ayant paru bonne,
e lui conseillai d'introduire une grosse bougie pour tenir l'urètre dilaté, et de la retirer chaque fois qu'il voudrait uriner. (BOYER, *loc.
cit.*, p. 266.)

Bien certainement c'est la cessation de l'emploi

des sondes pendant quelques jours qui a permis à cette fistule de se fermer. Grâces soient donc rendues au hasard; car il est très-probable que, si ce malade eût été soumis au traitement de Boyer avant que l'oblitération fût complète, il n'aurait pas guéri. En effet, veut-on savoir à propos de quoi Boyer donne cette observation? Le voici : « Il arrive quelquefois que, malgré la dilatation de l'urètre et l'usage *méthodique* de la sonde, la fistule ne se guérit point. Cela vient ordinairement de ce que l'urine, poussée par la contraction de la vessie, ne passe pas entièrement par la sonde, qu'il s'en glisse une certaine quantité entre l'instrument et les parois de l'urètre, et que cette quantité, *quelque petite qu'elle soit*, en s'introduisant dans la fistule, suffit pour l'entretenir. On prévient cette déviation de l'urine en tenant la sonde constamment débouchée. Si l'urine continue à couler entre la sonde et les parois de l'urètre, il faut cesser l'usage de cet instrument et le remplacer par une grosse bougie que le malade retirera chaque fois qu'il voudra uriner. » On voit combien l'auteur se débat pour expliquer un fait qu'il ne comprend pas. Malgré l'esprit éminemment judicieux de Boyer, il n'est pas besoin de grands frais de raisonnement pour faire voir que son explication ne vaut rien et que la pratique qu'il en déduit est plus mauvaise encore; il me suffira de signaler deux contradictions manifestes dans le court passage que je viens de citer. D'abord, pourquoi une *grosse bougie* empêcherait-elle plutôt le passage de l'urine qu'une sonde de même volume, surtout si l'on suppose que celle-ci est débouchée de manière à laisser écouler ce liquide à mesure qu'il arrive dans la vessie? En second lieu, comment concevoir qu'on favorise la cicatrisation en laissant écouler par le canal la totalité de l'urine, si *la plus petite quantité* suffit pour entretenir la fistule? En partant de faux principes, il est difficile d'arriver à de bons résultats; aussi ne doit-on pas s'étonner que l'auteur finisse par déclarer que ces fistules sont *ordinairement incurables.*

Pour se convaincre que ce n'est pas le passage des urines qui met obstacle à l'oblitération des fistules, et je ne parle pas ici de celles au devant desquelles se trouve un rétrécissement non dilaté de l'urètre, il suffit de se rappeler qu'après l'opération de la taille par le périnée toute l'urine passe par une plaie récente, très-disposée par conséquent à l'infiltration, et que, malgré cela, cette plaie se cicatrise en douze, quinze ou vingt jours.

Dans le fait suivant, on ne put invoquer l'influence des urines; alors on s'en prit à une cause plus innocente encore.

OBS. XV. — Le nommé Barbe, âgé de cinquante-sept ans, demeurant rue aux Fèves, n° 14, entra à la Charité le 18 septembre 1839. Il me raconta qu'il fut pris d'une rétention d'urine, pour la première fois, il y a seize ou dix-sept ans, et qu'il entra, il y a dix-huit mois, dans un des principaux hôpitaux de Paris, pour se faire traiter de cette maladie.

Le chirurgien lui introduisit une sonde d'argent, et, comme il avait éprouvé quelque peine, il la laissa à demeure pendant sept jours; mais, dès le troisième, il était survenu une douleur très-vive vers la racine antérieure du scrotum, puis un gonflement considérable qui ne tarda pas à s'ouvrir. On remplaça l'instrument métallique par une sonde flexible de la même grosseur, et qu'on renouvelait toutes les semaines. Au bout d'un mois et demi, la fistule ne faisait qu'augmenter et suppurer davantage ; le malade éprouvait, en outre, des douleurs intolérables, et il demandait qu'on le débarrassât de la sonde. Sur ses vives instances, l'interne prit sur lui de la remplacer par une autre beaucoup plus petite ; mais alors l'urine passait presque continuellement entre elle et le canal, et sortait par la fistule. Malgré cela, celle-ci se ferma en huit ou dix jours. Le chirurgien étonné dit à ses élèves que le passage des urines avait sans doute favosisé la cicatrisation, en entraînant les mucosités qui séjournaient auparavant dans le canal.

Bien que ce malade me rendît compte de ce qu'il avait éprouvé avec toute la netteté désirable, je n'aurais cependant pas parlé de cette explication anti-physiologique si elle ne se trouvait publiée et soutenue dans des ouvrages fort estimables d'ailleurs. M. Lallemand, en particulier, a beaucoup insisté sur l'obstacle que les mucosités abondantes secrétées par le canal apportent à la cicatrisation des fistules urinaires. Pour moi, je demeure convaincu que la cicatrisation ne s'est opérée que parce que la flexibilité de la petite sonde se prêtait facilement aux courbures de l'urètre, et qu'elle ne déprimait pas, comme les grosses, sa paroi inférieure au niveau de la seconde courbure. Le mieux aurait été de n'en employer aucune.

Je me réserve de revenir dans un autre travail sur le traitement des fistules urétrales, et je ferai voir alors qu'il en est peu qui soient incurables. J'ai déjà dit quelques mots à ce sujet dans l'*Encyclopédie du XIXe Siècle*, t. XII, p. 647.

SIXIÈME MÉMOIRE.

Du traitement des valvules du col de la vessie par l'incision et l'excision (*Gaz. méd.*, 1850 et 1852).

J'appelle *valvule du col de la vessie* une saillie anormale du bord postérieur ou rectal de cet orifice, saillie telle qu'elle vient recouvrir le bord antérieur, et s'oppose, comme le ferait une soupape, à la sortie de l'urine. Ces valvules sont transversales et aplaties de haut en bas; elles ne proéminent par conséquent pas d'une manière sensible dans la vessie, ce qui fait qu'on ne les a presque jamais remarquées, et qu'on a attribué les rétentions d'urine qui en sont l'effet à une paralysie.

Voici deux figures qui donnent une idée de ce genre d'obtacle. La première, dans laquelle la portion prostatique de l'urètre est ouverte sur sa paroi antérieure, représente une valvule de face; l'autre, où la section porte sur les parois antérieure et postérieure, représente la même valvule de profil (1).

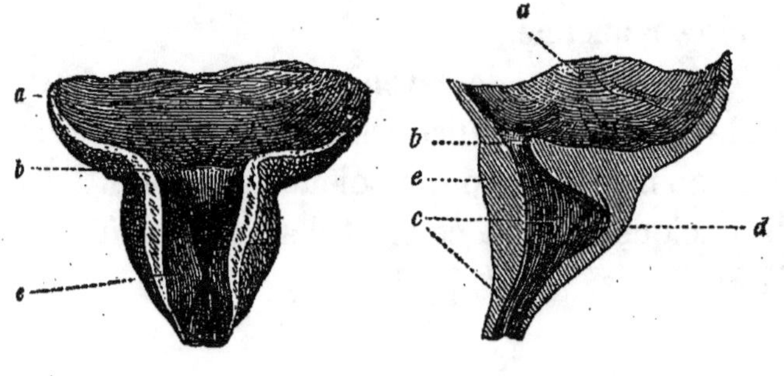

---

(1) *a* Parois de la vessie. — *b* Valvule. — *c* Urètre ayant un peu augmenté dans son diamètre pubio-rectal par suite d'une légère hypertrophie

Je distingue deux espèces de valvules. Les unes, produites par le spasme, la contracture et même la rétraction des fibres musculaires qui ferment le col de la vessie (1), ne sont qu'une exagération pathologique de l'état anormal : je les appelle *musculaires;* les autres sont le résultat de l'hypertrophie régulière et uniforme des granulations de la portion sus-montanale de la prostate : je les appelle *prostatiques.*

Les valvules musculaires succèdent soit à une urétrite chronique qui s'est fixée dans la région prostatique, soit à un rétrécissement du canal, soit à un calcul vésical, à toute cause, en un mot, capable d'exercer une irritation de quelque durée sur le col de la vessie. Il est probable que l'habitude de résister longtemps aux besoins d'uriner doit les produire quelquefois. Tant que la fibre musculaire n'a pas encore subi d'altération de texture, elles peuvent disparaître avec la cessation de la cause ; mais quand ce premier état s'est prolongé longtemps, le tissu musculaire

---

des lobes latéraux de la prostate. — *d* Siége du vérumontanum. — *e* Coupe antérieure de la prostate. On voit sur la seconde figure que la prostate a moins d'épaisseur derrière que devant l'urètre. Cette règle est générale, quoique tous les anatomistes disent le contraire.

(1) Voyez p. 99. — Il y a longtemps que, dans mes cours, je compare, sous le rapport de la structure, la vessie à un estomac renversé. Le plan musculaire qu'on désigne dans celui-ci sous le nom de fibres *à anses, en écharpe,* etc., est représenté dans la première par un plan de fibres transversales occupant, dans le bas fond, l'espace compris entre les orifices des uretères et celui de l'urètre. Les fibres de ce plan s'épanouissent de chaque côté en éventail : les postérieures se portent sur les uretères et la paroi postérieure, les moyennes sur les parois latérales, et les antérieures sur la paroi antérieure; comme les fibres de la grosse tubérosité de l'estomac se portent, celles de gauche vers la grande courbure, les moyennes sur les parois antérieure et postérieure, et celles de droite vers la petite courbure.

s'atrophie, se rétracte, et la valvule devient permanente.

Ces valvules peuvent se produire chez les jeunes gens et chez les vieillards; mais, en raison de leur cause la plus ordinaire, quand on les rencontre chez ces derniers, on s'assure, en étudiant bien la marche des accidents, que leur origine remonte presque toujours à une époque déjà éloignée.

Les valvules prostatiques appartiennent presque exclusivement à la vieillesse, comme les autres formes de l'hypertrophie prostatique.

L'époque du début de la dysurie peut donc jusqu'à un certain point les différencier. Joignez à cela que les valvules musculaires ont presque toujours été précédées des signes de l'irritation ou de l'inflammation qui leur a donné naissance, tandis que, si de pareilles complications existent avec une valvule prostatique, elles ne sont presque toujours survenues que consécutivement à la dysurie, aux efforts qu'elle provoque, et à l'emploi des moyens de traitement qu'elle nécessite.

Les signes physiques des deux espèces de valvules sont à peu près les mêmes : ils se tirent de l'obstacle que le talon de mon cathéter explorateur (*v.* p. 152) rencontre au col de la vessie, et de la possibilité, lorsqu'on est parvenu dans cet organe, de faire circuler son bec tout autour du col sans être obligé de lui imprimer des mouvements d'ascension, comme il faudrait le faire si l'on rencontrait une tumeur. De plus amples détails ont été donnés à cet égard dans mes travaux *sur les Maladies urinaires des hommes âgés* et *sur les Valvules du col de la vessie.*

Ce cathéter peut aider lui-même à distinguer les deux espèces de valvules. Quand elles sont musculaires, il arrive moins librement au col de la vessie, presque toujours il y a spasme de la région membraneuse, la saillie est abrupte et peu épaisse. Les figures précédentes représentent une valvule musculaire. Quand elles sont prostatiques, la portion membraneuse est généralement libre, la région prostatique souvent dilatée, la valvule bien plus épaisse, et l'instrument, au lieu d'être arrêté brusquement par sa face urétrale, monte graduellement sur elle comme sur un plan incliné. Enfin, lorsqu'il est arrivé dans la vessie, si l'on tourne son bec en arrière et qu'on l'attire doucement sur l'obstacle, on remarque qu'il y a, entre ce point et celui où le talon a d'abord été arrêté, beaucoup plus d'espace que lorsqu'il s'agit d'une valvule musculaire. Le toucher par le rectum peut encore fournir quelques indices utiles. Dans les valvules musculaires, les lobes latéraux sont rarement hypertrophiés d'une manière sensible; dans les valvules prostatiques, ils le sont au contraire très-souvent, non pas cependant toujours.

Il s'en faut de beaucoup que cette distinction soit sans importance, comme l'a prétendu M. Leroy, qui « coupe, dit-il, ce qui fait obstacle au cours de l'urine, valvule, bourrelet ou tumeur, sans trop s'attacher au diagnostic différentiel. » (*Thérap.*, etc., p. 52 et 68.) Si je voulais m'attacher à faire ressortir tout ce que renferme d'anti-chirurgical une pareille assertion, je ferais remarquer que, pour diviser une valvule, il faut agir de haut en bas, tandis que, pour exciser une tumeur, c'est en travers qu'il faut couper; mais je me bornerai ici aux deux sortes de valvules qui font l'objet de ce mémoire, et on va voir que l'opération qui convient parfaitement aux unes est insuffisante pour les autres.

Ma première idée fut d'exciser toutes les valvules, et en 1837 j'imaginai l'instrument qui se trouve représenté p. 38. Mais, d'une part, sa partie tranchante n'étant ni assez saillante, ni assez acérée, et, d'autre part, les tissus n'étant fixés par rien, il s'ensuivait qu'ils fuyaient et n'étaient pas coupés à une profondeur suffisante. Ce procédé m'a cependant donné quelques résultats encourageants (V. mes *Rech. sur les valv.*, p. 260).

Pensant qu'une incision simple serait plus facile à pratiquer, je résolus d'essayer si elle ne suffirait pas. Une légère modification de mon exciseur me donna l'inciseur figuré à la page 39. Les résultats furent tels que, pendant plusieurs années, je ne songeai plus qu'à perfectionner ce procédé. En 1844, je publiai l'instrument figuré à la page 40, et, en 1847, celui de la page 41.

Néanmoins, je n'avais pas tardé à m'apercevoir que l'incision réussissait moins bien dans les valvules prostatiques que dans les valvules musculaires, ce que j'attribuais à ce que, tandis que les lambeaux de celles-ci tendent à s'éloigner l'un de l'autre en raison de la contraction musculaire, ceux des premières restent, au contraire, pressés l'un contre l'autre, formés qu'ils sont par un tissu glandulaire hypertrophié.

J'avais d'abord espéré remplacer la perte de substance produite par l'excision en pratiquant trois incisions sur le bord postérieur, une médiane et deux latérales, obliques en arrière et en dehors ; je comptais faire ainsi deux petits lambeaux à sommet libre et n'adhérant que par leur base, lambeaux qui, après s'être affaissés et atrophiés, me semblaient devoir laisser l'orifice plus libre qu'une simple section ; mais l'expérience m'a appris que ce n'est pas ainsi que les choses se passent. Une fois l'incision moyenne faite, l'instrument ne s'en dégage plus, et les deux autres incisions commencent au fond de la première, qui alors prend la forme d'un Y. Mon but se trouvant ainsi manqué, j'ai cherché à l'atteindre d'une autre manière. J'ai fait faire un instrument semblable à celui de la page 40, mais à deux lames parallèles, écartées l'une de l'autre de 6 millimètres. En faisant ainsi simultanément deux incisions, mon intention était de former un petit lambeau médian destiné à s'affaisser et à s'atrophier par la suite (*Gaz. des Hôp.*, 1846, p. 378). Plus tard, lorsque j'eus fait faire l'instrument de 1847, j'en commandai également ment un à deux lames.

Quoi qu'il en soit de cette idée théoriques, je réussis avec les inciseurs doubles dans des cas où les inciseurs simples avaient échoué. Chez Nozot, dont j'ai rapporté l'observation, page 127, c'est avec le premier inciseur double que je fis la quatrième opération qui fut suivie de succès (*Rech. sur les Valv.*, 2ᵉ édit., p. 459). Malgré cela, il me semblait qu'on pouvait mieux encore, et je revins à l'excision ; quelques modifications que je fis subir à mon premier instrument lui donnèrent une valeur bien différente.

En définitive, j'avais à ma disposition deux procédés, tous deux efficaces, mais dans des cas bien déterminés : l'incision pour les valvules musculaires, et l'excision pour les valvules prostatiques.

Le diagnostic différentiel n'est donc pas indifférent; car, s'il est facile d'inciser une valvule qui n'a pas été suffisamment excisée, il est impossible d'exciser celle dont la simple division n'aurait pas donné les effets désirés. On comprend les difficultés qu'il y aurait à saisir et à exciser chaque lambeau l'un après l'autre.

Il semblerait, en conséquence, que, dans les cas douteux, on dût toujours employer l'excision. Telle n'a cependant pas été jusqu'à ce jour ma règle de conduite, et voici pourquoi. D'une part, l'incision est plus simple, moins douloureuse, et, d'autre part, s'il y a incertitude, c'est qu'au moins la valvule est peu épaisse, et qu'alors, en admettant même qu'elle soit prostatique, l'incision peut encore réussir.

Je serai bref au sujet de l'incision dont j'ai décrit très au long la manœuvre et les effets dans mes *Recherches sur les Valvules du col de la vessie*, et surtout dans la seconde édition.

Je me sers toujours pour la pratiquer de l'un ou de l'autre des deux instruments dont j'ai représenté le bec p. 40 et 41, et que voici dans leur ensemble (1). L" représente la lame du second instrument; elle est tranchante sur toute sa circonférence.

____

(1) Voir les deux figures, page 216.

Quel que soit celui qu'on emploie, le premier temps de l'opération est le même. On commence par faire une injection dans la vessie; on introduit l'instrument d'après les règles que j'ai données pour l'introduction de mon explorateur; puis on tourne son bec en arrière et on accroche la valvule. Dès lors la manœuvre change suivant l'inciseur qu'on met en usage.

Si l'on se sert du premier, on le repousse dans la vessie de 3 ou 4 centimètres. On fait saillir sa lame en tirant la rondelle R, et alors il suffit de retirer l'instrument jusqu'à ce que son bec soit arrêté par le col de la vessie pour opérer la division de l'obstacle, de son bord libre vers sa base. Je faisais autrefois deux petites incisions latérales au fond de la première, pour retarder en ce point la cicatrisation des parties divisées; mais l'expérience m'a démontré qu'on peut presque toujours se passer de cette précaution.

Quand on préfère le second instrument, on exerce sur lui une traction légère, afin de maintenir son bec appliqué sur la face vésicale de l'obstacle. On tourne alors la vis V', qui permet à la lame de descendre en L, mais pas plus bas; on tire pour cela la rondelle R, et, dans ce premier temps, on incise l'obstacle. Toutefois il n'est divisé qu'en partie, et ce qui reste s'engage spontanément entre le bec et le dos de la lame; je le coupe dans un mouvement contraire. Je répète ce va-et-vient deux ou trois fois, après quoi, la lame se trouvant cachée dans sa gaîne, je ferme la vis.

On coupe bien plus dans le second temps que dans le premier; il est donc facile de comprendre que, si ma lame n'était pas tranchante sur le dos, comme dans l'instrument de M. Leroy, non-seulement la section serait incomplète, mais encore la lame ne pourrait rentrer dans sa gaîne; l'instrument resterait accroché par les tissus interposés, et conséquemment ne pourrait être extrait. Ce fait, que l'auteur s'est bien gardé de contester, suffit pour caractériser la valeur de ses réclamations (1).

---

(1) J'ai déjà réduit à néant toutes les assertions de M. Leroy, p. 37 et suiv. de mon *Mémoire historique;* mais comme elles sont devenues depuis l'occasion de nouveaux débats et finalement d'un procès, qu'il me soit permis de revenir sur ce sujet. On comprend que je n'ai pas besoin pour cela d'être animé par le désir d'épuiser contre mon adversaire tous les avantages que me donne la justice de ma cause, mais qu'il me suffit de ne vouloir pas qu'on *mette en question ma droiture et ma probité*, et qu'on fasse peser sur mon nom des soupçons de *fraude* et même de *parjure* (v. 13ᵉ *et dernier chapitre sur la lith.*, par M. Leroy d'Étioles, p. 24 et 25, 1852). Qu'on le remarque bien, le mot *fraude* a été imprimé et répété plusieurs fois, et, lorsque je me suis indigné de ce que M. Leroy m'accusait de lui avoir *volé* son instrument : « Volé!!! Ah! fi! me répondit-il, je suis trop poli pour employer un tel mot, et trop prudent pour l'imprimer. » (2ᵉ *Lettre sur les mal. du col de la vessie,* p. 12, déc. 1854.) Pour moi, j'avoue que, dans la pratique de la vie, je ne sais pas distinguer de telles nuances.

Quoi qu'il en soit, M. Leroy, sans même essayer de répondre aux arguments de mon *Mémoire historique*, a donné à son accusation une forme de plus en plus précise. « Ce nouvel instrument, dont M. Mercier donne la figure à la page 394 de son ouvrage sur les valvules, était celui que je venais de faire exécuter moi-même (1ʳᵉ *Lettre sur les mal. du col de la vessie,* p. 7, avril et juin 1854)... Ne suis-je pas en droit de supposer et de dire que M. Mercier a acheté ou emprunté ce troisième instrument, et qu'il s'en attribue l'invention? » (Ainsi en majuscules, *ibid.*, p. 11.)

Il ne suffit pas d'accuser, il faut des preuves; à défaut de preuves, mon adversaire produisit les affirmations suivantes :

1º *M. Mercier n'a pas autorisé M. Charrière à ce qu'on vérifiât sur les*

Souvent ce va-et-vient de la lame ne suffit pas encore, et la base de la valvule reste imparfaitement coupée, surtout du côté du vérumontanum. Pour

---

livres de celui-ci la date de ses commandes (1re *Lettre*, p. 10). Cette affirmation, si l'on eût pu lui donner quelque air de vraisemblance, devait être d'un grand poids; aussi ne négligea-t-on rien pour y parvenir.

Il était intervenu, entre M. Leroy et M. Charrière, un jugement dans lequel se trouvait ce considérant :

« Attendu que Charrière ne doit la production de ses livres aux personnes « qui lui font des demandes qu'en ce qui concerne les commandes faites « par chacune d'elles, et nullement en ce qui concerne les commandes ou « fournitures faites à d'autres personnes; qu'ainsi Leroy d'Étioles n'est pas « fondé, etc. » (*Gaz. des Trib.*, 31 juillet 1853.)

On voit qu'il n'y est pas question d'autorisation; néanmoins la *Gazette des Tribunaux*, journal rédigé par l'avocat que M. Leroy a chargé de plaider contre moi, fit précéder ce jugement d'un historique où les faits n'étaient certainement pas présentés à mon avantage, et cet historique était lui-même précédé d'une sorte d'intitulé que voici :

« Un fabricant est-il tenu de donner communication de ses livres et regis« tres pour constater les dates de l'exécution d'une invention?

« *Oui*, en ce qui concerne les commandes faites par la personne qui re« quiert la communication des registres;

« *Non*, en ce qui concerne les commandes faites par d'autres personnes, « *si elles se refusent à l'autoriser.* »

Ces derniers mots, qui ne se trouvent pas dans le texte, sont-ils indifférents? Certes, non. En thèse générale, ils altèrent le sens de la phrase, parce qu'ils semblent dire que le refus du fabricant ne peut être motivé que par le refus de l'auteur de la commande, et, dans l'espèce, ils signifient que, si M. Charrière n'a pas livré la date de ma commande, c'est que je m'y suis refusé.

Ce n'est pas tout. M. Leroy adressa à l'Académie des Sciences cette élucubration de *la Gazette des Tribunaux*, en la donnant comme étant le *texte même* du jugement. Les journaux de médecine n'en parlèrent pas d'abord dans leur compte-rendu; mais, plus tard, on put lire dans presque tous, *en termes identiques :*

« Dans l'avant-dernière séance (16 août) de l'Académie des Sciences, « M. Leroy d'Étioles a adressé l'*expédition* (la *Gaz. des Hôp.* dit la *grosse)* « d'un jugement rendu par le tribunal civil de la Seine dans un procès entre « lui et M. Charrière, qui intéresse un certain nombre de nos confrères. En « voici l'*extrait.*

« Un fabricant est-il tenu, etc. » (V. *Monit. des Hôpit.*, 25 août 1853; —*Gaz. des Hôpit.*, 25 août; — *Gaz. méd.*, 27 août; — *Abeille méd.*, 5 septembre.)

Ainsi, voilà un jugement, chose généralement regardée comme inaltérable,

m'en assurer, je me sers de l'instrument fermé comme d'un explorateur, et je cherche si son talon ne bute pas encore contre une saillie avant de péné-

---

évidemment altéré. Comment s'est opérée cette altération? Je ne sais; mais ce qui est incontestable, c'est que M. Leroy l'a envoyée à l'Académie des Sciences et aux journaux comme étant un *extrait* de l'*expédition* ou *grosse* du jugement.

Quelle était la conséquence de cette manœuvre? Évidemment tous les médecins de France, qui connaissaient parfaitement le sujet du litige, se sont dit, en lisant leur journal : « Il paraît que M. Mercier s'est refusé à ce qu'on vérifiât la date de ses commandes; s'il s'y refuse, c'est qu'elles lui sont contraires; *donc*, loin d'être inventeur, comme l'ont déclaré les Académies des Sciences et de Médecine, ce n'est qu'un plagiaire, un homme de mauvaise foi. »

Or, on ne m'avait rien demandé, je n'avais donc rien refusé. Est-ce que M. Charrière avait besoin d'un motif autre que celui de ne pas reconnaître au premier venu le droit de fouiller dans ses livres?

2° « *Dans le but probable de m'empêcher de dévoiler la* FRAUDE, *M. Charrière, à l'instigation probable de M. Mercier* (is est cui prodest), *a refusé de me donner le relevé général détaillé de mon compte.* » (Cette accusation, adressée à la Société de Médecine du 10ᵉ arrondissement, se retrouve dans la 1ʳᵉ *Lettre*, p. 9.) Personne ne me croira capable de fasciner à ce point un homme comme M. Charrière, et il serait ridicule à moi de m'en défendre.

3° « *Il n'y a rien sur les livres de M. Charrière qui soit relatif à un inciseur du col de la vessie exécuté pour M. Mercier.* » (1ʳᵉ *Lettre*, p. 10.) Il me suffira de transcrire ici le certificat suivant, qui a été produit devant le tribunal :

« *Je certifie avoir livré à M. le docteur Mercier un instrument porté sur* « *mon livre de crédit* E, *fol.* 34, *à la date du* 5 *août* 1847, *sous le nom de* « SCARIFICATEUR, SELON LA DEMANDE. »

Paris, 15 novembre 1854.

Signé CHARRIÈRE père.

Ces derniers mots ne prouvent-ils pas que c'était bien un instrument nouveau dont j'avais fourni l'idée? Et pourquoi aurais-je refusé d'en laisser vérifier la date? Je l'avais indiquée moi-même. « Le 6 *août* (1847), ai-je imprimé, je me servis d'un nouvel instrument *que je venais de faire fabriquer*, etc. » (*Rech. sur les valv.*, 2ᵉ édit. p. 385.) M. Leroy a-t-il des titres authentiques antérieurs à cette date? Il parle d'un *scarificateur en brise-pierre* qui lui a été livré le 15 juillet 1847; mais cela prouve-t-il qu'il ressemblait au mien? Il dit lui-même que le *scarificateur prostatique* qu'il a figuré en 1840 avait la *forme de brise-pierre* (2ᵉ *Lettre*, p. 16). Or, nous avons vu quels accidents on amènerait infailliblement si l'on agissait avec cet

trer de l'urètre dans la vessie. S'il en existe, j'appuie le talon contre elle, je tourne l'autre vis V, et je fais saillir la lame sur le dos, en L'. J'achève alors de

---

instrument comme avec le mien (V. p. 45), et c'est précisément parce qu'il le sent fort bien qu'il tient tant à se créer la date du 15 juillet 1847.

« En thèse générale, dit Arago, l'histoire des sciences doit se faire exclusivement sur des pièces imprimées. Des documents manuscrits ne sauraient avoir aucune valeur pour le public. » (*Ann. du Bur. des Longit.*, 1847, p. 232.) Or, ce n'est qu'en 1849 que M. Leroy a parlé pour la première fois d'un inciseur à lame unique, coupant sur toute sa circonférence, et qu'il m'a accusé de le lui avoir soustrait. Il convient lui-même qu'il n'a pas de titre antérieur relatif à cet instrument (*Thérap.*, etc., p. 66); mais il a ajouté en 1851 que, s'il ne l'avait pas publié, c'est parce qu'il croyait l'avoir fait « une quinzaine d'années auparavant, lorsqu'il fut exécuté pour la première fois. » (*Extrait d'un mém.*, etc., p. 5.) Remarquons en passant, comme curiosité, qu'en 1854, p. 12 de sa 2e *Lettre*, il dit positivement ne l'avoir imaginé qu'en 1847.

En résumé, mon instrument date de 1847 : mon texte et mon dessin ne permettent aucune ambiguïté, tandis que M. Leroy n'a parlé d'un instrument semblable qu'en 1849. Ainsi nulle incertitude.

Disons toutefois que ceci n'embarrasse pas le moins du monde M. Leroy. « Pour prouver la priorité d'invention, dit-il, se basera-t-on sur la date de publication ? Mais ne se peut-il pas que le véritable inventeur, confiant dans son droit et ne soupçonnant pas la *fraude*, attende, pour publier son œuvre, qu'il en ait apprécié la valeur et qu'il en ait fait l'application, tandis que le *plagiaire*, sachant qu'il n'a pas de titre, se hâte de s'en créer un apparent par la publication ? » (*Treiz. et dern. chap. sur la lith.* p. 24.)

D'après cette théorie, on devrait toujours attribuer de préférence une invention à celui qui l'a publiée le dernier. M. Leroy a-t-il toujours pensé et parlé de la sorte ?

Mais me suis-je donc tant hâté de me créer un titre? Mon instrument a été appliqué sur deux malades avec succès le 6 août 1847 (V. mes *Rech. sur les valv.*, 2e édit. p. 385 et 391), et ce n'est que le 12 octobre que j'en ai parlé dans une communication adressée à l'Académie de Médecine; ce n'est même que beaucoup plus tard que je le publiai, puisque, dans le même travail, on peut suivre l'observation d'un malade jusqu'au 13 mars 1848 (*ibid.* p. 393). Voilà comment moi, plagiaire et fraudeur, je me suis hâté de me créer un titre! Et pendant tout ce temps, et jusqu'en 1849, M. Leroy, possesseur d'un instrument qu'il dit devoir rester dans la chirurgie, n'en aurait pas parlé! Est-ce donc son habitude?

Peut-on s'étonner maintenant qu'après de telles accusations, après les épithètes que j'ai rappelées p. 68, je me sois laissé aller à quelques récriminations trop vives? Comprend-on que, pour avoir substantivé son nom, ce en quoi je ne faisais que suivre son exemple (V. son *Traité sur la Lithotr.*, p. 171, 1836), il m'ait assigné en police correctionnelle, « pour m'entendre

niveler à petits coups et avec une extrême précaution. Enfin je fais rentrer la lame et je retire l'instrument.

Ceux qu'on trouve dans le commerce présentent souvent de grandes imperfections. Il en est, par exemple, qui ne sont qu'une malheureuse imitation du mien, et qu'on vend même quelquefois sous mon nom, dont la lame ne rencontre rien qui l'arrête en bas dans sa course : on est ainsi exposé à couper bien en deçà de l'obstacle. En outre, presque toujours ces instruments ont une lame trop saillante, et c'est sans doute pour cela qu'il est arrivé, en se servant de cette imitation, dans un hôpital de Paris, de pénétrer dans la vésicule séminale gauche : j'ai la

---

« condamner, par voie de contrainte par corps, en vingt-cinq mille francs de
« dommages-intérêts; ouïr ordonner la destruction des exemplaires de ma
« brochure qui pourraient être saisis, l'insertion dans trois journaux de
« Paris du jugement à intervenir et son affiche en nombre de 500 exem-
« plaires, le tout à mes frais; en outre être condamné en tous les dépens,
« sauf à M. le procureur impérial à requérir contre moi l'application des
« peines portées par les articles 18 et 19 de la loi du 17 mai 1819? » Ces
peines sont l'amende et la prison.

M. Leroy ne m'avait que trop fourni sujet de l'attaquer moi-même; toutefois, n'ayant jamais eu de procès, je ne voulais pas commencer par un confrère, surtout pour des querelles scientifiques. Mais, une fois mis en cause, je
l'assignai à mon tour reconventionnellement. Le tribunal laissa de côté la
question scientifique, reconnut que M. Leroy avait été l'agresseur; mais il
décida que j'avais eu tort de répondre comme je l'avais fait, et nous fûmes
renvoyés dos à dos. Ainsi, au lieu de vingt-cinq mille francs à recevoir,
M. Leroy eut à payer ses frais de procédure.

Je dis ceci parce que M. Leroy qui, huit jours avant l'ouverture des débats, avait publié sa 2ᵉ *Lettre* pour apprendre au public qu'il y a trois juri-
dictions différentes : « l'opinion, les tribunaux et le jugement de Dieu » (p. 1);
que « nous étions alors devant l'opinion, que *nous serions dans quelques jours
devant la justice*, et que nous verrions ensuite » (p. 18); M. Leroy, qui demandait que le jugement fût inséré dans trois journaux et affiché sur
tous les murs de Paris; M. Leroy, dis-je, n'a rien publié pour faire connaître
l'issue du procès. Or, je tiens trop à l'estime de mes confrères pour laisser
subsister quelques doutes dans leur esprit.

pièce anatomique en ma possession. Enfin, un défaut plus général encore, c'est que la lame fait une saillie trop forte sur le talon, de manière que son extrémité peut former avec le bec un petit angle rentrant qui accroche les tissus et nécessite un certain effort pour les diviser. Il ne faut pas que cette lame sorte sur le talon ou sur la concavité plus qu'il n'est représenté dans la figure de la p. 41.

Quel choix faire entre les deux inciseurs que je viens de décrire? Ils sont à peu près également commodes, mais le second est d'une action plus sûre, parce que les tissus fuient quelquefois devant la lame du premier, soit quand celle-ci n'a pas le tranchant suffisamment acéré, soit quand ceux-là ont trop d'élasticité et ne restent pas assez tendus. Le premier ne doit cependant pas être complétement rejeté; voici ce que l'expérience m'a enseigné à cet égard.

Bien que je n'aie donné à la lame du second que la course bien strictement nécessaire pour lui permettre de diviser l'obstacle dans toute son épaisseur, il expose cependant à léser le vérumontanum : c'est du moins ce que je soupçonne avoir eu lieu dans deux ou trois cas où l'éjaculation cessa de se faire, malgré que le sujet en éprouvât toutes les sensations. Cet accident n'eut pas de suites plus sérieuses; néanmoins on comprend qu'il est des circonstances où il ne serait pas sans gravité. Or, je ne pense pas que mon premier inciseur puisse y donner lieu, et je n'en ai pas d'exemple. L'âge du malade devra donc être pris en grande consideration lorsqu'il s'agira de faire un choix. Peut-être enlèverait-on à l'inciseur de 1847 son unique inconvénient en donnant à sa lame une gaîne protectrice, comme je l'avais fait en 1841 (V. p. 39), gaîne qui permettrait de ne couper qu'après avoir bien exactement compris la valvule entre elle et le bec de l'instrument, et avoir mis ainsi le vérumontanum à l'abri de toute atteinte. C'est une idée que je me propose de soumettre à l'expérience.

Ces divers instruments ont encore un défaut, si l'on peut parler ainsi quand l'inconvénient qui en résulte est tellement rare. Parfois le ligament suspenseur de la verge est si court, ou bien la valvule est si saillante, si abrupte, si tendue, que le talon ne peut passer par dessus et pénétrer dans la vessie. J'ai rencontré un cas de ce genre, il y a une dizaine d'années, chez un jeune militaire du Val-de-Grâce, et un autre, il y a deux années, chez un homme de plus de 85 ans. Dans ces deux cas, les sondes à long bec pénétraient assez aisément; mais il était impossible d'allonger le bec de l'inciseur, puisque, pour agir, il faut tourner ce bec en arrière (1). Le 30 août 1853, j'ai présenté à l'Académie de Médecine un appareil qui remplit le but de la manière la plus satisfaisante.

Une gaîne métallique, semblable pour les propor-

---

(1) D'autres, à ce qu'il paraît, ne seraient pas arrêtés par cette difficulté. Croirait-on que j'ai vu mon instrument *perfectionné* de telle sorte que, le bec restant en avant, c'était la lame seule qu'on tournait en arrière pour diviser l'obstacle? Pourquoi cette modification? On craignait sans doute que la paroi postérieure de la vessie ne s'opposât à la rotation du bec de la gaîne en arrière, et on se proposait de diriger de son côté la lame dépourvue de toute enveloppe!

tions et la forme à une algalie fortement courbée,
est ouverte, sur un tiers de sa circonférence, dans
toute la longueur de la face dorsale de sa tige, et, sur
le talon de son bec, dans une étendue égale au bec
du sécateur. Celui-ci se trouve logé dans cette gouttière, et sa tige peut tourner dans la portion correspondante de la gaîne. Pour cela on le pousse de
quelques millimètres; on dégage ainsi son bec du
talon de la gaîne; on tourne ce bec en arrière, et
on peut dès lors agir comme avec un sécateur
simple.

Lors donc qu'on a introduit cet appareil fermé
dans la vessie, on maintient sa gaîne immobile, on
dégage le bec, on le tourne en arrière, on l'attire
en bas vers le col de la vessie, on accroche la valvule et on la divise, comme il a été dit précédemment. Cela fait, on suit une marche inverse : on repousse le sécateur, on retourne son bec en avant, et
on le ramène dans le talon de la gaîne. Un mécanisme de baïonnette placé à l'extrémité externe
rend ces manœuvres très-faciles et de la plus grande
précision. Il ne reste plus qu'à retirer le tout comme
une algalie ordinaire.

Après l'incision, le traitement est le même qu'a-
près l'excision.

Cette opération, bien appliquée et bien faite, est
des plus simples et des plus innocentes; il est rare
qu'elle ne donne pas, soit immédiatement, soit au
bout de quelques jours, une amélioration notable
des troubles de la miction. Les valvules musculaires
ne sont pas toujours accompagnées de rétention,
même incomplète; souvent, à leur début, il n'existe

encore qu'un ténesme violent à l'aide duquel la vessie se vide, ou des douleurs très-vives, intolérables, prenant quelquefois un caractère intermittent et névralgique (*v.* p. 53). Au mois d'avril dernier, un homme d'environ soixante ans, qui m'avait été adressé par le docteur Herpin, de Tours, était en proie à des douleurs tellement atroces qu'il passait ses jours et ses nuits se roulant sur le parquet. Ce ne fut qu'à la dernière extrémité que je me décidai à l'opérer, et néanmoins, aussitôt après le débridement du col de la vessie, les douleurs cessèrent comme par enchantement. Je traitai encore avec un succès complet, pendant l'été de 1854, un conseiller de la préfecture de Melun, de cinquante-cinq à soixante ans, qui était tourmenté par des ténesmes tels qu'il lui était impossible d'uriner quelques gouttes sans qu'il en résultât un renversement complet du rectum. Aussitôt après l'opération tous ces accidents disparurent. Un de ces hommes qui font connaître leur nom par la quatrième page des journaux politiques l'avait auparavant réduit à un état presque désespéré.

Je ne multiplierai pas ici les exemples des bienfaits de l'incision, quoique, aux nombreux succès que j'ai publiés dans la deuxième édition de mes *Recherches sur les Valvules,* j'en puisse ajouter bien plus encore; mais presque tous se ressemblent, et ce serait chose tout à fait inutile.

Quelques mots cependant sur divers points que je n'ai pas encore suffisamment développés.

Dans mes *Recherches sur les Valvules,* p. 93, j'ai dit que le bas-fond était quelquefois fortement rétracté dans tous les sens; je possède même des pièces anatomiques dans lesquelles cette rétraction est telle que la paroi postérieure de la vessie se trouve sur un plan antérieur à celui de la paroi postérieure de la région prostatique. Il n'est pas besoin de dire que, en cas pareil, il y aurait danger à diviser la valvule jusqu'à sa base. Mes inciseurs, heureusement, mettent à l'abri de toute crainte à cet égard, puisque, pendant que leur lame agit, leur bec refoule la paroi postérieure de la vessie. Mais, d'un autre côté, le refoulement de cette paroi tire la valvule en arrière, et, sa base échappant par cela même au tranchant de la lame, l'obstacle au cours de l'urine persiste en partie. On pourrait pousser plus loin l'opération avec l'instrument de 1847, qu'on ferait agir par son talon ; mais c'est une manœuvre dont il faut se défier toutes les fois que le bec de cet instrument ne circule pas librement derrière le col de la vessie, que je suppose toujours convenablement distendue.

Bien plus, chez quelques malades qui, après un temps plus ou moins long, avaient perdu de la liberté qu'une précédente opération avait amenée dans le cours de l'urine, cette rétraction du bas-fond a continué de se faire en même temps que l'obstacle se reproduisait. Cette circonstance, qui s'explique parfaitement par ce que j'ai fait connaître de la structure de ces parties, a été cause qu'il ne m'a plus été possible de ramener la miction à l'état où je l'avais laissée d'abord. Heureusement que ces cas sont rares, que, dans la grande majorité, la cure se maintient bien, et qu'assez souvent même l'amélioration ne fait que gagner avec le temps, comme je l'expliquerai plus loin.

Il est encore une autre circonstance dont on doit tenir compte lorsqu'il s'agit de porter un pronostic. A la page 53 de l'ouvrage précédemment cité, j'ai dit que les valvules musculaires ne s'accompagnent pas en général d'une augmentation bien sensible de la prostate, mais que celle-ci est dure, compacte. Cette induration, sans augmentation notable de volume, est elle-même un effet de la phlegmasie chronique de la région prostatique, qui a déterminé le spasme et la rétraction des fibres musculaires adjacentes, et prouve, contrairement à l'opinion de beaucoup de chirurgiens, que l'engorgement sénile de la glande n'est pas de nature inflammatoire (voir mes *Rech. sur les mal.*, etc., p. 183). Je vais plus loin aujourd'hui, et j'ajoute que parfois, avec ces inflammations chroniques, la prostate se trouve atrophiée, soit que l'inflammation, survenue dans le jeune âge, ait arrêté le développement de la glande, soit que celle-ci, en même temps qu'elle s'est indurée, se soit véritablement condensée, atrophiée.

Or, cette complication des valvules musculaires est fâcheuse, parce que, de même que l'hypertrophie de la prostate détermine nécessairement la dilatation de l'urètre, de même son atrophie le resserre. On conçoit en effet que, toutes choses égales d'ailleurs, le débridement de l'obstacle donne à l'urine un cours moins sûr et moins facile que si le canal avait conservé son diamètre, et surtout que s'il avait acquis plus d'ampleur. Si donc l'explorateur, à son passage à travers la prostate, paraît serré, comme enclavé dans un canal formé de tissus dépourvus de souplesse et de mobilité, on peut encore espérer améliorer l'état du malade ; mais il ne faut pas trop compter sur une guérison parfaite.

Je passe maintenant à l'excision.

Mon exciseur de 1850 a une certaine ressemblance avec le lithotribe à deux branches ; seulement l'angle qu'il forme est plus fermé et presque droit. Il se compose également ment de deux pièces, l'une *mâle* BG, et l'autre *femelle* AE.

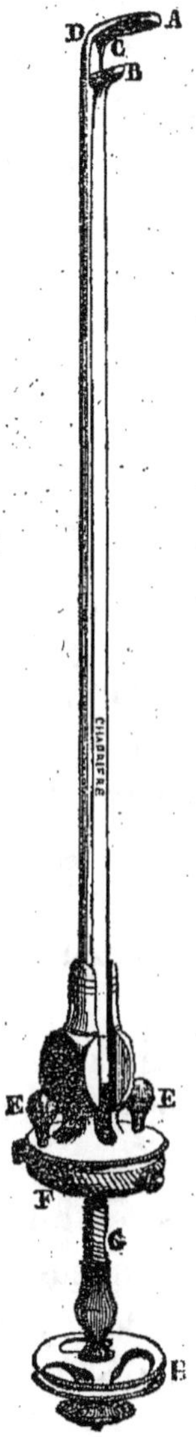

Le bec de celle-ci A, long de 25 millimètres, épais de 5, est arrondi à son extrémité, quadrilatère, mais à angles mousses, dans le reste de son étendue. Près du coude D il est fenêtré de part en part et offre une espèce de mortaise C dont les bords sont tranchants du côté de la concavité, tandis que ceux qui correspondent à la face dorsale sont autant adoucis que possible. Cette mortaise est longue de 15 millimètres et large de 5. La tige est cannelée dans toute sa longueur pour recevoir l'autre pièce ; mais, près du coude, dans une étendue de 15 millimètres, les bords de cette cannelure sont échancrés profondément.

La pièce mâle a un bec B de longueur et largeur précisément égales à celles de la mortaise de la pièce précédente, dans laquelle il doit entrer à frottement. Ce bec a sa face dorsale excavée, de manière que les bords qui la circonscrivent soient aussi tranchants que possible; sa face opposée forme, en s'unissant à la tige qui le supporte, un plan incliné très-doux et un angle rentrant très-ouvert. Quant à la tige, elle est droite et glisse dans la cannelure de la branche femelle.

La valvule doit être saisie entre les deux becs que je viens de décrire, et c'est par leur rapprochement que toute la portion saisie se trouve excisée. Comme le bec mâle pénètre presque complétement dans la mortaise de la pièce femelle, il est impossible que l'excision soit imparfaite, et le lambeau tombe dans la vessie, d'où il sort plus tard avec l'urine ; s'il ne sortait pas, il serait facile de l'extraire à l'aide d'un petit brise-pierre.

Pour que le rapprochement des deux branches se fasse avec toute la douceur possible, j'ai muni l'extrémité externe de la pièce femelle d'un écrou brisé F, qui s'engrène à volonté sur une vis G adhérente à la pièce mâle. En quelques tours que j'imprime à cette vis au moyen de la rondelle H, je rapproche les becs jusqu'à ce que l'un pénètre dans l'autre, sans secousse, sans tiraillement. Le pignon et le levier, qu'on a proposés pour rapprocher les mors du brise-pierre, ont été également adaptés à l'exciseur avec succès.

Cet instrument est celui que j'ai employé dans les sept premières des observations que renferme ce mémoire. Mais l'expérience me prouva encore que, malgré la longueur de ses mors, les parties centrales d'une valvule épaisse, et surtout d'une tumeur à large base, pouvaient s'en échapper, comme le noyau s'échappe d'une cerise qu'on presse entre deux doigts. Je me bornai à excaver de part en part le bec de la pièce mâle, qui auparavant ne l'était que sur la face dorsale, et dans cette excavation je fixai une aiguille semblable à celle qui sera représentée plus loin, mais dont la pointe, à cause de sa fixité, ne dépassait pas les bords tranchants du bec. Cette aiguille avait deux buts : le premier de perforer, et par conséquent de fixer les tissus pendant qu'ils étaient serrés et divisés par les mors; le second de les retenir comme le ferait un hameçon et de les ramener en même temps qu'on extrait l'instrument. C'est cet exciseur que j'ai mis en usage dans ma huitième observation, et mes deux buts furent complétement atteints.

Enfin, la dernière modification à laquelle je me suis arrêté est caractérisée surtout par la mobilité de l'aiguille.

D'abord les deux pièces glissent l'une sur l'autre, non plus comme celles du lithotribe, mais comme celles de mon dilatateur du col de la vessie (V. p. 175),

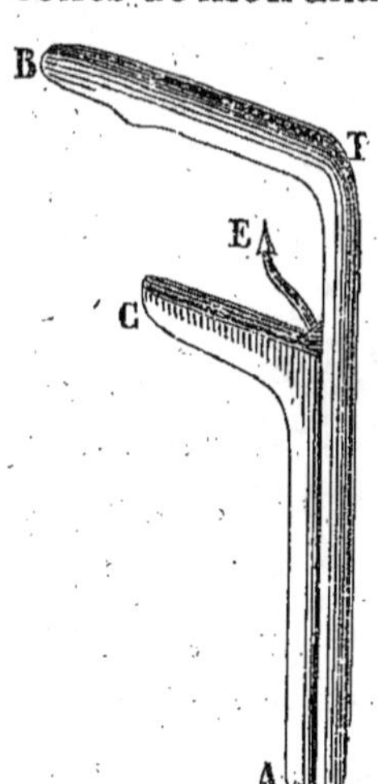

c'est-à-dire que la pièce femelle est creusée d'une gouttière plus large dans son fond que sur ses bords, et que la mâle présente au contraire une arête longitudinale en queue d'aronde devant glisser dans la gouttière précédente. Cette disposition m'a permis de donner au tranchant de la pièce mâle une largeur de 7 millimètres, sans augmenter le volume du bec. Il ne faut pas qu'il y ait le moindre jeu entre les deux pièces; autrement, les mors pénétrant l'un dans l'autre à frottement, on serait exposé à ne pouvoir les fermer complétement.

En second lieu, la crête de la pièce mâle est elle-même creusée dans toute sa longueur d'un sillon destiné à loger une petite tige métallique qui se termine par l'aiguille qu'on voit en E sur la figure de la page précédente. La pièce femelle présente sur son dos, immédiatement au-dessus de la poignée, une fente de 3 centimètres de long; un bouton, pénétrant dans cette fente, se visse sur la tige-aiguille, sert à pousser ou à retirer celle-ci dans une étendue égale à la longueur de la fente.

Pour opérer je commence par retirer l'aiguille dans la pièce mâle et je ferme les mors de l'instrument. Je mets un peu de suif dans la fenêtre qu'il présente à son talon pour en adoucir les aspérités, je l'huile, et je l'introduis jusque dans la vessie préalablement remplie par une injection. Je tourne alors son bec en arrière; j'écarte les mors de 1 centimètre et demi à 2 centimètres, suivant l'épaisseur de l'obstacle à exciser, et je les fixe dans cette position à l'aide de l'écrou brisé, s'il y en a un. J'attire ensuite doucement l'instrument jusqu'à ce que le bec de la pièce mâle soit descendu dans la région prostatique, manœuvre qui se fait habituellement sans difficulté, lorsque le fabricant a eu soin d'adoucir, comme je l'ai dit, l'angle formé par le bec avec la tige qui le supporte.

La saillie morbide se trouvant ainsi comprise entre les mors, j'imprime à ceux-ci quelques mouvements de va-et-vient et de latéralité, pour m'assurer qu'elle est bien entre eux et pour qu'elle s'y engage d'une manière plus complète; puis je pousse l'aiguille dans les tissus saisis. Cela fait, je la retire d'un demi-centimètre; voici pourquoi. Si l'on se contentait de pousser l'aiguille, en raison même de ce mouvement, et surtout en raison de la courbure qu'elle présente inférieurement, elle tendrait la face urétrale des parties à exciser bien plus que leur face vésicale, tandis que, en ramenant un peu l'aiguille en arrière, on relâche proportionnellement la face urétrale et on tend la face vésicale, qui se trouve attirée en bas, accrochée qu'elle est par les saillies que présente à sa base la pointe en hameçon de l'aiguille. Il ne reste plus dès lors qu'à rapprocher complétement les mors en tournant la rondelle H de la pièce mâle (V. p. 228). L'instrument est libre, et, lorsqu'on le retire, il ramène infailliblement le lambeau.

On introduit de suite l'explorateur, et, si l'obstacle n'a point été excisé jusqu'à sa base, on achève par l'incision.

Il se fait immédiatement un écoulement de sang qui passe en entier dans la vessie et s'y coagule très-vite, surtout s'il s'y trouve en contact avec de l'urine pure. Habituellement cet écoulement se modère bientôt; il diminue ensuite graduellement, et, au bout de deux, trois ou quatre jours au plus, les urines sont revenues à leur couleur naturelle.

Telle est la marche ordinaire; car il n'existe que des vaisseaux capillaires dans les parties divisées. Cependant les choses ne se passent pas toujours ainsi, et il n'est pas très-rare de voir l'opération suivie d'un écoulement sanguin abondant; ceci tient à des circonstances qui ne sont pas toujours les mêmes.

Tantôt la cause est pour ainsi dire constitutionnelle, c'est-à-dire qu'elle réside ou bien dans une laxité, une perméabilité trop grandes des tissus, ou bien dans une fluidité anormale du sang. J'ai déja cité des faits de ce genre (*Rech. sur les Valv.*; 2e édit., p. 373 et 375); j'en viens d'observer un autre très-remarquable. Un homme d'un tempérament lymphatique, à chairs blafardes et molles, avait eu, après une opération dans l'urètre, une hémorrhagie qui avait causé beaucoup d'embarras au chirurgien. Il y a quelque temps, je lui passai une sonde qui lui élargit assez fortement le canal, mais sans causer le moindre désordre, et néanmoins il eut encore une hémorrhagie. Cette circonstance m'inspira des craintes relativement à la section d'une valvule qui gênait le cours de l'urine, à ce point que je la différai pendant plusieurs mois; néanmoins il fallut s'y résoudre, et j'eus encore à combattre une hémorrhagie très-abondante dont je me rendis cependant bientôt maître.

D'autres fois les organes pelviens sont tellement irritables que la douleur de l'opération, le contact du sang, liquide alcalin, sur une muqueuse destinée à contenir un liquide acide, déterminent immédiatement des spasmes, un ténesme incessant et des efforts d'expulsion qui ont pour effet d'exprimer le sang par la plaie. J'en ai déjà cité un exemple (*loc. cit.*, p. 282); le malade de Melun, dont j'ai parlé p. 225, m'en a fourni un autre.

Une autre cause d'hémorrhagie, c'est la difficulté pour uriner et les efforts qu'elle occasionne, que cette difficulté résulte d'une section imparfaite de l'obstacle ou d'une irritabilité du col vésical qui ne lui permet pas de s'entr'ouvrir pour donner passage à l'urine. Cette cause est la plus commune ; les précédentes peuvent d'ailleurs l'accompagner et en accroître les effets (V. p. 53).

Une quatrième cause, mais celle-ci n'est pas immédiate, ce sont les accès fébriles qui compliquent si souvent les maladies des organes urinaires et les opérations qu'elles nécessitent. Il n'est pas rare de voir un écoulement sanguin assez abondant se faire pendant la période de frisson. J'ai même vu des malades chez lesquels la simple accélération du pouls qui accompagne une digestion laborieuse suffisait pour amener cet accident.

Enfin les violences trop grandes que les sondes ou une dépression prématurée pourraient exercer sur la plaie, dans les premiers jours qui suivent l'opération, sont encore susceptibles d'amener une hémorrhagie plus abondante en général que l'hémorrhagie primitive, phénomène que j'attribue à ce que l'inflammation qui s'est développée autour de la plaie a ramolli et dilaté les capillaires du voisinage.

On doit, en premier lieu, s'appliquer à prévenir cet accident, et, pour cela, rechercher s'il existe quelque cause prédisposante.

Y a-t-il appauvrissement du sang, relâchement des tissus, débilité générale ; il faut réconforter le malade par un régime convenable, par quelques préparations toniques et astringentes, le quinquina, le fer. Lorsque j'ai quelques raisons de craindre une disposition hémorrhagique, je fais prendre, dès la veille, un quart de verre, toutes les deux heures, d'une infusion de quinquina, avec addition d'acide sulfurique concentré, à la dose de 2, 3 et même 4 grammes par litre, suivant la tolérance de l'estomac. Cette préparation réussit habituellement bien; j'ai cependant vu certaines vessies en éprouver un surcroît d'irritation.

Y a-t-il une disposition au ténesme, soit du rectum, soit de la vessie; je tâche d'abord, s'il n'y a pas urgence, de calmer ces organes. En tout cas, je fais prendre le matin un lavement évacuatif simple; puis, une heure et demie avant l'opération, je fais administrer un quart de lavement assez fortement laudanisé. Une précaution importante en pareil cas, c'est de vider auparavant la vessie; on retarde ainsi la manifestation du ténesme qui expulserait le lavement, et on donne à celui-ci le temps d'être absorbé. S'il était à craindre que l'expulsion n'eût lieu malgré cela, on ferait prendre de l'opium par la bouche. Enfin, qu'on ait agi ou non comme je viens de le dire, si l'opération était suivie de ténesme, et, par suite, d'une hémorrhagie inquiétante, je conseillerais volontiers le chloroforme pendant quelque temps, mais seulement de manière à engourdir le malade. Je crois qu'on hâterait ainsi la disparition du ténesme; toutefois je n'en parle que par supposition, car je ne me suis jamais vu dans la nécessité d'employer ce moyen.

Quand les antécédents du malade me font redouter un accès de fièvre, je donne le sulfate de quinine.

Dans tous tous les cas, et principalement lorsque les digestions se font habituellement mal, je surveille le régime avec la plus scrupuleuse attention.

Jamais je ne quitte un opéré sans qu'il ait essayé devant moi de rendre spontanément l'eau de l'injection; je ne lui permets d'ailleurs de faire cet essai que couché sur le côté et sans efforts. La position verticale a une influence des plus remarquables sur l'écoulement sanguin, tant à cause de la pesanteur du sang, qui le porte vers les parties déclives, que par suite des efforts que cette position tend à provoquer et favorise.

Si la miction se fait de la sorte, et si le liquide n'est pas trop chargé de sang, on peut être tranquille; il est rare que les choses n'aillent pas ensuite régulièrement.

Si, au contraire, le liquide ne sort pas, il faut introduire une sonde élastique à courbure fixe ou courbée par un mandrin, en suivant avec soin la paroi pubienne de l'urètre. Cette opération est presque toujours immédiatement suivie de succès quand on s'est servi d'une sonde aussi large que l'urètre le permet et munie d'œils très-ouverts. Quelquefois cependant des caillots l'obstruent. Le plus souvent il suffit alors d'introduire dans son canal une fine bougie terminée par un renflement olivaire qui écrase le caillot et en facilite la sortie, ou bien d'y pousser vivement une injection qui le refoule; mais ce second moyen ne convient que lorsque la vessie n'est pas distendue, car il augmenterait encore la distension. Parfois il est extrêmement utile d'alterner les injections et les aspirations avec une bonne seringue à canule suffisamment ouverte. Toutefois il est une précaution sur laquelle j'ai déjà insisté dans la 2e édition de mes *Rech. sur les Valv.*, p. 465, et que je ne ferai que rappeler ici : c'est de ne jamais faire d'aspirations sans être sûr qu'il y a une quantité suffisante de liquide dans la vessie.

Que faire quand celle-ci a été vidée? Dans le principe je mettais une sonde à demeure, et des chirurgiens ont adopté cette manière d'agir ; elle est mauvaise. Des caillots ne tardent presque jamais à obstruer l'instrument, et sa présence provoque alors un ténesme violent qui a pour effet d'augmenter la perte de sang. Le plus sage c'est d'introduire une sonde élastique courbe chaque fois que le besoin s'en fait sentir. Si le malade a l'habitude de se faire ces introductions, et si l'écoulement sanguin est très-modéré, on peut lui abandonner ce soin ; mais quand il ne le sait pas, et peut-être même devrait-on faire de cela une règle générale, le plus sûr c'est de rester quelques heures auprès de lui, ou d'y laisser un aide expérimenté.

Parfois, même avec beaucoup d'habileté, on se trouve encore sérieusement embarrassé. Quand l'hémorrhagie est abondante la sonde est à chaque instant obstruée, et presque toujours il en résulte un ténesme continuel qui ne tend qu'à l'augmenter. La meilleure conduite à tenir dans ces cas, c'est de laisser la sonde ouverte et de l'entretenir constamment libre, en y faisant de petites injections peu chaudes, fraîches même si elles sont tolérées, aussitôt que la stillation de l'urine se ralentit et annonce ainsi la formation d'un caillot. Lorsque le sang s'arrête et que l'urine se rapproche de sa couleur normale, on bouche la sonde pour l'ouvrir à des intervalles très-rapprochés d'abord, ensuite de plus en plus éloignés, et y faire chaque fois une petite injection.

J'ai vu cette pratique arrêter d'abondantes hémorrhagies comme par enchantement.

Inutile de dire qu'il est prudent alors d'administrer la limonade minérale, de recommander l'immobilité absolue, de mettre le malade en position horizontale, et de faire même élever les pieds et le bassin plus haut que la tête.

Je n'ai jamais vu jusqu'à présent l'hémorrhagie résister à l'emploi méthodique de ces moyens; néanmoins j'ai dû prévoir le cas où ils seraient impuissants. J'ai pensé qu'une sonde élastique à double courant, dont l'œil inférieur serait entouré d'un sac de baudruche ou de caoutchouc vulcanisé, tandis que l'œil terminal serait libre, pourrait être d'une grande utilité. On l'introduirait dans la vessie; on distendrait le sac à l'aide d'une injection, et on l'attirerait dans le col de manière à comprimer la plaie. Pendant ce temps l'œil libre donnerait passage à l'urine. J'ai encore fait faire une large sonde dont on verra la figure quand je m'occuperai de l'extraction des fragments après la lithotritie. Cette sonde, qui a la forme de mon explorateur, et qui présente une large ouverture près de l'angle rentrant que la tige forme avec le bec, permet, lorsqu'on a tourné ce bec en arrière et accroché le col de la vessie, de porter sur la plaie une substance coagulante, telle

que la solution plus ou moins concentrée de perchlorure de fer.

Quelquefois, mais bien plus rarement encore, ce n'est pas par son abondance, mais par sa durée, que l'écoulement sanguin se fait remarquer. Une fois je l'ai vu se prolonger pendant quinze jours, et une autre fois pendant près d'un mois. J'ai toujours vu qu'il était dû à l'un des états généraux que j'ai signalés, et il ne m'a jamais inspiré d'inquiétude sérieuse, parce que l'alimentation quotidienne compensait les pertes. Il suffit, pour le comprendre et se rassurer à cet égard, de se rappeler ce qu'on observe jour-nellement dans la clientèle des femmes.

Il faut, dans ces cas, rechercher avec soin la cause et la combattre, observer ce que j'ai dit relativement à la position du malade, et s'appliquer à augmenter la plasticité du sang par une nourriture peu abon-dante, mais substantielle, la viande, les jus de viande, suivant la tolérance de l'estomac. On administre en même temps les astringents à l'intérieur, soit la limonade minérale à petites doses, soit des pilules dont le fer, le colombo, le ratanhia, l'alun, l'ergot de seigle, etc., forment la base. Les boissons doivent être légèrement astringentes, telles que l'eau rougie; mais il convient en général de ne les donner qu'en petites quantités, afin de ne pas trop liquéfier le sang et de ne porter que le moins possible aux urines. Parfois cependant la vessie, trop irritable, exige qu'on se relâche de la sévérité de ce régime.

Quoique j'aie employé plusieurs fois des applica-tions froides à l'extérieur, je n'ai pas encore pu me former une idée bien arrêtée sur leur valeur; mais, ce qui est incontestable, c'est que les aliments et les boissons doivent être donnés à la température ambiante.

Je me suis longuement étendu sur l'hémorrhagie qui suit quelquefois l'incision ou l'excision des valvules, parce que c'est jusqu'à présent le seul accident un peu sérieux que j'aie observé. Je le répète hautement et sans crainte d'être démenti : à l'aide des moyens que je viens d'indiquer, j'en ai jusqu'à ce jour constamment triomphé, et mon expérience repose déjà sur une base assez large, car mes opérations s'élèvent au moins au nombre de trois cents, certains de mes malades ayant été opérés plusieurs fois. J'ai fait même une remarque à cet égard : c'est que, s'il devient nécessaire de répéter l'opération, il ne faut pas le faire trop tôt et avant que l'inflammation provoquée par la première ne soit dissipée ; on diviserait ainsi des tissus congestionnés, très-perméables, et on s'exposerait à une perte de sang plus grande. Quand, au contraire, on a attendu suffisamment, trois semaines environ dans les circonstances ordinaires, l'écoulement sanguin est presque toujours moins abondant que la première fois.

Quand le sang est parfaitement arrêté et qu'on a lieu de supposer que le travail de cicatrisation commence, il faut s'opposer à la réunion des parties divisées. Voici ce que je fais quand tout se passe normalement.

Vers le sixième jour après l'opération, je commence à introduire une bougie cylindrique à courbure fixe, ferme et aussi volumineuse que le canal le permet. Cette introduction doit être faite avec beaucoup de précaution, pour ne pas froisser ni presser la plaie trop fortement. J'ai dit qu'on pourrait ainsi provoquer une hémorrhagie consécutive. Vers le onzième ou douzième jour, je pousse dans le canal de cette sonde la tige d'acier que j'ai décrite p. 172, et, si cette première introduction s'est faite sans écoulement sanguin, le lendemain j'élève modérément son manche ; les jours suivants je l'élève de plus en plus, de manière à exercer sur le fond de la plaie une pression de plus en plus énergique. J'empêche ainsi cette plaie de se réunir, sans empêcher ses faces latérales de se recouvrir d'une muqueuse accidentelle.

Au bout de trois semaines environ à dater du jour de l'opération, on peut regarder la cicatrisation comme achevée et cesser la dépression. On la continuerait plus longtemps si l'on avait lieu de craindre qu'une cause quelconque eût retardé le travail de la nature.

Je vais maintenant exposer un certain nombre de faits à l'appui de ces considérations générales.

OBS. I. *Valvule prostatique au col de la vessie ; dysurie très-marquée et calcul vésical ; puis rétention complète. Guérison de ces deux maladies par la lithotritie et l'excision de l'obstacle.*

M. Bailly-Caffieri, négociant à Saint-Omer, âgé de 55 ans, fort, vigoureux, et père de trois enfants bien constitués, a eu à 20 ans des difficultés d'uriner qui lui firent craindre la pierre. A 21 ans il passa en Angleterre, où, malgré la vie active et le régime échauffant auxquels il se soumit dans ce pays, il vit, au bout de quelques années, les troubles qu'il éprouvait du côté de la vessie se dissiper graduellement, au point qu'il ne resta plus qu'un peu de lenteur dans l'émission de l'urine, surtout en présence de témoins.

Mais vers 1840, c'est-à-dire à l'âge de 46 ans environ, les accidents se réveillèrent : les urines apparurent troubles ; le besoin de les rendre devint de plus en plus fréquent, presque continuel, et tellement douloureux que le malade se décida, en 1849, à venir chercher des secours à Paris. Le cathétérisme ayant constaté la présence d'une pierre dans la vessie, M. Bailly me fut adressé, le 24 août, par le docteur Bourguignon.

Je le trouvai donc affecté d'une rétention d'urine presque complète et d'un calcul dans la vessie. Celui-ci était libre dans le bas-fond, et je le saisis plusieurs fois par un diamètre de plus de 4 centimètres, qui n'était probablement pas le plus étendu. Quant à la rétention, elle était produite par une valvule très-saillante et assez épaisse du col vésical, valvule qui se rapprochait de ce que j'ai appelé *tumeurs à large base* de la portion sus-montanale de la prostate. Les lobes latéraux étaient considérablement hypertrophiés dans tous les sens, de sorte que le col de la vessie était très-haut et le diamètre antéro-postérieur de la région prostatique notablement augmenté.

Ayant vu quelquefois, dans des cas compliqués de calcul vésical et de rétention d'urine, celle-ci diminuer après l'extraction de celui-là, je résolus de procéder immédiatement au broiement de la pierre.

La première séance eut lieu le 27 août, avec mon brise-pierre à mors plats et fenêtré (V. le *Mém. sur la Lith.*). J'étais aidé par le docteur Bourguignon. Je saisis bientôt le corps étranger par le milieu ; mais des efforts de percussion très-énergiques et persévérants n'aboutirent qu'à rapprocher les branches de quelques millimètres, et, comme les besoins d'uriner étaient vifs et incessants, je fus obligé de lâcher la pierre et de remettre à un autre jour. Les suites furent des plus bénignes, et je pus recommencer le 30.

Ce jour-là, je changeai d'instrument. Pensant que les mors larges et plats du mien avaient été cause de mon insuccès en agissant sur une surface trop étendue, je me servis du brise-pierre à dents ; mais le résultat fut absolument le même, et je fus encore obligé de renoncer pour ce jour-là à l'éclatement de la pierre. Tout se passa favorablement.

La troisième séance eut lieu le 3 septembre, avec le même instrument. Cette fois encore je voyais le moment où mes efforts allaient échouer ; les mors, après avoir encore pénétré de quelques millimètres dans la pierre, étaient devenus immobiles, malgré une percussion des plus vigoureuses. J'eus alors l'idée de les desserrer lentement, en même temps que j'appuyais avec douceur l'extrémité du corps étranger sur les parois vésicales, de manière à changer quelque peu ses rapports avec l'instrument. J'espérais que celui-ci, délogé à moitié des rainures qu'il avait creusées d'abord, et portant ainsi à faux, aurait peut-être une action plus efficace; et, en effet, après quelques coups de marteau, j'eus la satisfaction de voir la pierre céder tout à coup.

Le 6, je revins à mon lithotribe à mors plats.

J'en fis autant les 10, 13 et 17.

Le broiement marchait ainsi avec rapidité; mais le détritus restait presque en totalité dans la vessie; à peine en sortait-il quelques parcelles avec les injections qu'on faisait à chaque cathétérisme qu'exigeait la rétention d'urine, devenue complète.

Le 18, j'introduisis ma sonde évacuatoire à double courant, et je retirai une notable quantité de détritus. Néanmoins cette opération ne se fit pas sans quelque difficulté, tant à cause de l'extrême sensibilité de la vessie que de l'abondance des fragments qui obstruèrent plusieurs fois le large canal, et que j'étais obligé de repousser avec une sonde en gomme élastique.

Les 20, 24 et 26, nouvelles séances de lithrotripsie. Je commençais avec le lithotribe à mors plats, et je terminais par quelques extractions avec le lithotribe à cuillers.

Le 29, nouvelle application de la sonde évacuatoire.

Nouvelles séances de broiement les 1er et 3 octobre. La dernière fut suivie de l'emploi de la sonde évacuatoire.

Enfin, le 21, des recherches faites avec le lithotribe me firent découvrir encore quelques fragments que je pulvérisai.

Le calcul, formé d'urates en couches concentriques et compactes et d'une croûte seulement de phosphates, était d'une grande dureté. Malgré cette condition défavorable, malgré la rétention d'urine et l'irritabilité extrême des voies urinaires, aucun accident n'était survenu, ainsi que le témoignent les courts intervalles qui s'écoulèrent entre chaque séance. Malheureusement, trois ou quatre jours après la dernière, M. Bailly étant allé se promener au Jardin des Plantes, et s'étant assis pendant un temps assez long sur un banc de pierre, fut pris, le soir même, d'une épididymite du côté gauche qui le retint à Paris jusqu'au 22, et m'empêcha de faire de nouvelles explorations, qui d'ailleurs ne me semblaient pas indispensables, puisque, ainsi qu'on va le voir, le malade était obligé de revenir bientôt.

J'ai déjà dit que la rétention d'urine, au lieu de diminuer, était devenue complète. J'avais habitué le malade à se sonder chaque fois qu'il avait besoin d'uriner. Malgré son vif désir d'être débarrassé de cette infirmité, je l'engageai, à cause de la mauvaise saison dans laquelle nous allions entrer, et surtout de la complication dont il venait d'être atteint, à aller passer l'hiver chez lui, pour donner à l'engorgement de l'épididyme le temps de se résoudre.

Les choses se passèrent en effet comme je l'avais espéré : les forces se rétablirent d'une manière remarquable ; les urines devinrent presque claires ; l'épididyme revint à son état normal ; mais la miction ne s'améliora en aucune manière. Bien plus, le passage fréquent de la sonde fatiguait, enflammait le canal. Aussi, du moment que les froids les plus vifs furent passés, M. Bailly s'empressa-t-il de revenir à Paris, malgré les avis de son médecin, qui, imbu des idées qui règnent dans la science, le croyait atteint d'une paralysie essentielle de la vessie, et par conséquent incurable. C'était à la fin de février 1850.

Pendant son séjour à Saint-Omer, il avait plusieurs fois ramené de petits fragments dans les yeux de la sonde ; une nouvelle exploration m'en fit sentir encore quelques-uns que je parvins à extraire. Enfin, un dernier lavage fait, le 16 mars, à l'aide de ma sonde évacuatoire, nous donna l'assurance qu'il ne restait plus rien dans la vessie. Je résolus donc d'attaquer la cause de la rétention d'urine le surlendemain.

Ce n'était cependant pas sans une certaine appréhension que je voyais approcher ce moment. La lithotritie que je venais de pratiquer avait été conduite à bonne fin dans des circonstances très-difficiles ; mais la valvule était de celles qui jusqu'à présent m'avaient donné bien du mal et des succès presque toujours imparfaits. Pour cette raison je me décidai à revenir à l'excision, après avoir perfectionné mon premier instrument.

Le 18 mars, l'opération fut pratiquée, en présence du docteur Bourguignon, avec mon exciseur perfectionné, mais sans aiguille. Cela fait, je me servis de son talon comme je me sers de ma sonde exploratrice, et, trouvant que la valvule n'avait pas été tout à fait atteinte jusqu'à sa base, je divisai immédiatement ce qui restait avec mon troisième inciseur.

Aussitôt après l'opération, M. Bailly rendit l'injection avec un jet assez volumineux, non pas cependant tout d'un trait, parce qu'il n'éprouvait aucun besoin de la rendre et que le liquide ne sortait que par la contraction des muscles abdominaux, ce qui annonçait d'ailleurs une grande liberté du canal. Je fis une injection pour ne pas laisser la vessie vide, et je bornai le régime à des potages.

Une heure et demie après, l'opéré urina avec aisance, bien que des caillots de sang fussent mêlés au liquide; il en fut de même dans la journée.

Le soir, je le trouve sans fièvre et n'éprouvant au col de la vessie qu'une douleur modérée. Je le sonde; il sort de l'urine et quelques caillots. Je fais ensuite plusieurs injections d'eau tiède, et, en retirant la sonde, je ramène avec elle le lambeau excisé, qui s'était engagé par l'un de ses angles dans l'un des œils de l'instrument. Ce lambeau est presque triangulaire; l'un de ses angles, correspondant au bord libre de la valvule, est couvert par la muqueuse et arrondi; un autre correspond au point où l'excision a commencé dans l'urètre, le troisième au point où elle a fini sur le trigone vésical. Ce lambeau a 12 ou 13 millimètres d'avant en arrière, 15 environ de haut en bas, et 4 d'un côté à l'autre.

19. La nuit a été bonne. **M.** Bailly a uriné toutes les heures à peu près, couché sur le côté et sans effort. Sa chemise étant un peu mouillée par le bas, il me dit que c'est après avoir uriné que quelques gouttes s'échappent. *Ce matin l'urine n'est plus teinte de sang.* La sonde, introduite après la miction, ne donne issue qu'à quelques cuillerées de liquide. Je fais une injection que la vessie tolère assez impatiemment. Du reste, point de fièvre, peu de douleur.

Le soir tout va bien.

20. Cette nuit, vers trois heures du matin, il est survenu un frisson assez intense, et, au bout d'une heure, le besoin d'uriner s'étant manifesté, le malade a rendu une urine rouge et mêlée de quelques caillots, dont un assez volumineux. Le frisson a fait place à de la chaleur, et puis il y eut une sueur assez abondante. A neuf heures, le pouls est à 72 et un peu vif. Il y a depuis hier défaut d'appétit. Je prescris 50 centigrammes de sulfate de quinine en deux pilules, l'une devant être prise à trois heures, et l'autre à dix heures du soir. Dans la soirée le malade est mieux.

21. Ce matin, état tout à fait satisfaisant. La miction s'est très-bien faite, toutes les deux heures environ, et sans la moindre trace d'incontinence; l'urine est claire; le pouls est extrêmement calme, et l'appétit revient. Je fais continuer le sulfate de quinine à la même dose. — Le malade sort une grande partie de la journée.

22, 23. Il est très-bien et va se promener.

24, 25. Je commence la dépression avec une forte bougie à courbure fixe.

26, 27. J'introduis dans la sonde mon dépresseur en acier.

28. Les besoins d'uriner s'éloignent de plus en plus, et en même temps le catarrhe se dissipe; l'urine n'est plus que louche. Pas la moindre incontinence. M. Bailly pisse devant moi à plein canal; il dit *uriner mieux qu'il n'a jamais fait*, et veut partir pour son pays; mais je n'y consens pas, de crainte que la cicatrice ne soit pas encore parfaite et que les bords de la plaie ne se rapprochent.

Je continue la dépression, de plus en plus forte, jusqu'au 3 avril, époque où M. Bailly voulut absolument partir. Il me quitta dans un parfait état, n'éprouvant le besoin de vider sa vessie que trois fois la nuit et à peu près autant le jour. *Sur ma demande, il urina devant moi, bien qu'il n'y eût que très-peu de temps qu'il avait satisfait à ce besoin*, et il ne rendit qu'une petite quantité de liquide. Pour m'assurer si la vessie était vide, j'introduisis la sonde, *et il sortit à peine une cuillerée d'urine*. M. Bailly me répète, dans les termes les plus vifs, qu'il n'a jamais uriné aussi bien. L'urine qui, avant l'opération, dépassait la quantité normale, surtout la nuit, perd de son abondance et devient de plus en plus claire.

Je conseille de passer encore pendant quelque temps de grosses bougies à courbure fixe, une fois par jour, afin de régulariser le travail de cicatrisation.

Vers la fin de mai, M. Bailly m'écrivit qu'il allait de mieux en mieux, et me demanda s'il devait encore continuer l'usage de la sonde. Je lui ai répondu qu'il pouvait cesser.

Vers le milieu de 1853, M. Bailly fut présenté à M. le rapporteur de la commission d'Argenteuil, qui constata l'état parfait de la miction.

Voilà donc un malade qui, depuis cinq ans, n'a rien perdu du bénéfice de l'opération. Nous verrons même plus loin qu'il en est qui, loin de perdre, gagnent au contraire (obs. 7). Il y a quelques années, nous nous serions trouvés heureux de posséder contre les effets de l'engorgement prostatique un traitement palliatif comme ceux que nous possédons contre les rétrécissements de l'urètre; combien ne sommes-nous pas plus avancés aujourd'hui si l'expérience démontre que, loin d'être sujette à récidive comme la rétention d'urine causée par les rétrécissements, celle qui reconnaît pour cause une valvule prostatique s'amende habituellement de plus en plus après l'opération !

OBS. II. — *Dysurie par valvule prostatique ; accidents généraux graves qui vont toujours en augmentant ; excision en désespoir de cause. Guérison de la dysurie et rétablissement rapide.*

Le 14 octobre 1850, je fus appelé par M. le docteur R. Gérardin auprès de M. Legrand, sexagénaire, rue Saint-Dominique-Saint-Germain, 153, pour une dysurie dont il était affecté. Ce malade, employé au ministère de la marine, avait constamment mené une vie sédentaire, et, depuis plusieurs années déjà, il s'était aperçu d'une diminution dans son jet d'urine et d'une augmentation de la fréquence des besoins de la rendre. Depuis quelque temps ce liquide était devenu très-trouble et fournissait un dépôt purulent considérable ; il était abondant, louche, de couleur légèrement citrine, et bleuissait le papier de tournesol. Au microscope on y découvrait de nombreux cristaux phosphatiques. Des douleurs sourdes existaient dans la région des reins, et en même temps survenaient presque journellement des accès de fièvre très-intenses, caractérisés par des frissons, de la chaleur et de la sueur.

Mon premier soin fut de m'assurer si la vessie se vidait, et je constatai qu'elle ne le faisait jamais complétement ; cependant il y avait à cet égard de grandes irrégularités. Habituellement elle se vidait mieux le matin que le soir ; parfois elle ne retenait qu'un demi-verre à champagne d'urine le matin, tandis qu'il en restait un verre et demi et même deux verres le soir. La prostate n'était pas très-volumineuse ; mais elle formait derrière le col de la vessie une valvule que mon explorateur accusait d'une manière très-distincte.

En résumé, l'engorgement prostatique gênait le cours de l'urine, et la stagnation de ce liquide avait déterminé une inflammation chronique s'étendant de la vessie jusqu'aux reins. De là des symptômes généraux graves.

L'indication était formelle ; il fallait rétablir le libre cours de l'urine ; mais l'état pour ainsi dire cachectique du sujet, la néphrite chronique et les troubles généraux nous inspiraient de vives inquiétudes, à M. Gérardin et à moi, et nous craignions que l'opération venant à s'ajouter à une perturbation si profonde, il n'en résultât des accidents capables de compromettre la vie. Nous essayâmes donc de simplifier la maladie par des injections vésicales adoucissantes et calmantes, par des prises de sulfate de quinine simples ou combinées avec des narcotiques, et portées graduellement à des doses très-élevées. Rien ne fit; les symptômes précédents persistèrent, et les accès furent parfois assez intenses pour nous inspirer les plus vives inquiétudes. Novembre et décembre se passèrent ainsi, et le malade tombait dans le dernier degré d'épuisement. Une décoction de quinquina, aiguisée avec l'acide hydrochlorique, en même temps qu'elle rendit à l'urine quelque acidité, sembla amender les symptômes généraux; mais, vers le 10 janvier, ceux-ci reparurent avec une nouvelle intensité. Le sulfate de quinine était sans effet. Les choses allaient de mal en pis; le malade ne pouvait plus sortir de son lit; les forces étaient nulles, ainsi que l'appétit; la langue était constamment couverte d'un enduit jaunâtre épais; en un mot, il était évident qu'à moins d'un traitement héroïque le malade était perdu. Nous nous décidâmes à le tenter.

Le 25 au matin, j'excisai la valvule en présence de M. Gérardin, et immédiatement après la vessie se vida complétement.

A midi, violent frisson, suivi de chaleur et de sueur. Le soir, je trouvai le malade passablement bien; son pouls était à 80. Dans la journée, il avait rendu spontanément des caillots assez abondants; dans la soirée, son urine était encore fortement teinte de sang, mais elle ne contenait point de caillots.

A minuit, nouveau frisson, suivi des autres signes d'un accès fébrile très-intense (1 gramme 20 centigrammes de sulfate de quinine en 12 pilules, une toutes les heures.)

26, à midi. M. Legrand est très-abattu; son teint est jaunâtre. Il vient d'avoir un refroidissement des pieds, qu'il regarde comme un prodrome de fièvre. Néanmoins nous redonnons le sulfate de quinine comme précédemment. Il a uriné trois ou quatre fois depuis hier soir.

27. La fièvre n'est pas revenue. (Même traitement.)

28. Visage bien meilleur. Le malade n'a uriné que deux fois pendant la nuit et trois fois dans la matinée. L'urine ne contient plus de sang. (Même traitement.)

29. Un peu de diarrhée pendant la nuit. Point de fièvre; trois mictions pendant la nuit et deux dans la matinée. Je sonde le malade, après l'avoir fait uriner, et je ne retire que deux cuillerées d'urine de la vessie. (Même traitement.)

30. État très-satisfaisant. La fièvre n'a pas reparu ; l'appétit renaît. Je ne trouve, comme hier, que deux cuillerées d'urine.

2 février. Hier, un peu de fièvre s'est manifestée, et, comme elle paraît sous l'influence d'un embarras intestinal, nous prescrivons pour demain matin deux verres d'eau de Sedlitz à 45 grammes.

3. Le malade est très-agité par l'eau de Sedlitz, qui, au bout de quatre ou cinq heures, n'a pas encore agi. Un lavement salé amène immédiatement l'effet désiré, et il en résulte un grand calme.

6 et jours suivants. Dépression avec mon mandrin d'acier.

10. Quelques accès de fièvre sont revenus dans la nuit d'avant-hier et d'hier (20 centigrammes de sulfate de quinine le soir ; 1 litre d'infusion de quinquina avec 3 grammes d'acide hydrochlorique).

11 et jours suivants. La fièvre ne s'est pas reproduite. On pratique la dépression.

Je cesse tout traitement le 1er mars ; mais, depuis cette époque, je revois M. Legrand de temps en temps. Il se porte parfaitement.

Cette observation parle assez d'elle-même et n'a pas besoin de commentaires. Il est évident que, sans mon opération, le malade était perdu.

OBS. III. — *Vieillard très-âgé, sujet à des congestions cérébrales ; ischurie et calcul vésical. Guérison de ces deux maladies par l'excision de l'obstacle et la lithotritie.*

M. Caffin, âgé de 78 ans, demeurant rue Française, n° 11, homme de petite stature, assez replet, et frappé, depuis deux ou trois ans, de plusieurs congestions cérébrales qui lui ont laissé une légère faiblesse dans les membres du côté droit, est affecté en outre, depuis un temps qu'il ne peut préciser, d'une difficulté d'uriner qui a toujours été en augmentant ; de sorte que, cette dysurie étant devenue complète, il fut forcé de réclamer les secours du docteur Lorne, qui m'appela le 23 janvier 1851.

Le cathétérisme, pratiqué immédiatement, donna écoulement à de l'urine fétide et sanguinolente ; puis je constatai, à l'aide de ma sonde coudée, une valvule très-épaisse du bord postérieur du col de la vessie et un calcul du volume d'une noix dans ce dernier organe. Le toucher par le rectum annonçait une hypertrophie considérable de la prostate ; tout indiquait donc que la valvule était prostatique.

17

Je me demandai si je commencerais le traitement par le broiement
de la pierre, comme je le fais habituellement dans les cas analogues
(obs. I), ou si j'attaquerais immédiatement la valvule. L'inflammation de la vessie, les besoins continuels d'uriner, l'impossibilité d'y
satisfaire, et la nécessité du cathétérisme, que le malade, vu son grand
âge et son état cérébral, ne pouvait pas se pratiquer lui-même, tout
me détermina à commencer par la valvule.

Je préparai la vessie par des injections faites, plusieurs fois par
jour, avec une décoction de son et de tête de pavot. Les urines s'é-
claircirent; elles ne contenaient presque plus de sang, excepté les
dernières gouttes; mais les besoins de les rendre se prononcèrent de
plus en plus; il semblait que la vessie devînt de moins en moins
capace. En conséquence je pratiquai l'excision le 28, avec le concours de M. Lorne.

Je ramenai entre les mors de mon exciseur tout ce que j'avais saisi
des couches superficielles (muqueuse et musculeuse); mais le tissu
prostatique intermédiaire avait fui, s'était pour ainsi dire énucléé; de
sorte que, lorsque j'eus abandonné ces couches à leur élasticité, elles
formèrent spontanément une espèce de capuchon dont le fond correspondait au bord libre de la valvule. Je fis remarquer cette particularité à mon confrère; néanmoins je lui dis que je ne désespérais pas
des suites de cette opération, parce que je ne pouvais pas croire que
des granulations prostatiques, comprimées aussi fortement que celles-
ci l'avaient été, ne dussent se gangréner et se détacher bientôt.

Dans la journée les caillots ne furent pas abondants, mais l'urine
était fortement teinte de sang; le soir un peu de fièvre; urètre très-
sensible. Injections comme précédemment.

29. Urine à peu près rougeâtre; mais elle ne coule toujours pas
spontanément. Les besoins de la rendre sont un peu moins vifs qu'hier.
Injections.

30. État général assez bon; urine non sanguinolente, mais trouble; urètre moins sensible aux sondes. Injections.

Les jours suivants, même état, même traitement; dépression.

13 février. M. Caffin a uriné spontanément, pendant la nuit, la valeur de quelques cuillerées.

16. Il urine de plus en plus; on n'a plus besoin de le sonder dans
l'intervalle de mes visites, et, lorsque j'introduis la sonde, je ne
trouve qu'une faible quantité d'urine dans la vessie.

22. M. Caffin est resté plus de deux heures sans uriner; il vide
presque sa vessie; car, chaque fois que je lui ai passé la sonde, il y

avait déjà quelque temps qu'il avait uriné, et je ne retirais qu'un quart de verre de liquide à peine.

Quant à la pierre, le broiement fut commencé le 19. Trois ou quatre séances suffirent pour en débarrasser le malade; les fragments sortirent partie d'eux-mêmes, partie par extraction artificielle. Tout allait parfaitement lorsque, le 12 mars, quatre jours après la dernière séance, sans symptômes précurseurs, il se manifesta, vers quatre ou cinq heures du matin, une congestion cérébrale avec divagations et accélération du pouls. En même temps, un peu d'orchite. (Saignée de quatre palettes; sinapismes promenés plusieurs fois sur les membres inférieurs; sulfate de quinine, 50 centigrammes; 25 gouttes d'acide hydrochlorique dans une décoction de quinquina.) Amendement dès le lendemain.

Dès lors tout alla de mieux en mieux, et, à dater du 27 mars, je ne vis plus M. Caffin qu'à de longs intervalles. Il ne présentait plus de traces de pierre, et sa vessie se vidait jusqu'à la dernière goutte. Un an environ après son traitement, je le fis voir au rapporteur de la dernière commission d'Argenteuil, et ce chirurgien s'est assuré qu'il urine avec la plus grande facilité.

Il a encore vécu quatre ans dans le même état.

Le grand âge du sujet donne à ce fait un intérêt tout particulier; mais ce n'est pas la seule circonstance remarquable qu'il présente.

Dans ma première observation, j'ai commencé par extraire le calcul, et dans celle-ci, par exciser l'obstacle au cours de l'urine. Pourquoi, me dira-t-on, cette différence, et ne pas agir dans tous les cas d'après une règle invariable? L'examen de cette question sera fait dans mon MÉMOIRE SUR LA LITHOTRITIE, pour m'occuper immédiatement d'une particularité inhérente à l'objet dont je traite actuellement.

On a vu que je n'avais détaché que les couches superficielles, et que le tissu prostatique avait échappé à l'action de l'exciseur. Ceci tenait évidemment à ce que les parties saisies formaient une épaisseur trop grande. Tandis que les tissus superficiels étaient maintenus fixes par leur adaptation aux mors de l'instrument, le tissu glanduleux interposé a fui, comme fait le noyau quand on comprime une cerise. Je compris dès lors que mon instrument n'était pas parfait, et qu'il m'exposerait à cet inconvénient tant que je ne serais pas parvenu à fixer les tissus avant de rapprocher ses mors. C'est ce qui me détermina à le munir d'une aiguille. Mais il s'écoula encore quelque temps : un seul fait ne m'avait pas encore suffisamment pénétré de l'importance de cette addition.

OBS. IV. — *Sexagénaire affecté de rétention d'urine complète et de calcul vésical; lithotritie; excision. Traitement inachevé. Une dyssenterie emporte le malade.*

M. Armellini, sexagénaire, demeurant rue du Bac, était depuis assez longtemps atteint d'une impossibilité complète d'uriner sans sonde. En outre, cet homme, d'habitudes très-sédentaires et très-sensible au froid en sa qualité d'Italien, ne sortait jamais de sa chambre, véritable étuve chauffée par un poêle à long tuyau. Toutes ces conditions l'avaient réduit à un état de santé déplorable. Appelé auprès de lui par M. le docteur R. Gérardin, je le trouvai atteint d'un calcul vésical et d'une valvule assez saillante, produite, au col de la vessie, par le développement de la portion susmontanale de la prostate. Les lobes latéraux n'étaient pas très-développés.

Comme les urines étaient troubles, puriformes, et souvent même sanguinolentes, je commençai par faire des injections calmantes, et, le 11 janvier, je pratiquai une première séance de lithotritie.

Le 17, je fis l'extraction d'une certaine quantité de fragments.

Le 19, deuxième séance de lithotritie.

Le 20, extraction.

Le 25, troisième séance.

Jusqu'à cette époque le traitement marchait, avec beaucoup de difficulté, il est vrai; mais, à partir de cette troisième séance, qui n'offrit cependant rien de particulier, la vessie devint tellement irritable, tellement rebelle aux injections, et les besoins d'uriner si vifs et si fréquents, qu'il devint évident qu'il fallait, du moins pour le moment, renoncer à la lithotritie. Je résolus en conséquence d'agir comme dans le cas précédent et d'attaquer la valvule.

Le 2 mars j'en fis l'excision, et m'apercevant, à la vue du lambeau, que je n'en avais enlevé que la face urétrale, j'achevai immédiatement la division de l'obstacle par incision.

La faiblesse du sujet, l'impossibilité où il était de se sonder, me déterminèrent à lui mettre une sonde à demeure; mais, au bout de trois heures, celle-ci était obstruée par des caillots que je dus extraire par injections et aspirations. J'ôtai alors cet instrument; je sondai le malade plusieurs fois par jour, et, de plus, j'habituai sa garde à lui passer une sonde élastique, ce qu'elle fit bientôt avec adresse.

Le 5, le sang était arrêté, mais les urines continuèrent d'être troubles et d'une couleur citrine; elles prirent une odeur de plus en plus fétide et insupportable, et elles étaient tellement alcalines que quelques gouttes qui sortaient spontanément produisaient dans le canal une cuisson des plus vives. Quoiqu'il n'y eût pas de sensibilité bien évidente du côté des reins, il devenait clair pour moi que ces organes étaient le siège d'une inflammation latente qui dénaturait leur sécrétion.

Quoi qu'il en soit, ce n'est que le 20 que l'urine commença à sortir en quantité notable.

Le 22, il en sortait, chaque fois que le besoin se faisait sentir, la valeur de deux cuillerées.

Mais, dès le 10, une dyssenterie des plus intenses s'était manifestée; à chaque instant des selles sanguinolentes avaient lieu; en même temps, fièvre, prostration. D'abord nous dûmes nous borner à quelques quarts de lavement amidonnés et laudanisés, parce que le malade, d'une piété qui tournait au fatalisme, se refusait à rien prendre par la bouche.

Néanmoins, le 13, il consentit à prendre une potion avec 4 grammes de diascordium.

Le 14, les selles avaient un peu diminué, mais l'état général n'en était pas meilleur.

Les jours suivants, les selles diminuèrent encore sans changer de nature; aussi la prostration augmenta graduellement, et M. Armellini mourut le 2 avril.

Ce malade a succombé à une dyssenterie; mais

est-ce à dire pour cela que l'état des voies urinaires et les manœuvres opératoires qu'il a nécessitées n'ont été pour rien dans cet issue funeste ? Fidèle à mon habitude de ne jamais rien dissimuler de ce que je crois être la vérité, je dirai franchement : non, ce n'est pas certain. Les troubles, légers ou graves, des divers appareils, et notamment des organes digestifs, sont fréquents dans les maladies des voies urinaires ; il semble que, la sécrétion de l'urine ne se faisant pas d'une manière parfaite, le sang ne se trouve pas suffisamment épuré, et devient offensif pour tous les organes qu'il alimente. Dans le cas actuel, les reins étaient incontestablement le siége d'une inflammation latente qui s'est exaspérée sous l'influence des diverses manœuvres pratiquées sur la vessie, et particulièrement de la dernière séance de broiement. Le malade, outre qu'il était épuisé, se trouvait donc dans les conditions que je viens de signaler, et il fut pris d'une dyssenterie que rien ne put arrêter. Mais, d'un autre côté, ne doit-on pas aussi tirer de ce fait cette autre conséquence, qu'on ne devrait jamais attendre de pareilles complications pour demander des secours à la chirurgie ?

On voit encore que l'obstacle n'avait pas été enlevé dans toute son épaisseur, et que l'incision n'a suppléé que d'une manière très-insuffisante à l'excision.

OBS. V. — *Age très-avancé; rétention d'urine presque complète; calcul dans la vessie; lithotritie; la rétention d'urine devient complète; excision de l'obstacle. Guérison.*

M. Garnot, âgé de 76 ans, ancien employé d'une administration publique, et demeurant rue Neuve-Saint-Paul, 21, était successivement, depuis deux ou trois ans, soigné pour un catarrhe de vessie par deux chirurgiens distingués. N'obtenant aucun soulagement, et voyant, au contraire sa maladie augmenter, il se confia aux soins du docteur Aubrun, qui m'appela en consultation vers le milieu de mars 1851.

L'urine était trouble, alcaline, et donnait lieu à un dépôt purulent abondant; mais la faible quantité rendue chaque fois, la fréquence des besoins, qui ne laissait point de trêve, surtout la nuit, tout indiquait que la vessie ne se vidait jamais. Il y avait déjà en effet au moins six ans que le malade s'apercevait que son jet devenait faible, bifide, entortillé. L'introduction de la sonde, immédiatement après la miction, leva tout doute à cet égard; puis, à l'aide de mon cathéter coudé, je découvris une valvule du col de la vessie et un calcul de 3 à 4 centimètres de diamètre.

25 mars. Après avoir préparé le malade pendant quelques jours à l'aide d'injections calmantes, je lui pratique une première séance de lithotritie. Résultat satisfaisant; mais un ténesme des plus intenses se manifeste dans la journée, et la rétention d'urine devient complète. Le soir je prescris un quart de lavement laudanisé, et je mets une sonde à demeure. Le calcul était formé d'urate.

26. La sonde n'a pu être supportée toute la nuit : la rétention continue et les douleurs sont excessives. Je trouve M. Garnot dans un bain. Je lui apprends à se sonder, et il y réussit avec une sonde élastique très-courbe.

Les jours suivants cet état se calme graduellement.

31. Nouvelle séance de lithotritie, suivie d'extraction. Les douleurs, les spasmes sont encore plus intenses qu'après la séance précédente, et il devient évident que, malgré toutes les précautions possibles, il faut suspendre la lithotritie et guérir préalablement la rétention d'urine.

8 avril. J'excise la valvule en présence du docteur Aubrun. Immédiatement après le malade urine un peu spontanément, ce qu'il n'avait pu faire depuis la première séance de lithotritie. Dans l'après-midi, quelques spasmes de la vessie m'engagent à mettre une sonde à demeure. La nuit, somme toute, est meilleure que celle qui avait précédé l'opération, et déjà le sang s'arrête. Injections plusieurs fois par jour.

11. M. Garnot souffre tellement de la sonde que je la retire. L'urine coule librement, mais elle est trouble et toujours alcaline. Plusieurs gardes-robes liquides. (Potion avec diascordium.)

Ces accès diarrhéiques se renouvelèrent plusieurs fois pendant le reste du traitement, et chaque fois ils furent combattus avec avantage par le diascordium en pilules.

21. L'état s'est tellement amélioré que nous pratiquons une troisième séance de lithotritie. Le 28, une quatrième. Ces séances me dispensent de la dépression.

Néanmoins une légère orchite se développe, et un érysipèle s'empare des téguments qui recouvrent le cordon et le testicule gauche; du pus se manifeste dans le tissu cellulaire sous-cutané, et le 16 mai je pratique une incision; le 19 j'en fais une seconde, et le 31 une troisième. (Quinquina en décoction et en extrait.)

Malgré ces accidents, la santé et les forces du malade se rétablirent; ses plaies, après avoir suppuré, ne tardèrent pas à marcher vers la cicatrisation, si bien que, vers le 20 juin, il put se rendre à Charonne pour y achever de se rétablir, non sans avoir subi avant son départ de nouvelles extractions de fragments et le lavage de sa vessie à grande eau, à l'aide de ma sonde à double courant

Le 29 je le revis à Charonne, et je le trouvai dans un état très-satisfaisant. Sa vessie continuait de se vider avec aisance, et je retirai à peine une cuillerée d'urine par la sonde. Je lui passai mon cathéter coudé, dans le double but de déprimer le point excisé et de m'assurer qu'il ne restait aucun fragment. Tout allait donc au gré de nos désirs, excepté cependant que l'urine restait toujours alcaline. (Acide hydrochlor., 12 ou 15 gouttes par jour en trois fois, dans une suffisante quantité d'eau sucrée.)

M. Garnot passa ainsi tranquillement tout son été; mais lorsque les mauvais temps arrivèrent, dans le but de pouvoir continuer ses petites promenades, il loua, sans consulter ni M. Aubrun ni moi, un appartement de rez-de-chaussée donnant au nord sur un jardin. Là il ne tarda pas à voir ses douleurs de reins augmenter, et les urines devenir tellement âcres qu'en passant par le canal elles y déterminaient une douleur intense. Trouble assez marqué des fonctions cérébrales. Je prescrivis, vers le commencement de novembre, une légère limonade nitrique; mais le malade ne put en faire usage; car, au bout de quelques jours, une bronchite aiguë générale se déclara et réduisit le malade à la dernière extrémité. Telle était l'alcalinité de l'urine et son action sur les tissus que la muqueuse du gland était rouge, tuméfiée, luisante; les mictions étaient si fréquentes, si peu abondantes et si douloureuses que M. Aubrun crut la rétention d'urine revenue et me pria de revoir son malade. Nous le revîmes en effet le 10 novembre; je le sondai, et il ne sortit pas une goutte d'urine, à ce point que, pour convaincre M. Aubrun que la sonde n'était pas obstruée, je fis tomber sur son orifice externe un filet d'eau qui sortit immédiatement par ses œils. La percussion donnait un son clair dans tout l'hypogastre.

Le malade ne tarda pas à succomber. Il y avait plus de sept mois qu'il jouissait du bénéfice de mon opération.

Au risque même de mettre de nouveau l'un de mes critiques en belle humeur, je répéterai ce que je disais à propos d'un autre malade et d'autres complications : *Ici la chirurgie a fait ce qu'elle pouvait; c'était à la médecine à faire le reste* (voy. mon *Mém. hist.*, p. 31). Malheureusement la néphrite chronique est une maladie des plus rebelles et des plus graves. Les émissions sanguines générales ou locales font habituellement beaucoup plus de mal que de bien, parce qu'elles débilitent des malades presque toujours débilités déjà et dont la faiblesse doit nécessairement augmenter par le fait seul de la maladie. J'établirai cependant une exception pour les ventouses scarifiées ; dans la première période, elles font rétrograder la néphrite chronique dans quelque cas, ainsi qu'il résulte des observations de M. Rayer et de quelques-unes qui me sont propres. Les cautères sur la région lombaire peuvent aussi être très-utiles à cette période, mais ils le sont beaucoup moins plus tard. Quant aux bains, aux boissons abondantes, quelle qu'en soit la nature et surtout si elles sont alcalines ou diurétiques, quant aux balsamiques qui ont été aussi préconisés, on doit les proscrire sévèrement; toutes ces subtances accélèrent l'affection des reins, soit en irritant directement ces organes, soit en les irritant d'une manière indirecte par l'activité qu'elles impriment à leur sécrétion. Depuis longtemps déjà, et dans ces deux dernières années surtout, à moins de complications graves du côté des voies digestives, je mets mes malades à l'usage d'une infusion de quinquina additionnée d'un acide minéral, de l'acide chlorhydrique surtout, à la dose de 2 ou 3 grammes par litre, par quart de verre toutes les deux ou trois heures, et cette pratique a été suivie de résultats très-bons. Cependant il faut y apporter de l'attention, parce qu'elle ne convient pas à tous les malades.

La gravité des néphrites chroniques indique combien il importe de ne pas attendre leur apparition pour soumettre les malades à un traitement convenable.

OBS. VI. — *Dysurie par tumeur à large base de la portion sus-montanale de la prostate; excision; amélioration.*

M. de la Morinière, âgé de 67 ans, homme assez obèse, excessivement sobre et ne vivant presque que de légumes, était depuis un certain nombre d'années atteint d'une difficulté d'uriner très-prononcée, à ce point que plusieurs fois elle était devenue complète et avait exigé l'usage de la sonde.

Arrivé à Paris vers le milieu de juin 1851, je l'examinai avec attention, et je constatai que sa vessie, après chaque miction, conservait un et quelque fois deux verres d'urine. Lobes latéraux de la prostate très-volumineux, de sorte que la portion du canal qui la traverse a un diamètre antéro-postérieur considérable, et que le col de la vessie est très-élevé dans le bassin; portion sus-montanale très-saillante, même dans la vessie, et formant plutôt une tumeur à large base qu'une véritable valvule.

Espérant que l'excision pourrait également être très-utile dans ces circonstances, je la pratiquai le 23. Cette opération se fit sans difficulté; toutefois le lambeau n'avait pas cette forme régulière que j'ai décrite dans ma première observation, et qui indique que l'obstacle a été excisé dans toute son épaisseur, de sa face urétrale vers celle qui regarde la vessie. Immédiatement des caillots abondants se formèrent dans celle-ci et empêchèrent, dans la journée, l'urine de sortir même par la sonde; il fallut injecter et aspirer pour les extraire. Le soir, le ténesme vésical était fréquent et violent (extrait d'opium, 10 centigrammes en trois fois). Soulagement immédiat; la nuit se passa bien.

24. L'urine est encore très-chargée de sang, mais elle ne contient presque pas de caillots. Point d'injections; je fais continuer les pilules opiacées.

25. Le sang n'est pas encore complétement arrêté, mais plus de caillots. Tout va bien. Jusqu'ici le pouls avait eu à peine un peu d'accélération. Plus de pilules.

26. Le matin, le malade avait rendu avec ses urines sanguinolentes un petit caillot; c'était le prélude d'un écoulement sanguin abondant avec ténesme violent et impossibilité d'uriner. Ce n'est que par des injections et des aspirations répétées que je parvins à débarrasser complétement la vessie. Voyant que les efforts pour uriner contribuaient à augmenter cet écoulement, je mis une large sonde à demeure, et recommandai au malade de l'ouvrir à chaque heure, qu'il eût besoin d'uriner ou non. Je lui fis prendre en même temps de la limonade sulfurique et des pilules contenant du sulfate de quinine, du kino, du colombo et de l'opium, le soir, d'heure en heure.

27. Le matin, le sang semblait s'arrêter; vers dix heures, il sortit de nouveaux caillots; mais ils étaient blanchâtres, évidemment anciens et lavés par l'urine. (Même prescription qu'hier.) Le soir tout allait bien.

28. Sang complétement arrêté; faiblesse à peine appréciable.

3 juillet. Je commence à pratiquer la dépression.

5. Je constate qu'après avoir uriné il ne reste pas une goutte d'urine dans la vessie. Néanmoins je ne tarde pas à m'apercevoir qu'il n'en est pas de même pendant la nuit. Mon cathéter explorateur indique que l'obstacle est encore très-saillant, surtout à droite. Une autre remarque, c'est que l'urine est, en somme, bien plus abondante la nuit que le jour.

19. M.... retourne dans son pays en bonne santé, mais urinant toujours plus difficilement la nuit que le jour, et il en est encore de même aujourd'hui, quoique je puisse conclure de ses lettres que cet état s'est un peu amélioré.

Il y a longtemps que je recherche pourquoi une

aussi grande différence entre ces deux états de jour et de nuit, et j'avoue que jusqu'à présent je n'ai pu en trouver une raison satisfaisante. Il y a bien, dans presque toutes les affections chroniques des voies urinaires, une recrudescence des symptômes pendant la nuit, recrudescence qui, dans beaucoup de cas, n'a d'autre effet que de rendre la sécrétion urinaire plus abondante que le jour, tandis que dans l'état normal c'est habituellement le contraire; j'ajouterai même que M... éprouvait plus d'irritation vers le col de la vessie pendant la nuit; mais tout cela ne m'explique pas encore une différence aussi tranchée. Il est probable que l'urine s'accumulait davantage dans la vessie pendant le sommeil, et qu'elle pressait plus fortement contre l'orifice interne de l'urètre le reste de l'obstacle que j'ai constaté (1).

---

(1) La chaleur du lit me paraît avoir une influence incontestable sur les exacerbations nocturnes. Un malade, qui en éprouvait d'analogues depuis plusieurs années, me disait se soulager beaucoup en se levant de temps en temps, et même, lorsque je l'eus opéré d'une valvule musculaire et qu'il vidait complétement sa vessie pendant le jour, il ne rendait pas une goutte d'urine sans sonde pendant la nuit. Il n'y avait plus trace d'obstacle, et il est certain que cela ne tenait qu'à l'inflammation chronique de la région prostatique, qui offrait alors des exacerbations incontestables. Je lui pratiquai en conséquence une cautérisation superficielle de la région profonde de l'urètre, et, dans la nuit même, l'irritation, les érections continuelles et fatigantes, ainsi que la rétention d'urine, ont disparu. Depuis ce temps celle-ci ne s'est pas reproduite, et la différence des sensations éprouvées par le malade, lui donnant la conviction qu'il était débarrassé pour toujours, l'a déterminé à retourner dans son pays plus tôt que je ne l'aurais voulu. Depuis ce temps je n'en ai plus reçu de nouvelles.

Une autre cause dont on doit également tenir compte en pareille circonstance, c'est que la vessie a véritablement moins d'énergie pendant l'état de veille, et même encore quelque temps après, effet bien plus sensible lorsque l'organe a été affaibli par une distension de longue durée.

M. le marquis de L... m'avait été adressé par le docteur Champouillon,

On a pu voir que l'écoulement sanguin dépassa les limites ordinaires. La constitution et le régime du sujet ne furent probablement pas étrangers à ces accidents ; je lui ai souvent entendu dire que les moindres plaies qu'il se faisait saignaient ordinairement beaucoup. Mais il offrait en outre une condition que j'ai déjà plusieurs fois signalée : c'est l'ablation incomplète de l'obstacle (v. p. 233).

OBS. VII. — *Valvule très-épaisse du col de la vessie; rétention complète; plusieurs opérations sans résultat immédiat; amélioration consécutive.*

M. Foucher, âgé de 65 ans environ, m'a été adressé par le docteur Maunoury (de Chartres) pour une rétention d'urine incomplète depuis plusieurs années déjà, mais complète depuis quelques mois. Il a été traité par les sondes à demeure sans aucun résultat.

Le 13 août 1851, jour où je le vis pour la première fois, je lui trouvai une prostate très-volumineuse dans toutes ses parties, et la portion susmontanale formait au-dessus du canal une valvule extrêmement épaisse. L'urine était claire et la vessie dans un état de

---

professeur au Val-de-Grâce. Sa vessie conservait en tout temps une grande quantité d'urine, et quelquefois même il ne sortait rien sans sonde. Je lui trouvai une valvule, que j'opérai par incision, et nous nous assurâmes plusieurs fois que la vessie se vidait complétement. Pendant un an le malade se crut parfaitement guéri et négligea les injections froides que je lui avais conseillées; mais, pendant l'hiver dernier, les urines redevinrent catarrhales, et de la pesanteur se fit sentir dans les reins. Je m'aperçus alors que la vessie, qui se vidait parfaitement dans le jour, conservait encore une quantité notable d'urine pendant la nuit. Ne trouvant pas trace d'obstacle et la vessie paresseuse, je fus obligé de conclure que la dysurie nocturne était due à ce que cet organe n'avait pas encore recouvré toute l'énergie que la rétention passée lui avait fait perdre. Je le traitai en conséquence d'abord par de simples injections froides, puis par des injections de nitrate d'argent à faibles doses, enfin à la dose d'un gramme par 30 grammes d'eau; et maintenant l'évacuation se fait à peu près complétement, même la nuit. Néanmoins j'ai conseillé au malade de continuer les injections froides avec persévérance.

On comprend quelle étude attentive est nécessaire.

calme très-satisfaisant. Des injections journalières, faites avec de l'eau froide, n'amenèrent aucun changement; pas une goutte ne sortait spontanément.

26. Excision en présence de MM. Huguier et Robert, de la commission d'Argenteuil. Je ne ramenai qu'un lambeau petit et très-irrégulier, ce qui m'indiqua que l'obstacle, trop épais, s'était échappé en majeure partie des mors de l'instrument. J'incisai donc immédiatement. Dans la journée il y eut un écoulement sanguin assez abondant qui m'obligea de renouveler cinq fois le cathétérisme. Le soir je mis une sonde à demeure. Point de fièvre.

27. État général satisfaisant; le sang cesse vers le milieu du jour. (Sonde à demeure; injections.)

Les jours suivants j'ôte la sonde; mais l'urine ne vient pas naturellement. (Cathétérisme et injections deux fois par jour; dépression.)

9 septembre. Quelques gouttes d'urine sortent naturellement; mais cette amélioration ne se soutient pas.

23. J'incise de nouveau avec mon second instrument à deux lames. Peu de sang. Large sonde à demeure.

24. Sang arrêté. Je remplace la grosse sonde par une petite, que j'ôte à son tour le lendemain.

27. Point d'urine.

29. Troisième incision avec le même instrument. Tout se passe sans accident comme précédemment; mais toujours point d'urine.

6 octobre. J'incise de nouveau non-seulement en arrière, mais encore sur les côtés; je mets une grosse sonde à demeure pour tenir les plaies écartées. Peu de sang; point de fièvre.

9 et jours suivants. Dépression; injections froides tous les jours. Le froid stimulant la vessie, il sort spontanément un quart de verre de l'eau injectée, mais pas une goutte d'urine naturellement.

20. Cet effet des injections m'encourage à une cinquième opération. Cette fois j'agis profondément avec mon inciseur à lame unique, et je tâche de cerner la saillie par derrière; puis je mets une grosse sonde à demeure. L'écoulement sanguin fut plus abondant que les deux ou trois fois précédentes, mais toujours point d'accidents.

21. Je mets une sonde plus petite.

Malgré ma conviction intime que M. Foucher était curable, je ne voulus pas lutter plus longtemps contre son désir de retourner dans son pays. Il partit donc à la fin d'octobre dans un état général satisfaisant, mais n'urinant pas une goutte sans sonde. Il n'avait en apparence gagné qu'une chose à mes opérations : c'est que la sonde franchissait le col de la vessie avec beaucoup plus de facilité.

Cependant j'avais encore un espoir que j'exprimai dans une consultation que je remis au malade, et qui résultait d'observations que j'avais faites et signalées, notamment à la page 264 de mes Recherches sur les Valvules du col de la vessie, à savoir qu'il s'opère souvent une amélioration consécutive résultant du retrait que le travail de cicatrisation détermine dans les tissus divisés et enflammés. Qu'on se rappelle ce qui se passe après l'opération du bec-de-lièvre. Or ici j'avais pratiqué des incisions multipliées.

Quoi qu'il en soit , je fus neuf mois environ sans entendre parler du malade, quand , vers le mois de juillet dernier, j'appris, par une de ses filles qui était venue me consulter, qu'il urinait passablement sans sonde. Désireux alors d'avoir des renseignements plus précis , j'écrivis à M. le docteur Maunoury, qui me fit la réponse suivante :

« Immédiatement après l'arrivée de M. Foucher à Chartres, je fus appelé pour lui appliquer une sonde, que je laissai pendant huit jours, et que je renouvelai tous les six ou sept jours jusqu'au 30 janvier 1852. Alors je lui montrai à se sonder seul, et bientôt, enhardi par l'absence de douleur et la facilité du cathétérisme, il put se sonder lui-même.

« A partir de ce moment, il ne garda plus de sonde à demeure; il se sondait lorsque le besoin d'uriner se faisait sentir. Pendant deux mois environ, février et mars, le cathétérisme fut indispensable.

« Vers le mois d'avril il put uriner spontanément, à sa grande joie; le jet d'urine était brusque, et la quantité évacuée équivalait à un quart de verre environ. Il n'eut jamais d'incontinence.

« Aujourd'hui , 1er septembre, il urine spontanément un demi-verre environ chaque fois ; quand il se promène, il est obligé d'uriner toutes les heures. Il lui arrive quelquefois de rester deux heures..... »

Dans un voyage que j'ai fait à Chartres il y a quelques mois , j'ai appris de M. Maunoury que cette amélioration dure toujours.

J'ai fait voir, dans un autre travail, que les sondes à demeure ont quelquefois guéri des rétentions d'urine de ce genre en stimulant la vessie affaiblie par une longue distension, et surtout en affaissant et même en ulcérant l'obstacle. Mais, dans le cas présent, l'amélioration ne peut s'expliquer de la sorte. Le malade, avant son arrivée à Paris, avait déjà porté des sondes à demeure, et cependant pas une goutte ne passait. Après son retour à Chartres il en porta encore pendant trois mois, et remarquons que ce n'est que deux mois après qu'il eut cessé de le faire que l'urine commença à se faire jour.

D'un autre côté, lorsque je faisais une injection froide avant l'opération, pas une goutte ne sortait spontanément, tandis qu'après il en sortait une certaine quantité ; j'avais donc diminué l'obstacle. Y aurait-il présomption de ma part à croire que cet obstacle a encore diminué postérieurement, d'abord par suite de la disparition du gonflement inflammatoire, ensuite par l'effet du travail de condensation qui s'opère graduellement dans les parties qui ont été divisées et ont suppuré pendant un certain temps ? Y aurait-il même témérité à dire que les sondes mises à demeure pendant novembre, décembre et janvier, ont peut-être retardé la marche de ce travail en entretenant l'inflammation dans ces parties et le gonflement qui en résulte ?

Quoi qu'il en soit, ce fait eut des conséquences fort heureuses, car il m'amena à réfléchir plus que jamais sur l'insuffisance de mon exciseur dans certains cas où il me semblait, je ne dis pas applicable, mais le seul mode de traitement applicable ; car, entre les valvules du col de la vessie et les tumeurs pédiculées, il y a une foule de degrés. Or, n'ayant pas de traitement particulier pour ces cas intermédiaires, je pensais que tout ce qui n'était pas tumeur bien circonscrite devait être traité comme valvule.

Je n'avais pas tort, comme on va le voir; mais puisque, toutes les fois que l'obstacle à exciser avait une certaine épaisseur, ses parties centrales fuyaient au moment où je serrais les mors de l'instrument, il était évident qu'il fallait à celui-ci quelque chose pour les fixer jusqu'à ce qu'elles fussent détachées. C'est alors que j'ai imaginé l'exciseur à aiguille.

OBS. VIII. — *Valvule prostatique fort épaisse; dysurie avec complications graves; excision à l'aide de l'instrument à aiguille fixe; guérison immédiate et parfaite.*

M. Mercadier, âgé de cinquante-sept ans, capitaine du port de Dieppe, n'a jamais eu la moindre urétrite. Il y a deux ans et demi, époque à laquelle il habitait Marseille, il commença à s'apercevoir de la diminution de son jet d'urine; toutefois, cette diminution n'était pas de nature à l'inquiéter. Mais à peine était-il installé à Dieppe que ce marin, qui n'avait presque jamais quitté les contrées méridionales, vit tout à coup le dérangement de ses voies urinaires prendre une grande intensité; les envies d'uriner se renouvelaient à chaque instant de la nuit et du jour, surtout pendant les mauvais temps, assez communs à Dieppe; l'urine donna bientôt lieu à un dépôt très-abondant de muco-pus d'abord, puis de pus, et enfin de pus sanguinolent.

Lorsqu'il vint à Paris (24 juillet 1851), ce dépôt formait près d'un tiers de la masse totale, et il était si visqueux, si tenace, qu'on avait beaucoup de peine à le détacher du vase. Ce liquide était alcalin, et sa viscosité était due à la réaction de l'ammoniaque sur le pus. Douleurs habituelles dans la région du rein gauche; fréquents accès de fièvre.

Je constatai immédiatement : 1º que la vessie ne se vidait jamais, et qu'après les plus grands efforts pour y parvenir il y restait plus d'un demi-verre d'urine; 2º qu'elle était à colonnes et ne contenait aucun corps étranger; 3º que les lobes latéraux de la prostate étaient hypertrophiés d'une manière notable, et que la portion sus-montanale formait au-dessus du canal une valvule fort épaisse, presque une tumeur à large base.

La première indication était de simplifier, autant que possible, la maladie, en ramenant la vessie et les reins à des conditions meilleures. J'habituai M. Mercadier à se passer des sondes élastiques courbes ; matin et soir je fis des injections d'eau d'orge et de tête de pavot. Le pus cessa bientôt d'être sanguinolent ; il perdit sa viscosité, mais il resta toujours abondant, en même temps que les douleurs rénales persistaient. Ces diverses circonstances, jointes à l'épaisseur de l'obstacle, m'inspiraient des inquiétudes quant aux résultats de l'opération ; aussi conseillai-je au malade de s'en aller, de continuer à se sonder régulièrement et à se faire des injections, et de ne revenir que quand il se trouverait dans des conditions plus favorables.

Contre mon attente, il revint au mois de mai 1852, et je le fis entrer dans la maison de santé des frères Saint-Jean-de-Dieu, où je soignais le malade qui va faire le sujet de l'observation suivante.

L'urine formait toujours un dépôt puriforme, mais bien moins abondant que précédemment ; les douleurs du flanc gauche existaient encore, mais sans fièvre; en un mot, l'état de M. Mercadier s'était grandement amélioré. L'épaisseur de l'obstacle m'inspirait toujours des inquiétudes très-grandes ; toutefois, la confiance sans égale avec laquelle ce malade se livrait à moi, les résultats fâcheux que sa non-guérison pouvait entraîner, me décidèrent à tenter l'excision, d'autant plus que l'idée d'ajouter une aiguille à mon exciseur était déjà bien arrêtée dans mon esprit, et qu'il ne s'agissait plus que de l'exécuter. Ce n'est que le 18 que je fus en possession de mon premier modèle.

L'opération se fit avec la plus grande facilité. Le lambeau que je ramenai, accroché à l'extrémité de l'aiguille, était épais de près de 2 centimètres, et la muqueuse, qui recouvrait une grande partie de sa périphérie, annonçait que l'obstacle avait été excisé dans toute son épaisseur.

Immédiatement l'urine, mêlée de quelques caillots, sort avec plus de facilité que d'habitude. Il en est de même toute la journée, de sorte que l'emploi de la sonde n'est pas nécessaire. (Bouillon.)

Le soir, frisson suivi de chaleur et de sueur, qui s'est prolongé fort avant dans la nuit.

19. Tout va bien, sauf beaucoup de chaleur et une assez grande élévation du pouls. Le malade n'a uriné que toutes les deux heures, au lieu de toutes les demies, et même quelquefois tous les quarts d'heure. L'urine est noirâtre, mais elle ne contient que quelques caillots. Plus de maux de reins ; un peu de sensibilité seulement au fond du canal.

20. Les besoins d'uriner s'éloignent de plus en plus ; point de cail-

lots. Tout va parfaitement ; seulement il y a une chaleur, un état fébrile qui n'est nullement en rapport avec l'état local, et que je ne puis
m'expliquer que par le nombre de couvertures dont le malade se
charge. J'en fais enlever une partie. (Eau de Sedlitz.)

21. Fièvre nulle ; quatre ou cinq garde-robes ; le besoin d'uriner
ne se fait sentir que trois fois pendant la nuit. L'urine est à peine
d'une teinte rougeâtre, et, après la miction, je trouve la vessie complétement vide. (Injections ; poulet.)

22. Je trouve mon malade levé ; il n'a uriné que trois fois de neuf
heures du soir à sept heures du matin ; urine presque claire.

25. État parfait, excepté que la douleur du flanc gauche s'est un
peu réveillée. (Sinapisme sur ce point.)

26. Cette douleur est moindre. (Dépression avec une sonde élastique courbe un peu roide ; trois verres d'eau de goudron par jour.)

27, 28, 29. Irritation de la vessie plus vive, besoins d'uriner plus
fréquents ; l'émission urinaire est suivie de douleur au col de la vessie. Le malade me rappelle qu'à son premier voyage une tisane de
bourgeons de sapins lui avait causé une irritation semblable. Je sup-
prime le goudron.

31. Cette irritation a beaucoup diminué ; elle est presque nulle.
L'urine est encore louche, mais bien moins trouble. Dépression avec
le mandrin élastique.

3 juin. Je présente M. Mercadier à M. Robert, rapporteur de la
commission d'Argenteuil ; après l'avoir fait uriner, je le sonde, et il
sort à peine quelques gouttes d'urine.

8. Tout marche de mieux en mieux ; la douleur de l'hypocondre
gauche n'étant pas encore entièrement éteinte, je fais faire sur cette
région des applications d'ouate qui exercent une influence favorable.
On continue tous les deux jours la dépression.

11. Il se sent tellement bien qu'il part pour un voyage de près de
100 kilomètres.

23. Le voyage s'est fait on ne peut mieux. (Dépression.)

25. M. Mercadier quitte Paris dans les conditions les plus favorables et vidant parfaitement sa vessie. Avant son départ, je le présente
de nouveau à M. Robert.

Voici ce qu'il m'écrivait à la date du 23 juillet :

« .... . Jamais je ne pourrai reconnaître vos bons soins, votre sollicitude pour moi ; tant que je vivrai, je ne cesserai de publier ma
position passée, ma position présente, et de remercier mon excellent
docteur de la santé parfaite qu'il m'a rendue, et sur laquelle je ne

comptais plus depuis deux années d'infernales souffrances. Je n'ai, en vérité, à présent que trente-cinq ans ! »

Je l'ai revu l'été dernier, et son état est toujours des plus satisfaisants.

Dans ce cas, qui, un an auparavant, m'inspirait tant de défiance, l'opération fut si facile et les suites si favorables que je me crois dispensé de tout commentaire.

Voici un autre fait plus remarquable encore à cause de l'ancienneté et du degré de la maladie.

OBS. IX. — *Rétention complète depuis sept années ; calcul dans la vessie ; lithotritie, puis excision. Guérison complète.*

M. Combier, âgé de soixante et un ans, conservateur des hypothèques à Amiens, me fut adressé, pour être opéré de la pierre, par les docteurs Padieu (d'Amiens) et Destrem (de Paris). Il demeurait dans la maison de santé des frères Saint-Jean-de-Dieu, rue Oudinot, n° 19.

En 1842, se rendant du département de la Dordogne dans celui de l'Ardèche, M. Combier fut pris en route d'une difficulté d'uriner qui le força de s'arrêter pendant une quinzaine de jours dans un village, et ce n'est qu'après être arrivé à sa destination, après avoir pris un mois de repos et des bains, que cette dysurie se dissipa.

A la fin de mars 1845, il fut également arrêté tout à coup, sans cause connue autre que la position sédentaire à laquelle ses fonctions le condamnèrent toute sa vie, et, malgré le repos, les bains, des purgatifs et la diète, l'urine ne put sortir qu'avec la sonde. Il se rendit à Vichy, se servant toujours de cet instrument, et y resta plus de vingt jours, sans rien obtenir qu'un retour de l'appétit.

Venu à Paris, il consulta M. Civiale, qui ne jugea pas à propos de le sonder, et lui conseilla un régime tonique et des injections froides. Celui-ci croyait sans doute à une paralysie de la vessie.

En 1847 et 1850, retour à Vichy, où l'appétit reprit chaque fois de l'intensité, sans autre résultat. Avant ce dernier voyage, il avait de nouveau consulté M. Civiale, qui de nouveau ne voulut pas l'explorer, jugeant *à priori* qu'il n'y avait pas de pierre dans la vessie, et resta muet sur la cause de la rétention d'urine.

Au commencement de 1851, gravelle composée d'acide urique et d'une couche phosphatique extérieurement.

Pendant tout le temps passé, M. Combier ne se sondait que trois fois en vingt-quatre heures; mais, à partir de décembre 1851, les besoins augmentèrent de fréquence et s'accompagnèrent de ténesmes rectal. La nuit, il ne restait pas plus de deux heures sans uriner.

Au mois de mars 1852, ces besoins augmentèrent encore et eurent lieu toutes les heures au moins. Les urines devenant catarrhales, le malade consulta M. Padieu, qui pratiqua le cathétérisme et trouva un calcul. Aussitôt M. Combier s'occupa d'obtenir un congé, et vint à Paris pour être débarrassé de ce corps étranger.

Je le vis le 19 avril, et je lui trouvai une pierre du volume d'une noix, un engorgement médiocre de la prostate et une valvule prostatique.

Après quelques jours de repos, je lui fis une première séance de lithotritie le 24, une deuxième le 28, une troisième le 2 mai, une quatrième le 7, une cinquième le 13, une sixième le 18, une septième le 26. Chaque fois je retirai une certaine quantité de fragments, soit avec le brise-pierre à cuillers, soit avec ma sonde évacuatoire à double courant, et une exploration faite le 26 me laissa la certitude qu'il ne restait plus de fragments dans la vessie. Depuis quelque temps déjà les besoins d'uriner s'éloignaient, les urines étaient devenues claires, mais pas une goutte ne sortait sans sonde.

M. Combier, qui avait atteint le but de son voyage, puisqu'il était débarrassé de sa pierre, voulut s'en aller; mais j'insistai pour qu'il se laissât traiter de sa rétention d'urine. En vain m'objectait-il son âge, les sept années qui s'étaient écoulées depuis que sa rétention était devenue complète, l'incurabilité qu'on lui avait pronostiquée; je persistai. A la fin il céda, disant que, puisque je lui certifiais que l'opération ne pouvait pas empirer son état, il ne voulait pas s'exposer à avoir des regrets plus tard. Il était d'ailleurs encouragé par le malade précédent.

Le 3 juin je l'opérai, en présence des docteurs Robert, de la commission d'Argenteuil, et Destrem, du Père Emmanuel et d'autres religieux de l'établissement. J'enlevai la valvule avec mon exciseur à aiguille mobile, et le lambeau sortit avec lui. Ce lambeau était large et épais, et il était évident que l'obstacle avait été détaché avec netteté et précision dans toute son épaisseur. Immédiatement, une petite quantité de l'injection qui remplissait la vessie sortit goutte à goutte, mêlée de sang. Deux ou trois heures après, un demi-verre

environ sortit en allant sur la chaise percée. Des injections ramenè-
rent dans la journée de l'urine très-chargée de sang et des caillots.
Point de fièvre. (Potages.)

4. Ce matin, à cinq heures, urines encore fortement colorées, mais
point de caillots. A huit heures, je trouve ce liquide à peine rougeâtre. Point de fièvre. Pour éviter le retour du sang, je recommande de s'abstenir d'essais pour uriner, et de faire les injections
dans le décubitus latéral.

5. Plus de sang ; seulement les urines sont un peu louches. Hier,
en allant à la selle, le malade a uriné un demi-verre sans efforts.
Point d'autre tentative. Un peu de fièvre, qui avait débuté hier dans
la journée, s'est accrue aujourd'hui. (Injections.)

7. Tout va bien ; je permets à M. Combier de se lever deux
heures en deux fois.

8. Hier, il est resté levé, la fenêtre ouverte, par un temps assez
froid et orageux. Une douleur s'est manifestée vers la partie antérieure et supérieure de l'avant-bras gauche. (Cataplasmes.)

9. La tuméfaction augmente ; distension des veines dorsales de la
main ; infiltration jusqu'au-dessus du coude ; abattement considérable,
avec envies de vomir. (Ipécacuanha, 50 centigrammes ; tartre stibié,
5 centigrammes ; catapl. ; diète.)

10. Cinq ou six vomissements, avec trois garde-robes. Les envies
de vomir ont disparu ; la bouche est meilleure ; mais l'appétit est toujours nul et la faiblesse très-grande ; figure altérée et amaigrie ;
pouls irrégulier. (Bains de bras ; catapl. ; bouillon de veau.)

11. État général à peu près le même. (Bouillon de bœuf ; infusion
de quinquina.)

12. État général meilleur, mais tuméfaction toujours considérable.
Je crois sentir de la fluctuation vers la partie supérieure et interne
de la région antérieure de l'avant-bras. (Mêmes moyens.)

Les jours suivants, l'amélioration générale augmente, mais la tuméfaction continue de monter. Enfin la fluctuation ne laisse plus
d'incertitude.

16. J'ouvre l'abcès, qui paraît s'étendre entre les couches musculaires superficielle et profonde. L'ouverture d'une artériole nécessite
une ligature. (Mèche dans la plaie ; pansement à plat ; soupe, bouil-
lons ; infusion de quinquina.)

Les jours suivants, la suppuration augmente ; cependant l'état général va toujours s'améliorant. Une petite escarre se forme vers le
milieu de l'avant-bras. (Pansement matin et soir.)

26. L'abcès principal va très-bien; mais je suis obligé d'en ouvrir un autre plus petit sur le dos de la main.

2 juillet. Tout marche favorablement; néanmoins il ne sort toujours qu'un demi-verre d'urine, tandis qu'il en reste environ deux fois autant. Aussi j'examine le col de la vessie avec soin, et je sens un petit reste de bride que j'excise. Il sort immédiatement un peu de sang. Vers deux heures, frissons et fièvre. Vers six heures, la fièvre baissait; néanmoins, je prescris cinq pilules contenant chacune 10 centigr. de sulfate de quinine.

3. État satisfaisant; point de fièvre; l'urine sort beaucoup mieux, et il en reste à peine un tiers de verre dans la vessie. Ce liquide est encore un peu noirâtre, mais le sang paraît arrêté. (Sulfate de quinine; injections.)

4. M. Combier a uriné quatre fois spontanément pendant la nuit, et il ne se sonde plus. Point de fièvre.

6, 8. Dépression.

9. Il a repris tout à fait ses forces et se rend avec moi chez M. Robert, qui le trouve dans l'état le plus satisfaisant. Ses plaies sont presque cicatrisées; le bras est encore un peu engorgé.

10. Il part pour Amiens. Avant son départ, je lui fais une dernière exploration, et, comme je l'avais fait uriner auparavant, *je retire à peine une cuillerée d'urine par la sonde.*

Un mois après, je reçus, en date du 9 août, une lettre de M. Combier, dans laquelle il me disait :

« ..... Je m'empresse de vous informer que jusqu'ici tout annonce que les opérations que vous m'avez faites auront un plein succès. En effet, je ne ressens pas la moindre douleur; je satisfais aux besoins d'uriner toutes les fois qu'ils se présentent, le jour comme la nuit, avec facilité, et je n'ai plus recours à la sonde que pour me faire des injections. Mon sommeil est long et paisible, mon appétit est excellent, et les forces, comme l'embonpoint, reviennent de plus en plus. Je pourrais maintenant me dire en état de santé parfaite, si ce n'était mon bras qui, bien que presque entièrement désenflé, laisse encore à désirer,..... »

M. Padieu, dans un post-criptum, me félicitait de cet heureux résultat, et entrait dans quelques détails sur les causes qui avaient retardé l'entière résolution du bras.

Depuis, j'ai revu chaque année M. Combier, notamment en 1852 et en 1853, pour l'extraction de graviers phosphatiques. Cette dernière fois, il a même présenté une circonstance fort remarquable, dont il sera question lorsque je traiterai de cette extraction. La miction se faisait toujours bien ; mais les urines, que cette longue rétention avait rendues alcalines, sont opiniâtrement restées à cet état.

M. Combier a succombé, au commencement de 1855, à une affection intestinale que M. Destrem m'a dit avoir été cholériforme.

Assurément cette observation parle bien haut en faveur du traitement mis en usage. Pour que cette guérison devienne un fait tout à fait remarquable et hors ligne, il ne lui manque rien, pas même d'avoir été jugée impossible par l'un de ceux qui s'ingénient le plus à me ravir l'honneur de mes découvertes, et d'avoir été constatée comme parfaite par le rapporteur d'une commission officielle.

OBS. X. *Rétention d'urine par valvule prostatique chez un homme sujet aux fièvres intermittentes ; excision. Une fièvre pernicieuse emporte le malade.*

Un homme de 64 ans, habitant une contrée marécageuse des Vosges, était sujet à des accès de fièvre intermittente très-graves ; il ne se passait guère de printemps et d'automnes sans qu'il en éprouvât, et il en avait eu une attaque des plus violentes, au mois de mai dernier, dans un voyage qu'il fit au Havre. Comme il était atteint d'une dysurie habituelle, je l'ai opéré le 8 novembre 1852. L'opération fut prompte et simple, et le malade fut très-gai toute la journée ; mais, vers trois heures de l'après-midi, un frisson se manifesta et fut suivi de chaleur et de sueur, avec des phénomènes absolument identiques à ceux qu'il éprouvait habituellement. Les accès parurent d'abord se modérer sous l'influence du sulfate de quinine, que nous donnâmes sous diverses formes ; mais ils se reproduisirent, le 13, avec une nouvelle violence, et le malade succomba. Il avait perdu peu de sang et ses urines étaient, le troisième jour, plus claires qu'avant l'opération ; seulement elles devinrent ictériques, ainsi que la peau, l'avant-veille de la mort. L'abdomen fut ouvert, quarante-trois heures après celle-ci, en présence de MM. R. Gérardin et Gannal fils. Nous trouvâmes toutes les glandes de cette cavité fortement congestionnées et ramollies, mais sans trace de pus. La vessie avait presque sa couleur normale ; le fond de la plaie ne présentait ni infiltration sanguine, ni infiltration purulente, ni même induration. Aucune trace d'inflammation dans le tissu cellulaire ou dans les veines avoisinant le col de la vessie. Nous sommes restés convaincus que ce malade avait succombé à une véritable fièvre intermittente pernicieuse, dont l'opération avait sans doute favorisé l'explosion.

OBS. XI. *Tumeur à large base de la portion sus-montanale de la prostate ; rétention complète. Excision ; guérison. La dysurie se reproduit en partie.*

M. V... de L..., âgé de 57 ans, procureur général à Cayenne, était depuis quelques années atteint d'une difficulté d'uriner. Se voyant enfin menacé d'une rétention complète, il vint en France et se confia à un spécialiste très-connu. Celui-ci le soigna pendant plus de six mois, notamment par la dépression ; mais, au lieu de le guérir, ce traitement, en irritant le col de la vessie, amena la rétention complète ; les urines, claires jusqu'alors, devinrent catarrhales, purulentes. C'est dans ces conditions que M. V... me consulta le 4 avril 1853. Je le fis entrer dans la maison de santé de la rue Oudinot, 19.

Sa prostate est énorme dans toutes ses parties ; la portion susmontanale, en particulier, formait une valvule très-épaisse ou plutôt une tumeur à large base. Du reste, à part l'excrétion urinaire, qui était complétement nulle, toutes les fonctions se faisaient bien. Je l'opérai, par excision, avec mon dernier modèle, et, par suite, la miction se rétablit, mais en partie seulement. Je cherchai deux ou trois fois à compléter ce résultat par l'incision ; mais il restait toujours de l'urine, environ plein un verre à champagne, après chaque émission.

Espérant que les eaux de Contrexeville rendraient un peu de ton à la vessie, je les lui conseillai ; il alla même à Plombières et à Baden, en Suisse ; mais rien ne fit. Au contraire, la miction diminua de plus en plus, et aujourd'hui il ne rend plus que plein un verre à champagne à chaque émission. La vessie est évidemment inerte ; car le besoin d'uriner ne s'annonce que par un sentiment de distension ; mais, en outre, l'obstacle s'est reproduit en partie, et ce qui m'a empêché jusqu'à ce jour de le diviser de nouveau, c'est que le bec de la sonde exploratoire rencontre presque immédiatement la paroi postérieure de la vessie. (*Voy.* p. 226.)

M. V. doit cependant à mon opération l'avantage énorme de pouvoir uriner à volonté.

OBS. XII. *Valvule prostatique; rétention complète depuis près de neuf ans. Particularités remarquables. Excision ; guérison.* (*Voy.* p. 127.)

OBS. XIII. *Faiblesse des extrémités inférieures et rétention d'urine ; valvule prostatique. Excision. La rétention ne cesse pas; mais le cathétérisme devient facile, et les autres accidents disparaissent.*

M. de Lamothe, d'Abbeville, âgé de 60 ans environ, est affecté, depuis plusieurs années, d'une faiblesse extrême des membres inférieurs, avec douleurs très-vives, surtout quand il fait mauvais temps; la marche ne peut se faire sans béquillon; le rectum lui-même est très-paresseux. La miction était arrivée à ce point qu'il ne sortait que quelques gouttes par regorgement. Le malade me fut adressé par le docteur Vesignié, son médecin.

Je trouvai la vessie énormément distendue. Je crus d'abord à une paralysie simple de la vessie; mais un examen plus attentif me fit constater une prostate énorme, et, au col de la vessie, une valvule épaisse que les sondes ne franchissaient qu'avec beaucoup de difficulté; il était impossible d'introduire une sonde élastique, même courbe, sans mandrin. Les urines étaient troubles, purulentes.

Bien que mon pronostic, relativement à la contractilité vésicale, fût fâcheux, je me décidai cependant à l'excision, pensant qu'elle permettrait au moins au malade de se sonder. Ce fut en effet le seul avantage qu'il en retira; mais cet avantage fut très-grand; car le catarrhe disparut, l'état général s'améliora, et M. de Lamothe revint me voir, il a y quelques mois, très-content de sa nouvelle position.

OBS. XIV. *Dysurie par valvule prostatique. Excision; guérison.*

M. Delanays, âgé de 60 ans environ, quai des Orfèvres, me fut adressé, au mois de janvier 1854, par le docteur F. Hatin, pour une dysurie très-avancée. Cet homme, doué de beaucoup d'embonpoint, est affecté d'une hypertrophie moyenne des lobes latéraux de la prostate; mais la portion susmontanale formait une valvule épaisse qui laissait à peine sortir un cinquième de l'urine. L'excision ne présenta rien de remarquable, et, en moins d'un mois, tout était terminé, malgré une légère orchite qui se manifesta pendant la période de cicatrisation. Depuis ce temps, M. Delanays urine avec facilité et vide sa vessie.

OBS. XV. *Rétention d'urine avec inflammation chronique de tous les organes urinaires. Excision ; guérison de la rétention.*

M. Gougis, médecin à Nogent-le-Rotrou, âgé de 74 ans, était depuis longtemps tourmenté par une dysurie telle qu'il ne rendait, avec les plus violents efforts, qu'une très-petite quantité d'urine, bien qu'il lui en restât constamment deux ou trois grands verres dans la vessie. Depuis trois ans, il venait chaque été à Paris se confier aux spécialistes les plus connus, et, à l'époque où je le vis (août 1854), il y avait déjà trois mois qu'il était sous la direction de l'un d'eux. Je lui trouvai une prostate très-volumineuse et une valvule épaisse derrière le col de la vessie. L'urine contenait un tiers de pus, les reins étaient habituellement douloureux, l'estomac complétement dérangé, et de la fièvre se manifestait à chaque instant.

Je le fis entrer dans la maison de santé des frères Saint-Jean-de-Dieu, et je l'opérai par excision. Cette opération ne présenta de remarquable qu'un écoulement sanguin assez abondant, qui ne tarda cependant pas à s'arrêter, et l'émission put se faire complétement.

Néanmoins, les urines restaient toujours dans le même état, c'est à dire purulentes et alcalines. Des injections au nitrate d'argent, la limonade minérale, l'eau de goudron, etc., tout fut sans résultat, et dernièrement M. Gougis est revenu me voir, vidant parfaitement sa vessie, mais tourmenté toujours par l'inflammation chronique de tous ses organes urinaires. Nous sommes convenus d'essayer de l'hydrothérapie ; c'est ce qu'il fait en ce moment.

Voici encore un malade chez lequel il était trop tard de remédier à l'affection primitive. J'aurais probablement pu améliorer la cystite, si la vessie seule eût été malade ; mais les reins étaient pris, et comme je l'ai dit, page 257, la néphrite chronique est une des maladies les plus rebelles et malheureusement des plus insidieuses à son début et dans sa marche.

Je résume ce mémoire en disant :

1° Il y a deux espèces de valvules du col de la vessie pouvant produire la rétention d'urine, les unes musculaires et les autres prostatiques ; les premières appartenant spécialement à la jeunesse et à l'âge mûr, mais se rencontrant encore dans la vieillesse ; les secondes appartenant presque exclusivement à cette dernière période de la vie ; les premières tout à fait inconnues avant la publication de mes *Recherches sur les maladies urinaires des hommes âgés*, p. 372, les autres entrevues par quelques pathologistes, mais jamais décrites et surtout traitées d'une manière rationnelle et efficace.

2° Les premières peuvent être opérées avec succès par l'incision et par l'excision ; mais les secondes exigent presque toujours l'excision.

3° Ces opérations, dont les résultats sont immenses, surtout quand elles sont faites à temps, sont des plus innocentes de la chirurgie.

4° Les petites tumeurs de la portion sus-montanale de la prostate, ainsi que certaines tumeurs plus volumineuses, mais étalées et à large base, qu'on pourrait appeler *valvuliformes*, peuvent et doivent être traitées par le second procédé.

5° Il résulte de là que, sur dix cas de rétention d'urine chez les vieillards, rétention qu'on attribue faussement à des paralysies essentielles de la vessie et qui passent encore pour incurables, même aux yeux des médecins, huit au moins pourraient être guéris par cette opération, si l'on avait soin de ne pas attendre l'apparition de complications plus graves que la maladie primitive.

6° L'âge du sujet n'est jamais à lui seul une contre-indication, puisque j'en ai opéré avec succès de 74, de 76 et 78 ans (Obs. xv, v et iii). Il en est de

même du degré et de l'ancienneté de l'affection,
puisque, chez l'un de mes malades, la rétention était
complète et datait de sept ans (Obs. ix), et chez un
autre de neuf (Obs. xii). J'en ai également guéris qui
étaient atteints de pierre et autres complications
très-graves (Obs. i, ii, iii, v, viii, ix, xii).

7° Des faits, datant de plusieurs années déjà, prouvent que la guérison est presque toujours radicale, et
que quelquefois même le temps ajoute à l'amélioration immédiate (Obs. vii).

SEPTIÈME MÉMOIRE.

Sur le traitement de l'inflammation chronique ou catarrhe de la vessie.

L'inflammation aiguë de la vessie est assez rare
dans la vieillesse ; mais son inflammation chronique, assez généralement désignée sous le nom de
catarrhe vésical, est, au contraire, une des affections qu'on observe le plus souvent chez les hommes
âgés. Je dis chez les hommes âgés, parce qu'en effet
elle est assez rare chez les femmes, et encore est-elle
presque toujours, chez elles, liée à une maladie des
organes génitaux. Cette réflexion aurait nécessairement conduit les praticiens à conclure que l'homme
ne doit ce triste privilége qu'à quelque particularité
de son organisation ; mais, au lieu de ce raisonnement si simple, on s'est presque constamment perdu
à la recherche de causes vagues et éloignées. De ce
que cette maladie s'observe assez fréquemment chez

les hommes d'habitudes ou de professions sédentaires, on en a conclu que ces habitudes ou professions en étaient une cause directe très-ordinaire;
mais, dans cette supposition, est-ce que les femmes
ne devraient pas en être infiniment plus affectées
que les hommes, à moins d'admettre, avec Tissot,
que leur babil, leur gaieté et la vivacité de leurs
sensations leur servent d'exercice (*Mal. des gens de
lettres*, p. 138)? Quant à cette opinion de Larbaud,
reproduite par M. Civiale, que la majorité des catarrhes de vessie résulte d'une atonie de cet organe
(*voy.* p. 124), il est évident que ce n'est qu'un cercle
vicieux, puisque cette atonie n'est elle-même qu'une
affection secondaire.

Il y a déjà longtemps que je l'ai dit, la principale
différence qui existe, sous le rapport de la fréquence des maladies urinaires, dans les deux sexes,
tient à ce que l'urètre de l'homme est bien plus
compliqué que celui de la femme, et notamment à
ce qu'il existe chez lui un organe que n'a pas celle-ci,
la prostate, qui augmente presque toujours de
volume avec l'âge et gêne très-souvent l'émission
urinaire.

En résumé, la grande majorité des inflammations
chroniques de la vessie provient de ce qu'un obstacle, rétrécissement de l'urètre, valvule du col
vésical, hypertrophie de la prostate, etc., rend la
miction pénible, incomplète et quelquefois nulle; la
lutte de la vessie contre l'obtacle, sa distension, la
stagnation et la décomposition de l'urine dans sa
cavité amènent nécessairement une irritation et une
inflammation de ses parois. Ce serait donc encore

une erreur de dire, avec M. Civiale, qu'un *grand nombre* de catarrhes vésicaux se *rattachent* à l'hypertrophie des parois de la vessie, et qu'ils en sont tantôt la *cause* et tantôt la *conséquence* (*Traité des mal.*, etc., 2e éd., t. III, p. 534). Ces divers phénomènes sont tout simplement des effets d'une même cause; et si cette cause passe inaperçue, c'est qu'on ne la cherche pas, ou qu'on ne sait pas la trouver. Il est en effet beaucoup plus facile de traiter mes idées de *théories spéculatives*, *excentriques*, etc., tout en imaginant soi-même des théories qui ne mériteraient que le silence, si elles ne donnaient une fausse idée des faits et ne conduisaient à une pratique irrationnelle.

J'ai dit, dans mes *Recherches sur les Valvules*, page **138**, que l'inflammation de la vessie m'a semblé survenir beaucoup plus vite dans les cas de valvule musculaire du col de la vessie que dans ceux de rétrécissement de l'urètre, et j'ajoutais que cela tient probablement à ce que l'inflammation de la région prostatique, qui habituellement produit ces valvules, se propage directement à la vessie. Mais les rétrécissements de l'urètre s'accompagnent presque toujours aussi d'urétrite chronique, tandis que les hypertrophies de la prostate, qui, à leur début, en sont rarement compliquées, produisent sur la vessie des effets assez semblables à ceux des valvules musculaires. La différence, je crois, tient principalement à ce que ces obstacles au col de la vessie ne peuvent arriver à un degré tant soit peu avancé sans amener la stagnation d'une certaine quantité d'urine, tandis qu'il est rare que les malades affectés d'un rétrécissement *sans complication de valvule* ne vident pas leur vessie ; il ne leur faut que plus de temps et d'efforts.

La paralysie nerveuse de la vessie ne tarde pas non plus à s'accompagner de catarrhe ; c'est qu'alors encore il y a stagnation de l'urine.

Les corps étrangers séjournant dans la vessie, sondes, gravelle, calculs, etc., sont aussi des causes fréquentes de catarrhe. Les derniers peuvent, à cet égard, se partager en deux catégories : la première comprend ceux d'acide urique, d'urates, d'oxalates, etc., qui, formés sous l'influence de causes qu'il ne rentre pas dans mon sujet d'exposer, peuvent exister longtemps sans catarrhe, et en sont presque toujours la cause quand celui-ci se manifeste. Ceux de la seconde, résultant de la précipitation des phosphates de l'urine par un alcali, sont presque toujours produits par la décomposition ammoniacale du pus et subordonnés par cela même, dans la plupart des cas, à l'existence d'un catarrhe. Cette distinction est importante dans la pratique ; car, en extrayant une pierre de la première catégorie, on peut espérer guérir le catarrhe ; cela est insuffisant si elle appartient à la seconde.

Les urétrites aiguës ou chroniques peuvent s'étendre à la vessie.

Enfin, je ne rejette pas l'action des autres causes productrices des inflammations, l'influence des saisons, des pays froids et brumeux, des températures changeantes ; je tiens compte de la diminution des fonctions de la peau chez les vieillards ; j'admets, en outre, l'action des boissons spiritueuses, excitantes, diurétiques, ou même tout simplement trop abondantes; je comprends que certains troubles fonctionnels ou organiques puissent agir sur la vessie, en rendant les urines alcalines ou seulement trop acides; que l'inflammation des reins peut s'étendre à elle, non-seulement par continuité de tissu, mais encore en rendant l'urine alcaline; que c'est en la rendant trop acide que la goutte et le rhumatisme l'irritent quelquefois. Enfin, je ne rejette même pas le transport métastatique des principes goutteux, rhumatismale, herpétique, etc., dont quelques auteurs ont fait un si étrange abus; mais ce qui me semble plus incontestable que tout cela, c'est que la vessie est naturellement peu irritable, que ses inflammations sont presque toujours dues à des causes directes, particulièrement à des rétentions d'urine ou à la présence de corps étrangers, et que ce sont même souvent ces causes directes qui appellent et mettent en jeu l'action des causes indirectes, lesquelles deviennent à leur tour des complications dont il faut tenir grand compte.

Toutes les tuniques de la vessie, la péritonéale elle-même, peuvent être envahies dans les cas d'inflammation chronique : j'ai déja dit, p. 111, que lorsque la musculaire est prise, il s'ensuit souvent une inertie irrémédiable. Mais je ne veux m'occuper ici que de l'inflammation chronique de la muqueuse, laquelle est heureusement la plus fréquente; les autres, qui d'ailleurs ne marchent presque jamais sans elle, sont d'une gravité extrême, et je n'aurais rien à dire de particulier sur leur traitement.

Parfois, avec un catarrhe chronique, la muqueuse a subi peu de changements ; on aperçoit cependant presque toujours au-dessous d'elle des arborisations vasculaires extrêmement sinueuses, excepté dans le bas-fond, où on les voit converger directement vers l'orifice urétral et s'y enfoncer. Elles sont quelquefois assez nombreuses et assez développées dans ce point pour avoir reçu le nom de *varices du col de la vessie* et avoir été regardées comme cause de rétention d'urine ; mais je crois avoir démontré que ces rétentions étaient probablement l'effet de valvules qu'on avait méconnues (*Rech. sur les Valv.*, p. 139). Quand l'inflammation est plus avancée, la muqueuse prend une teinte rouge uniforme qui augmente graduellement, devient ardoisée et presque noire. On rencontre souvent une particularité que, malgré la brièveté de cette esquisse, je ne dois pas oublier, parce qu'elle est la source de quelques indications pratiques.

La muqueuse est alors épaissie et très-souvent la musculaire contractée ; il en résulte que la première se fronce, ou plutôt se mamelonne, et forme des bosselures noirâtres qu'on a prises pour des polypes, des fongus, etc. Il n'est pas rare que ces bosselures soient recouvertes à leur sommet d'une couche grisâtre que j'ai vu prendre pour de la gangrène, parce que souvent elle se détache sous forme de membrane et laisse après elle une surface ulcérée : c'est tout simplement de la matière phosphatique que l'alcalinité du pus sécrété précipite et qui adhère ainsi à la surface tomenteuse de la membrane malade.

Dans presque tous les cas, et c'est une des

preuves palpables que le catarrhe est lié à de la dysurie, la muqueuse s'enfonce à travers les faisceaux musculaires et forme des espèces de hernies que j'ai désignées sous les noms d'*alvéoles*, de *cellules*, ou de *poches*, suivant leur capacité. Souvent cette membrane est encore saine partout, excepté dans le fond de ces cavités, où elle présente des signes d'inflammation manifeste, et, dans des cas qui ne sont pas rares, des ulcérations qui se terminent tantôt par une infiltration urineuse et des abcès entre les couches de la tunique musculaire ou bien en dehors d'elles, et tantôt par une perforation qui s'opère dans le péritoine ou dans les organes voisins (*v.* p. 58 et 168). La découverte de cette lésion a une certaine valeur : 1° parce qu'elle fait sentir combien il importe de ne pas laisser durer la dysurie indéfiniment ; 2° parce qu'elle rend compte d'un certain nombre d'accidents graves, subits, qui, survenus quelquefois pendant le cours d'un traitement, en ont été considérés à tort comme le résultat ; 3° enfin parce qu'elle suggère au praticien quelques précautions particulières.

Sans exposer la symptomatologie de l'inflammation chronique de la muqueuse vésicale, je dirai quelques mots de la sécrétion qui, mêlée avec l'urine, lui a valu le nom de catarrhe. Ce signe est le plus constant ; tous les autres, tels que douleur à l'hypogastre, besoins fréquents d'uriner, etc., peuvent manquer. D'ailleurs il fournit des indications très-utiles pour le traitement, et, sous ce rapport, j'établirai quatre distinctions, suivant qu'elle est muqueuse, puriforme, purulente ou glaireuse : dans ce dernier état, elle est souvent sanguinolente.

Lorsque la secrétion est muqueuse, l'urine sort quelquefois presque limpide; seulement, à mesure qu'elle se refroidit, on la voit se troubler graduellement: un nuage apparaît dans toute sa hauteur et reste très-longtemps en suspension. Souvent, au bout de 24 ou 48 heures, ce nuage est parsemé d'une foule de petits points rouges qui ne sont autre chose que de l'acide urique.

A l'état puriforme, la sécrétion donne déjà une apparence louche à l'urine; celle-ci se trouble beaucoup plus vite, et le nuage qui en résulte est formé de flocons assez épais, séparés par des parties plus transparentes. Il se précipite en quelques heures, et le dépôt conserve toujours cette même apparence floconneuse. Alors encore l'urine laisse déposer de l'acide urique sous forme de points rouges. Mais comme cette précipitation se fait moins vite que celle de la sécrétion, il en résulte une couche ou des stries rougeâtres à la surface de celle-ci.

Quand la sécrétion est purulente, l'urine sort opaline, lactescente, et, si l'on place ce liquide entre l'œil et la lumière, on y voit flotter une foule de petites particules blanches, sans viscosité, indépendantes les unes des autres, et se dirigeant immédiatement d'une manière sensible vers le fond du verre. Elles donnent lieu à un dépôt blanc, homogène, compacte, et qui, si l'on incline le verre, obéit instantanément à la pesanteur. On voit que les diverses particules qui le forment n'ont aucune adhérence entre elles. Dans cet état, l'urine est habituellement peu colorée, quelquefois encore un peu acide, mais plus souvent neutre. Ceci différencie immédiatement ce dépôt de celui d'urate d'ammoniaque avec lequel il pourrait être confondu. L'urine qui a fourni ce dernier donne une réaction acide des plus prononcées, même au bout de plusieurs jours. En outre celui-ci, traité par la chaleur, se dissout immédiatement, ce que ne fait pas le dépôt purulent; d'ailleurs le microscope constate des différences qui lèvent toute incertitude.

Dans quelques cas, on trouve ces trois genres de sécrétion réunis et formant trois couches parfaitement distinctes dans le même verre, ce qui annonce sans doute que les diverses parties qui les produisent sont enflammées à des degrés divers.

Enfin, les dépôts glaireux sont le degré le plus avancé de la sécrétion purulente; ils doivent leur apparence à ce que l'urine a subi, quelquefois même dans les organes, une décomposition ammoniacale qui a réagi sur le pus et lui a donné cette singulière viscosité. Parfois, le pus étant en petite quantité et l'urine fortement alcaline, la précipitation n'a pas lieu, et la dissolution est telle que l'urine est presque limpide; mais elle est visqueuse et file comme de l'huile. L'alcalinité produit assez fréquemment sur la muqueuse de la vessie et de l'urètre la sensation qu'y déterminerait une liqueur corrosive. Ces dépôts sont souvent sanguinolents ou mêlés de stries sanguinolentes, et le microscope, indépendamment des caractères du pus, y démontre la présence de nombreux cristaux phosphatiques.

Comment s'assurer que ces secrétions viennent de la vessie et non des organes voisins?

On les distingue facilement de celles de l'urètre, en faisant uriner le malade dans deux verres. Celles-ci apparaissent avec le premier jet d'urine, de telle sorte qu'il se forme dans le premier verre un nuage ou un dépôt qu'on n'observe point ou peu dans le second. Il est à remarquer d'ailleurs que le catarrhe urétral sort habituellement sous forme de filaments ou de flocons qui flottent dans l'urine, tandis que celui qui vient de la vessie a plus rarement cette apparence.

Pour ce qui est des sécrétions de la muqueuse des uretères ou des reins, on est plus embarrassé. Quand, ce qui n'est pas rare, elles ne s'accompagnent d'aucun symptôme local, nous n'avons pour nous éclairer que la cause de la maladie, son point de départ, sa marche, et, si ces indications nous manquent, le diagnostic reste très-obscur. M. Rayer dit que, dans la cystite chronique, le pus est plus souvent glaireux ; cependant il convient qu'il peut ne pas l'être, tandis qu'il a trouvé une matière glaireuse dans les bassinets. Il ajoute que le sédiment glaireux de la vessie, formé presque en entier de matière gélatiniforme amorphe et de lamelles d'épithélium, contient moins de globules de pus, et celui des bassinets moins de cristaux de phosphate ammoniaco-magnésien (*Mal. des Reins*, t. III, p. 94); mais on comprend combien tout cela est vague pour le praticien. Il m'est arrivé quelquefois de sortir d'embarras ainsi que je vais le dire. J'introduis une sonde élastique dans la vessie et je lave bien cet organe à l'aide de plusieurs injections; puis je laisse la sonde jusqu'à ce que j'aie recueilli une certaine quantité d'urine arrivant goutte à goutte et directement des uretères. Si cette urine se rapproche plus des caractères normaux que celle que le malade sécrète habituellement, et surtout si elle est acide, tandis que celle-ci est alcaline, j'en conclus que la vessie est le siége, au moins le siége principal de l'affection. Nous verrons bientôt qu'un diagnostic précis serait, dans quelques cas, de la plus haute utilité. Malheureusement il est rare qu'à cet état l'appareil urinaire ne soit pas entièrement envahi.

Le microscope fait quelquefois reconnaître des spermatozoïdes dans ces dépôts urinaires. On a dit y avoir découvert aussi par ce moyen d'autres espèces d'animalcules : c'est une erreur ; quand on en trouve, ils sont toujours le résultat d'une décomposition de l'urine et exigent un certain temps pour se former. Quelquefois, il est vrai, ils se montrent en quelques heures, mais je me suis assuré, dans un cas de ce genre, qu'il n'y en avait pas au sortir du canal.

En général, on doit, dans le traitement de toute maladie, commencer par soustraire le malade à l'influence de la cause qui l'a produite On devrait, en conséquence, dans celui du catarrhe vésical, commencer par faire disparaître la rétention d'urine, le calcul, etc., qui l'ont provoquée. Tel est en effet la conduite à tenir dans les circonstances ordinaires. Mais ces dernières maladies exigent presque toujours des opérations capables elles-mêmes de déterminer des inflammations dans les organes urinaires ; il en résulte que, si celle qui existe déjà a un certain degré d'intensité, on courrait risque, en y ajoutant encore, de dépasser la somme que le malade peut supporter. On est donc obligé, dans beaucoup de cas, de s'adresser d'abord à la maladie secondaire et de chercher à la ramener dans des limites qui permettent d'attaquer plus sûrement la maladie primitive. Le chirurgien a ainsi l'avantage non-seulement de tâter la susceptibilité du malade et de ses organes, mais encore de pouvoir jeter sur l'avenir un pronostic qui dégage sa propre responsabilité.

Ainsi, quand l'inflammation est à un degré tel qu'on ne peut s'adresser de suite à sa cause, il faut tâcher de l'amoindrir. Une première condition, lorsqu'il y a rétention d'urine, c'est de faire en sorte que la vessie soit vidée régulièrement. Il y a des praticiens qui redoutent le cathétérisme par dessus tout, et qui laissent leurs malades se consumer en efforts violents pour expulser quelques gouttes d'urine. C'est une pratique qu'on ne saurait trop réprouver, parce qu'elle aboutit presque nécessairement à l'inflammation, à la désorganisation de la vessie ; tandis que l'introduction méthodique d'une moyenne sonde élastique à courbure fixe n'a presque jamais les mauvais résultats qu'on redoute. Il faut seulement avoir la précaution de s'arrêter aussitôt que ses œils ont franchi le col, et de laisser l'urine sortir spontanément, sans comprimer l'hypogastre, comme beaucoup le font. On profiterait de ces introductions pour faire quelques injections douces d'eau de son et de pavot, de décoction de feuilles de morelle et de jusquiame, etc.

Si la phlegmasie avait tant soit peu d'acuité, on

aurait recours aux antiphlogistiques généraux et locaux, à la saignée si la fièvre était intense et le malade encore robuste, et, dans les cas contraires, aux sangsues, aux ventouses scarifiées sur l'hypogastre, le périnée ou les lombes, et toujours en proportion des forces du sujet. On pourra employer les dérivatifs vers les parties supérieures, telles que manuluves irritants, sinapismes au dos, sur les bras et les avant-bras. Je dois dire toutefois que j'ai vu quelquefois la farine de moutarde ainsi appliquée produire sur la vessie des effets analogues à ceux des cantharides. En même temps, bains tièdes plutôt entiers que de siége, boissons émollientes et mucilagineuses, quarts de lavement simples ou calmants.

Lorsqu'on a ainsi fait cesser la fièvre et tempéré la douleur, on renonce à ces moyens, qui, continués, seraient inutiles et pourraient même, les uns, affaiblir le malade, les autres surexciter la sécrétion urinaire et entretenir dans la vessie un ténesme fatigant. Règle générale, on s'arrête du moment qu'il n'y a plus de progrès en mieux.

C'est alors qu'il faut attaquer la maladie primitive. Souvent cela suffit pour que le catarrhe disparaisse spontanément. Mais si, au bout de quelques temps, on ne voit pas de changement, on combat à son tour l'inflammation chronique. On continue les injections, on les rend même légèrement astringentes en y ajoutant quelques feuilles de noyer ou un peu de tannin. M. Civiale recommande beaucoup les injections froides dans le catarrhe vésical (*Traité*, etc., t. III, 2e édit., p. 572) ; elles sont en effet suivies de succès dans les catarrhes légers, c'est-à-dire dans ceux où tout réussit pourvu qu'on ne laisse pas stagner l'urine ; on peut même dire qu'elles doivent être préférées quand la vessie a en même temps perdu de sa contractilité. Mais, pour peu que l'inflammation ait d'intensité, on s'expose à l'augmenter considérablement , à provoquer des spasmes du col, etc. ; j'ai vu plusieurs néphrites incurables qui ne reconnaissaient pas d'autre cause. Il faut donc ne les employer qu'avec une extrême prudence, et, dans tous les cas, n'y arriver que graduellement.

Les révulsifs cutanés, non pas les vésicatoires, à cause des cantharides qui en font la base, mais des frictions stibiées, des cautères, un séton seraient appliqués utilement dans le voisinage de la vessie. En tout cas, et surtout si l'on soupçonnait un principe rhumatismal , il faudrait s'appliquer à favoriser les fonctions de la peau au moyen de vêtements de flanelle, de frictions sèches ou aromatiques, de bains de vapeur, etc. Des lotions froides faites matin et soir sur tout le pourtour du bassin, et suivies de frictions vigoureuses avec une brosse douce ou un gant de crin, sont souvent très-efficaces.

On joindrait à cela des médications générales appropriées à la constitution ou à la diathèse particulière du sujet. On a parlé des bons effets de l'iode ; je ne l'ai pas expérimenté d'une manière suivie, mais je me suis bien trouvé de l'huile de foie de morue chez quelques malades scrofuleux. Si l'urine était trop acide ou alcaline, les alcalis ou les acides minéraux se trouveraient parfaitement indiqués. Il faut les employer à petites doses et en surveiller les effets; il faut, en un mot, se garder de dépasser le but en donnant à l'urine des propriétés qui, pour être contraires, n'en seraient pas moins irritantes pour la vessie. Il est des cas où elle est tellement alcaline qu'il serait impossible de la ramener à l'état neutre sans employer des doses d'acide qui ne seraient pas compatibles avec la sensibilité de l'estomac ou des voies urinaires.

Quand le sujet paraît avoir une grande disposition aux affections cutanées, le traitement dépurateur semble également indiqué; mais cette médication est hérissée d'écueils et exige la plus grande circonspection. Les purgatifs sont quelquefois utiles; mais il faut que le tube digestif soit à l'état normal, et surtout qu'il ne se manifeste pas cette tendance à la diarrhée qu'on remarque souvent dans les maladies très-avancées de l'appareil urinaire. Il faut se garder de les continuer longtemps, et surtout d'employer ceux qui agissent spécialement sur l'extrémité inférieure du gros intestin, comme l'aloès. L'ipécacuanha a été vanté par plusieurs chirurgiens anglais; il m'a été en effet très-utile.

Quant aux tisanes dépuratives, je n'y ai pas grande confiance; je les ai même vues augmenter le ténesme vésical. C'est surtout aux diurétiques, dont on fait un si fréquent usage en pareils cas, que ce reproche doit être adressé.

Ce que je viens de dire des tisanes dépuratives en général s'applique aux boissons hydro-sulfureuses; on doit surveiller leur action.

Quant aux bains hydro-sulfureux, ils peuvent être

utiles, mais à la condition que le cours de l'urine se fera librement. On en pourrait dire autant de tous les autres bains médicamenteux, alcalins, etc.; autrement ils pourraient amener, et les bains simples eux-mêmes sont dans ce cas, une augmentation du ténesme et une aggravation de l'inflammation.

Il est peu de sources minérales qui n'aient été vantées contre les maladies des voies urinaires en général et contre le catarrhe de vessie en particulier; c'est qu'en effet presque toutes sont efficaces quand leur emploi est bien approprié. Ainsi, les eaux sulfureuses, alcalines, salines, ferrugineuses conviennent selon les sujets; ceux-ci doivent donc être étudiés avec soin au point de vue de leur constitution, de leur tempérament, de leurs dispositions morbides, de leur état de force ou de faiblesse, avant de faire un choix.

C'est à tort qu'on espérerait pouvoir suppléer à ces ressources naturelles par les mêmes eaux prises à domicile et surtout par des eaux factices. Outre ce qu'ont d'imparfait toutes ces imitations, on ne peut disconvenir que le changement de climat, d'habitudes, le grand air, la diversion et le calme d'esprit secondent puissamment les effets des sources minérales; je dirai même franchement que j'ai vu quelquefois de bons effets d'eaux que certainement je n'aurais pas conseillées, des eaux de Vichy, par exemple, quand les urines sont alcalines. Mais, à côté de ces faits exceptionnels, combien d'aggravations ne pourrais-je pas signaler!

La plupart des réflexions précédentes s'appliquent à l'hydrothérapie.

Lorsque les méthodes rationnelles n'ont pas réussi, on peut avoir recours à des moyens empiriques. Des auteurs anglais vantent beaucoup l'uva-ursi, le buchu ou diosmée crénelée, la pareira-brava.

M. Brodie nous apprend que la première a ses prôneurs et ses détracteurs; quant à lui il l'a employée dans quelques cas avec beaucoup d'avantage; mais il faut persévérer longtemps dans son emploi. Il fait prendre chaque jour de 4 à 8 grammes d'extrait en pilules, ou bien de 250 à 500 grammes d'une infusion faite avec 16 grammes de feuilles macérées pendant deux heures dans 560 grammes d'eau distillée bouillante qu'on réduit à 500 grammes par la coction.

Toutefois M. Brodie, ainsi que M. Coulson, préfère la diosmée crénelée, qui, de temps immémorial, est en grande estime chez les naturels du cap de Bonne-Espérance pour un grand nombre de maladies, et particulièrement pour les irritations ou inflammations chroniques de l'urètre et de la vessie, de la prostate, du rectum, pour la gravelle, le rhumatisme et l'indigestion. Depuis quelques années, les Hollandais et les Anglais en font également grand usage. Voici la formule de la pharmacopée de Londres : infusion de diosmée, 250 grammes; bi-carbonate de potasse, 4 grammes; teinture de jusquiame, 10 grammes; extrait liquide de salsepareille, 16 grammes. Si l'urine n'était pas très-acide, et à plus forte raison si elle était alcaline, on supprimerait le sel de potasse. Deux cuillerées ordinaires doivent être prises deux fois par jour (Brodie, *Lect. on the diseases of the urin. organs,*

p. 140 ; — Coulson : *On diseases of the bladder*, etc., p. 50). Un malade que j'ai débarrassé de la pierre par la lithotritie, et qui ne vide pas sa vessie par suite d'une hypertrophie prostatique, est sujet à de fréquents retours de catarrhe. Il se trouve tellement bien alors de la diosmée qu'il s'en est pour ainsi dire constitué l'apôtre, et il assure en avoir obtenu sur beaucoup d'autres, comme sur lui-même, des effets merveilleux. La préparation qu'il emploie me paraît être celle que les pharmacopées désignent sous le nom de teinture de buchu des hôpitaux d'Angleterre. On fait digérer pendant huit jours 1 partie de buchu dans 4 parties d'alcool à 22° et on filtre. On en donne de 4 à 8 grammes et plus dans une potion. Cette préparation me semble très-commode.

La pareira-brava a été en grande réputation au commencement du siècle dernier dans plusieurs contrées de l'Europe ; A. Helvétius en faisait, contre toutes les maladies des reins et de la vessie qui sont curables, un spécifique comparable pour la certitude de ses effets au quinquina et à l'ipécacuanha (*Traité des Mal. les plus fréq.*, etc., p. 141). M. Coulson préconise surtout ce remède contre les inflammations chroniques de la couche musculaire de la vessie. On fait macérer 25 grammes de racines dans 600 grammes d'eau, ou bien bouillir 30 grammes dans 900 grammes d'eau jusqu'à réduction d'un tiers. On a aussi préparé un extrait de pareira-brava qu'on administre à la dose 50 centigrammes trois fois par jour.

En France, on a beaucoup vanté les baumes, les

térébenthines, les bourgeons de sapin, le goudron; le fait est que ces substances diminuent assez souvent le catarrhe; mais il faut en surveiller l'usage avec grand soin, car il n'est pas rare de les voir donner de l'acuité à l'inflammation chronique et hâter la désorganisation des organes urinaires. Il faut donc n'administrer tous ces remèdes qu'à faibles doses, quand la maladie est tout à fait à l'état chronique et ne paraît pas prête à s'éveiller à la moindre excitation. J'ai rapporté, p. 267, un exemple de ces mauvais effets; j'en pourrais citer beaucoup d'autres, car on en observe journellement. Les eaux de Brocchieri, de Pagliari et de Tisserand, qu'on a vantées contre le catarrhe vésical, me paraissent devoir être rangées dans cette catégorie.

On a préconisé en Angleterre l'acide benzoïque, que le docteur Ure avait proposé pour combattre la diathèse urique, par la raison qu'après l'administration de cette substance il avait remarqué que l'acide urique de l'urine se trouve remplacé par de l'acide hippurique, lequel forme des sels plus solubles que ceux d'acide urique. Depuis, M. Walker a publié de bons résultats de l'association du copahu et de l'acide benzoïque dans deux cas de catarrhe de la vessie (*Prov. med. Journ.* février 1842). Plus tard encore M. Smith Soden, de Bath, a publié dans le même Journal cinq observations dans lesquelles il a employé la formule suivante : acide benzoïque, 4 grammes; copahu, 15 grammes; jaunes d'œufs, q. s. Mêlez; puis ajoutez mixture de camphre, 25 grammes. A prendre deux cuillerées à bouches, trois fois par jour. Les cas auxquels M. Soden a eu affaire étaient des irritations et même des inflammations de la vessie résultant de diverses causes et accompagnées d'un catarrhe abondant ; dans tous les douleurs et la sécrétion muqueuse ont disparu ou considérablement diminué (*ibid.*, juillet). Je n'ai employé qu'une seule fois la formule de M. Soden; et le malade trouva le médicament trop désagréable. D'autres fois j'ai administré l'acide benzoïque en pilules, mélangé avec une poudre inerte, et les résultats furent si peu marqués que je n'en continuai jamais l'usage bien longtemps ; cependant M. Coulson dit avoir donné avec avantage la teinture composée de benjoin, à la dose d'une cuillerée à café trois fois par jour (V. obs. i).

On sera peut-être surpris qu'à propos de tous ces remèdes je ne parle pas davantage de ma propre expérience; en voici la raison. Je ne doute pas que les éloges qui leur ont été accordés ne soient basés sur quelques succès; mais je crois aussi que ces succès n'ont été obtenus que dans des cas légers, où l'altération des tissus n'était pas profonde. Or, ceux-ci, je ne les traite pour ainsi dire pas; je recherche la cause, je la fais cesser, et presque toujours l'inflammation consécutive disparaît d'elle-même. Quand, au contraire, il s'est produit une altération assez grave pour exiger un traitement accessoire, alors la médication indirecte devient insuffisante, et il faut agir sur l'organe malade lui-même.

Ce traitement direct se fait habituellement par des injections. Goulard et Chopart paraissent avoir les premiers, en France, fait des injections dans la vessie avec des liquides médicamenteux. Dans les cas de catarrhe chronique, ils n'avaient d'autre but que de diminuer la sécrétion muqueuse qui épuisait les malades. Ils se servaient pour cela de l'eau végéto-minérale. Le dernier a aussi injecté de l'eau d'orge avec de l'eau de Barèges. Desault parle d'une légère dissolution de vitriol martial et d'une décoction de quinquina. Foot injecte un mélange d'eau simple et d'eau de chaux à une basse température. Lentin recommande une légère décoction de colle de poisson et de myrrhe, E. Home et Sœmmering des injections huileuses. Je reviendrai sur ce sujet dans le mémoire sur la lithotritie. M. Bretonneau s'est servi du calomel tenu en suspension et d'une solution légère de nitrate d'argent; M. J. Cloquet, d'une faible solution de potasse; M. Brodie, d'eau aiguisée d'acide nitrique; Devergie, d'injections narcotiques; Dupuytren, d'eau de goudron. M. Souchier et Devergie préconisèrent le baume de copahu en injections; M. Giboin, une décoction de suie, et Devergie, la teinture de cantharides elle-même; enfin, M. Van-Wageninge, celle d'iode et une solution de vinaigre. Telles sont, dans l'ordre chronologique, à peu près, les substances qui ont été proposées.

Quelques personnes ne se sont pas contentées de faire des injections par la méthode ordinaire, mais les ont continuées pendant un certain temps à l'aide d'une sonde élastique à double courant.

La méthode des injections a été l'objet d'éloges exagérés et de détractions injustes : c'est qu'il est effectivement des cas où elles conviennent, et d'autres où elles sont nuisibles ; l'essentiel était donc de rechercher et de poser nettement les indications, et c'est ce qu'on n'a pas fait. Les injections aqueuses, mucilagineuses et tièdes, bien qu'elles aient quelquefois exaspéré les phénomènes inflammatoires, seront presque toujours utiles, n'auraient-elles d'autre effet que de déterger la vessie des matières dont le séjour pourrait devenir nuisible. Les injections astringentes, telles que l'eau végéto-minérale, la solution de zinc, de cuivre ou de fer, de perchlorure ou de sulfate de fer, etc., devraient être proscrites, pour peu que les phénomènes inflammatoires prédominassent ; mais elles seraient utiles dans les cas où un catarrhe tout à fait chronique épuiserait le malade par son abondance ; une solution narcotique un peu chargée agirait à peu près dans le même sens. J'ai cru d'ailleurs m'apercevoir que ces dernières étaient plus nuisibles qu'utiles quand la cystite est surtout caractérisée par une vive sensibilité de la face interne de la vessie. Quand l'urine est alcaline, les acides chlorhydrique ou nitrique, mêlés aux injections dans la proportion de 6 à 10 gouttes par verre, calment l'irritabilité vésicale qui se manifeste souvent en pareil cas. Ces injections acidulées ont encore l'avantage de dissoudre les dépôts phosphatiques dont j'ai parlé.

L'eau de goudron, que Dupuytren préparait en faisant infuser à froid, pendant une nuit, 500 grammes de goudron purifié dans 1 kilogramme d'eau de fontaine, pourra toujours être essayée du moment que le catarrhe vésical ne présentera aucun phénomène d'acuité. J'en dirai autant de la décoction de

bourgeons de sapin. Quant aux injections de copahu, leur emploi exige beaucoup de prudence.
M. Souchier employa cette substance à la dose de
60 grammes, mêlée avec une égale quantité d'eau
d'orge, après avoir fait deux injections dans la vessie pour la laver, et il réussit (*Gaz. méd.*, 1837).
Mais je l'ai injectée à doses bien moins fortes, et,
nonobstant, j'ai remarqué qu'elle détermine une
irritation assez vive de la vessie : Devergie, grand
partisan de ces injections, avait déjà fait la même
observation (*Catarrhe chron. de la vess.*, etc., 1840).
Voici la formule qu'il propose : Laudanum, 4 grammes; copahu, 8 grammes; décoction d'orge, 60 grammes. Il injectait ce mélange à doses entières, souvent à demi-doses, et le laissait dans la vessie de 10
à 15 minutes au plus. Si les malades le supportaient
facilement, il augmentait graduellement la quantité
de copahu et prolongeait la durée de l'injection; il
n'ajoutait le laudanum que chez les sujets irritables.
Il est à remarquer que, dans le fait même publié par
M. Souchier, il se manifesta des signes évidents d'irritation : son malade trouvait brûlante l'impression
du copahu, et cette sensation avait lieu dans toute
l'étendue du canal. Quant au laudanum ajouté par
Devergie, il me paraît au moins inutile; il n'a pas
le temps d'être absorbé par cette surface, si peu ab-
sorbante qu'on lui a nié, à tort, cette faculté, et
le calme que produirait son action locale ne m'est
nullement démontré.

M. Giboin a vanté la décoction de suie en injections; il a guéri par elle quatre cas sur six qui
avaient résisté à tout autre traitement. Mais M. Ci-

viale, ayant répété ces expériences et ayant commencé par injecter de l'eau tiède, puis froide, pour s'assurer si la décoction de suie avait une action particulière, ne fut pas amené à partager l'opinion de M. Giboin. Quelquefois cependant, et notamment chez une femme attaquée de catarrhe vésical purulent, l'eau de suie a calmé les douleurs qui avaient résisté à une forte décoction de pavot. Voici d'ailleurs ce qu'il a observé : les premières injections semblent exaspérer le catarrhe ; le malade éprouve plus de douleurs pour uriner, les besoins se rapprochent davantage et le dépôt de l'urine est plus copieux ; mais bientôt les accidents s'apaisent et le calme de la nuit s'établit, comme l'a vu M. Giboin. M. Civiale fait à peu près les mêmes réflexions touchant les injections sulfureuses, alcalines, etc.

Que conclure de tout ceci, sinon que, lorsque les injections réussissent, c'est moins, sauf quelques exceptions, parce qu'elles contiennent telle ou telle substance que parce que le passage répété de la sonde facilite la sortie de l'urine, ou du moins prévient sa stagnation, sa décomposition, évacue des matières irritantes, et quelquefois même peut-être parce qu'elle substitue un état morbide à un autre moins curable. Mais on ne doit pas oublier que pour cela même il faut bien prendre garde qu'elles ne dépassent le but. Dans la troisième observation de Devergie, le malade guérit ; « mais il acheta sa guérison, dit l'auteur, par des douleurs vives, une inflammation très-intense, un pissement de sang, une fièvre ardente et des accidents qui compromettaient gravement son existence. » En vérité, c'est un peu cher. Les deux contre-indications principales, selon moi, sont la présence d'un obstacle trop prononcé pour être vaincu par les efforts de la vessie, et l'extension du travail inflammatoire à la tunique charnue ; on doit alors se borner aux injections émollientes et tièdes.

Il n'est pas rare de voir le catarrhe de vessie résister aux divers traitements rationnels ou empiriques avec une déplorable opiniâtreté ; ce sont principalement ceux dans lesquels la muqueuse a cette apparence noirâtre et fongueuse dont j'ai parlé. On a alors essayé de modifier les surfaces malades à l'aide de moyens plus actifs, et dont l'expérience avait déjà sanctionné l'efficacité contre des inflammations externes.

Depuis bien longtemps on avait porté le caustique dans l'urètre pour y détruire des rétrécissements ; mais, plus tard, des hommes de mérite ont eu l'idée de l'employer dans le seul but de modifier l'état morbide de la muqueuse qui tapisse ce conduit. « Dans l'application du caustique à l'urètre enflammé, j'ai, dit Ch. Bell, procédé par une analogie rigoureuse. Nous appliquons le caustique sur l'œil pour modifier sa sensibilité et son irritabilité, non pour produire une escarre, et nous ramenons sa surface à l'état sain, même lorsqu'il y a ulcère de la cornée. Nous appliquons le caustique en solution sur les ulcères les plus douloureux, et, en diminuant ainsi leur sensibilité, nous enlevons l'inflammation. J'en ai fait autant dans la bouche, dans la gorge, jusque dans la trachée, et j'ai diminué ainsi l'inflammation, la toux et le spasme » (*On Diseases of the ure-*

thra, etc., 3e édit., p. 99; 1822). Lallemand ayant vu que, dans les inflammations chroniques et rebelles de l'urètre, « la surface muqueuse est boursoufflée, mollasse, peu résistante, et les cryptes muqueux, ainsi que les follicules de la prostate, considérablement augmentés », eut également l'idée de recourir au nitrate d'argent, qu'il n'avait jusque-là dirigé que contre les rétrécissements. « J'avais pour moi l'analogie, dit-il aussi; car on l'emploie tous les jours avec succès à l'extérieur dans des cas de même nature » (*Observ. sur les mal. des org. génito-urin.*, p. 366; 1825). Lallemand n'est venu, comme on voit, qu'après Ch. Bell; mais il alla plus loin, et il appliqua la cautérisation à la cure du catarrhe vésical. « Depuis plus de quinze ans, a-t-il écrit en 1842, j'emploie la cautérisation contre les inflammations chroniques de la vessie, et le succès a dépassé mon attente sous tous les rapports; car je craignais, comme tous les praticiens, les premiers effets d'un pareil agent sur une membrane muqueuse constamment baignée par l'urine, et j'avais été souvent rebuté, comme eux, par l'opiniâtreté désespérante de ces maladies. Cependant j'ai vu depuis lors la cautérisation guérir, promptement et sans retour, les neuf dixièmes des catarrhes vésicaux, dont la plupart avaient résisté pendant des années à tous les efforts de l'art; et ceux qui n'ont pas guéri complétement ont éprouvé au moins une amélioration notable..... J'ai vu des malades qui souffraient depuis 15 ou 20 ans, dont les urines contenaient un dépôt de matière glaireuse et même purulente, guérir aussi promptement que les autres..... Il arrive souvent qu'une seule cautérisation suffit pour amener la guérison, quoique celle-ci se fasse attendre 15 ou 20 jours. J'ai rarement été obligé de la répéter trois ou quatre fois..... Après la cautérisation, il suffit de prescrire des bains prolongés, des lavements et des boissons abondantes ; car l'inflammation s'apaise avec une grande rapidité, et je n'ai pas rencontré un cas sur trente où j'aie dû avoir recours à des émissions sanguines. Quant à des accidents inquiétants, je n'en ai pas vu un seul exemple sur le grand nombre de malades que j'ai opérés » (*Des pertes sémin.*, t. III, p. 425 et suiv.).

Ainsi, voilà un traitement parfaitement formulé et qui laisse peu à désirer sous le rapport de l'innocuité et de l'efficacité. Cependant on peut lui adresser quelques reproches.

1º Lallemand se servait de sa sonde à cautériser l'urètre.

Cette sonde doit nécessairement être assez volumineuse pour contenir une suffisante quantité de nitrate, et alors elle ne pourrait franchir un rétrécissement. On sait aussi qu'elle est peu courbée ; par cela même elle est difficile à introduire toutes les fois qu'il y a spasme des parties profondes, et surtout dans les cas si communs où il existe une valvule ou une tumeur sur le bord postérieur du col de la vessie. On est donc exposé à des tâtonnements pénibles, à des fausses routes, et quelquefois même il faut renoncer à l'opération, ainsi que nous en verrons un exemple, p. 305.

2º Arrivé dans la vessie, qui doit être préalablement vidée, l'instrument ne peut être promené sur

sa surface sans frottements douloureux, sans excorier la muqueuse, surtout quand elle est mamelonnée.
J'en ai eu la preuve en voyant Lallemand lui-même
opérer. Il ne serait peut-être même pas impossible
que son extrémité s'introduisît dans une de ces
hernies muqueuses décrites plus haut, et y occa-
sionnât des désordres.

3° Lallemand se servait d'un porte-caustique
s'ouvrant sur la convexité, et, s'il était obligé de
revenir à une seconde cautérisation, il en employait
un qui s'ouvrît sur la concavité. Il ne touchait donc
chaque fois qu'une étendue très-limitée de l'intérieur
de la vessie. D'ailleurs, s'il atteignait la paroi postérieure dans le premier cas, et l'antérieure dans le
second, il n'agissait dans aucun sur les parois latérales et inférieure. Il dit bien « qu'il reste toujours
assez d'urine pour dissoudre le nitrate d'argent et le
répandre sur toute la surface muqueuse. » Je crois
en effet que c'est la seule manière d'expliquer ses
succès ; mais il ne faut pas oublier non plus que ce
caustique ne peut se disoudre dans l'urine sans être
immédiatement décomposé et sans perdre considérablement de son action ; de sorte qu'on a des parties fortement cautérisées et d'autres qui le sont à
peine.

4° Lorsque la muqueuse est mamelonnée, ce
qui est le plus ordinaire quand la vessie est ainsi
enflammée et vide, on ne touche que les mamelons ;
les anfractuosités ne pourraient être atteintes que
lorsque l'arrivée d'une certaine quantité d'urine aurait écarté les parties contiguës, et, en attendant, le
caustique se trouve complétement éteint ; à plus forte

raison n'agira-t-il pas dans les hernies muqueuses qui sont parfois l'unique et souvent le principal siége de l'altération.

M. Daniel, de Cette, ayant à soigner un homme de 32 ans, que des ulcères siphilitiques du prépuce, des pertes séminales et un catarrhe de la vessie avaient réduit à un véritable état d'anéantissement, essaya de le traiter par la cautérisation; mais « il ne put jamais introduire d'algalie dans l'urètre, bien qu'une sonde élastique volumineuse arrivât dans la vessie sans la moindre difficulté. Forcé de renoncer à la cautérisation directe des orifices des conduits éjaculateurs », il injecta dans la vessie 125 grammes d'eau distillée contenant 1 gramme 70 centigrammes de nitrate d'argent, et il obtint une amélioration sensible. Un mois après, il injecta 50 centigrammes de ce sel par 32 grammes d'eau; plus tard encore, 80 centigrammes par 32 grammes, et son malade fut radicalement guéri de ses ulcères, de son catarrhe et de sa gonorrhée. Pendant ce traitement, qui dura trois mois, on avait administré 60 bains mercuriels, en augmentant graduellement de 4 à 250 grammes de sublimé (*Journal des conn. méd.-chir.*; mai 1842).

Sans connaître ce fait, mais encouragé par la pratique de M. Lallemand, par l'innocuité des injections caustiques dans l'urètre et aussi par celles d'injections peu concentrées que j'avais faites dans la vessie, j'arrivai à des doses plus fortes. J'en ai publié un exemple en 1844, p. 279 de mes *Rech. sur les Valv.* Mon injection, faite dans la proportion de 50 centigrammes de sel par 30 grammes d'eau distillée, eut, en trois jours, le résultat désiré. Il s'agissait d'un malade qui, à la suite de chaudespisses et d'excès de toutes sortes, était affecté d'une valvule musculaire du col vésical, d'une sensibilité excessive avec ténesmes violents de la vessie et du rectum, et qui rendait à chaque instant plus de pus que d'urine. La division de l'obstacle avait rendu la miction plus facile et fait cesser ce ténesme; mais le catarrhe et l'irritabilité de la vessie, qui avaient diminué d'abord, s'étaient reproduits. P. 318 du même ouvrage, j'ajoute, en parlant de la cystite chronique: « Il y aurait avantage à injecter 30 ou 60 grammes de solution de nitrate d'argent, à dose plus ou moins caustique, qu'on laisserait une demi-minute, une minute même, et qu'on remplacerait immédiatement par une solution albumineuse dont l'effet serait de neutraliser le caustique non éteint qui pourrait encore se trouver dans la vessie. *La propriété qu'a le nitrate d'argent de coaguler l'albumine des tissus ne lui permet pas d'agir profondément même à un état de grande concentration.* D'ailleurs l'injection que je propose de faire aussitôt après sa sortie ne lui en laisserait pas le temps. On a appliqué, sans inconvénient, à la surface même de l'œil, des solutions contenant plus d'un dixième de nitrate. Cette méthode est plus facile que celle de M. Lallemand, et elle procurerait au moins l'avantage d'agir sur toute la surface malade. On a vu plus haut les bons effets que j'ai obtenus d'une solution de 50 centigrammes par 30 grammes de liquide; je n'hésiterais pas actuellement, dans un cas, bien entendu, où la muqueuse serait seule enflammée, à élever la dose du caustique à 75 centigrammes, et même plus. »

L'année suivante, M. Debeney, qui avait publié d'importants travaux sur les injections caustiques dans l'urètre (1), fit connaître quatre observations de catarrhe vésical guéri par le nitrate d'argent en solution concentrée. Ses remarques sur la préférence qu'on doit accorder au nitrate liquide sur le nitrate solide, sur l'impossibilité où il est, même très-concentré, d'agir profondément, etc., sont les mêmes que les miennes. Il existe néanmoins une différence dans notre manière de faire.

M. Debeney se sert d'une solution de 4 grammes de nitrate cristallisé par 30 grammes d'eau distillée; il en remplit l'urètre, ferme ensuite le canal en pressant l'extrémité du gland entre le pouce et l'index gauches, puis il remonte par une pression graduée vers la racine de la verge avec les deux premiers doigts de la main droite, jusqu'à ce qu'il ait lieu de croire que tout a passé dans la vessie.

Cette manœuvre est peu sûre : les liquides ne franchissent que très-difficilement la région mem-

---

(1) Ces injections avaient été préconisées auparavant par Carmichael, chirurgien en chef de l'hospice des vénériens de Dublin; il les faisait dans la proportion de 50 centigrammes par 30 grammes d'eau. Il paraît même qu'elles ont été conseillées vers le commencement du siècle dernier, dans le vagin et l'urètre, contre les écoulements virulents. Seulement, au lieu du nitrate d'argent, c'était le deuto-chlorure de mercure qu'on faisait dissoudre dans la proportion *d'un gros pour 4 onces d'eau.* (V. Astruc, *Mal. vén.*, trad. franç., édit. de 1755; t. II, p. 396.) Cette préparation, que j'ai employée, a des effets à peu près semblables à ceux du nitrate d'argent; elle m'a paru seulement plus douloureuse. Toutefois mes essais ne sont pas assez nombreux pour avoir une opinion bien arrêtée sur la valeur comparative de ces deux sels.

braneuse, et bien des fois il ne doit en pénétrer que très-peu dans la vessie; aussi, dans la quatrième observation, l'effet fut-il tellement nul que M. Debeney fut obligé d'injecter 45 grammes de sa solution directement dans la vessie avec une sonde. Ainsi, d'une part, l'urètre n'admet que très-peu de solution, et cette quantité ne pénètre qu'en partie dans la vessie; d'autre part cette petite quantité séjourne dans la région spongieuse jusqu'à ce que les pressions aient fini par la pousser plus loin; elle traverse ensuite les régions membraneuse et prostatique; elle agit par conséquent sur elles, et certainement, si concentrée qu'elle soit avant d'être introduite, elle n'a plus que bien peu d'action lorsqu'elle arrive à la vessie. En somme, elle y arrive en trop petite quantité pour s'insinuer dans les anfractuosités de la muqueuse et pénétrer dans les cellules, et elle est déjà trop altérée pour que, malgré le mucus et la petite quantité d'urine qu'elle y rencontre, elle conserve encore quelque activité. Il est probable que M. Debeney n'aurait pas aussi bien réussi s'il eût eu affaire à de vieux catarrhes consécutifs à des dysuries prolongées, et compliqués par conséquent de cellules, etc.; et de plus, les pressions qu'il exerce sont-elles donc sans douleur? Et si la région spongieuse est saine, comme elle l'est souvent en pareille circonstance, pourquoi la cautériser plus que tout le reste?

Dès le principe, voici la conduite que j'ai tenue, sauf quelques petites modifications qui m'ont été dictées par l'expérience.

Je ne me sers pas d'une injection aussi chargée;

mais j'en injecte une plus grande quantité. Je l'ai déjà dit : passé un certain degré de concentration, il importe peu que l'injection soit plus ou moins chargée, puisqu'il se fait immédiatement une coagulation superficielle qui sert pour ainsi dire de barrière au caustique, quelle que soit l'activité qui lui reste encore ; aussi ai-je porté les proportions jusqu'à 3 et même 5 grammes par 30 grammes de liquide, sans autre résultat appréciable que celui d'une dose moitié moindre ; aussi m'arrive-t-il rarement aujourd'hui de dépasser 1 gramme 50 centigrammes pour la même quantité d'eau distillée.

D'un autre côté, lorsque le catarrhe a succédé à de vieilles dysuries, j'en injecte de 60 à 100 grammes à la fois, parce que cette quantité me semble nécessaire pour déplisser la muqueuse et surtout pour pénétrer dans les cellules.

Enfin presque toujours je laisse sortir la première injection au bout de quelques minutes par la sonde et j'en fais immédiatement une seconde, pour le cas où la muqueuse de la vessie, tapissée par une couche épaisse de mucosités visqueuses, n'aurait pas subi suffisamment l'impression du liquide injecté.

Quant au procédé que je suis, deux cas doivent être distingués : le catarrhe vésical existe seul, ou bien il est compliqué d'un catarrhe urétral. Je ne parle pas des complications de néphrite ; car, quoique je n'aie pas encore vu d'accidents graves être alors la conséquence de ces injections, la crainte de faire passer cette inflammation à l'état aigu fait que je m'abstiendrais alors, si j'en avais la certitude.

Lorsque le catarrhe est simple, j'introduis une petite sonde courbe de 2 millimètres de diamètre jusque dans la vessie ; je fais quelques injections d'eau tiède pour laver cet organe ; je pousse ensuite, à l'aide d'une seringue de verre, une ou deux injections nitratées, que je laisse sortir après un séjour de trois ou quatre minutes ; enfin, je lave de nouveau à l'eau tiède et je retire la sonde.

Quand le canal est malade en même temps, c'est presque toujours sa partie profonde qui est le plus affectée. J'introduis la sonde et je lave la vessie. J'ai soin de noter, pendant que le liquide s'écoule, le point où les œils correspondent au col de cet organe, et, lorsque tout est sorti, je retire l'instrument de manière que ses œils descendent dans la région membraneuse.

Une particularité trop peu connue, c'est que toute injection qu'on fait en deçà du point où la région membraneuse traverse l'aponévrose moyenne du périnée revient autour de la sonde, tandis que toute injection qu'on fait au delà va dans la vessie, même quand celle-ci est distendue, même quand il y a rétention d'urine par obstacle au col, circonstance dont mes travaux sur la structure et l'occlusion de cet orifice donnent seuls l'explication.

Pendant que d'une main je maintiens la sonde dans cette position, de l'autre je fais l'injection avec beaucoup de lenteur, pour qu'elle ait le temps d'agir sur la partie profonde du canal. Si je me dispose à en faire une seconde, je repousse la sonde dans la vessie et je donne issue à la première ; puis je retire de nouveau l'instrument, je pousse une nouvelle quantité de liquide, et alors j'agis différemment, suivant que le malade urine ou n'urine pas librement. Dans le premier cas, je retire complétement la sonde, et le liquide ne tarde pas à être vivement rejeté par le canal. Dans le second, je repousse la sonde dans la vessie, j'en fais sortir l'injection, et j'y pousse de l'eau tiède. Si, dans ce dernier cas, j'ai besoin d'agir sur la région spongieuse, je ramène la sonde en deçà de la région membraneuse, et j'y fais une nouvelle injection, pendant qu'un aide ou le malade lui-même presse le méat urinaire sur la sonde. Tout cela, avec un peu d'habitude, demande pour ainsi dire moins de temps à faire qu'à expliquer.

La solution revient toujours décomposée, sous forme de liquide assez épais, laiteux; mais elle ne tarde pas à devenir noire au contact de la lumière. Elle a cela de désagréable qu'elle noircit tout ce qu'elle touche. Il est donc prudent de mettre des gants; et, comme il arrive assez fréquemment que le ténesme de la vessie la rejette entre le canal et la sonde, il est bon que le malade soit debout et que le chirurgien se place, non pas en face de lui, mais de côté; il faut prendre, en un mot, toutes les précautions pour que, si l'injection vient à être rejetée, on ne soit pas atteint, ni rien qui ait quelque valeur. Si, nonobstant, cet accident arrivait, il est utile de se rappeler qu'une solution d'iodure ou de cyanure de potassium enlève les taches produites par le nitrate d'argent. Sous ce rapport, la solution de sublimé est bien moins désagréable.

Le premier effet de cette injection est une douleur brûlante, principalement dans le trajet de l'urètre. Je l'ai déjà dit (*Rech. sur les Valv.*, p. 314), la vessie est moins impressionnable que le canal. Les besoins d'uriner deviennent incessants, impérieux; mais une cautérisation du col en produit presque de semblables. Je recommande alors au malade de rester en position horizontale et d'uriner sur le côté. En général, cet état d'angoisse n'est pas de longue durée; au bout de 10 ou 15 minutes, il diminue graduellement; après une heure il est très-supportable, et, dans la soirée, il est presque nul. J'ai vu nombre de malades qui le préféraient à l'agacement, au malaise indéfinissable qu'ils éprouvaient auparavant. D'ailleurs ce premier moment peut être singulièrement adouci par un bain entier ou un bain de siége bien chaud dans lequel le malade se plonge immédiatement : le sentiment de chaleur extérieur masque en grande partie celui qu'on ressent au dedans. Je n'ai jamais vu ces injections nécessiter des évacuations sanguines, et souvent, dès la première nuit, les besoins d'uriner sont moins fréquents que la nuit précédente.

D'abord les urines sont rendues troubles et blanchâtres, et le dépôt brunit à la lumière, ce qui prouve la présence d'une certaine quantité de nitrate. Au bout de quelque temps, les dernières gouttes arrivent sanguinolentes, et quelquefois même, surtout quand le malade se livre sans retenue aux besoins d'expulsion, l'exhalation sanguine est assez abondante. Mais on peut être tranquille : je n'ai jamais vu cette exhalation atteindre des proportions inquiétantes; nous verrons même, dans le Mémoire suivant, que c'est un moyen d'arrêter un certain nombre d'hématuries. En général, dès le lendemain, les urines ont repris une limpidité qui étonne. C'est surtout quand ce liquide était auparavant alcalin et glaireux que le changement est sensible. Souvent une seule injection ne suffit pas ; néanmoins, il est extrèmement rare que le dépôt revienne à son premier état ; l'urine redevient neutre ou même acide, et la sécrétion repasse à l'état puriforme ou tout au plus à l'état de pus non décomposé.

Pendant les trois ou quatre premiers jours, je mets les malades à l'usage de boissons abondantes, mais simplement adoucissantes et mucilagineuses, jamais diurétiques. Ce temps écoulé, j'en fais diminuer la quantité, pour ne pas entretenir une secrétion trop active qui fatiguerait les organes, et, lorsque toute irritation a cessé, s'il reste encore quelques traces de secrétion muqueuse, j'ai recours aux préparations de térébenthine, de goudron, de cubèbe et même de copahu, préparations qui ont alors une efficacité tout autre qu'auparavant.

Tant que l'urine s'éclaircit graduellement, je me borne à ces moyens ; si l'amélioration s'arrête, j'ai recours aux injections térébenthinées, opiacées ou légèrement astringentes, et si, malgré cela, le catarrhe devient stationnaire, à plus forte raison s'il reprend de l'intensité, ce qui arrive quelquefois, je reviens à l'injection de nitrate. Presque toujours la deuxième injection est sensiblement moins douloureuse que la première, et la troisième que la seconde, ce qui annonce que la muqueuse perd graduellement de sa sensibilité morbide.

Je ne dirai pas que cette médication est souveraine, mais elle est des plus efficaces que nous possédions, et rarement elle manquerait son but si l'on pouvait toujours bien distinguer les cas où la vessie seule est malade et s'y borner. Je compléterai ma pensée en disant que le nitrate d'argent donne des résultats encore plus satisfaisants, plus complets, dans les cas de cystite chronique que dans ceux d'urétrite. Quant à sa manière d'agir, je ne reviendrai pas sur ce que j'ai dit, page 235 de mes *Recherches sur les Valvules.*

Les quatre malades de M. Debeney avaient un catarrhe vésical consécutif à des blennorrhagies négligées. Le premier avait, en outre, deux rétrécissements, qu'on dilata. Chez le premier, on fit 3 injections; chez le second, 2; chez le troisième, 1, et chez le quatrième, 2 (*Jour. des Conn. méd.-chir.* avril 1845). Je pourrais rapporter bon nombre de cas de ce genre; mais je me bornerai au suivant, dont l'authenticité ne laisse rien à désirer.

OBS. I. Jacques M..., âgé de 37 ans, de petite taille, d'une bonne constitution et habituellement bien portant, eut, en novembre 1851, une chaudepisse qui marcha d'abord sans complication aucune et fut traitée par le copahu et des injections dont il ne connaissait pas la nature, mais qui étaient réitérées trois ou quatre fois par vingt-quatre heures. Au bout de huit jours, l'urétrite avait beaucoup diminué, et, pendant deux ou trois jours, il ne restait plus qu'une goutte militaire, le matin.

Mais une dernière injection donna lieu, le 2 décembre, à une hémorrhagie urétrale. M.... prit un bain, et cet accident n'est plus revenu; mais, depuis, il a rendu constamment du pus avec son urine, et cet écoulement le fit entrer à l'hôpital Beaujon, le 29 janvier 1852, au n° 296 du service de M. Robert, alors rapporteur de la commission d'Argenteuil.

Depuis cette complication, les envies d'uriner sont fréquentes, la sécrétion très-abondante, et la miction s'accompagne d'une douleur vive au col de la vessie. Le malade se réveille, la nuit, tous les trois quarts d'heure, pour uriner. Le jet est normal; les urines sont d'un jaune pâle; elles donnent lieu à un dépôt blanc, purulent, formant un tiers environ de la totalité. Dans un vieil urinal, elles exhalent une odeur ammoniacale et se changent en une masse gluante, visqueuse, tenace, presque semblable à de la colle, due à la réaction de l'ammoniaque sur le pus.

M.... fut traité de toutes manières, notamment par les bains quotidiens et la térébenthine, mais sans aucun succès.

Dans le cours de février, M. Leroy (d'Étioles) proposa de faire dans la vessie, avec une sonde élastique à double courant, des injections prolongées. La première eut lieu pendant un quart d'heure, et ne fit qu'aggraver les douleurs.

Le malade avait de la fièvre tous les soirs; il maigrissait sensiblement; bref, sa position devenait inquiétante. Plusieurs fois M. Mercier avait proposé les injections caustiques; mais ce n'est que le 23 février que M. Robert consentit à ce qu'elles fussent faites. M. Mercier fit préparer une solution de 3 grammes de nitrate d'argent pour 60 grammes d'eau distillée; il poussa d'abord dans la vessie une injection d'eau tiède, puis la moitié de la liqueur caustique, qu'il y laissa quatre ou cinq minutes. Enfin, il fit une seconde injection semblable qu'il laissa et que le malade rendit lorsqu'il ne put plus la tolérer. Une douleur vive suivit immédiatement, et, jusqu'à quatre heures, elle se manifesta au passage de l'urine, qui avait lieu tous les quarts d'heure. Alors elle dégénéra en cuissons légères, et tout rentra dans l'ordre. Pas de fièvre; l'urine, observée le soir, avait une teinte noirâtre.

24. Une douleur qu'on déterminait ces jours derniers en pressant sur l'hypogastre est un peu moins forte. L'urine donne un dépôt rouge de 4 millimètres.

Les jours suivants, le malade se dit beaucoup mieux, et il pisse moins souvent; l'urine est jaune-pâle, et le pus qu'elle dépose n'occupe plus que le cinquième d'un verre, au lieu d'un tiers.

6 mars. M. Mercier fait deux nouvelles injections, comme précédemment. Jusqu'à deux heures, douleur, cuisson intense en urinant; urine noirâtre. Le lendemain, petit dépôt rouge à la surface du dépôt blanc. Les jours suivants, la douleur diminue de plus en plus.

18. Le malade n'urine plus que toutes les heures, presque sans efforts et sans douleur; quand il va à la selle, l'urine ne s'arrête plus comme par le passé; elle ne contient presque plus de pus, un sixième à peine en hauteur dans un verre à champagne.

20. Trois injections caustiques sont faites de suite. Le soir, malaise, fièvre, dysurie, cuisson en urinant, sang par l'urètre. (Cat. laud. sur le ventre.)

22. Ces légers accidents sont calmés. (2 portions de pain.)

25. Sans cause connue, des douleurs sont revenues dans l'urètre et au périnée. Peau un peu sèche. (Bain, cat. laud.)

27. Ces symptômes sont dissipés; tout va très-bien.

16 avril. L'amélioration a augmenté de jour en jour; cependant un écoulement est survenu par l'urètre; l'urine est limpide et ne forme plus un dépôt blanc; elle ne contient plus qu'un peu de mucus floconneux, et elle est redevenue acide comme dans l'état normal. (Copahu et cubèbe, *aa*, 8 gram.) L'appétit diminue; on suspend le copahu.

26. L'urine est normale, sauf un léger nuage; et, si ce n'était que le besoin de la rendre est encore impérieux, et qu'il y a une légère douleur à l'anus à la fin de chaque émission, on dirait le malade complétement guéri. (6 pil. par jour, contenant chacune 5 centigr. d'acide benzoïque.)

15 mai. Le malade n'urine plus que toutes les six heures, toujours, cependant, avec un peu de douleur au col de la vessie.

18. Il sort guéri, n'éprouvant plus que quelques douleurs dignes à peine d'être notées, pendant la miction. On lui recommande de continuer l'acide benzoïque jusqu'à ce qu'elles aient complétement disparu.

Il revient nous voir à la fin du mois et vers le milieu de juin, et il va toujours très-bien. (*Obs. recueillie par* M. Duclos, *interne.*)

Par une singulière coïncidence, et comme pour prouver, ce que je disais plus haut, que le nitrate d'argent a plus d'efficacité contre les cystites chroniques que contre les urétrites, M...., que je n'avais jamais vu chez moi, vient, au moment où je mets son observation sous presse, me consulter pour cette douleur de la partie profonde du canal qui ne l'a jamais quitté depuis trois ans. L'urine est toujours parfaitement limpide.

OBS. II. M. C..., âgé de 55 ans, dont l'observation a été publiée, page 350 de la 2ᵉ édition de mes *Recherches sur les Valvules*, avait été débarrassé par moi d'une rétention d'urine due à cette maladie.

« Depuis cette époque, l'état n'a cessé de s'améliorer. Cependant il restait toujours une sensibilité désagréable de l'urètre, vive surtout lorsque M. C... marchait quelque temps ; les urines, troubles au moment de l'émission, devenaient, par le repos, aqueuses et limpides, en même temps que se formait au fond du verre un dépôt de globules blanchâtres et purulents, *égalant presque la moitié du volume total*. Le besoin d'uriner se faisait sentir au moins toutes les heures, et, chaque fois, M. C... remplissait à peine les deux tiers d'un verre à champagne.

« Rien ne put égaler la persistance du malade et la mienne à combattre ces symptômes : balsamiques et calmants à l'intérieur; injections vésicales et urétrales de toutes sortes, émollientes, narcotiques, astringentes; j'en fis même avec une solution faible de nitrate d'argent (5 centigr. pour 30 gramm. d'eau dist.) : tout fut inutile.

« Enfin, les 7 et 17 janvier, 20 et 25 février 1846, je portai dans la vessie une injection chargée de 1 gramme d'abord, et ensuite de 1gr.,50 de nitrate d'argent par 30 grammes d'eau, et, à partir de ce moment, cet organe éprouva une modification véritablement remarquable.

« Depuis, M. C... se porte à merveille; il a repris toutes ses habitudes; il boit du vin comme par le passé ; il reste deux, trois et même quatre heures sans uriner; sa vessie se vide complétement; ses urines ne sont plus pâles, mais d'un jaune normal, et à peine si elles forment au fond du verre un très-léger nuage muqueux. »

OBS. III. M. O... de D... d'Estain (Meuse), âgé de 56 ans environ, avait été opéré d'une valvule du col de la vessie par un autre chirurgien. Il dit avoir perdu beaucoup de sang. Quoi qu'il en soit, l'opération a remédié à la dysurie ; car, lorsqu'il vint à moi, en novembre 1853, sa vessie se vidait.

Je ne sais comment les choses se passèrent; mais, lorsque je vis M. O..., assez longtemps après l'opération, je le trouvai au lit, en proie à une fièvre continuelle, retenant assez bien son urine pendant le jour, mais la perdant constamment pendant la nuit. Ce liquide était alcalin et formait un dépôt glaireux et sanguinolent très-abondant. Les forces baissaient à vue d'œil, et le malade, ainsi que sa famille, étaient très-inquiets.

Pendant une huitaine, j'essayai régulièrement les injections d'eau d'orge, de pavot, de feuilles de noyer, sans changement avantageux,

Dès les premiers jours, j'avais parlé des injections au nitrate d'argent concentrées; mais elles avaient été vivement repoussées. Enfin, effrayé de la persistance du catarrhe et de l'affaiblissement progressif qui en était l'effet, on s'y décida. Le lendemain de la première, le malade fut tout étonné d'avoir mieux dormi pendant la nuit, d'avoir eu moins de fièvre que les jours précédents, et surtout de ne pas avoir eu cette incontinence qui lui causait tant de chagrin. L'urine cessa d'être sanguinolente et glaireuse, et il ne resta plus qu'un dépôt bien moins abondant de pus non altéré.

Au bout de dix ou douze jours, l'inflammation vésicale reprenait de l'intensité et l'incontinence commençait à revenir. Je fis de nouvelles injections. Ces symptômes disparurent, et le dépôt passa à l'état de muco-pus, mais ne disparut pas complétement. M. O..., qui était d'un caractère assez timoré, désira en rester là; de mon côté, comme nous étions à la fin de décembre, dans une mauvaise saison, par conséquent, je n'insistai pas, et il partit.

Je viens de le revoir (juillet 1855) : il se porte parfaitement, il retient assez bien son urine; cependant il l'avait perdue dans son lit, sans rêver et sans le sentir, quelques jours avant de se mettre en route. Ce liquide, que j'ai examiné, est parfaitement clair, limpide et acide; il a, en un mot, toutes les apparences normales. M. O... jouit de la plénitude de ses facultés ; seulement il n'éjacule pas, bien qu'il en éprouve toutes les sensations. (Voy. p. 222.)

Cette observation prouve, comme plusieurs autres que je pourrais rapporter, que l'amélioration immédiate n'est pas la seule que produise le nitrate d'argent. Je dirai même que souvent ce serait en vain qu'on voudrait lutter jusqu'à la fin contre le catarrhe avec cette médication. Mais elle a, je ne dirai pas cautérisé, car il est rare qu'il y ait véritablement cautérisation, et les pellicules qu'on observe ne sont la plupart formées que par du mucus coagulé, elle a, dis-je, modifié la muqueuse, déterminé l'astriction de ses capillaires dilatés, et ramené sa sécrétion à un état qui n'est plus offensif pour cette membrane. Il en résulte que les efforts de la nature, qui étaient impuissants auparavant, reprennent leur prépondérance et achèvent la guérison : le médecin n'a plus qu'à leur venir en aide.

Ce fait nous fournit encore un enseignement : c'est qu'il ne faut pas se servir, pour la section des valvules, d'instruments à lame trop saillante. On a mis en usage ici cette imitation dont j'ai parlé p. 221 ; aussi tout donne-t-il lieu de croire qu'on a incisé trop profondément. Je n'ai jamais vu après mes opérations une pareille faiblesse du col. Le résultat des injections au nitrate prouve que l'état pathologique des organes en augmentait l'effet ; mais, aujourd'hui que tout est rentré dans l'ordre, la rétention normale de l'urine laisse encore à désirer.

OBS. IV. M. P..., âgé de 50 ans environ, me fut adressé, en juin 1851, par le docteur Cambournac, de Bourges, pour un rétrécissement de l'urètre, compliqué d'un abondant catarrhe glaireux et sanguinolent. Je dilatai largement le canal, puis je fis tous les jours des injections d'eau d'orge et de tête de pavot, auxquelles j'ajoutai plus tard quelques feuilles de noyer, et, malgré tout, M. P... quitta Paris, le 3 août, ne vidant qu'incomplétement sa vessie, et ne rendant que des urines troubles et purulentes.

Cet état, loin de s'améliorer, ne fit que s'aggraver ; le sang ne tarda pas à reparaître dans l'urine, et le malade revint le 12 septembre. Je m'assurai de nouveau que le rétrécissement était compliqué d'une valvule musculaire ; mais, comme cette valvule me paraissait encore à l'état spasmodique, je pensai qu'en faisant disparaître l'inflammation de la partie profonde de l'urètre et de la vessie, le spasme du col se dissiperait, et j'essayai les injections de nitrate. J'en fis le 23 septembre et le 6 octobre. Sous leur influence le sang disparut, les urines finirent par ne plus donner qu'un léger nuage muqueux, et la vessie se vida d'une manière plus satisfaisante.

Néanmoins, en août 1853, M. P... revint à Paris : le catarrhe avait repris un peu d'intensité ; mais il n'était que puriforme et floconneux.

Ce qu'il y avait de plus fâcheux, c'est que la vessie ne se vidait pas, et que quelquefois même le malade se sentait menacé de rétention complète. Je divisai sa valvule. L'opération eut un succès parfait, et ne fut entravée que par une légère orchite, à droite, qui ne tarda pas à se dissiper.

M. P... quitta Paris, rendant facilement des urines normales. Néanmoins avec l'hiver survint, sans cause connue, une orchite du côté gauche, orchite qui persista avec une opiniâtreté désolante, et décida le malade à revenir à Paris aussitôt que le plus fort de l'hiver fut passé. Tout fut mis en usage contre cette inflammation, qui restait constamment douloureuse et accompagnée de fièvre : antiphlogistiques, vésicatoires, frictions mercurielles et iodurées avec extrait de belladone ou d'opium, sachets de tan, terre des remouleurs, etc.; j'employai même le sulfate de quinine, croyant remarquer quelque intermittence dans les accès de fièvre; rien ne fit, et tel était l'état du malade qu'il demandait l'ablation du testicule.

Comme il existait en même temps une irritation assez vive de la partie profonde de l'urètre, j'avais songé à cautériser ce point; mais j'étais retenu par la crainte de donner un nouveau coup de fouet à l'orchite. D'un autre côté, je me disais : si la persistance de cette orchite tient à l'inflammation de la partie profonde du canal, peut-être serait-il utile de combattre celle-ci pour dissiper celle-là. Après avoir bien balancé ces raisons dans mon esprit, je me décidai pour ce dernier parti; je cautérisai toute la profondeur du canal avec le nitrate d'argent solide, et bien m'en prit; car, à partir de ce moment, l'orchite perdit son acuité et marcha vers une résolution rapide. Pendant tout ce traitement le catarrhe ancien ne reparut plus : l'urine était souvent muqueuse; mais cet état était constamment en rapport avec l'inflammation de la région prostatique; et, quand celle-ci diminuait pendant quelques jours, l'urine redevenait limpide.

J'ai revu M. P... au mois de mars 1855, et il se porte parfaitement : il urine bien; son urine est claire, et l'orchite n'a pas reparu.

Je ferai ressortir trois points dans l'observation précédente : 1° l'insuffisance du traitement des rétrécissements de l'urètre quand il y a complication de valvule au col de la vessie; 2° l'utilité de la cautérisation prostatique dans un cas où on aurait pu

croire qu'il y avait contre-indication formelle ; 3° l'u-
tilité des injections concentrées de nitrate dans le
catarrhe de la vessie, même lorsque celle-ci ne se
vide pas. Nous en verrons plus bas des exemples
plus frappants encore.

Je pourrais rapporter beaucoup d'autres faits
semblables aux précédents ; mais ce serait prolonger
ce mémoire indéfiniment et sans profit. Je terminerai par quelques autres qui me paraissent remarquables par diverses circonstances particulières.

OBS. V. M. M..., de Smyrne, âgé de 30 ans environ, de constitution délicate, vint, au mois d'août 1849, me consulter pour une
affection déjà ancienne des voies urinaires. Ce jeune homme, de conduite fort régulière, avait senti se développer graduellement des douleurs vers le col de la vessie. Peu à peu la miction était devenue gênée et les besoins d'uriner très-fréquents. L'urine était aqueuse,
trouble au moment de l'émission, formait un dépôt de pus occupant
presque la moitié de la hauteur dans un verre à champagne, et souvent elle était mêlée de sang. Une douleur obtuse se faisait habituellement sentir dans la région des reins ; mais, ce qui alarmait
surtout ce malade, c'est que, pour le moindre écart de régime, pour
la moindre fatigue, sa douleur de reins devenait tout à coup si violente qu'il se roulait sur son lit en poussant de hauts cris ; en même
temps, fièvre très-forte, besoins continuels d'uriner, auxquels il ne
pouvait satisfaire.

Lorsque M. M... se présenta à moi, le 6 août, je l'explorai avec ma
sonde coudée, et je trouvai une irritabilité extrême de la région prostatique, un spasme très-prononcé du col de la vessie, une inflammation de cet organe, mais aucun corps étranger dans son intérieur.
L'état de l'urine et les douleurs lombaires annonçaient une néphrite
chronique : visage pâle, amaigri ; désirs vénériens presque nuls.

Le soir, je fus appelé en toute hâte auprès de M. M.... Je le trouvai en proie à une douleur atroce, déchirante, dans la région des reins,
et à un ténesme incessant de la vessie. Comme il ne rendait pas une
goutte d'urine, je crus d'abord à une rétention, et je le sondai. Il ne
sortit que quelques gouttes de sang pur. Convaincu que ma sonde

était obstruée par un caillot, je la retirai et la réintroduisis; mais il n'en sortit pas davantage d'urine, et il devint évident que la vessie était absolument vide.

Les douleurs ressemblaient tout à fait à une violente colique néphrétique. Mais comment supposer que les deux uretères étaient simultanément oblitérés par des graviers? C'est alors que le malade me dit être sujet à ces accès, et qu'ils se présentaient toujours avec les mêmes caractères. Je m'arrêtai donc à l'idée que l'inflammation chronique des deux reins avait tout à coup passé à l'état aigu sous l'influence de mon exploration, et j'ordonnai 20 sangsues sur la région lombaire, un bain et des narcotiques *intus* et *extra*.

Le lendemain, tout cet effrayant cortége de symptômes avait disparu; les urines étaient revenues tout à coup en grande abondance, et le malade avait ensuite dormi profondément; aucune trace de gravelle.

Le 31, comme il se trouvait dans d'assez bonnes dispositions, je pratiquai la dilation du col, ainsi que le 4 septembre.

Le 6, je poussai une injection de nitrate concentré dans la partie profonde de l'urètre et dans la vessie préalablement vidée. Les effets immédiats n'eurent rien d'extraordinaire; mais je fus rappelé dans la journée pour des symptômes tout à fait semblables à ceux qui avaient suivi l'exploration. La sonde m'indiqua de nouveau que la vessie était absolument vide et ne contenait qu'un peu de sang. (Bain prolongé, puis catapl. fortement laudanisé sur les reins.) Le lendemain, l'urine était arrivée en grande abondance et le calme revenu.

Malgré cet accident, comme il y avait une amélioration sensible de l'urine, nous nous décidâmes à une nouvelle injection le 20, et il n'en résulta rien d'insolite.

12. Le premier jet d'urine étant toujours le plus chargé, je fis une cautérisation du col.

Le 27, l'urine était assez bonne et sortait néanmoins avec une certaine difficulté. Je revins à la dilatation du col, qui n'eut d'autre effet que de ramener l'irritation de cette partie, ce qui me décida à la cautériser de nouveau le 3 novembre.

Cependant nous touchions à l'hiver, et le malade avait tout avantage à retourner dans son pays; aussi demandait-il à revenir à ces injections qui, sans avoir produit un effet aussi marqué que d'habitude, avaient cependant fait disparaître le sang de l'urine et diminué notablement la quantité de pus; mais je craignais toujours les douleurs néphrétiques, bien que, depuis le 6 septembre, elle se fussent bornées à quelques réminiscences très-supportables. Je demandai donc à consulter M. Lallemand. Celui-ci ayant approuvé ces injections, j'en fis une le 12; mais comme elle avait été à peine douloureuse, je craignis qu'elle n'eût pas exercé une action suffisante, et j'en fis, le 16, une autre qui ne causa pas plus de souffrance. Il était évident que la sensibilité de la vessie était considérablement diminuée.

Le malade partit vers la fin du mois, conservant toujours un peu de pus dans son urine, une sensibtlité obtuse dans la région lombaire, surtout lorsqu'il faisait mauvais temps , et une certaine irritabilité du col de la vessie.

En octobre 1851 , M. M... m'écrivit qu'il avait encore eu quelques crises dans les reins, mais qu'il y avait bientôt un an qu'il n'en avait pas ressenti, si ce n'est de légères douleurs de temps en temps. La santé générale est très-bonne , me disait-il; les urines sont claires, à peine quelque trace de dépôt et aucune de sang; seulement , il y a toujours des douleurs au col de la vessie, au moment de la miction, des besoins impérieux d'uriner et de fréquentes érections pendant la nuit.

Il me demandait de lui envoyer un instrument semblable au mien pour se faire cautériser le col de la vessie.

Je ne me rappelle pas si je lui envoyé cet instrument; mais je lui conseillai de se faire appliquer plusieurs larges cautères dans la région des reins. Depuis, j'ai appris, sans autre renseignement, qu'il est satisfait de sa santé.

Je rapporte ce fait pour faire voir l'innocuité des injections de nitrate dans un cas véritablement épineux. Mais ma principale intention est de poser cette question : quelle était la cause de ces violentes douleurs qui se manifestaient par accès dans la région des reins? Je l'ai déjà dit, pas une goutte d'urine n'arrivait dans la vessie, et il est peu probable que chaque fois les deux uretères se trouvaient simultanément obstrués par des graviers; d'ailleurs il n'en était jamais sorti. D'un autre côté, faut-il supposer que ces douleurs et la suppression de la sécrétion urinaire étaient dues à une inflammation aiguë des deux reins? Il me semble difficile d'admettre qu'une néphrite double aussi violente aurait pu se répéter si souvent impunément, et qu'elle se serait chaque fois dissipée avec cette promptitude. Je me suis en conséquence demandé s'il ne s'agissait pas tout simplement d'une obstruction des uretères à leur passage dans les parois de la vessie, par le gonflement de la muqueuse et la contracture de la tunique charnue. Ce qui me le ferait croire, c'est ce que me disait un autre malade, il y a quelques jours seulement. Il a été sujet pendant longtemps à des douleurs atroces sur le trajet du rein et de l'uretère gauches; et en effet cette région est criblée de larges cicatrices de cautères. Pendant que je souffrais, ajoutait-il, mon urine était beaucoup plus claire que d'habitude, et, lorsque la détente arrivait, je rendais tout à coup une grande quantité d'urine sale et bourbeuse, sans aucune parcelle de gravier. Cela ne tenait-il pas à ce que, pendant ces crises, l'urétère gauche était oblitéré, et que l'urine du rein droit arrivait seule dans la vessie? Cette question aurait véritablement besoin d'être éclaircie.

OBS. VI. M. le colonel L..., sexagénaire, me fut adressé, au mois de septembre 1854, pour une affection de vessie. L'urine contenait une grande quantité de sang et de pus, et les besoins d'uriner se répétaient à chaque instant de jour et de nuit. Je constatai par la sonde que cet organe se vidait, et qu'il ne renfermait pas de corps étranger. Une médication astringente interne ayant été sans effet, je fis une injection caustique. Il en résulta immédiatement la disparition du sang, la diminution du pus, et les besoins d'uriner, qui se produisaient au moins vingt ou trente fois pendant la nuit auparavant, ne se manifestèrent plus que sept ou huit fois.

Malheureusement ces accidents reparurent peu à peu; aussi le malade demanda-t-il lui-même une seconde injection; mais celle-ci, sans aggraver sa position, n'eut pas le même effet que la première; et, comme M. L... perdait l'appétit de jour en jour, je le renvoyai, le 10 octobre, dans son pays, sans nouvelle exploration, de crainte de ramener le sang.

Pendant tout l'hiver, M. L... m'écrivit de nombreuses lettres, dans lesquelles il ne se plaignait que de ce dégoût pour la nourriture et des besoins d'uriner qui, redevenus aussi fréquents qu'avant l'injection, ne lui permettaient pas un seul instant de sommeil.

Au printemps dernier, le sang ayant reparu, je crus qu'il existait dans la vessie un calcul qui m'avait échappé, et je demandai à explorer de nouveau cet organe. Comme le malade n'aurait pu venir à Paris, je me rendis chez lui. Je ne trouvai aucun corps étranger; mais, en tournant le bec de mon explorateur, soit à droite, soit à gauche, j'étais arrêté par une tumeur volumineuse de la paroi postérieure. Cette circonstance me fit penser à une dégénérescence de tissu; et en effet, en portant profondément mon doigt dans le rectum, je sentis distinctement une tumeur bosselée.

Ainsi, malgré la présence d'une maladie aussi grave, les injections de nitrate concentré eurent pour premier effet d'amender les symptômes, et je ne pense pas que personne soit disposé à leur attribuer la marche progressive de la maladie.

OBS. VII. J'ai rapporté, page 376 de la 2e édition de mes *Recherches sur les Valvules*, l'observation du nommé Potier, octogénaire et affecté, depuis dix-sept ans, d'une rétention d'urine complète. Il avait été lithotritié plusieurs fois par d'autres et par moi, et comme, au mois de novembre 1845, sa vessie était douloureuse et ses urines très-chargées de glaires puriformes, j'injectai, le 9, une solution de 1 gramme de nitrate par 30 grammes d'eau distillée. Le 13, Potier *vint chez moi* et me raconta qu'après la cautérisation les spasmes dont la vessie était le siége, après l'évacuation de l'urine, avaient cessé, mais qu'ils commençaient à revenir avec la sensibilité. Urines plus claires; quelques jours après, cautérisation superficielle de la région prostatique sans grand résultat.

Le 29, deux injections pareilles dans la même séance; ce ne fut qu'à la deuxième que la douleur se fit sentir, et encore fut-elle très-supportable. Le lendemain, sensibilité vésicale assez vive; un peu de sang dans l'urine. Le 31, mieux sensible; plus de sang; urines claires.

Potier fut assez tranquille tout l'hiver; mais, au mois de mai 1846, nouveaux symptômes de pierre. Lithotritie et extraction artificielle.

Le 2 mars 1847, il revint me voir, se plaignant d'éprouver une douleur très-vive dans la vessie, avec des spasmes extrêmement pénibles après chaque miction : les urines étaient puriformes et fétides. Le 8, nouvelle injection de nitrate qui n'amena aucun changement.

Cette persistance et la continuité des douleurs me portèrent à explorer la vessie, et je rencontrai un corps étranger, que j'essayai plusieurs fois de broyer, mais toujours en vain. La taille devenant ainsi l'unique ressource, et cet homme ne pouvant être opéré à l'hospice des Ménages, dont il faisait partie, je le fis entrer à l'Hôtel-Dieu. Là, on retira de sa vessie une sonde élastique volumineuse tout entière et contournée deux fois sur elle-même. Il ne put nous donner aucun renseignement sur l'introduction de cette sonde. Je suppose que, se l'étant introduite, comme d'habitude, pendant la nuit, il s'endormit tandis qu'elle était dans le canal; que celle-ci a pénétré plus avant, et qu'à son réveil il prit une autre sonde pour se sonder et repoussa ainsi complétement la première. Il mourut, huit jours après l'opération, à l'âge de 82 ans. La vessie ne présenta rien qu'une couleur ardoisée de sa muqueuse.

Voici donc un homme extrêmement âgé, qui, malgré la nécessité où il était de se sonder à chaque instant, se trouva parfaitement une première fois des injections de nitrate, et, s'il ne s'en trouva plus aussi bien la seconde, c'est qu'il avait dans la vessie une sonde volumineuse tout entière. Elles n'ont pas fait de mal malgré une aussi fâcheuse condition; peut-on désirer mieux?

Obs. VIII. M. Rousseau, de Nemours, âgé de 66 ans, dont il a été déjà question p. 136, avait été lithotritié par M. Civiale; mais il lui restait un catarrhe purulent et glaireux qui égalait le tiers de l'urine. Les soins qui lui avaient été donnés ayant été sans effet, il vint à moi dans les premiers jours d'octobre 1852. Deux injections au nitrate concentré, faites à une huitaine de jours d'intervalle, le débarrassèrent de son catarrhe, et il ne resta pas plus de quinze jours à Paris. Toutefois, je le prévins en partant qu'il avait un engorgement considérable de la prostate et qu'il ne vidait pas sa vessie, ce qui l'exposerait à une récidive.

Pendant longtemps, M. Rousseau a joui d'une tranquillité parfaite; mais, au mois de mai 1854, il revint me consulter, se plaignant de voir son catarrhe reparaître, accompagné de besoins fréquents d'uriner.

Je lui dis immédiatement que cela tenait à ce que sa vessie ne se vidait pas, et pour le lui faire voir de nouveau je lui introduisis une sonde élastique après l'avoir fait uriner. Comme il ne sortait rien, je crus d'abord n'être pas arrivé dans la vessie, et j'exécutai des mouvements de va-et-vient pour y pénétrer, mais toujours sans que l'urine jaillît. Cependant, dans l'un de ces mouvements, je crus sentir le frottement d'un calcul et je m'en assurai à l'aide de mon explorateur. Je compris dès lors que, si la vessie se vidait à ce point, malgré la tuméfaction prostatique, cela tenait à la présence de la pierre, qui lui donnait une contractilité exagérée.

Trois fois je voulus tenter la lithotritie; mais chaque fois il me fut impossible de faire séjourner seulement deux cuillerées de liquide dans la vessie, tant elle était irritée. Bains, narcotiques par la bouche, par le rectum et en injections, tout fut inutile. J'essayai du chloroforme; mais ce fut encore pis : la volonté n'agissant plus sur le col vésical, l'injection sortait entre le canal et la sonde sans qu'une seule goutte s'arrêtât dans la vessie. Après ces quatres tentatives, je commençais à croire qu'il n'y avait plus d'autre ressource que la taille.

Néanmoins les conditions n'étant guère plus favorables pour celle-ci, parce que le sujet était très-replet, la prostate énorme, et que la vessie coiffait constamment la pierre; me rappelant en outre combien les injections de nitrate avaient été utiles dix-huit mois auparavant, je résolus d'essayer si elles n'amoindriraient pas la sensibilité de la vessie, comme je l'avais bien des fois remarqué dans certains cas de rétrécissements où l'urètre est si sensible qu'il ne tolère pas le contact de la bougie la plus souple.

Une première fois, deux injections dépassèrent mon attente; je les répétai trois fois encore à huit jours d'intervalle, après quoi la lithotritie marcha on ne peut mieux : un calcul du volume d'une forte noix fut broyé, et le malade partit guéri le 8 juillet.

Je dois ajouter que, depuis que la vessie est débarrassée du calcul, elle ne se vide plus complétement. Aussi ai-je conseillé à M. Rousseau de se sonder et de se faire des injections une fois par jour.

Dans l'observation précédente, les injections de nitrate à haute dose n'avaient pas fait de mal malgré la présence d'une sonde ; dans celle-ci elles ont fait grand bien malgré la présence d'un calcul, et je crois pouvoir dire que c'est à cette heureuse hardiesse que le malade doit la vie. Je n'ai plus besoin de rien ajouter en leur faveur.

Lorsque le catarrhe n'a pas cédé complétement à leur emploi, on peut revenir, avec grand espoir de succès, aux moyens habituellement employés, quand même ils auraient été sans effet jusqu'alors.

M. Boinet a préconisé dernièrement les injections iodées dans le catarrhe de vessie. C'est moi qui, je crois, les ai le premier proposées contre cette maladie (*Rech. sur les Valv.*, p. 314 ; 1844), me basant sur une observation de M. Van-Wageninge dont il sera question dans le mémoire suivant. Depuis ce temps, je les ai employées plusieurs fois et j'y ai renoncé. Dans de faibles proportions, elles ne font qu'augmenter l'irritation ; à fortes doses elles peuvent être utiles ; mais leur effet est moins sûr que celui des injections de nitrate, et elles m'ont semblé amortir moins promptement la sensibilité morbide.

HUITIÈME MÉMOIRE.

Quelques considérations
sur l'Hématurie et sur son traitement.

L'hématurie est un des phénomènes morbides dont l'étude laisse le plus à désirer. On désigne habituellement sous ce nom un pissement de sang provenant des reins, des uretères ou de la vessie, et on étudie à part celui qui a sa source dans l'urètre, parce que, dit-on, ce liquide n'est pas chassé par les contractions de la vessie et s'écoule au dehors sans interruption. On est convaincu que le sang provenant de l'urètre ne passe dans la vessie qu'autant qu'un caillot, un calcul, un rétrécissement ou un autre genre d'obstacle l'empêchent de se faire jour en avant. Il résulte de là qu'on se trompe souvent sur la source de certaines hématuries.

Souvent, en effet, quand le sang s'épanche en certaine quantité dans l'urètre, au delà de la portion membraneuse, il passe dans la vessie comme y passent les injections qu'on fait dans cette partie du canal (*voy.* p. 310). Ainsi le caractère qu'on attribue à l'hémorrhagie de l'urètre n'appartient qu'à celle de la région spongieuse, et il faut admettre une hématurie des régions profondes.

L'hématurie est très-commune chez les hommes âgés. Mais cela ne dépend-il, comme on l'a dit (*Dict. de Méd.*, t. XV, p. 107), que de la fréquence des maladies des voies urinaires à cet âge? Cette raison est certainement la plus ordinaire, mais elle n'est pas la seule à mon avis. Je dirai même que les hématuries les plus abondantes, et surtout les plus rebelles, que j'aie observées, n'avaient pas été précédées de symptômes bien sérieux de ce côté. Je crois qu'on doit aussi tenir compte de la déclivité de ces parties, de la lenteur de la circulation dans un âge avancé, et de la stagnation du sang que ces conditions déterminent. Si les plexus et les veines du bassin sont si largement développés chez les vieillards, peut-on douter que cette dilatation s'étende jusqu'à leurs plus fines ramifications? J'ai déjà signalé, dans mes *Recherches sur les maladies urinaires des hommes âgés*, p. 11, 26, 34 et 256, l'aspect bleuâtre, noirâtre, que cette dilatation donne à certains tissus qui sont blancs ou rouges dans un âge moins avancé. La position sédentaire, et les efforts habituels qui ont été signalés comme causes d'hématurie favorisent cette dilatation.

Les contusions, plaies, cancers et autres dégénérescences des reins, les plaies, fongus et cancers de la vessie donnent fréquemment lieu à l'hématurie. J'ai rapporté un exemple de cancer p. 134 de l'ouvrage précédemment cité; p. 30, on trouve un cas de fongus situé entre les embouchures des uretères. Je noterai en passant que le bas-fond paraît être le siége habituel de cette lésion. On en trouve des exemples dans les ouvrages de Chopart (t. II, p. 254 et 265), d'E. Home (*On diseases of the prostate gland*, t. II, p. 51, pl. x; — trad., p. 208), et de M. Civiale (t. III, p. 420, 2e édit.). Voici une note qui m'a été remise par le docteur T.-R. Armitage, de Londres. Un homme âgé de 38 ans environ fut admis à l'hopital de *King's College*, en 1849. Il avait perdu beaucoup de sang avec les urines, ce qui l'avait affaibli au dernier degré avant son entrée. Pendant son séjour il y avait toujours plus ou moins de sang dans l'urine. Il succomba à ces pertes continuelles, et, à l'autopsie, on trouva dans la vessie une tumeur du volume d'une noix, pyriforme, et dont le pédoncule partait du trigone, entre les uretères et le col de la vessie. Sa consistance était spongieuse et rappelait l'idée d'un tissu érectile. Le gros bout de cette tumeur pendait dans ce dernier orifice et avait quelquefois donné lieu pendant la vie à des obstructions au cours de l'urine.

De simples polypes muqueux peuvent-ils déterminer l'hématurie? J'ai rapporté deux cas de ce genre (*ibid.*, p. 129) : l'un de ces polypes était purement muqueux avec arborisations vasculaires; l'autre, dont le pédicule était également muqueux, avait son sommet rempli par une masse noirâtre évidemment formée de sang coagulé. Il semble que celui-ci devait son origine à du sang qui, épanché sous la muqueuse, l'a soulevée peu à peu et s'est ainsi fait un pédicule. Le premier, qui s'était accompagné de plusieurs hémorrhagies, ne résulterait-il pas également d'un épanchement sanguin qui aurait soulevé la muqueuse et aurait fini par se détacher? En un mot, dans ces cas, le polype est-il effet ou cause de l'épanchement sanguin? Peut-être est-il tantôt l'un, tantôt l'autre. On a beaucoup parlé et on parle beaucoup tous les jours de fongus du col; il y a longtemps que j'ai dit n'en avoir jamais rencontré en cet endroit; je me trouve encore aujourd'hui dans le même cas. Les auteurs font aussi souvent intervenir des varices au col de la vessie. J'ai dit également (*ibid.*, p. 137) ce que je pense à cet égard : la seule lésion qui, à mon avis, mérite ce nom, c'est cette dilatation veineuse dont il a été question p. 282. On verra plus loin quel rôle je leur suppose dans la production des hématuries. Mentionnons encore, parmi les causes, les calculs et autres corps étrangers des reins, des uretères et de la vessie; enfin les plaies, lacérations et fausses routes de la partie profonde de l'urètre.

Les hématuries par exhalation, qui remplacent parfois des écoulements sanguins naturels ou pathologiques, passagers ou périodiques, me paraissent extrêmement rares chez les vieillards. L'inflammation des muqueuses donne souvent lieu à une sécrétion sanguinolente; mais cette sécrétion n'est presque jamais assez abondante pour être regardée comme une hémorrhagie. J'ai dit, dans mes *Rech. sur les Valv.*, p. 141, que l'écoulement de sang se fait alors dans deux conditions différentes. Souvent il se produit à la fin de l'émission, et l'urine, pure d'abord, apparaît de plus en plus sanguinolente vers la fin. Quand une sonde ou un calcul sont dans la vessie, on peut attribuer cet effet au frottement de la muqueuse sur le corps étranger; mais comme j'ai observé ce phénomène en l'absence d'aucune de ces causes, j'ai pensé que cela tenait à ce que la muqueuse congestionnée était froncée, mamelonnée par la contraction de la tunique charnue, qui en exprimait le sang pour ainsi dire comme d'une éponge. Dans d'autres cas plus rares, les choses se passent de telle sorte que je me suis demandé s'il ne pourrait pas arriver qu'épaissies, indurées par l'hypertrophie et l'inflammation, les parois vésicales fussent incapables de se resserrer, et si, lorsqu'on a complétement évacué leur contenu par des pressions sur l'hypogastre, elles ne pouvaient pas, en vertu de leur élasticité, exercer une succion sur leur propre muqueuse. Outre que cette explication concorde avec certains faits, elle semble démontrée par l'aspiration de l'air qui se produit assez souvent quand on cesse de presser sur l'hypogastre avant d'avoir extrait ou bouché la sonde. Néanmoins M. Civiale, en me désignant, non pas par le mot *on*, comme d'habitude, mais par celui de *quelques personnes*, a critiqué ces théories et les a qualifiées d'*étranges* (*Traité*, etc., 2ᵉ édit., t. III, p. 405). Il trouve d'ailleurs que les théories n'ont aucune utilité pratique, et c'est pour cela sans doute qu'il en donne une que voici : « Dans l'hématurie, dit-il, abstraction faite de l'hémorrhagie urétrale, le sang est presque toujours fourni par la surface interne de la vessie, et son exhalation est ordinairement le résultat de la surdistention des parois de cet organe, par suite du séjour forcé de l'urine (*ibid.* p. 438. — Voir aussi p. 407, 413, 415 et 438). » Je ne dirai pas que cette théorie est étrange, mais simplement que, dans presque toutes les hémorrhagies rebelles que j'ai rencontrées, non-seulement la vessie n'était pas surdistendue, mais encore qu'elle se vidait presque entièrement ou même tout à fait. Tel était le cas d'un homonyme que j'ai soigné dernièrement, rue du Cherche-Midi, 21, avec le docteur P. Guersant, et qui nous a donné les plus sérieuses inquiétudes. J'en citerai plus bas d'autres exemples. Qu'on rencontre des hématuries abondantes avec rétention d'urine, je ne le nie pas : il n'y a pas huit jours que j'en ai eu la preuve, et une preuve telle que j'ai éprouvé quelque peine à vider la vessie des caillots qui la remplissaient. Mais comment prouver que c'est la rétention qui a amené l'épanchement de sang, et non le sang qui a amené la rétention? M. Civiale soutiendrait la première thèse; moi, au contraire, je soutiens la seconde, parce que le malade depuis longtemps déjà urinait du sang sans avoir de rétention, et que, aussitôt après l'extraction, il recommença à uriner sans sonde. D'un autre côté, je suppose, ce qui n'est pas très-rare, qu'il y ait réellement distension, qu'on sonde le malade et qu'il vienne du sang vers la fin et dans les émissions suivantes; dira-t-on que c'est la distension qui en est cause? Il me semble qu'on pourrait, avec au moins autant de raison, en accuser le resserrement des parois vésicales, conformément à ma première théorie.

Est-ce à dire cependant que cette surdistension ne peut rien faire? Ce n'est pas là ma pensée. Elle est une cause puissante d'inflammation, et celle-ci amène souvent l'hématurie. D'un autre côté, quand le malade fait des efforts violents pour uriner, il y a une compression de tout le système veineux du bassin, et par cela même aggravation de l'hémorrhagie, comme cela m'a été démontré de la manière la plus incontestable à la suite des plaies du col de la vessie (*Voy.* p. 233). Je ne suis même pas éloigné de croire que, lorsqu'il y a rétention par obstacle au col de la vessie, ces efforts peuvent exprimer le sang des capillaires veineux, d'autant plus que ceux-ci, passant de la vessie dans l'urètre, doivent se trouver fortement étranglés au niveau de l'orifice. Néanmoins ces hématuries sont rarement très-rebelles.

Page 424 de l'ouvrage cité de M. Civiale, on trouve l'observation d'un médecin qui eut souvent une hématurie *assez abondante* après s'être passé la sonde : le sang venait alors spécialement du col vésical, dit l'auteur. Mais plus d'une fois il en avait paru en l'absence de tout cathétérisme et avec rétention ; c'est qu'il y avait alors atonie et distension de la vessie, dit encore l'auteur sans le moindre embarras. Quelquefois, en outre, « l'hématurie avait lieu, bien que la vessie se vidât d'une manière assez complète : » c'est, ajoute-t-il de plus en plus à l'aise, que, si la névralgie du col et l'atonie du corps de la vessie n'étaient pas permanentes, il y avait une irritation constante du rectum, qui produisait une congestion sanguine vers les organes urinaires. Pour un homme qui exècre tellement les théories chez les autres, en voilà une dose passable à propos d'un fait pourtant bien simple.

L'usage du cheval et de voitures trop dures, les excès alcooliques provoquent l'hématurie ; j'ai quelques raisons de croire que la masturbation, ainsi que le coït trop répété ou trop prolongé, amènent, surtout chez les vieillards, celle du col de la vessie ;

les diurétiques actifs, les cantharides, les purgatifs drastiques, et surtout l'aloës, les injections irritantes dans la vessie peuvent déterminer le pissement de sang. On dit qu'il en est de même de certains aliments, tels que le céleri, le persil, les oignons, l'ail, les truffes (Civiale), les aperges (Sœmmering) : dans un cas, ces dernières m'ont paru avoir une influence peu douteuse. Le séjour dans les pays chauds y dispose d'une manière remarquable. Enfin on a accusé la goutte, les hémorrhoïdes, la disparition d'affections herpétiques.

Avec ou sans les causes que je viens de passer en revue peut se rencontrer une disposition spéciale aux hémorrhagies, résultant soit d'une laxité particulière des tissus, soit d'une fluidité trop grande du sang. Cette disposition peut être congéniale, ainsi que j'en ai fait la remarque p. 233; mais d'autres fois elle est accidentelle, comme dans certaines fièvres graves, le scorbut, etc. On trouvera plus loin une observation dans laquelle je ne pus soupçonner que l'usage, je ne dirai même pas l'abus, des bains alcalins.

L'hématurie étant rarement active dans la vieillesse, elle est en conséquence rarement précédée de ces symptômes de congestion qui annoncent un *molimen hemorrhagicum.* Quelques malades cependant accusent, sur le trajet de l'urètre ou dans la vesssie, des sensations diverses qui leur annoncent qu'ils vont uriner du sang. J'en ai vu aussi qui disaient que l'urine, lorsqu'elle est mêlée de sang, leur paraît plus chaude et plus douce en traversant le canal.

Quoiqu'il soit vrai que l'ingestion de certaines subtances par l'estomac colore l'urine, il est rare cependant qu'à la simple vue on ne puisse distinguer la présence du sang ; pour peu qu'il y en ait, il forme par le repos un dépôt parfaitement reconnaissable ; et d'ailleurs le microscope lève tous les doutes. L'erreur n'est donc pas possible. Mais il n'en est plus de même quand il s'agit de reconnaître sa source.

On a vu précédemment qu'il n'est pas aussi facile qu'on le dit de distinguer les hématuries provenant de la partie profonde de l'urètre de celles qui ont leur origine dans la vessie ; cependant voici quelques différences qui m'ont été plusieurs fois utiles. Habituellement, quand le sang a sa source dans l'urètre, si on lave la vessie au moyen de plusieurs injections, il vient un moment où celles-ci reviennent claires jusqu'à la fin. Si alors on en fait une dernière, si on retire la sonde dans la partie profonde de l'urètre, qu'on l'y laisse quelques instants et qu'on la repousse ensuite dans la vessie, le premier jet est mêlé de sang, tandis que le reste de l'injection s'écoule jusqu'à la fin sans coloration.

Supposons au contraire que le sang vienne de la vessie ; d'abord le caractère précédent n'existera pas, et, de plus, les dernières parties de chaque injection reviendront presque constamment colorées. Mais ce dernier caractère ne distinguera véritablement cette hématurie de la précédente qu'à la condition que l'émission se fera par la sonde ; car, si on la laissait se faire naturellement par le canal, les derniers jets pourraient être également sanguinolents quand celui-ci est le siége de l'hémorrhagie; quelquefois même le sang sort alors presque pur.

Ces phénomènes ne se présenteront pas quand ce liquide proviendra des organes plus éloignés. On a dit que, lorsqu'il s'épanche dans les uretères, il forme des caillots allongés, tubuleux, qu'on a quelquefois pris pour des vers ; que, lorsque les reins en sont la source, il est plus intimement uni à l'urine que lorsqu'il vient de la vessie, et qu'il est presque toujours alors précédé d'une altération quelconque de la sécrétion normale. Relativement à ce dernier caractère, je ferai observer que souvent on n'est appelé que quand le sang s'écoule, et qu'il est difficile, sinon impossible, de savoir quel était auparavant l'état chimique de l'urine ; car je suppose que c'est d'une altération de ce genre qu'on veut parler. Toutefois j'ai remarqué que, si l'hématurie offre des intermittences, on trouve souvent alors l'urine albumineuse et alcaline quand le sang vient des reins, tandis qu'elle est plus naturelle quand il vient des organes moins profonds. Je suppose que, dans les cas dont il s'agit, l'urine sanguinolente est sécrétée telle, et qu'elle contient encore du sérum quelque temps après que la partie cruorique a complétement disparu. Quant aux autres caractères, ils me paraissent de peu de valeur : les caillots peuvent s'effiler dans l'urètre ou la sonde, et le mélange plus ou moins intime du sang avec l'urine présente des nuances trop insensibles pour servir de base à notre diagnostic.

On peut dire d'une manière générale que la recherche de la cause de l'hématurie ou de la lésion qui lui a donné naissance est le meilleur moyen d'arriver à reconnaître sa source ; je n'insisterai pas davantage sur ce point.

Son pronostic varie suivant l'organe qui en est le point de départ, et surtout suivant la cause qui l'a produite. Chopart, Desault, et tous ceux qui les ont suivis, répètent qu'elle est rarement assez considérable pour faire périr le malade : je ne puis partager cette opinion. Il est rare, j'en conviens, quelle détermine la mort d'une manière immédiate ou rapide ; mais il ne l'est pas qu'en se répétant ou se prolongeant elle amène un épuisement graduel et mette la vie en danger.

Le premier soin du chirurgien, quand il est appelé auprès d'un malade affecté d'hématurie, c'est de s'assurer si la vessie n'est pas remplie de sang, et, dans ce cas, de l'en débarrasser. Je ne puis à cet égard que répéter ici les conseils que j'ai donnés p. 236. On a dit avoir vu le sang former une masse tellement compacte qu'il a fallu recourir aux instruments de lithotritie pour la diviser, et même à la taille pour lui donner issue ; je n'ai jamais rien vu de semblable ; mais cela fût-il possible, je suis certain qu'avec ma sonde évacuatoire à double courant, dont je donnerai plus loin la figure et la description, on pourra toujours aisément remplir ces deux indications. Si un rétrécissement s'opposait à son introduction, on le dilaterait ou on l'inciserait au besoin. On a conseillé des boissons abondantes pour délayer les caillots et des injections alcalines pour les dissoudre. Ces deux indications sont également irrationnelles : les boissons abondantes ne feraient qu'augmenter la fluidité du sang, favoriser son épanchement et fatiguer les organes ; les injections alcalines préviennent la coagulation de ce liquide, mais ne le dissolvent pas du moment qu'il est coagulé.

Je renverrai également à ce que j'ai dit plus haut relativement à la position que doit garder le malade, à la manière dont il doit uriner, et à ce qu'on doit faire quand il ne le peut. Le reste du traitement variera selon la cause et le siége de l'hémorrhagie.

Lorsque la cause peut-être supprimée, il faut se hâter de le faire. Ainsi, le malade est-il soumis à l'usage interne ou externe des cantharides, des diurétiques, ou remarque-t-on qu'il fasse abus, dans son régime, de substances qui ont la propriété d'exciter les organes urinaires : il faut les supprimer immédiatement. Constate-t-on la présence d'un corps étranger : on l'extrait s'il est possible ; autrement on est obligé de se borner à l'un des traitements généraux qui vont être exposés, suivant que prédomineront les symptômes d'épuisement ou d'inflammation. On devra dans tous les cas entretenir la liberté du ventre et prévenir tout effort de défécation.

Lorsque la constitution du malade, les commémoratifs ou toute autre circonstance annoncent une disposition hémorrhagique provenant soit d'une trop grande fluidité du sang, soit d'une laxité extrême des tissus, c'est à combattre cette disposition qu'on doit s'appliquer. Divers moyens dont j'ai déja parlé trouvent encore ici leur application.

Point de tisanes, point de bains; le malade prendra toutes les deux heures environ un quart de verre de limonade minérale (p. 235), toutes les quatre ou cinq heures une pilule astringente (p. 239); il se bornera, pour la nourriture, à quelques aliments peu abondants, mais analeptiques et solides, afin d'augmenter autant que possible la partie cruorique du sang, et de diminuer proportionnellement sa partie séreuse. Pendant ce temps il restera en repos et le tronc en situation horizontale; la tête seule sera un peu élevée.

OBS. I. — Un septuagénaire, M. Gréau, fabricant à Troyes et membre du conseil général du département, homme grand et bien constitué, mais de tempérament lymphatique, eut, vers le mois de septembre 1852, une affection prurigineuse de la peau, pour laquelle on lui fit prendre des bains alcalins. Ces bains eurent l'effet désiré; l'affection cutanée se dissipa; mais vers le milieu d'octobre se manifesta une hématurie qui, malgré tout ce qu'on fit, devint continue et fort abondante, de sorte que, dans le cours de novembre, le malade crut devoir venir à Paris réclamer les secours de la science. Trois praticiens du plus haut mérite furent appelés. Les bains simples et les délayants de toutes espèces furent d'abord employés; mais l'hémorrhagie, loin de céder, ne faisait qu'augmenter; des caillots volumineux étaient rendus à chaque instant; le sang semblait sortir presque pur. On recourut alors aux astringents, aux eaux minérales ferrugineuses; mais rien ne fit, et, à la fin de décembre, la famille, en proie aux plus vives inquiétudes, me fit appeler.

Je trouvai M. G... d'une faiblesse extrême et ne pouvant quitter le lit; il était exsangue. Sa peau, naturellement blanche, paraissait presque transparente, et son pouls était d'une mollesse extrême. Il urinait très-fréquemment, et, en somme, il rendait une quantité considérable de liquide tellement chargé de sang, dissous ou coagulé, qu'il paraissait en contenir plus que d'urine. Avec cela, point de fièvre et appétit assez bien conservé.

Quoiqu'on m'assurât que la vessie se vidait aisément, mon premier soin fut de m'en assurer : mon cathéter pénétra sans rencontrer d'obstacle, et je ne trouvai en effet dans cet organe que très-peu de liquide semblable à celui qui était rendu. Je ne sentis ni pierre, ni tumeur prostatique; toutefois, je dois dire que mon exploration ne fut pas très-minutieuse sous ce rapport, dans la crainte d'augmenter l'hémorrhagie.

Le traitement suivi en dernier lieu ne me parut pécher qu'en un point : on donnait des astringents, mais sous forme liquide, et il résultait de l'ensemble de ce traitement que le malade prenait une quantité considérable de boissons. Je supprimai immédiatement tisanes, eaux minérales, potages, etc., et je prescrivis exactement le traitement et le régime que j'ai indiqués plus haut.

Dès le lendemain le sang avait diminué d'un tiers, et, à partir de ce jour, la diminution se fit dans une proportion régulière, et, pour ainsi dire, mathématique. A la fin de janvier, l'urine était revenue à son état normal, et le malade retourna à Troyes vers le milieu de février, ayant repris des forces, de l'embonpoint et de la coloration, jouissant en un mot de la meilleure santé.

Cet état persista sans la moindre oscillation jusqu'à la fin de 1854. A cette époque, M. G..., pendant un séjour qu'il fit à la campagne, fut assailli d'invitations et soumis à un régime beaucoup plus stimulant que celui qu'il suivait habituellement; de là un dérangement intestinal auquel il fut impossible de remédier. Sa confiance en moi était telle qu'il voulut me voir; mais je ne fus pas plus heureux que les honorables confrères qui lui donnaient leurs soins. Jusqu'à ses derniers moments les voies urinaires se maintinrent en parfait état.

Lorsqu'on soupçonne un ramollissement ou une dégénerescence cancéreuse des reins, ce traitement est encore le meilleur, modifié, bien entendu, suivant l'intensité de l'hémorrhagie et la tolérance des organes. Il est souvent encore le seul qu'on puisse mettre en usage dans certains cas de cancer, d'altération fongueuse et de dilatation vasculaire de la vessie. Peut-être les eaux hémostatiques, qu'on a tant vantées dans ces derniers temps, et qui, toutes, sont des solutions plus ou moins chargées de térébenthine, pourraient-elles être utiles dans les hématuries médiocres; mais je sais par expérience qu'elles sont insuffisantes pour peu que les pertes sanguines soient considérables.

Si l'inflammation est une cause fréquente d'hématurie, il est rare qu'elle en détermine de très-abondantes, à moins qu'elle ne s'accompagne de ténesme, d'efforts violents d'expulsion, etc., et alors elle n'agit que d'une manière indirecte, de sorte que c'est surtout à prévenir, à faire cesser ou à modérer ces efforts qu'il faut s'appliquer, d'autant plus que, sans ce soin, ce serait vainement qu'on attaquerait l'inflammation. On aura donc recours alors soit au cathétérisme méthodique, quand la vessie ne se vide pas, soit aux opiacés par le rectum ou par la bouche, et même à la fois par ces deux voies, quand il y a complication de phénomènes nerveux. Quelquefois ceux-ci sont tels qu'il ne faut pas hésiter à donner de fortes doses d'opium, de 2 à 5 centigrammes d'extrait toutes les heures, jusqu'à ce que le calme se soit produit, et je l'ai vu ne se manifester qu'après 5 ou 6 doses semblables. Quand le ténesme se présente par accès, je me suis bien trouvé de joindre le sulfate de quinine à l'opium.

En même temps on administrera les antiphlogistiques en proportion de l'acuité de l'inflammation et des forces du malade. Il ne faut pas oublier que, dans les inflammations chroniques des organes urinaires, les saignées, les sangsues, et quelquefois même les bains prolongés, n'ont qu'une utilité bien restreinte, et qu'il faut veiller à ne pas épuiser par le traitement des sujets déjà débilités par une maladie ancienne et par la perte de sang.

Dans cette circonstance, on donnera des tisanes

douces et mucilagineuses, toutefois en quantités modérées. Le régime sera doux également et réglé suivant le malade et suivant la maladie.

Quelle que soit la cause de l'hématurie, on pourra produire une dérivation sur le tronc et les membres supérieurs à l'aide de sinapismes ou de cataplasmes sinapisés autour de la poitrine, de manuluves irritants, de ventouses, ou même de ventouses Junod, si l'hémorrhagie devenait inquiétante. J'ai déjà dit que les applications froides n'ont pas encore pour moi une valeur bien démontrée. Dans cet état de doute, on fera bien d'en essayer, soit en plaçant sur le siége de l'épanchement des vessies de porc, et mieux encore de caoutchouc vulcanisé, remplies d'eau froide ou de glace pilée, soit en en introduisant fréqemment de petites quantités dans le rectum. Si cette réfrigération paraît utile, il faudra l'entrenir régulièrement et éviter avec soin ces réactions que le retour prématuré de la chaleur ne manquerait pas de produire. Cette précaution doit être surtout prise dans l'emploi des injections; il faut en conséquence ne les faire ni trop froides ni trop abondantes et les répéter souvent.

J'ai dit que le siége de la maladie pouvait avoir une grande influence sur le traitement.

Quand c'est dans les reins ou dans les uretères que le sang s'épanche, il est évident que nous devons nous borner aux moyens indirects.

Mais il n'en est plus de même lorsque c'est dans la vessie ou au col de cet organe.

Quand nous avons affaire à une dégénérescence cancéreuse ou fongueuse, notre influence n'a encore que des limites très-restreintes. Et cependant, si, malgré le traitement général, l'abondance ou la persistance de l'hémorrhagie mettait les jours du malade en danger, on trouverait encore dans l'emploi d'injections astringentes, surtout de celles qu'on aiguiserait d'acides minéraux, des auxiliaires utiles. La même infusion de quinquina avec acide sulfurique, que je donne avec tant de succès par la bouche, m'a été aussi utile en injections. Chez le malade dont il a été question p. 334, nous avons essayé le perchlorure de fer dans la proportion d'une cuillerée à café pour un verre d'eau, et il en est résulté une irritation assez vive ; c'est peut-être pour cela qu'elle n'a pas eu d'effet. J'aurais probablement moi-même quelque répugnance à recourir aux injections concentrées de nitrate d'argent dans un cas bien avéré de cancer ; et cependant nous avons vu, p. 324, qu'il peut en résulter alors une suspension complète de l'hémorrhagie et une diminution de l'irritation concomitante.

Si l'on parvenait à reconnaître l'existence d'un polype muqueux pédiculé, il conviendrait d'en faire l'arrachement, ou mieux encore l'excision ; mais cette lésion, en raison de sa rareté surtout, ne sera presque jamais diagnostiquée d'une manière assez certaine pour autoriser de telles tentatives.

De ce qu'on a reconnu qu'une hématurie est l'effet d'une phlegmasie vésicale, naît de prime-abord cette indication que, si le cathétérisme doit être pratiqué, il ne faut pas s'appliquer à vider la vessie jusqu'à la dernière goutte, surtout par des pressions sur l'hypogastre, et qu'il y a même quelquefois avantage à ne pas la vider complétement, soit qu'on y laisse un peu d'urine, soit qu'on n'attende pas que l'écoulement soit achevé pour y pousser des injections. M. Civiale, qui trouve étrange que j'aie attribué au resserrement de la vessie une influence sur l'épanchement de sang, conseille de suspendre deux ou trois fois le cours de l'urine, *afin que la vessie ne revienne pas sur elle-même avec trop de précipitation* (*loc. cit.*, p. 439). Si ma théorie est étrange, les conséquences en sont donc néanmoins bonnes?

Quant aux injections, elles doivent être d'abord simplement émollientes, ou tout au plus légèrement narcotiques. Celles que j'emploie le plus souvent sont une décoction d'orge ou de son avec tête de pavot, peu chaude, et même fraîche quand la vessie le permet. Si elles ne réussissent pas, il est rarement avantageux de les remplacer par des injections astringentes : presque toujours elles exercent une action irritante, et souvent elles ont en outre l'inconvénient de coaguler les mucosités et de gêner le cours de l'urine. M. Van-Wageninge, dans un cas d'hématurie rebelle, consécutive à un engorgement prostatique et sans doute à une cystite chronique, injecta avec succès la teinture d'iode. Son malade se trouvait dans un état d'épuisement complet; les applications froides, les injections froides, et même des injections contenant 6 gramm. de vinaigre pour 160 d'eau, ayant été sans efficacité, il se décida à employer un mélange de 12 gramm. d'eau froide et 4 gramm. de teinture d'iode ; il en poussa peu à peu la moitié dans la vessie. Une ou deux minutes après, le médicament occasionna de légères douleurs, et le restant du mélange fut également injecté. Au bout d'une demi-heure, il s'établit une très-forte réaction par suite de laquelle le malade souffrit beaucoup pendant quelques instants. Une heure après, il put se tenir assis sur son lit, et il lâcha avec facilité ses urines, qui, à partir de ce moment, furent parfaitement claires (*Ann. Soc. méd.-chir. de Bruges*, 1842, p. 245). Parmi les cas de catarrhe vésical que j'ai traités par la teinture d'iode,, il s'en trouvait qui étaient accompagnés d'écoulement sanguin, et le succès répondit à mon espoir. Néanmoins, après une étude comparative de ces injections et de celles au nitrate d'argent concentré, j'ai fini par employer exclusivement ces dernières. Quelques-unes des observations que j'ai rapportées dans le mémoire précédent nous ont offert la complication de catarrhe et d'hématurie (*Obs.* III, IV, V), et nous avons vu ce dernier symptôme disparaître dès la première injection. M. Lallemand a, de son côté, guéri, en cautérisant la vessie avec le nitrate d'argent solide, des hématuries dont quelques-unes remontaient à huit ans, étaient devenues continues, avaient jeté les malades dans un état de prostration extrême, accompagné d'anémie, d'infiltration des membres, et qui avaient résisté aux toniques et aux astringents les plus puissants. Il a presque toujours suffi d'une seule cautérisation pour amener la guérison, sans le secours d'un autre traitement (*Pertes sém.*, t. III, p. 531). J'ai dit, p. 303, pourquoi je préfère les injections.

Quand l'hémorrhagie du col de la vessie est due à un simple développement vasculaire, on l'arrête presque toujours en portant le nitrate d'argent sur cette partie à l'aide de mon porte-caustique, si commode, et dont l'action est si précise (voy. mes *Rech. sur les valv.*, p. 228). Mais c'est alors surtout que les efforts pour uriner ont une grande influence, et malheureusement cette hématurie résulte souvent d'une cause qui détermine en même temps la dysurie.

Lors donc que cette complication existe, il importe de la faire cesser, ou du moins de prévenir les efforts qui en sont la conséquence. Il suffit, dans quelques circonstances, de mettre à demeure une sonde volumineuse, qui a le double avantage de livrer un passage facile à l'urine et de comprimer les parties d'où le sang s'échappe. Quand il s'agit de fausses routes, il est rare que ce moyen n'ait pas l'effet désiré ; il réussit encore quelquefois quand il s'agit de vaisseaux dilatés, variqueux ; mais fréquemment, dans ce dernier cas, la persistance de la cause ramène les mêmes effets.

Souvent la cautérisation du col arrête alors le sang ; mais ce moyen n'est pas toujours sûr ; il peut même avoir des inconvénients. Supposons, par exemple, que, avec ou sans dysurie antécédente, l'irritation causée par le caustique amène une rétention d'urine, et qu'il ne soit possible ni de laisser une sonde à demeure, ni de sonder le malade aussi souvent ou avec tout le soin qu'il faut en pareille circonstance : ne pourra-t-il pas en résulter une aggravation de mal ? Que faire donc ? Commencer par faire disparaître l'obstacle : souvent alors l'hématurie disparaîtra spontanément.

C'est ainsi que j'agis, même dans les cas de valvule. Mais, dira-t-on, pour guérir un hémorrhagie du col de la vessie, vous commencez par y pratiquer une plaie assez profonde? Oui, et avec succès, comme on va voir.

OBS. II. — J'ai déjà rapporté, page 239 de l'ouvrage que je viens de citer, l'observation d'un sexagénaire qui n'avait pas une hématurie, mais qui, depuis dix-huit mois, chaque fois qu'il éjaculait, rendait du sang presque pur. Les instruments, et même la sonde olivaire la plus flexible, ne pouvaient franchir la partie profonde du canal sans déterminer un écoulement séro-sanguinolent. La vessie se vidait, mais avec une certaine difficulté causée par une valvule bien caractérisée. Je divisai en conséquence cette valvule, et, à partir de ce moment, chose à laquelle je ne m'attendais pas, les évacuations séminales se sont faites sans trace de sang.

Lorsque j'ai recueilli ce fait, il y a une douzaine d'années, je croyais que ce sang provenait des vésicules séminales, et j'étais fort embarrassé pour m'expliquer comment la section du col de la vessie l'avait pu arrêter si promptement. En y réfléchissant depuis, en attachant plus d'importance à l'écoulement sanguin que les sondes déterminaient inévitablement, en comparant ce fait avec une observation de M. Willaume (Lallemand, *Pertes sém.*, t. I, p. 143), et avec d'autres recueillies par moi, où la cautérisation de la région profonde de l'urètre amena la disparition de pollutions sanguinolentes, je me suis demandé si le sang ainsi mêlé au sperme ne provenait pas tout simplement alors de la région prostatique, et même du col de la vessie.

OBS. III. — M. G..., sexagénaire, demeurant rue Bergère, 23, homme à chairs molles, et dont les organes digestifs sont extrêmement délicats, me consulta au mois de novembre 1854. Je lui trouvai l'urètre très-irritable, la prostate d'un certain volume et formant une valvule épaisse derrière le col de la vessie; la miction, gênée depuis des années, se faisait le plus souvent longtemps attendre, et la vessie ne se vidait jamais complétement. Depuis plusieurs mois l'urine contenait fréquemment du sang, et quelquefois même en notable quantité.

L'état général et local de ce malade ne me paraissant pas des plus rassurants, j'essayai d'abord le passage momentané de quelques bougies bien souples et de plus en plus volumineuses; mais il n'en résulta rien qu'une augmentation de l'irritation urétrale, et l'hématurie devint à peu près continue. Nous nous bornâmes donc à des injections d'eau d'orge et de tête de pavot, et l'hiver s'écoula ainsi sans changement notable.

Au mois d'avril 1855, je divisai sa valvule en présence de son médecin, le docteur Piogey. L'écoulement sanguin, qui se fit immédiatement avec beaucoup d'abondance, se modéra bientôt; mais comme l'estomac ne pouvait supporter des astringents d'aucune espèce, cet écoulement se prolongea pendant près d'un mois. J'ai déjà parlé de cette circonstance page 239. Enfin il cessa complétement, et depuis il n'a plus reparu; le malade urine facilement et ne conserve plus qu'un peu d'irritabilité vésico-urétrale, qui diminue graduellement, et qu'une injection au nitrate d'argent aurait, je pense, fait très-promptement disparaître.

Voilà une hématurie assez abondante, et surtout très-prolongée, provenant du col de la vessie, et guérie par la division même des parties qui en étaient la source. Voici un autre fait bien plus remarquable encore sous ce rapport.

OBS. IV. — M. G... de L..., directeur du télégraphe à Nevers, âgé de cinquante-cinq ans, de constitution très-délicate, sujet à des épistaxis jusqu'à un âge assez avancé, portant deux petites tumeurs hémorrhoïdales qui n'ont jamais saigné, et habituellement affecté de dérangements du tube intestinal, avait en outre depuis longtemps une irritation chronique de la partie profonde de l'urètre, qui, en 1830, avait causé pendant six à huit jours une rétention d'urine. Toutefois, rien depuis lors n'avait appelé son attention de ce côté jusqu'en août 1854. Habitant Dieppe à cette époque, il commença à remarquer du sang dans ses urines, mais par intervalles et en petite quantité.

Le 20 septembre, à la suite de son changement de résidence et de la fatigue qui en est résultée, sans fièvre ni douleur d'aucune espèce, il fut pris d'hématurie. A deux reprises différentes, ce ne fut d'abord que des urines sanguinolentes ; mais une troisième fois, il y eut une telle abondance de caillots que le cours de l'urine se trouva suspendu et que le cathétérisme devint nécessaire. Cet état dura trois jours, pendant lesquels le docteur Saint-Cyr fit prendre un bain, appliquer des cataplasmes sur le bas ventre et le périnée, administrer des lavements, etc. Au bout de ce temps, tout disparut subitement.

On introduisit des sondes élastiques dans l'intention de préparer la voie à une sonde métallique destinée à explorer la vessie ; mais, deux jours après l'accès précédent, une nouvelle hémorrhagie se manifesta et dura deux jours.

Le 10 octobre, après une introduction de sonde qui n'avait pu franchir la partie profonde de l'urètre, le sang reparut avec plus de force, de douleur, et accompagné de rétention. Tout cela se dissipa au bout de trente-six heures.

C'est à cette époque que je fus consulté. Je conseillai le régime sec et astringent que j'ai indiqué plus haut, et qui ne fut suivi que très-imparfaitement, l'estomac ne le permettant pas.

Les accès s'éloignèrent ; mais, lorsqu'ils se renouvelaient, le sang était plus abondant. Le malade vint, en conséquence, le 25 novembre à Paris. Le voyage détermina une hématurie des plus abondantes, et le lendemain matin elle persistait encore avec intensité. Le vase de nuit contenait une grande quantité de caillots volumineux. Malgré cela, je m'assurai de suite que la vessie se vidait complétement. M. de L... était déjà pâle et très-faible, mais sans fièvre.

Comme jusqu'à ce jour il avait continué de vaquer à ses fonctions et n'avait jamais gardé la position horizontale d'une manière régulière, je résolus de le remettre au régime astringent autant que le tube digestif le permettrait, et de le faire en outre rester constamment au lit ; j'en vins même jusqu'à lui faire élever le bassin plus que les épaules : il rendait l'urine et les fèces dans cette position. Malgré ces précautions, nous observâmes les mêmes alternatives que par le passé, et, chose remarquable, c'était brusquement qu'elles avaient lieu dans un sens ou dans l'autre. Dans les intervalles, l'urine était parfaitement limpide et normale sous tous les rapports. Le sang sortait souvent en caillots volumineux qui nécessitaient des efforts pour traverser le canal, et se présentaient tantôt au commencement, tantôt à la fin de la miction ; quand il y avait du ténesme après, on

le voyait sortir liquide et presque pur. Plusieurs fois je fis la remarque que voici : si, lorsque l'hémorrhagie n'était pas très-abondante, on lavait la vessie et qu'on laissât quelques minutes la sonde
en place, l'urine arrivait claire ; si alors on poussait une injection,
si on retirait les œils de la sonde dans la région prostatique et qu'on
la repoussât ensuite, le premier jet était sanguinolent et le reste de
l'injection sortait ensuite avec sa couleur normale. Je conclus que
les reins et la muqueuse vésicale étaient sains, et que le sang provenait de la partie profonde de l'urètre. Je me décidai, en conséquence,
à la cautériser. Deux cautérisations, faites à huit jours de distance,
furent sans effet. Comme j'avais reconnu d'une manière évidente un
commencement de valvule musculaire du col de la vessie et d'hypertrophie de celle-ci, je supposai que, si elle se vidait, ce n'était que par
une contraction exagérée, et que cette contraction, surtout après la
cautérisation, pouvait avoir de l'influence sur la sortie du sang. Je
résolus donc de faire une troisième cautérisation, et de mettre à demeure une sonde volumineuse sitôt que l'irritation serait calmée.
J'espérais prévenir ainsi tout effort, même le besoin d'uriner, et comprimer les vaisseaux dilatés. Ce moyen parut d'abord efficace, mais
bientôt le sang reparut comme précédemment. Le malade s'affaiblissait d'une manière inquiétante ; il était exsangue, ses digestions de
plus en plus pénibles, et maintes fois nous constatâmes que les légumes traversaient les intestins sans altération.

Vers le milieu de janvier, MM. J. Cloquet et Ségalas furent appelés
en consultation. Nous fûmes d'accord que le sang provenait du col
de la vessie, et probablement de vaisseaux variqueux. Je leur soumis
alors mes idées sur l'influence de la valvule musculaire, et je leur
demandai leur avis sur l'excision de cette valvule, qui aurait pour effet de faire disparaître l'obstacle et de produire une plaie dont la cicatrisation oblitérerait très-probablement la plupart des vaisseaux dilatés. Êtes-vous sûr, me dirent-ils, que les vaisseaux ainsi interrompus
ne donneront pas encore plus de sang? Et, en supposant que l'hémorrhagie persiste seulement comme elle a fait jusqu'à ce jour, la
famille ne pourra-t-elle pas supposer que, sans la plaie pratiquée par
vous, il aurait pu en être autrement? Ces objections étaient trop naturelles pour que je ne me les fusse pas déjà faites ; mais, présentées
par ces habiles praticiens, elles achevèrent de m'ébranler, et il fut
résolu qu'on reviendrait à la cautérisation.

Je la pratiquai deux fois encore ; mais, après la seconde, le sang
s'écoula avec plus d'abondance et de persistance que jamais, et, vers

le milieu de février, **M**. Nelaton fut appelé à son tour. Je lui soumis de nouveau mon idée; mais il me fit les mêmes observations, et il ne voulut pas non plus partager la responsabilité de mon opération. Nous résolûmes de faire des injections de perchlorure de fer étendu dans la partie profonde de l'urètre, et d'administrer à l'intérieur de l'eau hémostatique de Tisserant.

Ce traitement fut exécuté avec le plus grand soin; le malade continua de rester au lit, d'être très-sobre de boissons, de se soumettre à un régime peu abondant, mais analeptique, et composé principalement de viandes rôties. Rien ne fit, et, de plus, les injections irritèrent la vessie.

J'avais entretenu plusieurs fois M. de L... de mon dessein, et il l'avait parfaitement compris, ainsi que les objections. Désespéré alors de l'insuccès de tous les traitements et de sentir le peu de forces qui lui restaient lui échapper chaque jour, il me pressa d'agir. Ces dispositions favorables, et l'idée qui m'était venue de porter, en cas de besoin, le perchlorure de fer concentré sur la plaie (voy. p. 238), me décidèrent, et, vers le 7 mars, je pratiquai l'excision, qui n'offrit rien de particulier.

L'hémorrhagie fut d'abord assez considérable. Je mis à demeure une sonde ouverte par laquelle on faisait de petites injections fraîches (voy. p. 237), et, moyennant ces précautions et le soin d'éviter même que le besoin d'uriner se fît sentir, les choses se passèrent presque comme dans les circonstances ordinaires : au bout de huit ou dix jours le sang avait complétement disparu, et, le 31 mars, M. de L... voulut, malgré toutes mes observations, retourner à Nevers. A son arrivée, il rendit une urine un peu colorée; mais ce petit accident n'avait plus lieu trois heures après, et depuis il ne s'est plus reproduit.

Malheureusement il était trop tard. Les voies digestives, depuis longtemps malades, ne se rétablirent pas; de la diarrhée et des vomissements se manifestèrent, ainsi que quelques accidents du côté de la poitrine; les forces, au lieu de revenir, diminuèrent graduellement, et le malade, après avoir végété ainsi quelques mois, mourut le 29 juin.

On voit que les théories ne sont pas toujours inutiles, et que souvent il importe de nous rendre compte des faits.

Ici les médications antiphlogistique d'abord, ensuite astringente, employées autant que les forces et l'estomac du malade le permettaient, n'avaient eu aucun succès; la position, les applications froides sur l'hypogastre, sur le périnée et dans le rectum, la compression à l'aide d'une grosse sonde, la cautérisation elle-même, répétée avec insistance et énergie, n'en avaient pas eu davantage. Quelle ressource nous restait-il? On le sait, quand les hémorrhagies ont persisté avec tant d'abondance et d'opiniâtreté, on ne peut plus guère compter sur la nature; au contraire, le sang a augmenté de fluidité et s'arrête de plus en plus difficilement. Si l'épuisement eût été moins complet, cette observation serait moins probante.

J'ai dit les objections que devait nécessairement faire naître mon projet d'exciser le bord postérieur du col de la vessie où je supposais que devaient se trouver les vaisseaux les plus nombreux et les plus développés; mais je comptais aussi sur la facilité plus grande que je donnerais aux urines, sur le travail d'inflammation et de cicatrisation qui devait oblitérer ces vaisseaux divisés, et, en attendant, sur la compression au moyen d'une grosse sonde que la vessie, toujours calme, me permettait de laisser en place; enfin, au besoin, sur le perchlorure de fer que je pouvais porter sur la plaie à un grand degré de concentration. Ce dernier agent n'a pas été nécessaire.

On sera peut-être surpris que je ne l'aie essayé avant l'excision: c'est que, n'étant guidé que par des idées théoriques, je craignais qu'il n'eût pour premier effet d'exciter de l'irritation et du ténesme, et nous n'avions pas de temps à perdre. Je me suis encore alors demandé si l'on ne pourrait pas agir sur les vaisseaux dilatés à l'aide d'un courant électrique, soit en comprenant le bord postérieur du col vésical entre deux pointes métalliques, soit en promenant à sa surface un fil de platine traversé par ce courant ; j'avais même imaginé un appareil qui aurait, ce me semble, rempli ces intentions ; mais tout cela est resté à l'état de projet.

━━━━◆◆◆◆━━━━

RÉSUMÉ

des Recherches de l'auteur sur la nature et le traitement des déviations spasmodiques et des rétrécissements de l'urètre.
(*Thèse*, janvier 1839. — 1 vol. in-8°, 1845. — *Gaz. méd.*, 1839, 1845 et 1848.)

Je ne me proposais pas d'abord de parler ici des rétrécissements de l'urètre, non pas que cette maladie ne puisse se présenter, ou même qu'elle ne puisse se produire dans la vieillesse, mais parce que habituellement son début remonte à un âge encore peu avancé de la vie. Cependant, comme il y a plus de dix ans que je n'ai rien publié sur ce sujet, et que mon travail de 1845 est complètement épuisé, je me décide à le résumer le plus brièvement qu'il me sera possible.

J'ai encore un autre motif. Ce travail renferme, j'ose le dire, un grand nombre de vues nouvelles, dont quelques-unes « jettent, pour me servir des termes de la commission d'Argenteuil, de la lumière sur certains cas difficiles à expliquer d'après les idées régnantes ; » et néanmoins, à en juger par la longue et brûlante discussion qui a eu lieu dernièrement au sein de la Société de Chirurgie (voyez les comptes-rendus dans la *Gazette des Hôpitaux*, année 1855, n°s 67, 68, 71, 74, 83, 86 et 89), si mes idées ne sont pas oubliées, leur origine paraît l'être complétement; elles ont même été attribuées, par des chirurgiens qui devraient pourtant les connaître, puisqu'ils ont eu pour mission de les juger, à un compétiteur qui a eu le courage d'entrer dans la lice paré de mes travaux et de se servir contre moi d'armes qu'il m'avait empruntées.

Évidemment ces chirurgiens ont été induits en erreur, et, effrayés aujourd'hui des fatales conséquences de leur jugement, ils disent que ce n'est pas au traitement proposé par ce compétiteur qu'ils ont donné le prix, mais à ses idées sur l'anatomie et la physiologie des rétrécissements (1). Or, il y a plus de deux ans que j'ai démontré, dans le *Mémoire*

----

(1) Voici ce qu'on lit dans le compte-rendu officiel :

« Membre de la commission de l'Académie pour le prix d'Argenteuil, M. Ricord a signé le rapport qui donnait ce prix à M. Reybard ; mais ce n'est pas pour ses *affreux* instruments. Le mémoire renfermait *des études très-sérieuses sur les rétrécissements, des idées très-originales*, et c'est ce qui a décidé M. Ricord ; de telle sorte qu'il peut dire qu'il a voté pour tout, excepté pour la partie thérapeutique, pour l'urétrotomie. » (*Gaz. des Hôp.*, 1855, p. 267.)

« Il est incontestable que l'urétrotomie de MM. Syme et Reybard peut amener des accidents. M. Gerdy en a vu lui-même ; il a observé des hémorrhagies terribles, des inflammations graves, etc. Cependant, comme membre de la commission d'Argenteuil, il a adopté le rapport qui couronnait M. Reybard. Mais la récompense décernée ne s'adressait pas à l'urétrotomie, mais bien plutôt *aux études d'anatomie et de physiologie pathologiques* faites par cet auteur. Dans les divers mémoires présentés pour les prix, *il n'y avait aucun progrès bien saillant pour le traitement* ; mais, dans le mémoire couronné, il y avait des idées neuves, des faits importants : c'est ce qui a déterminé le choix du lauréat. » (*Ibid.*, p. 272.)

D'après le compte-rendu, MM. Bouvier et Larrey n'auraient pas été très-

historique placé en tête de ce volume, p. 71 et suivantes, que non-seulement M. Reybard n'a pas émis une idée de quelque valeur que je n'aie publiée longtemps avant lui, mais encore qu'il m'a, dans de nombreux endroits, copié à peu près textuellement. Bien plus, j'ai prouvé, et sans qu'il ait jusqu'à présent élevé la voix pour me démentir, que, postérieurement encore à mes premières publications, il a professé des idées tout à fait contraires à celles qu'il expose dans son dernier travail, et que c'est même en poussant à l'exagération une idée qui m'appartient, qu'il a été conduit au procédé d'urétrotomie qui lui a, disait-on d'abord, mérité les lauriers académiques (1) : *Ego feci, tulit alter honores.*

Ainsi non-seulement mon compétiteur jouit des honneurs que lui ont valu mes idées, mais encore l'autorité de nos juges tend, en égarant l'opinion publique, à lui en assurer la propriété ; l'un même en est venu jusqu'à déprécier les travaux des autres candidats. Ne serait-ce pas, je le demande à tout

---

clairs à ce sujet ; mais M. Vidal a constaté que ces messieurs « n'ont pas davantage voulu récompenser l'opération de M. Reybard, » et personne n'a soulevé la moindre objection. (*Ibid.*, p. 332.)

Je rappellerai cependant que les termes du testament étaient précis, que le prix devait être accordé à un perfectionnement du *traitement* des rétrécissements ou des autres maladies des voies urinaires (voyez p. 2), et que c'est comme ne répondant pas aux termes du testament qu'on a exclu mes travaux sur les valvules du col de la vessie et sur leur *traitement*, travaux que le rapport qualifie de *remarquables*. (Voyez p. 103.)

(1) Voyez p. 91. — Mon travail a été imprimé dans le 1er semestre de la *Gaz. méd.* de 1845, et la première observation authentique de grande incision faite par M. Reybard date de novembre de la même année (voyez le rapport de la commission, p. 39). Pendant la discussion de la Société de Chirurgie, je lui ai adressé mes réclamations avec un exemplaire de mon *Mémoire historique* ; elle a cru devoir passer à l'ordre du jour. (Voy. *Gaz. des Hôpit.*, 1855, p. 356.)

homme de cœur, manquer à ma dignité et à mon devoir que de ne pas lutter, autant qu'il dépendra de moi, contre une pareille tendance, quelque involontaire qu'elle soit ?

Au point de vue de la thérapeutique, mes *Recherches sur les Rétrécissements de l'urètre* se divisent naturellement en deux parties, suivant qu'il s'agit des affections qu'on appelle habituellement *rétrécissements spasmodiques*, ou de celles qu'on nomme *rétrécissements organiques*.

I. — Les *rétrécisssements spasmodiques* sont, à mon sens, plutôt des *déviations spasmodiques* que de véritables rétrécissements. Quoi qu'on en ait dit, on ne rencontre jamais dans la région spongieuse quelque chose qui mérite ce nom ; mais il n'en est pas de même de la région membraneuse. J'ai décrit, p. 141, ce qui s'y passe souvent sous l'influence d'une irritation ou d'une inflammation aiguë ou chronique, en même temps qu'il s'y joint presque toujours cette contraction exagérée du col de la vessie que j'ai décrite p. 142. Il s'ensuit que, si les muscles du périnée viennent à se contracter spasmodiquement, la partie inférieure de la région membraneuse est tirée en bas et en arrière, du côté de l'anus, sa partie supérieure en haut et en avant, du côté de la symphyse pubienne, que la région entourée par la prostate change peu et que le bord postérieur du col de la vessie est entraîné en avant. « Ainsi, disais-je, la partie profonde de l'urètre, en y ajoutant la région bulbeuse, offre, par le fait de la contraction spasmodique des muscles qui l'entourent, un aplatissement alternatif et des déviations qui la rapprochent (qu'on me passe cette comparaison grossière) d'un Σ (grand sigma des Grecs), dont les branches horizontales représenteraient la valvule du col et la région bulbeuse, tandis que les parties moyennes représenteraient les régions prostatique et membraneuse (*Rech.*, etc., p. 17). »

La déviation du col de la vessie est ce que j'ai décrit, p. 210, sous le nom de valvule musculaire. Quant à la déviation de la région membraneuse, la pièce anatomique qui est représentée de profil à la p. 209 en donne une idée, quoique je n'aie fait à l'artiste aucune observation à ce sujet ; car je me propose de faire dessiner d'autres pièces où cette disposition est bien plus marquée.

Cette dernière déviation peut être, comme les valvules en question, passagère ou permanente : dans le premier cas, les faisceaux musculaires qui la déterminent ne sont qu'à l'état de spasme ou de contracture ; dans le second, qui est plus rare, ils sont rétractés ; j'en ai même, ainsi que M. Velpeau (*Anat. chir.*, 3e édit., introd., p. cxxiv), trouvé de fibreux. La plus belle pièce que je possède ne me paraît pas due à une autre cause qu'à l'impossibilité où était le col de la vessie de se fermer. La nature semblait vouloir suppléer ainsi à ce défaut d'occlusion.

Les signes de cette affection sont, en premier lieu, ceux de l'irritation, à laquelle elle est presque constamment due : filaments blanchâtres et mucosopurulents dans le premier jet d'urine, cuissons, douleurs en urinant derrière la symphyse pubienne ou vers le rectum. Quelquefois il se produit un malaise indicible, des élancements comme névralgiques (voyez p. 53); l'urine est longtemps à paraître, mais, quand elle s'est fait jour, elle finit presque toujours par offrir un jet assez volumineux; il n'est pas rare que les dernières gouttes soient sanguinolentes. D'autres fois il y a rétention complète; mais on peut être à peu près sûr alors que c'est au col de la vessie que le liquide est retenu; car, du moment qu'il est engagé dans la région prostatique, presque toujours il franchit, avec plus ou moins de peine, il est vrai, l'obstacle de la région membraneuse.

Dans quelques cas, la sortie du sperme n'éprouve pas de gêne appréciable : elle se fait même trop promptement, convulsivement; quelquefois elle s'accompagne d'un sentiment de chaleur, de brûlure, de déchirement, surtout quand le coït n'a pas eu lieu depuis longtemps et que le sperme a eu le temps de prendre de la consistance; parfois même le liquide excrété est mêlé de sang, tantôt par stries, tantôt en quantité et presque pur. Tous ces phénomènes sont dus à l'irritation, à l'inflammation concomitantes. Mais, chose plus rare et cependant positive, incontestable, c'est que le spasme de la région membraneuse peut empêcher complétement l'éjaculation et faire passer le sperme dans la vessie. Je me suis assuré, dans cinq ou six cas de ce genre, que le canal ne présentait pas la moindre trace de rétrécissement. Nous en verrons plus loin un exemple; il est vrai qu'il y avait des rétrécissements, mais ils avaient été largement dilatés (1).

____

(1) Le 9 mars 1852, j'ai adressé une communication sur ce sujet à l'Aca-

Les moyens propres à s'assurer de l'existence d'une déviation spasmodique de la région membra-neuse sont la bougie à boule de Ch. Bell (voyez p. 63) et mon cathéter coudé (voyez p. 152).

On prend une bougie terminée par un renflement assez volumineux pour remplir la partie saine de l'urètre sans la distendre, et on la pousse douce-ment jusque dans le bulbe. Dans les circonstances ordinaires, il faut un peu plus d'effort pour l'enga-ger dans la portion ascendante ; toutefois, elle passe sans peine, tandis que, dans les déviations en ques-tion, la courbure du canal est tellement exagérée que l'instrument butte, et souvent invinciblement, contre le fond du bulbe. Mais qu'on imprime une assez forte courbure à son extrémité, soit en cour-bant sa tige, si elle est formée d'un fil d'argent ter-miné par une boule métallique, soit en y introdui-sant un mandrin mince et courbé, si elle est en gomme élastique ; alors on parvient presque tou-jours à franchir la région membraneuse, ce qu'on ne ferait pas s'il s'agissait d'un véritable rétrécisse-ment tant soit peu étroit. En retirant l'instrument,

---

démie de Médecine. Elle a paru, à ce qu'il paraît, plus extraordinaire que je 'ne pensais, car elle ne fut pas lue, et, le 12, je reçus la lettre suivante : « Le conseil, après en avoir délibéré, a pensé que, dans votre propre intérêt, et surtout dans celui de la science, il convenait mieux d'attendre le mémoire que vous préparez sur la matière ; des commissaires alors pourront être nom-més, et ils en rendront compte à la compagnie. » Ma communication fut in-sérée textuellement dans la *Gazette des Hôpitaux* de l'époque.—Je ne com-prends pas comment, en faisant connaître une vérité médicale à une société médicale, mes intérêts et ceux de la science pouvaient se trouver compro-mis ; il me semble, au contraire, que c'était fournir à mes confrères l'occa-sion de la vérifier ; car ces faits sont rares, et, en évoquant leur attention, je les mettais en état de les saisir au passage. Comment, d'ailleurs, aurais-je pu les faire constater par une commission ?

la boule éprouve bien quelque résistance pour traverser la même région ; mais, avec un peu d'habitude, on sent très-distinctement qu'on dilate un tissu mou et souple ; ce n'est pas la résistance nette et ferme qu'offrirait un tissu induré. Il est même facile, quand il existe à la fois un spasme de la région membraneuse et un rétrécissement dans le bulbe, de distinguer ces deux sensations.

Mon cathéter coudé doit être introduit comme il a été dit p. 155. Quand il arrive dans la région prostatique, il semble qu'il plonge et qu'il devient plus libre ; on serait quelquefois tenté de croire qu'il est arrivé dans la vessie, si ses mouvements latéraux n'étaient pas empêchés et si l'on ne rencontrait pas la résistance du col. Voici maintenant le caractère distinctif. Dans les circonstances habituelles, en ramenant le pavillon dans la verticale (je suppose le malade couché horizontalement), on sent le talon passer de la région prostatique dans le bulbe en suivant un arc de cercle à peu près régulier ; mais il n'en est pas de même quand il existe une déviation un peu marquée et résistante. Si l'on presse modérément le talon contre la paroi postérieure de la région prostatique, on est arrêté quand il arrive à la région membraneuse, et, pour s'y engager, il faut qu'il monte, pour ainsi dire, un degré d'escalier, et, dans certains cas, cette ascension est tellement brusque qu'elle ne peut échapper même à une main peu exercée. Parfois on rencontre quelque chose d'analogue quand une énorme hypertrophie des lobes latéraux de la prostate a déterminé un accroissement considérable du diamètre pubio-rectal de la région prostatique. Dans le premier cas, c'est la région membraneuse qui est tirée en avant; dans le second, c'est la paroi postérieure de la région prostatique qui est portée en arrière. Les phénomènes concomitants lèvent toute incertitude.

Y a-t-il rétention d'urine : le premier soin du chirurgien c'est de lui donner issue. Souvent des bains tièdes et prolongés, une saignée, des sangsues au périnée peuvent suffire ; mais il faut toujours avoir soin de ne pas jeter les malades dans un trop grand état de débilité. Les calmants, tels que préparations opiacées, belladone, etc., en frictions, par la bouche et surtout par le rectum, incapables de rien faire sur les véritables rétrécissements, quoi qu'en aient dit E. Home, Whately, etc., sont très-utiles dans les affections spasmodiques. Le docteur Gordon, médecin américain, a vanté contre l'ischurie une infusion chaude de 40 à 60 abeilles pilées, et il pense que c'est leur venin qui agit alors comme anti-spasmodique (*Revue médico-chir.*, 1847, t. I, p. 102). Des applications chaudes, quelquefois aussi celles qui sont très-froides, un vésicatoire ou des frictions avec la pommade ammoniacale sur le périnée et le bas-ventre, les dérivatifs vers les extrémités, ont donné des succès. Sœmmering conseille l'émétique, et, d'après Fischer, le soufre brûlé sous le nez du malade (*Maladies de la Vessie*, etc., p. 182).

Toutefois, on ne devra pas persister avec une confiance aveugle dans l'emploi de cette médication indirecte, si l'on ne veut pas s'exposer à voir survenir des accidents, dont le moindre serait une cystite intense. Il faut donc recourir aux moyens directs.

Il suffit quelquefois d'une bougie conique à pointe mousse, ou mieux encore de ces bougies coniques terminées par un renflement olivaire, qu'un chirurgien a essayé de s'attribuer dernièrement, et qui ne sont qu'une imitation, pour la forme, des bougies œdaliques de Lioult (*Des Rét. d'urine*, 1808 ;—5ᵉ éd., p. 63, 1830). On en choisit une de 3 ou 4 millim. de diamètre, on la plie à son extrémité de manière à lui imprimer une courbure permanente, et on l'introduit en faisant en sorte que sa pointe n'abandonne pas la paroi pubienne du canal ; elle rencontre ainsi la région membraneuse et s'y engage ; sinon on la retire quelque peu et on réitère les tentatives avec la précaution de changer , mais très-peu seulement, la direction de son bec, excepté pourtant dans le cas où on aurait lieu de croire que cette paroi pubienne est le siége d'une fausse route. Une fois engagée, la bougie pénètre habituellement sans difficulté jusque dans la vessie, à moins qu'elle ne soit également arrêtée par un spasme du col, cas où la manœuvre est à peu près la même que celle que je viens de décrire.

Le passage d'une bougie suffit souvent pour faire cesser le spasme et pour que l'urine jaillisse aussitôt qu'on l'a retirée. Bien mieux, parfois il n'est pas nécessaire qu'on ait franchi le point malade, et l'irritation opérée sur la partie antérieure du canal suffit pour relâcher les muscles, dont le spasme ferme la partie profonde. J. Hunter avait déjà remarqué cet effet d'une irritation et même d'une inflammation de la partie antérieure, remarque que lui avait suggérée la pratique d'un empirique (E. Home : *On Strictures*, etc., t. I, p. 162).

Les bougies ne réussissent cependant pas toujours ; les sondes sont donc préférables, surtout celles qui se terminent à leur extrémité comme les bougies précédentes. Les sondes élastiques ordinaires, à courbure fixe et bien marquée jusqu'au bout, passent encore très-bien, et si l'on n'en a pas, on prend une petite sonde élastique droite qu'on courbe assez fortement à son extrémité à l'aide d'un fil d'argent qu'on passe dans son canal. Si l'on ne peut parvenir dans la vessie, on réussira presque infailliblement avec ma sonde coudée, maniée d'après les règles que j'ai tracées p. 155. On a vanté depuis quelques années des sondes élastiques faites sur le modèle de la précédente (voyez p. 62). J'ai assez de droits à l'invention des sondes coudées, même flexibles, pour pouvoir dire, sans être suspect de partialité, qu'elles n'ont aucune utilité dans les circonstances qui nous occupent. Leur coude rencontre toujours un obstacle à déprimer ; plus fines que ma sonde métallique, elles n'auront pas assez de roideur, et, si on les prend assez roides, elles auront plus de volume et moins de poli.

Craint-on de nouvelles difficultés quand reviendront les besoins d'uriner : on laisse la sonde à demeure si elle est élastique ; si elle est, au contraire, métallique, on passe immédiatement une sonde élastique, ce qui se fait presque toujours sans difficulté. Ce serait même alors le cas d'employer la méthode décrite par Plessmann en 1797 (voyez p. 164).

Passons au traitement de la déviation du canal elle-même.

Quand elle est au premier degré, il suffit souvent de faire disparaître la cause d'irritation ou l'inflammation qui lui a donné naissance; quand elle est au second, un traitement spécial devient nécessaire.

Si c'est un corps étranger, un rétrécissement de la région spongieuse, une inflammation aiguë qui excitent le spasme, on les fait disparaître par un traitement approprié; s'il s'agit d'une inflammation chronique, c'est plus difficile. Habituellement je commence par passer pendant quelques jours, avec précaution et lenteur, des bougies courbes, élastiques ou métalliques, dont j'augmente assez rapidement le volume jusqu'à ce qu'elles remplissent la portion saine du canal; je les retire immédiatement ou je ne les laisse que quelques minutes en place. Arrivé au volume convenable, je donne quelques jours de repos, et je combats ensuite l'inflammation chronique. Le plus souvent, je pratique dans ce but quelques cautérisations superficielles, puis j'administre les anti-blennorrhagiques, particulièrement le cubèbe, à petites doses. Je publierai bientôt un travail étendu sur le traitement de ces inflammations.

Au second degré, j'ai essayé l'extension du tissu musculaire rétracté en prolongeant l'usage des fortes bougies, ou même en introduisant dans la région membraneuse le bec d'un lithotribe à cuillères, et en écartant ses mors avec une certaine force pendant que sa tige est verticale; mais on n'aboutit presque toujours ainsi qu'à augmenter l'inflammation, et le spasme ou l'élasticité des parties distendues ne tardent pas à ramener les choses à leur premier état. Le moyen le plus certain, c'est l'incision.

Je me sers pour cela de l'instrument représenté p. 41. Je l'introduis jusque dans la région prostatique, je le retire ensuite en appuyant son talon contre la paroi postérieure; puis, quand je sens la résistance que je signalais en traitant de l'exploration, je fais saillir la lame de 3 ou 4 millim. sur ce talon, et je ramène ensuite graduellement la tige dans la verticale. On ferme alors la lame, à moins qu'on n'ait en même temps à diviser un rétrécissement du fond du bulbe. On comprend en effet que, si celui-ci est sain, on ouvrirait ses larges aréoles en retirant davantage l'instrument ouvert, et on s'exposerait à des hémorrhagies, à des inflammations du tissu spongieux, etc. Les jours suivants, on passe momentanément une des bougies volumineuses dont je parlais tout à l'heure, avec la précaution que le bec n'abandonne jamais la paroi pubienne.

Je suis convaincu que beaucoup de prétendus rétrécissements, que M. Reybard dit avoir guéris radicalement par ses longues et profondes incisions, n'étaient que des affections de ce genre. Dans la plupart de ses observations, les rétrécissements sont indiqués (je cite ses chiffres) à 5 pouces, 5 1/4, 5 1/2, 15 cent. 1/2, 16 cent., et même 6 pouces (Obs. XII et XIX), le pénis étant dans le relâchement (voy. son *Traité des Rétréciss.*, p. 540); il parle aussi de rétrécissements de la région membraneuse (*ibid.*, p. 534. — Le rapport de la commission en cite une autre à la p. 40); enfin, il en trouve jusque dans la région prostatique (*ibid.*, p. 555 et 558). Or, chacun sait que, sauf quelques cas excessivement rares et précédés de désordres exceptionnels, on ne trouve pas de rétrécissements dans les régions membraneuse et prostatique, et qu'il est assez rare aussi que, passé 5 pouces ou 13 cent. 1/2, on ne soit pas arrivé à la région membraneuse.

En dernier lieu, je rappellerai, en preuve de ce que j'avance, le médecin dont il a déjà été question p. 85. M. Reybard lui avait trouvé un rétrécissement; M. Robert ne lui trouva qu'un spasme, et ce diagnostic me parut de la dernière évidence. Nous divisâmes d'abord la valvule et le résultat fut incomplet; il nous fallut pratiquer dans la région membraneuse l'opération que je viens de décrire. Un oncle, auquel ce malade avait conseillé de se confier à mes soins, m'a dit qu'il va bien, à part quelques restes d'une inflammation chronique des diverses parties de l'appareil urinaire, qui n'a pu se dissiper complétement.

J'aurais à rapporter ici plusieurs autres faits semblables ou analogues, avec ou sans complication de valvule; mais comme ce serait prolonger ce résumé outre mesure, je me bornerai à un seul, qui a surtout cet avantage qu'il a été publié dans des vues tout à fait différentes des miennes. Il a été inséré très au long par M. Gleize, élève de l'hôpital Beaujon, dans *le Moniteur des Hôpitaux* de 1853, p. 314.

OBS. — Un clerc d'avoué, âgé de trente ans, était affecté de trois rétrécissements que je dilatai à 4 millim. sans que la miction en éprouvât une amélioration sensible. Je trouvai alors une valvule, et, comme il était difficile de l'opérer chez lui, je le fis entrer à l'hôpital

Beaujon, au mois d'avril 1852. Là on porta la dilatation à plus de 7 millim., et il n'en résulta qu'une aggravation de l'inflammation urétrale et un abcès urineux pour lequel on mit des sondes à demeure. Le 8 septembre, M. Robert divisa la valvule et remit une sonde en place; mais le malade l'ôta, et, pendant la nuit, il urina spontanément et *à gros jet*. Mais de la fièvre se déclare, l'abcès augmente, et, le 11, la miction était aussi difficile qu'avant l'opération.

Dans le courant d'octobre il revint me voir; je crus, sans examen, que la dysurie tenait à un reste de valvule, et je lui conseillai de rentrer à l'hôpital. Là on s'assura que la valvule avait été complétement divisée, et comme on introduisit difficilement une sonde *moitié moins grosse que celle qui avait passé la veille*, on s'en prit à l'un des rétrécissements *qui existait dans le bulbe*. Malgré cela, on constate que, le 25 octobre, le malade, pris d'une envie pressante, urina *à gros jet*.

Dans le cours de novembre, époque où il n'urinait jamais *sans sonde*, pour empêcher l'urine de s'engager dans la fistule urinaire, il eut plusieurs éjaculations *sans émission de sperme au dehors*.

Le 25, M. Robert entreprend de diviser le rétrécissement du bulbe; *mais la contraction musculaire ne permet pas d'introduire l'instrument dans la portion membraneuse*.

Le 14 décembre, *on emploie le chloroforme. Le même instrument, muni d'une canule à renflement qu'on avait ôtée la première fois pour le rendre plus facile à introduire, entre cette fois-ci avec une extrême facilité*, et on divise le rétrécissement du bulbe. « Mais voilà qu'en explorant ensuite le canal, pour s'assurer si la coarctation a été suffisamment divisée, *le chirurgien se trouve arrêté encore un peu plus loin par une nouvelle coarctation*. On s'assure alors, par le toucher rectal, que le rétrécissement scarifié est situé dans la région bulbeuse, *mais qu'à la région membraneuse il en reste un deuxième* qui est précisément celui-là seul qu'on a eu en vue dans l'opération. Sur ces entrefaites, *l'anesthésie avait cessé, et en même temps la contraction spasmodique du canal s'était reproduite; mais, pour en triompher, il suffit encore une fois de quelques inspirations de chloroforme*. Au fur et à mesure que la sensibilité s'affaiblissait, l'instrument gagnait du terrain, et bientôt la boule de repaire (il s'agit d'un urétrotome ressemblant beaucoup au premier de ceux que je figurerai plus loin) s'arrêta devant le deuxième rétrécissement, qui fut alors largement incisé d'arrière en avant, de la même façon que le premier. Immédiatement après, une bougie à boule d'un certain calibre parcourut librement toute l'étendue du canal. » Sonde à demeure; pas d'accidents. Pendant la nuit, le malade ôte sa sonde et urine à plein canal.

Le 25, il veut sortir; on lui recommande de se passer chaque matin une bougie de moyen calibre. La fistule paraît fermée.

En janvier, des excès de fatigue et d'*un autre genre* ramènent de l'inflammation, des urines troubles, des besoins plus fréquents de les rendre; néanmoins, *il pisse très-bien.* « Mais un inconvénient qui l'afflige beaucoup, c'est que, le matin surtout, ses urines s'écoulent d'elles-mêmes, malgré ses efforts pour les retenir. Le simple repos et un bon régime ne tardèrent pas à le délivrer de cette incommodité. »

Le 20 mars 1853, il se trouvait tellement bien qu'il partit pour l'Amérique du Sud. Il ne souffrait plus d'aucun point de la vessie ou de l'urètre. Les urines étaient très-belles, et la vessie les retenait très-bien ou les chassait avec force, au gré du malade, et pas plus souvent que dans l'état normal. Valvule, rétrécissement, fistule urinaire, tout avait disparu.

Il faudrait fermer les yeux à la lumière pour ne pas voir que, dans ce fait, ce n'est pas aux rétrécissements, mais au spasme des muscles qui agissent sur la portion membraneuse, qu'il faut attribuer la persistance de la dysurie. Il fournit également une preuve démonstrative de la nécessité et de l'efficacité du traitement que j'ai proposé (1).

II. — On dit qu'il y a *rétrécissement organique* de l'urètre quand les parois de ce canal ont éprouvé, dans un ou plusieurs points de leur étendue, une diminution permanente de circonférence, par suite d'un changement de texture qui a plus ou moins aboli la souplesse des tissus.

---

(1) Je ne parle pas ici des *rétrécissements inflammatoires*, parce que je crois avoir démontré que les obstacles auxquels on donne ce nom ne diffèrent des précédents que par l'acuité de l'inflammation qui les produit.

Les affections cancéreuses et scrofuleuses ont quelquefois déterminé des rétrécissements de l'urètre; mais ces rétrécissements sont rares, surtout les derniers, comparativement au nombre de ceux qu'on observe dans la pratique, et, comme ils ne sont qu'un accident d'une maladie très-grave, on s'en est peu occupé.

Quelques autres, succédant à la cicatrisation d'une plaie des parois urétrales, ont été regardés comme résultant de la rétraction d'un tissu de cicatrice, tissu qu'on suppose de nouvelle formation et que Delpech a nommé *inodulaire*.

Presque tout le reste est et doit être attribué à l'inflammation du canal. Mais de quelle manière l'inflammation amène-t-elle ce résultat?

J'ai fait dans mes *Rech. sur les Rétrécissements* la réfutation des erreurs sans nombre qui ont été émises à ce sujet. Je dirai seulement qu'un chirurgien de nos jours, M. Leroy, au lieu de contrôler ces diverses assertions, a trouvé plus facile de les accepter toutes, ce qui l'a conduit à admettre jusqu'à neuf espèces de rétrécissements organiques (Rétr. inflammatoires, fongueux, valvulaires ou rutidiques, fibreux, turgescents et érectiles, ulcérés, végétants, variqueux, cartilagineux).

L'inflammation ne rétrécit les parois de l'urètre qu'en les transformant en tissu fibreux, et, comme les cicatrices sont également formées de tissu fibreux, il s'ensuit qu'il n'y a que des *rétrécissements fibreux*, et qu'ils sont plus ou moins *élastiques*, plus ou moins *rétractiles*, de même que tous les tissus fibreux (voyez p. 7 et de 74 à 82). Comme cette transformation des tissus exige un certain temps pour se produire, on s'explique pourquoi les effets des rétrécissements ne se manifestent qu'un temps assez long après le début de l'inflammation qui leur a donné naissance.

L'altération fibreuse n'envahit pas toujours également les parois de l'urètre. Tantôt c'est une simple bride blanchâtre, superficielle : il semble qu'elle succède à la cicatrisation d'un ulcère peu profond ; tantôt l'induration envahit toute l'épaisseur de la muqueuse et même le tissu sous-muqueux ; souvent même le tissu spongieux est pris dans une partie ou même la totalité de son épaisseur. Il est difficile qu'il ne soit fibrifié que partiellement dans les trois quarts antérieurs de la région spongieuse (1), mais

(1) Non-seulement j'ai dit que les rétrécissements sont constamment fi-breux, mais encore que l'altération envahit souvent toute l'épaisseur du tissu spongieux (v. p. 79). Or, un membre de la Société de Chirurgie, qui devrait être plus que personne au courant de ces matières, a attribué ma première proposition à M. Reybard ; mais comme celui-ci est d'un avis tout à fait contraire relativement à la seconde (voy. *ibid.*), le même chirurgien en fait honneur à un troisième qui n'a jamais rien écrit sur ce sujet avant 1854 (*Gaz. des Hôpit.*, 1855, p. 295).

M. Alph. Guérin a écrit en effet que les rétrécissements de l'urètre ne sont produits ni par des fausses membranes, ni par des fongosités, mais par un tissu fibreux occupant souvent toute l'épaisseur du tissu spongieux, ce qui, dit-il, ne pourrait s'expliquer par un tissu inodulaire succédant à une ulcération cicatrisée, mais par une inflammation qui s'est étendue profondément. Il a même rapporté une observation trop remarquable pour que je n'en extraie pas le passage suivant :

« Ce qui attira surtout mon attention, c'est l'état du tissu spongieux, dont je désirais depuis longtemps étudier les lésions *dans la période d'acuité d'une blennorrhagie*. Le bulbe était rempli de sang, et les mailles les plus rapprochées de la muqueuse contenaient de la fibrine décolorée, tout à fait semblable au caillot qu'on trouve dans les veines enflammées. Les fibres composant le tissu spongieux étaient encore molles et ténues comme dans l'état normal. — Ce dépôt de lymphe, de fibrine décolorée, n'est-il pas le point de départ du travail par lequel se produit l'induration partielle des

cela n'est pas rare dans le bulbe ; on voit alors la diminution des cellules et la condensation du tissu fibreux d'autant plus marquées qu'on porte son attention plus près de la muqueuse. Ceci prouve, ce me semble, que le tissu fibreux n'est pas de nouvelle formation (voy. p. 81).

Il résulte de cette condensation : 1° que, lorsqu'un rétrécissement est parachevé, les parois urétrales ont moins d'épaisseur en ce point que dans les parties voisines ou dans les parties correspondantes d'un urètre sain (voyez p. 78) ; il est donc assez singulier que M. Heurteloup, qui affiche de si hautes prétentions relativement à la cure des rétrécissements (voyez p. 153), ne sache pas cela, et qu'il prétende qu'ils sont la *plupart* formés par une *hypertrophie considérable* (*Sur un Procédé féroce*, etc., p. 10). Quelques études anatomiques lui apprendraient que ce qu'il prend pour une tumeur n'est qu'une induration.

2° Il résulte encore de cette condensation que le

---

tissus spongieux ? » (*Des Rétréciss. de l'urètre,* dans les *Mém. de la Société de Chirur.* pour 1854; obs. IV, p. 127.)

Ceci est très-bien ; mais ne l'ai-je pas dit en 1839, et la théorie que l'auteur expose, p. 132, ne semble-t-elle pas calquée sur la mienne (voyez p. 78)? Il se peut qu'il n'en ait pas pris connaissance ; mais est-ce une excuse? Quoi qu'on en dise dans une certaine sphère, il y a parfois profit à consulter les travaux de ceux qui s'occupent spécialement d'un sujet. Ainsi M. Alph. Guérin aurait encore trouvé, à la p. 47 de mes *Rech. sur les Valv.,* ou à la p. 216 de la *Gaz. Méd.* de 1845, qu'il n'est pas le premier qui ait vu les follicules glandulaires s'étendre sous la muqueuse à plus d'un centimètre de profondeur, et même en sens inverse du cours de l'urine ; il aurait pu y voir plusieurs autres choses encore ; mais je m'arrête, et je n'imiterai pas la singulière sortie qu'il a faite contre moi, à la p. 679 de la *Gaz. Méd.* de 1849, pour avoir nié, non pas l'existence, comme il me l'a fait dire, mais la présence constante d'une valvule dans la fosse naviculaire (voyez p. 140).

tissu altéré ne se rétrécit pas seulement circulairement, mais encore d'avant en arrière, ce qui, lorsque l'altération porte sur une certaine étendue,
raccourcit sensiblement le canal et devient quelquefois même très-gênant dans les érections. Il me
semble que ceci s'expliquerait difficilement par une
hypertrophie.

Les brides n'occupent habituellement qu'une partie de la circonférence de l'urètre; il en est quelquefois de même quand l'altération pénètre à plus de
profondeur, notamment quand elle succède au séjour des sondes (voyez p. 191 et 199), ou à des incisions longitudinales qui ont suppuré sans que
l'inflammation ait cependant envahi toute la circonférence (voyez p. 74). Mais le plus souvent les rétrécissements sont circulaires, ce qui n'empêche pas
que la rétraction ne se fasse quelquefois plus dans un
point que dans les autres, et que, par cela même,
l'ouverture ne corresponde pas au centre du canal.

Ces rétrécissements circulaires sont, dans quelques cas, presque linéaires. On serait étonné de
leur peu d'étendue si l'on ne réfléchissait que la rétraction a pu s'opérer bien plus fortement d'avant
en arrière que circulairement, à cause du passage
de l'urine et souvent même des bougies. Le canal,
vu par sa face extérieure, semble alors comme
étranglé par un fil. D'autres fois ils occupent plusieurs centimètres; on a même vu la portion spongieuse rétrécie dans presque toute sa longueur; mais
le plus souvent ils ont un centimètre environ. Les
rétrécissements étendus offrent presque toujours des
points plus rétractés que le reste, et, comme ces

points ne se trouvent pas toujours du même côté, leur trajet paraît tortueux.

Celui-ci peut-il arriver à oblitération complète? On en cite quelques exemples. En tout cas ils sont excessivement rares, et nécessairement alors cette oblitération a été précédée de fistules. Entre elle et un rétrécissement commençant tous les degrés peuvent s'offrir.

Le plus souvent il n'existe qu'une seule stricture; cependant il n'est pas rare d'en rencontrer deux, trois; on dit même en avoir trouvé jusqu'à sept ou huit.

Leur orifice, soit en avant, soit en arrière, est plus ou moins en entonnoir; parfois, cependant, il est tout à fait abrupte, et la muqueuse se fronce avant d'y pénétrer; mais dans le trajet même elle n'est pas plissée, elle est véritablement rétractée. Elle n'y est jamais saine, comme le prétend M. Civiale (*Gaz. Méd.*, 1842, p. 668). Ce qui l'a sans doute trompé, c'est qu'il ne l'a pas trouvée rouge, épaissie et fongueuse, comme le prétendent des auteurs; mais il n'en est pas moins vrai qu'elle a perdu ses caractères normaux : elle est mince, lisse et blanche, réduite à sa trame fibreuse, et confondue avec les membranes sous-jacentes quand l'altération s'est étendue jusqu'à elles. Je dois dire que la blancheur de la muqueuse est moins marquée lorsque, avant la mort, un traitement direct y a provoqué de l'inflammation.

Le fond du bulbe est le siége le plus ordinaire des rétrécissements; viennent ensuite la fosse naviculaire, la portion correspondante à la racine des bourses, le méat urinaire, et enfin les autres points de la région spongieuse ; mais, même alors, il est rare qu'on n'en trouve pas en même temps dans le bulbe. Quant aux portions plus profondes, j'ai déjà dit qu'ils y sont excessivement rares, et ce qu'on prend pour des rétrécissements du col ne sont que des valvules. Ces dernières compliquent d'ailleurs très-souvent les rétrécissements ; tantôt elles en sont l'effet, tantôt elles résultent de la même cause.

Lorsque l'urètre a été intéressé par une plaie contuse ou par une plaie simple qui a suppuré, même peu de temps, si elle est transversale, comme à la suite de cette manœuvre qui consiste à redresser violemment la verge dans une chaude-pisse cordée, ou quand il a été le siége d'un ulcère syphilitique ou autre, un rétrécissement est presque inévitable. Lorsqu'il a été pendant longtemps le siége d'une inflammation chronique, on peut en craindre aussi la formation ; on doit la craindre encore plus quand, pendant le cours de cette phlegmasie, une petite tumeur dure et assez sensible s'est formée sur le trajet de l'urètre, et surtout quand cette tumeur s'est abcédée.

Néanmoins, aucun de ces phénomènes n'est absolument certain.

L'excrétion urinaire elle-même n'offre pas de dérangement caractéristique. Quelques-uns, avec un rétrécissement assez étroit, urinent encore assez bien ; d'autres, avec un rétrécissement commençant, urinent très-mal ou même pas du tout. L'hypertrophie de la vessie, dans le premier cas, dans l'autre le spasme des parties profondes de l'urètre, ou bien une inertie consécutive du réservoir urinaire, m'ont donné l'explication de ces faits, si singuliers en apparence et si simples en réalité, explication qui est devenue l'objet des plus inconcevables plagiats (voyez p. 83). Enfin, il n'est pas très-rare de voir des rétrécissements étroits, capillaires, s'accompagner d'un écoulement continuel d'urine, d'une sorte d'incontinence. Je crois qu'alors le col de la vessie, longtemps distendu, a fini par perdre de son ressort.

On pourrait presque dire que, lorsqu'un rétrécissement existe, ce rétrécissement, quoique tendant à gêner de plus en plus le cours de l'urine, a moins d'influence sur celui-ci que l'état de spasme ou de relâchement des parties plus profondes. Je pense même que, sauf quelques cas très-rares où du mucus épaissi, un caillot, un gravier, viennent oblitérer sa lumière, il ne produirait presque jamais une rétention complète sans l'intervention des muscles de la portion membraneuse ou du col vésical.

Un fait dont je me suis maintes fois enquis vient à l'appui de ce qui précède : c'est ce qui se passe lorsque les organes génitaux sont mis en jeu. Autant la rétention complète de l'urine est fréquente, autant la rétention complète du sperme est rare, et des malades qui sont pris à chaque instant d'ischurie éjaculent assez bien ; d'autres ne le font qu'en bavant, mais enfin la sortie du liquide séminal a lieu. Comment expliquer cette différence ? car, consistance, quantité, force des organes expulsifs, tout semble au contraire en faveur de l'excrétion urinaire. Si le sperme se fait jour dans des cas où l'urine est arrêtée, il me semble que, puisque les rétrécissements se trouvent toujours au-devant des orifices éjaculateurs, il faut nécessairement admettre l'intervention d'un obstacle existant derrière, c'est-à-dire au col de la vessie. J'ajouterai même que le spasme de la portion membraneuse, quoique ayant lieu au-devant de ces orifices, pourrait encore jouer un rôle, et voici sur quoi je me fonde : ce spasme, lorsqu'il est porté à un haut degré, peut arrêter les deux liquides; mais rien ne tend à le faire cesser dans l'excrétion urinaire, tandis qu'il y a de fortes raisons de croire qu'il en est autrement dans l'excrétion spermatique. Beaucoup de malades affectés de strictures urinent beaucoup mieux après le coït. M. Civiale, qui a largement mis à profit les idées précédentes dans sa seconde édition, avait lui-meme signalé cette dernière remarque dans la première (t. I, p. 137). Or, ce fait, tout à fait inexplicable si l'on ne voit que le rétrécissement, s'explique avec facilité en admettant que l'orgasme vénérien est suivi, même alors, d'une détente des muscles contractés, et ceci vient à l'appui de ma théorie de l'éjaculation (*Rech. sur les Mal. urin. des hommes âgés*, p. 96, et *Gaz. Méd.*, ann. 1850, p. 824).

Si, lorsque l'orgasme a cessé, l'urine passe plus aisément, il n'y a pas de raison pour que le sperme, arrivé dans la région prostatique, ne profite le premier des conditions plus favorables où les organes se trouvent.

Que néanmoins on ne me prête pas une opinion trop absolue : un rétrécissement gêne le passage du sperme en raison de son étroitesse et même de son siége. On comprend en effet que, toutes choses égales d'ailleurs, ce liquide, trouvant derrière un rétrécissement du méat un espace qu'il n'a pas derrière une coarctation du bulbe, n'y est pas poussé avec autant de force.

La variabilité de tous les phénomènes précédents fait que l'exploration par l'urètre est le seul moyen d'arriver à la certitude. Bien des instruments ont été mis en usage. L'algalie de trousse peut à la rigueur être employée quand on n'en a pas d'autre; mais le meilleur est encore la bougie à boule de Ch. Bell.

Cet explorateur a plusieurs avantages : 1° si on en choisit un dont le renflement égale la capacité de la partie saine du canal, il accuse nécessairement la moindre coarctation; 2° son extrémité s'arrête au-devant du lieu rétréci sans pénétrer dans son intérieur, de sorte qu'on sait positivement où commence l'altération; 3° le faible volume de la tige lui donne toute la flexibilité nécessaire pour se prêter aux flexuosités du canal; 4° dans le cas si fréquent où le méat est plus étroit que le reste de l'urètre, la tige n'est pas serrée par lui comme le serait une bougie volumineuse dont le calibre serait le même dans toute son étendue, et on perçoit par conséquent d'une manière plus distincte les obstacles rencontrés par le renflement terminal; 5° pendant l'exploration, celui-ci est plus facile à sentir par le périnée, ou même par le rectum, que ne le serait l'extrémité d'une bougie cylindrique; 6° si l'on est arrêté au fond du bulbe, on courbe aisément la tige à son extrémité pour s'assurer qu'on a affaire à un rétrécissement et non à une déviation de la portion membraneuse (voyez p. 361).

Cette exploration peut se faire le malade étant debout ou couché. On tient la verge dans une position perpendiculaire à l'axe du tronc, sans l'allonger; on introduit alors la bougie à boule, et on la pousse avec lenteur jusqu'à ce qu'elle rencontre un obstacle; puis on mesure à quelle profondeur elle a pénétré; on recherche même extérieurement à quel endroit correspond le renflement. Cela fait, on presse avec plus de force, pour bien s'assurer que l'obstacle ne peut être franchi, et si c'est dans le bulbe qu'on est arrêté, on prend la précaution indiquée précédemment.

Si, malgré tout, on ne pénètre pas plus avant, on en conclut qu'il existe un rétrécissement à la profondeur et dans la région du canal qui ont été notées *avant* de presser sur la bougie.

Le même instrument peut nous donner plusieurs autres renseignements. Pour cela on en prend un dont l'olive franchisse l'obstacle avec frottement; le volume de celle-ci donne le diamètre du point rétréci; puis, en ramenant cette olive doucement en avant, on la sent arrêtée à la limite postérieure de la coarctation. Alors on prend une nouvelle mesure, et, en la comparant avec la première, la différence représente très-approximativement la longueur de l'altération pathologique. On pousse ensuite l'instrument plus loin, pour rechercher de la même manière s'il existe des obstacles plus profonds. Il ne faut cependant pas oublier que, si ceux-ci étaient moins étroits que le premier, on pourrait les franchir sans les reconnaître, à cause du trop faible volume de l'olive.

On a proposé des bougies exploratrices à plusieurs renflements : il est facile de comprendre que cette multiplicité ne peut qu'induire en erreur.

Quand le rétrécissement est trop étroit, on ne peut avoir immédiatement ces notions secondaires ; mais, d'une part, elles ne sont pas nécessaires pour la dilatation, et, d'autre part, comme elles ne sont indispensables qu'autant qu'on se décide pour certains modes de traitement qui doivent, autant que possible, être précédés de la dilatation, il sera temps alors de les rechercher.

C'est souvent à la suite d'excès que les malades affectés de rétrécissement organique sont pris de rétention d'urine, et comme il arrive souvent aussi que les évacuations sanguines, les bains, les calmants, etc., suffisent pour rétablir jusqu'à un certain point la miction, on en a conclu faussement, les uns, que ces rétrécissements étaient alors le siége de spasmes, les autres, que la muqueuse qui les tapisse était gonflée par l'inflammation. Ce que j'ai dit de l'état des tissus réfute ces théories, et la vérité, c'est que l'ischurie est alors produite par le spasme musculaire des parties profondes (voy. p. 84 et 360).

Doit-on malgré cela se conformer aux préceptes de praticiens très-recommandables, qui veulent qu'on débute toujours, dans ces sortes de cas, par les moyens indirects, et qu'on n'arrive que plus tard, et quand ils ne réussissent pas, à l'emploi des instruments ? Je ne le pense pas, pour des raisons que j'ai exposées p. 137. Néanmoins, je répéterai encore ici qu'avant d'en venir à des opérations graves les médications générales offrent des ressources qu'il ne faut pas oublier.

La question du cathétérisme en fait naître immédiatement plusieurs autres relatives au choix des instruments, à leur matière, à leur forme, à leur volume, etc. ; mais ces questions, que j'ai discutées dans mes *Recherches*, m'entraîneraient trop loin dans ce résumé ; je me bornerai à dire ce que je préfère.

Je commence toujours par une petite sonde-bougie boutonnée en gomme élastique (voyez p. 365) ; ce bouton, supporté par un collet très-flexible, suit mieux les sinuosités du canal, expose moins aux fausses routes, et les œils donnent sûrement passage à l'urine. Si le bouton ne s'engage pas dans le rétrécissement, on en essaie une simplement conique, et, si l'on ne réussit pas à traverser l'obstacle, on prend une bougie de même substance, bougie qui peut avoir encore moins de volume que la sonde la plus fine, et offrir malgré cela plus de résistance. Il y en a de cylindriques, de boutonnées, de coniques, et celles-ci sont elles-mêmes plus ou moins pointues. Ce n'est jamais avec les plus pointues qu'on doit débuter.

Quel que soit celui de ces instruments qu'on veuille introduire, il faut, autant que possible, que le malade se tienne debout, appuyé contre un objet résistant. Il est bon cependant de savoir que les personnes timides sont disposées, surtout la première fois, à la syncope ; on doit donc les placer en position horizontale, de même que celles qui sont trop affaiblies. Le chirurgien saisit la verge, derrière le gland, entre le médius et l'annulaire gauches, de manière que le pouce et l'index restent libres pour découvrir le gland et écarter les lèvres de l'orifice urétral ; il la maintient horizontalement et modérément allongée.

L'instrument, tenu de la main droite, comme une plume à écrire, est présenté par son extrémité à l'orifice du gland ; puis on l'introduit très-lentement et dans la direction du canal (voyez p. 129) jusqu'à ce qu'il rencontre un obstacle. La longueur dont il a pénétré indique s'il est arrivé au rétrécissement ; car je suppose qu'une exploration préalable a été faite. D'ailleurs, en le retirant une ou deux fois de quelques millimètres et en le réintroduisant, on a lieu de croire qu'il est arrivé à l'obstacle s'il s'arrête toujours au même point ; car, lorsqu'il est arrêté par un follicule ou par un pli de la muqueuse, il suffit presque toujours de le retirer un peu et de changer légèrement sa direction pour qu'il passe outre.

Arrivé à l'endroit rétréci, on tend le canal un peu plus : on soutient ainsi l'instrument, et on détermine au-devant du rétrécissement une espèce d'entonnoir, qui a pour effet de diriger dans son ouverture la pointe de la bougie. On presse ensuite sur celle-ci d'une manière lente et continue, et si on la sent pénétrer peu à peu et sans douleur, si, en exerçant sur elle une légère traction, on éprouve de la résistance, c'est qu'elle est engagée dans la coarctation. Dans le cas où elle serait arrêtée au-devant, elle pourrait bien, en fléchissant, donner lieu de croire qu'elle pénètre ; mais, sitôt que la pression cesse, la tige ressort du canal, et on n'éprouve aucune résistance en la retirant. Quand sa pointe perfore les parties saines, une main exercée perçoit presque toujours une légère sensation analogue à celle qu'on éprouve lorsque avec une épingle peu acérée on transperce une peau de baudruche modérément tendue. En outre, il y a douleur, et la bougie, comme dans le cas précédent, ne communique aucune sensation de résistance quand on la retire.

Lorsqu'on s'aperçoit qu'elle n'a pas pénétré, on la repousse de la même manière ; seulement, il est souvent utile de lui faire exécuter *auparavant* un petit mouvement de rotation, qui, pour peu que sa pointe se soit fléchie, suffit pour la porter dans une direction différente. Qu'on se garde bien de confondre cette manœuvre avec le mouvement de vrille que beaucoup d'auteurs conseillent, mouvement qui peut bien quelquefois favoriser le passage de l'instrument quand il est dans la bonne voie, mais qui devient cause de fausses routes quand il n'y est pas, outre qu'il l'expose à se déformer et à se tordre.

Si le rétrécissement existe à l'union du bulbe avec la portion membraneuse, il sera bon de courber l'extrémité de la bougie et de l'introduire le bec en haut. C'est surtout alors que celui-ci est exposé à s'engager dans les follicules ; mais, s'il est bon d'être prévenu de cette possibilité, il faut savoir aussi qu'elle ne constitue pas une difficulté sérieuse. Le meilleur moyen d'éviter cette pénétration, c'est de relever légèrement la verge, pour donner à l'urètre une courbure plus en rapport avec celle de l'instrument, jusqu'à ce que celui-ci ait passé par dessous la symphyse. Alors on revient à la direction horizontale, et on se conduit comme je l'ai dit précédemment; mais c'est alors surtout qu'il faut se garder des mouvements de vrille. On ne peut même pas changer la direction du bec, ou du moins la changer notablement, parce que c'est presque toujours en lui faisant longer la paroi supérieure qu'on a le plus de chance de rencontrer l'orifice du rétrécissement.

Si l'on ne courbait pas la bougie de manière à rapprocher la direction de sa pointe de celle de la portion ascendante de l'urètre, très-souvent elle buterait contre le fond du bulbe, et, pour peu que son extrémité fût fine et roide, son bec ne se relèverait pas pour enfiler la portion membraneuse, surtout si la courbure de cette dernière était encore augmentée par le spasme des muscles ambiants, et ferait fausse route.

Quel que soit le siége du rétrécissement, du moment où la bougie s'y est engagée, il faut la pousser d'une manière lente et continue jusque dans la vessie. Quelquefois elle est trop serrée et elle fléchit; on lui donne alors plus de force en y introduisant un fil d'argent, si elle est percée d'un canal, ou, si elle n'en a pas, en glissant sur elle un tube métallique. Le soutien, dans les deux cas, ne doit pas arriver tout à fait à la courbure du canal, de peur que la sonde ne forme un angle trop brusque et ne se ploie. Si donc on emploie un fil d'argent, on le retire à mesure qu'on pénètre plus profondément.

Si l'on se sert d'une sonde, l'urine jaillit aussitôt

que ses œils arrivent dans la vessie, à moins qu'ils ne soient obstrués par du mucus ou du sang, cas où une petite injection les désobstrue. Quand c'est une bougie qu'on a employée, on la laisse quelque temps en place, si rien ne presse, et il n'est pas rare de voir au bout de quelque temps l'urine filtrer entre elle et le canal; quand au contraire la vessie est fortement distendue, on la retire, et si l'urine ne se fait pas jour, on la remplace par une sonde-bougie ou par une sonde cylindrique très-fine, à laquelle on donne une résistance convenable en introduisant un fil d'argent dans la totalité ou dans une partie seulement de sa longueur, suivant qu'on ne tient pas ou qu'on tient à laisser à l'extrémité toute sa souplesse.

Mais souvent la bougie suffit, et quelquefois même il n'est pas nécessaire pour cela qu'on ait traversé le rétrécissement, ce qui ne peut s'expliquer que par une cessation du spasme des parties profondes, sous l'influence d'une sorte de révulsion opérée sur les parties antérieures (voyez p. 364).

Il peut arriver que, malgré toutes les précautions que je viens de signaler, l'instrument se trouve invinciblement arrêté. Les difficultés se réduisent presque toutes à deux catégories : tantôt le rétrécissement ne correspond pas au centre du canal, ou même il existe une fausse route sur l'un de ses côtés, ce qui n'est pas rare; tantôt l'induration qui constitue le rétrécissement offre une résistance supérieure à la force de la bougie.

1º Supposons que la bougie soit arrêtée, et qu'à la facilité avec laquelle on la retire on ait lieu de croire qu'elle ne s'engage pas dans le point rétréci ; supposons surtout que les commémoratifs, une sensibilité particulière, un écoulement de sang, donnent à penser qu'une fausse route se trouve devant lui, il est évident que l'emploi de la force ne pourrait que mal faire. Il faut aller pour ainsi dire à la recherche de l'orifice, et, s'il existe une fausse route récente, si en même temps les accidents ne pressent pas trop, le plus sûr est d'attendre la cicatrisation pour commencer les manœuvres ; ce serait même surtout alors qu'on devrait recourir aux palliatifs dont j'ai parlé précédemment.

Quoi qu'il en soit, voici comment je recherche l'entrée du rétrécissement. Je courbe l'extrémité de la bougie de manière que sa courbure soit permanente ; puis je l'introduis avec lenteur, le bec tourné du côté où je présume que se trouve l'orifice : je me garde bien, pendant ce premier temps, de lui imprimer le moindre mouvement de rotation. Si je ne pénètre pas directement, je n'insiste pas, je retire la bougie assez doucement pour sentir la résistance qu'elle transmettrait dans le cas où son extrémité serait engagée. Sitôt que j'éprouve cette sensation je m'arrête, et je presse pour la faire pénétrer plus avant ; sinon je l'extrais de 1 ou 2 centimètres, et je la repousse ensuite comme la première fois, après avoir, par un très-léger mouvement de rotation, changé tant soit peu la direction de son bec. On présente ainsi successivement celui-ci aux différents points de la circonférence du canal, jusqu'à ce qu'il ait enfilé le rétrécissement. Il faut bien se garder de ces va-et-vient rapides que je vois faire tous les jours, et qui sont cause qu'on ne s'aperçoit qu'on était dans le rétrécissement que lorsqu'on en est sorti, parce que ce n'est pas toujours de suite qu'on le retrouve.

Lorsqu'on a franchi la coarctation, il peut arriver qu'on soit arrêté dans le bulbe, lors même qu'il n'est le siége d'aucun rétrécissement : cela tient souvent à ce que la pointe n'est pas dans la direction de la portion ascendante de l'urètre. Il est facile de l'y ramener si l'on a eu soin de marquer extérieurement un point de repère qui indique de quel côté se trouve l'inflexion ; autrement, quelques tâtonnements suffisent presque toujours.

Les difficultés sont grandes surtout quand, le rétrécissement existant à l'union de la région membraneuse et du bulbe, une fausse route a été faite dans le fond de celui-ci ; car elle se trouve être, pour ainsi dire, la continuation de la région spongieuse, et les bougies s'y engagent presque nécessairement. J'en possède un exemple qui, pendant vingt-cinq ans, n'a pas permis de pénétrer dans la vessie. Il faut alors prendre une bougie encore plus courbée à son extrémité que dans le cas précédent, tenir son bec tourné vers la paroi supérieure, ne lui imprimer que de très-légers changements de direction, et lui faire parcourir successivement les différents points qui avoisinent l'entrée de la portion membraneuse par des mouvements de va-et-vient opérés, comme je l'ai dit plus haut, avec une extrême lenteur.

Si l'on échoue, on se décide enfin à tourner le bec en d'autres sens et même en arrière, parce que, à la rigueur, il peut se faire que la fausse route se trouve sur les côtés, et surtout en haut. Les fausses routes de la paroi pubienne dépendent presque toutes de ce qu'on s'est servi précédemment d'une sonde courbe et rigide et qu'on a abaissé trop tôt son pavillon ; une bougie droite est celle qui convient le mieux quand on suppose qu'il en est ainsi.

Si l'on perd espoir de réussir, on peut essayer une sonde métallique, courbe et volumineuse : non pas que j'adopte les idées de Mayor, mais parce qu'avec le bec de cet instrument il est assez souvent facile de sentir une dépression correspondante à l'ouverture par laquelle l'aponévrose moyenne du périnée donne passage à la portion membraneuse de l'urètre. C'est là qu'il faut appuyer, car cette dépression, dont on augmente ainsi la profondeur, pourra servir de guide à la bougie, et d'ailleurs, comme les rétrécissements de cette région sont généralement moins durs que ceux qui sont plus antérieurs, ainsi que Boyer en avait déjà fait la remarque (*Mal. chir.*, t. IX, p. 204, 4ᵉ édit.), il arrive parfois qu'on sent la sonde pénétrer peu à peu. Alors donc on insiste, et on peut même pour cela s'aider de la main gauche appliquée sur le périnée et pressant sur la convexité de l'instrument. Cette manœuvre m'a été bien des fois utile, mais on doit s'en défier, à moins d'une grande expérience, car l'expérience seule apprend le degré de force qu'il faut se garder de dépasser. Il faut surtout éviter les mouvements brusques, saccadés, dirigés à chaque instant dans des sens différents ; car c'est presque toujours ainsi qu'on fait des fausses routes ; tandis que, avec une sonde volumineuse et bien arrondie, une pression même assez forte, mais lente et continue, déprime les tissus sans les rompre. Je n'ai pas besoin de dire que les mouvements de vrille doivent être encore plus sévèrement proscrits.

Lorsque la sonde métallique ne pénètre pas et que la dépression est sensible, on revient à la bougie courbée à son extrémité, et si l'on ne réussit pas mieux qu'auparavant, on peut, ce que je n'ai encore jamais été obligé de faire, introduire jusqu'à cette dépression un tube ouvert à ses deux bouts et légèrement courbé près du bout vésical, puis passer la bougie dans l'intérieur de ce tube. Béniqué a même conseillé de remplir ce dernier de bougies de boyau très-fines, et de les pousser successivement jusqu'à ce que l'une d'elles tombe sur l'orifice et y pénètre (1).

---

(1) C'est évidemment dans cette première catégorie de difficultés que les bougies tortillées de M. Leroy ont réussi; elles ne sont utiles que par l'excentricité de leur pointe, semblables en cela à mes bougies courbées près de leur bec : il fait par hasard et en tâtonnant ce que je fais avec méthode et sûrement. On peut même remarquer que les préceptes qu'il donne pour les introduire sont les mêmes que ceux que j'avais formulés avant lui pour mes bougies coudées. Il est vrai qu'il expliquait autrement que moi ce qui se passe alors : il supposait que des rétrécissements alternes, en forme de spirale, étaient traversés plus facilement quand on donnait à la bougie une forme semblable; il a même fait faire des figures en conséquence (*Des Angusties*, p. 239). Mais, lui ai-je objecté, de même que le pas d'une vis doit être égal à celui de son écrou, de même il faudrait que la spirale de votre bougie fût moulée sur celle du rétrécissement; si vous n'avez pas moyen d'arriver à cette précision, votre spirale, dans votre supposition, ne pourrait que nuire en multipliant et augmentant les frottements. Il paraît qu'il a senti la difficulté, car il se contente aujourd'hui d'en appeler à l'expérience (voyez p. 62); je crois même qu'il a compris qu'elles n'agissent que comme mes bougies crochues. Aussi, pour ne rien perdre, cherche-t-il à s'emparer de celles-ci, comme le témoigne sa brochure de 1852, intitulée : *Sur les avantages des bougies tortillées et crochues dans les rétrécissements de l'urètre*, et toutes ses publications ultérieures. Aujourd'hui les bougies tortillées ne marchent jamais sans les bougies crochues; l'auteur sent évidemment que seules elles ne pourraient se soutenir.

Je n'ai pas été le premier à courber l'extrémité d'une bougie, mais plus

2° La seconde source de difficultés, c'est la dureté et la résistance du rétrécissement : la bougie s'y engage, mais elle ne peut le franchir. Que faire alors? Les uns ont conseillé l'emploi de bougies de plus en plus fines, les autres d'instruments de plus en plus volumineux.

Le premier procédé, qui est le plus ancien, est certainement très-rationnel quand le rétrécissement a encore un certain calibre; mais il ne l'est plus quand ce calibre est très-faible et presque effacé, par la raison que, s'il est vrai que moins la bougie a de volume, moins elle a de résistance à vaincre pour passer, il est également évident que plus elle est fine, plus facilement elle cède à la pression. Ainsi, moins de résistance d'une part, mais aussi moins de solidité de l'autre; conséquemment la difficulté reste toujours la même. Les bougies fines d'argent ou de plomb, conseillées à l'exclusion de toutes les autres par M. Caponata de Messine, auraient cette solidité qui manque aux bougies de gomme élastique; mais combien on risquerait avec elles de faire fausse route! (Voyez *Gaz. Méd.*, 1853, p. 397.)

Quant au procédé contraire, qui est celui de Mayor, je ne reproduirai pas la réfutation que j'en ai faite; je dirai seulement que l'auteur ne l'a basé que sur une série de propositions fausses.

Mon procédé est mixte en apparence, mais on va

---

que personne j'en ai démontré l'utilité et fait connaître les diverses applications : le fait parut si simple qu'on n'y fit pas attention. Plus tard, M. Leroy préconisa les bougies tortillées; comme il en obtenait en effet quelques succès et que son explication n'y faisait rien comprendre, on cria merveille.

voir, par les considérations sur lesquelles il s'appuie, qu'il est entièrement nouveau.

Lorsqu'une bougie est arrêtée dans un rétrécissement, on n'a pas assez fait attention qu'elle ne l'est pas seulement par l'obstacle qui se trouve à sa pointe, mais encore par la somme des résistances éprouvées par toute la partie de son cône engagée dans la coarctation. C'est lorsque cette somme fait équilibre à la force de l'instrument que celui-ci s'arrête ; si l'on presse davantage, il s'affaisse et ploie, sans qu'on puisse conclure que la partie postérieure du rétrécissement est plus dure, plus rebelle que l'antérieure.

Une conséquence de ce que je viens de dire, c'est que, si l'on pouvait immédiatement annihiler toute autre résistance que celle qui s'exerce à l'extrémité de la bougie, celle-ci pénétrerait plus avant, jusqu'à ce que la résistance des parties nouvellement traversées, jointe à celle des parties qui ne le sont pas encore, fasse, comme dans la première tentative, équilibre à la pression qu'il est possible d'opérer. Or c'est à quoi je parviens par un artifice bien simple.

Je commence par une bougie de 3 millim. environ de diamètre, mais se terminant par une pointe fine, et lorsque je me suis assuré qu'elle est dans le rétrécissement, je presse graduellement et d'une manière continue. Quand elle n'avance plus et qu'elle fléchit, je la retire. Je lui en substitue une autre assez volumineuse (5 à 6 millim. de diamètre) et à cône moins allongé, moins pointu. Celle-ci, plus forte, supporte une pression plus énergique ; elle agit sur les parties déjà dilatées par la précédente et les dilate davantage, de sorte que, si l'on revient à la première, elle n'éprouve plus aucune résistance à sa périphérie dans les points où elle se trouvait auparavant fortement étreinte. Point de raison, par conséquent, pour qu'elle ne traverse pas une seconde portion du rétrécissement comme elle a traversé la première. On alterne ainsi jusqu'à ce qu'elle ait complétement franchi l'obstacle. C'est comme s'il existait plusieurs rétrécissements, et qu'on se débarrassât de l'étreinte des premiers pour agir plus efficacement sur les autres.

Quand le cas est urgent, on peut toujours arriver à la vessie sans désemparer; seulement, il faut quelquefois une ou deux heures. Quand rien ne presse, il vaut mieux faire plusieurs séances.

Cette idée, basée, comme je le disais dans mon travail de 1845, sur la texture constante des rétrécissements organiques et sur les propriétés du tissu fibreux, a, quoique bien simple, une très-grande valeur; car souvent l'introduction de la première bougie est le point le plus difficile et le plus essentiel du traitement des rétrécissements de l'urètre.

J'ai cité, p. 87 de mes *Rech. sur les Rétréciss.* et p. 478 de la 2ᵉ édit. de mes *Rech. sur les Valv.*, des malades affectés de fistules incurables parce qu'on ne pouvait franchir un rétrécissement; un autre, de trente-cinq ans environ, à qui on avait fait une boutonnière pour la même cause : tous guérirent aussitôt que l'introduction d'une première bougie eut permis de continuer le traitement. Or, je ne sache pas que personne, depuis longues années, ait rien ajouté à ce point capital (1).

En définitive, ces deux procédés, employés suivant les circonstances, m'ont donné d'excellents résultats, et je puis répéter encore aujourd'hui, sans crainte de démenti, que, depuis seize ans, je n'ai trouvé qu'un seul rétrécissement que je n'aie pu franchir (voyez p. 7).

Plusieurs méthodes ont été imaginées pour les cas difficiles ; ce sont : la bougie compressive, les injections forcées, les bougies en baleine, la cautérisation antéro-postérieure, le cathétérisme forcé, la ponction du rétrécissement, la boutonnière et la ponction de la vessie.

Beaucoup de chirurgiens, quand ils ne peuvent pénétrer, fixent une bougie contre le rétrécissement jusqu'au lendemain, dans l'espoir qu'elle passera ensuite. Mais si les accidents sont urgents! Et d'ailleurs, remarquons que cette pratique, employée contre le premier genre d'obstacles, ne pourrait être que funeste. C'est un fait vrai qu'une bou-

---

(1) M. Maisonneuve vante beaucoup, depuis une dizaine d'années, un procédé qui lui permet, dit-il, de pratiquer le cathétérisme *même dans les cas les plus difficiles ;* or, qu'on relise tout ce qu'il a publié, et l'on s'assurera qu'il ne tient nullement ce que son titre promet, puisque son procédé consiste à passer une première bougie, ce en quoi il ne fait pas autrement que les autres ; puis, après y avoir fixé un fil, à faire glisser une sonde élastique sur ce fil et sur la bougie. Nous avons vu, p. 264, combien ce procédé est inférieur, dans les cas d'engorgements prostatiques, à celui de Plessmann, qui date de 1797 ; il l'est encore bien plus dans les cas de rétrécissement, puisque, pour qu'une sonde puisse glisser ainsi sur une autre, il faut une disproportion de volume qu'une coarctation tant soit peu résistante ne permet pas : une bougie de 7 millim. de circonférence ne passe qu'avec peine dans une sonde de 13, et il en faut une de 21 pour laisser passer celle de 13. Remarquons que le fil fait en outre un certain relief.

gie fixée ainsi contre un rétrécissement traverse beaucoup plus facilement le lendemain le point qu'elle n'a pu franchir le premier jour. Hunter ne voyait dans ce phénomène que la cessation d'un spasme dont, suivant lui, la stricture était le siége ; Dupuytren, sans s'expliquer bien clairement sur sa nature, le désignait sous le nom de *dilatation vitale*. Mes idées sur la nature du tissu morbide en rendent parfaitement compte : sous la pression de la bougie, le tissu fibreux s'enflamme et se ramollit ; il ne se dilate pas, mais il devient plus dilatable.

Ce procédé ne convient donc qu'au second genre de difficultés, et il ne fait qu'avec lenteur ce que j'ai donné le moyen de faire rapidement. Le mien convient mieux, à coup sûr, dans les cas urgents ; il convient même mieux dans ceux qui ne le sont pas ; car est-il si facile, n'est-il même pas dangereux de maintenir une bougie pressée avec une certaine force contre l'orifice d'une coarctation ? Ne peut-elle pas préparer ou même faire une fausse route ?

Trye, en 1784, et plus tard Sœmmering (*Malad. de la Vessie*, p. 191), lorsque le rétrécissement était très-étroit et dur, injectaient dans le canal de l'huile d'olive ou de l'huile opiacée, fermaient l'orifice de celui-ci, et cherchaient, en pressant avec le doigt, à faire passer le liquide plus avant ; ils répétaient cette manœuvre jusqu'à ce que la bougie pût entrer. Ch. Bell a imaginé de pousser ces injections avec une petite bouteille de gomme élastique (*On the diseases of the ureth.*, etc., p. 22 ; 1822). C'est, on le voit, le même moyen qu'a préconisé M. Amussat (*Leçons*, etc., p. 70 ; 1830) ; mais leur explication diffère : le premier pense que les injections n'agissent qu'en faisant cesser l'irritation du col de la vessie, le second en refoulant un bouchon de mucosités qui obstrue le rétrécissement. Peut-être les deux explications sont-elles vraies suivant les circonstances ; en tout cas, je pense que la première est plus souvent fondée que la seconde. Je me demande encore si cette manœuvre violente ne réveille pas parfois la contractilité de la vessie, précédemment affaiblie par la distension, ou si l'injection, en s'accumulant derrière la coarctation, ne soulève pas la valvule formée par le bord postérieur du col de la vessie, et n'entrouvre pas ainsi l'orifice interne de l'urètre. Quoi qu'il en soit, je crois que cette méthode a plutôt pour effet de faire couler l'urine que de faciliter l'introduction des bougies. On voit d'ailleurs qu'elle serait dangereuse en cas de fausse route.

Les bougies en baleine, munies d'un pas de vis à leur extrémité, ne conviennent évidemment pas dans le premier genre d'obstacles. Quant au second, on a prétendu qu'une fois engagées dans le point rétréci il leur est toujours possible de passer au travers, à la manière de l'instrument qui en a fourni l'idée ; mais je crains que, si elles éprouvent tant soit peu de difficulté dans leur passage, elles n'usent, pour ainsi dire, la portion du rétrécissement qu'elles ont traversée, comme une vis userait un écrou de substance moins solide qu'elle, si l'on continuait de tourner bien qu'elle fût arrêtée dans sa marche.

Wiseman, Hunter, Whately, bien longtemps avant

M. Leroy, ont proposé la cautérisation antéro-postérieure. Il est encore évident qu'elle ne convient
pas dans le premier genre de difficultés, et qu'elle
ne pourrait qu'augmenter les fausses routes, puisqu'à elle seule elle en a fait de plus de 8 centimètres
de profondeur. Quand on a affaire à un rétrécissement très-dur, elle peut, il est vrai, l'enflammer et
le ramollir; mais, outre qu'elle a tous les inconvénients de la bougie compressive, elle peut encore
avoir sur les tissus sains un effet fâcheux que nous
étudierons plus loin.

Le cathétérisme forcé avec la sonde conique de
Boyer n'est évidemment pas applicable aux cas où
l'on ne rencontre pas l'orifice du rétrécissement;
autrement une fausse route serait immanquable.
Même quand on est dans l'orifice, on ne manque
presque jamais d'en faire, surtout quand le rétrécissement est près de la courbure du canal; car est-on
jamais bien sûr alors de la direction qu'on doit lui
imprimer? M. Biagini, de Pistoia, dit que Roux n'a
jamais rencontré, pendant vingt ans, d'obstacle
qu'il n'ait heureusement surmonté par son adresse
à manier cet instrument. Je doute que Roux se soit
jamais vanté de tels succès; mais ce que je sais,
c'est qu'il n'a pas été aussi heureux pendant deux
années d'internat que j'ai passées avec lui. Quoi qu'il
en soit, M. Biagini croit avoir modifié avantageusement la sonde pointue en y ajoutant un mandrin
boutonné. Il pousse ce mandrin, cherche avec lui
l'orifice du rétrécissement, et, quand il l'a traversé,
il pousse la sonde (*Misc. med. chir. di Pisa*, ann. I,
art. XVII). Je ne ferai qu'une observation, c'est que,

si l'on a affaire au premier genre d'obstacles, une bougie courbée à son extrémité rencontrera plus facilement l'orifice qu'un mandrin métallique; si au contraire on a affaire au second, ce mandrin boutonné éprouvera lui-même de très-grandes difficultés à passer la coarctation.

Quant à la ponction des rétrécissements, qu'on a pratiquée à l'aide d'une sonde à l'extrémité de laquelle on faisait saillir une lancette ou un trocart, c'est une méthode plus dangereuse encore que le cathétérisme forcé, et qu'on ne devrait se permettre que dans les cas où l'urètre serait complétement oblitéré.

La boutonnière, ou urétrotomie de dehors en dedans, est une méthode très-ancienne déjà, qu'on veut depuis quelques années élever au rang de méthode générale pour la cure des rétrécissements. J'y reviendrai plus loin; pour le moment, je reproduirai simplement l'opinion que j'ai émise en 1844. « On ne peut disconvenir, disais-je, que, si elle a l'inconvénient d'être plus effrayante pour les malades que le cathétérisme forcé, elle a l'avantage de ne pas exposer à des accidents aussi graves, et particulièrement aux infiltrations urineuses. Il est extrêmement rare, comme je le disais plus haut, que l'urètre soit entièrement oblitéré, et il doit être assez facile de reconnaître et de traverser le point rétréci, quand on a la face interne du canal sous les yeux. » J'approuve donc cette opération quand on n'a plus d'espoir de rencontrer par le canal l'orifice du rétrécissement. Je l'ai proposée au malade dont il a été question p. 7 ; mais, malgré l'insuccès des tentatives et l'urgence des accidents, il n'a pu s'y résoudre ; il a préféré entrer dans un hôpital, et je n'en ai plus entendu parler. Avis aux impassibles généralisateurs de cette espèce d'urétrotomie.

Quoi qu'il en soit, ce n'est que dans le cas où il serait absolument impossible de la pratiquer devant le rétrécissement, comme moyen d'en trouver l'orifice, que je me déciderais à la faire derrière. Tous ceux qui se sont décidés à opérer ainsi sans conducteur sont unanimes sur la difficulté qu'ils ont eue à rencontrer le canal de l'urètre, à moins d'y être conduit par une fausse route. Je suis persuadé qu'on s'y serait bien moins souvent hasardé si l'on ne se fût attendu à le trouver distendu par l'urine, comme cela devrait toujours être si la rétention n'était alors produite que par le rétrécissement. Loin de là, on l'a presque toujours trouvé vide, et par cela même difficile à rencontrer. Ceci vient, comme on le voit, à l'appui de ce que j'ai dit relativement aux causes de la rétention. Je reviendrai sur cette espèce d'urétrotomie.

Enfin, on a pratiqué la ponction de la vessie. Certainement, si tous les autres moyens avaient échoué, et si la distension de cet organe ne permettait plus d'attendre, on devrait y avoir recours, et on la ferait par l'hypogastre ou par le rectum, suivant quelques circonstances particulières. Mais je ne comprends pas qu'on s'y décide, comme je l'ai vu, après des tentatives de cathétérisme insignifiantes et peu méthodiques. M. Gerdy a avancé dernièrement à la Société de Chirurgie que « la ponction de la vessie est par elle-même tout à fait innocente et n'entraîne point d'inconvénient, » et il la conseille pour donner à « l'inflammation ou à la congestion qui gonfle les parois du canal ou *le tissu morbide*, et qui obstrue le passage, le temps de se résoudre (*Gaz. des Hôp.*, 1853, p. 272). » C'est baser un conseil bien chanceux sur une idée fort contestable; et, comme si le hasard se fût hâté de prévenir les funestes effets qui pouvaient résulter des préceptes et de l'autorité de M. Gerdy, M. Monod communiqua, à l'une des séances suivantes, un cas dans lequel, n'ayant pas réussi, ni lui, ni M. Maisonneuve, à passer une bougie, « il fit la ponction sus-pubienne ; une inflammation assez vive se développa dans le tissu cellulaire de la paroi abdominale et du bassin. M. Demarquay eut recours à la ponction rectale ; mais, malgré tout, le malade succomba au bout de deux ou trois jours. » Le rétrécissement siégeait dans le bulbe, une fausse route existait en avant et au dessous ; la ponction sus-pubienne avait entraîné une inflammation du voisinage (*ibid.*, p. 344).

Il ne suffit pas de remédier aux accidents présents, il faut éviter qu'ils se reproduisent et rétablir le cours de l'urine.

« En tête des moyens propres à ramener l'urètre à son diamètre normal, disais-je en 1844 (1), je dois placer la dilatation, qui n'est qu'une extension du

---

(1) Ceci est extrait du manuscrit que j'ai présenté en 1844 à l'Académie de Médecine, pour le prix d'Argenteuil, avec mes travaux *sur les maladies urinaires des hommes âgés, sur les valvules du col de la vessie et sur la lithotritie.* Le manuscrit a été publié en 1845. Je reproduis ici textuellement cet extrait, d'abord parce qu'il est la conséquence de mes idées pathologiques et la base de mon traitement, et ensuite pour que les lecteurs puissent juger s'il n'a pas aussi servi de base à quelque autre.

tissu qui forme le rétrécissement ; et, en effet, si la *rétractilité* insensible est une propriété caractéristique des tissus fibreux, leur *extensibilité* n'est pas moins remarquable. Combien de fois de simples tractions n'ont-elles pas suffi pour redresser des membres maintenus à l'état de flexion par le raccourcissement de leurs ligaments ou de leurs muscles passés à l'état fibreux ? Combien de fois n'a-t-on pas, par le même moyen, allongé des cicatrices et ramené à leur position naturelle des organes qu'elles avaient renversés dans un sens ou dans l'autre ?

« Mais, comme on le pense bien, l'allongement ou la dilatation ne change en rien la structure du tissu ; les aréoles ou les vaisseaux n'en restent pas moins oblitérés comme ils étaient. C'est toujours du tissu fibreux, et, comme tel, il conserve sa tendance à revenir sur lui-même si on ne le maintient pas distendu, du moins à des intervalles plus ou moins rapprochés. Toutes les médications imaginables, internes, externes, locales, générales, ne pourront le faire changer de nature et par conséquent de propriétés. Ainsi donc, les remèdes antisyphilitiques, fondants, calmants, antiphlogistiques, etc., qui ont été tour à tour préconisés pour faire disparaître les rétrécissements de l'urètre, pourront bien être utiles pour combattre les complications ; mais on aurait tort d'y compter pour prévenir les récidives (1).

---

(1) M. Gerdy pense qu'on peut guérir *radicalement* par les antiphlogistiques certains rétrécissements, « parce que la rétraction du tissu fibroïde est souvent due à l'inflammation, et l'on arrive à en triompher parfois par les antiphlogistiques (*loc. cit.*). » M. Gerdy oublie : 1° qu'il ne s'agit pas, pour guérir *radicalement* un rétrécissement, de désenflammer un tissu fibreux

« Mais, pour produire l'extension d'un tissu fibreux, la force mise en œuvre doit souvent agir avec une certaine intensité, sinon d'une manière continue, du moins d'une manière graduelle et par intervalles assez rapprochés. Or, dans quelques circonstances, le rétrécissement s'accompagne d'une telle sensibilité de la muqueuse urétrale que l'introduction des instruments ne peut s'opérer sans provoquer des douleurs extrêmement vives ; ou bien il est tellement résistant que les moyens nécessaires pour le dilater ne pourraient être employés assez longtemps et avec assez de force sans provoquer des accidents ; ou bien *il se reproduit si vite* qu'il serait impossible de cesser, pendant quelques jours seulement, l'usage de la dilatation.

« Que faire alors ? On a conseillé la cautérisation, l'usure, l'excision, l'incision, et chacune de ces méthodes a été exaltée par les uns et blâmée par les autres.

« Consultons encore l'analogie, et rappelons des faits bien établis avant d'arriver à ceux qui sont en discussion.

« Quand une cicatrice trop étroite ne peut être suffisamment élargie, quand une aponévrose, un ligament, un tendon, un muscle rétracté, ne peuvent être suffisamment allongés ou maintenus allongés, les cautérise-t-on ? On s'en garderait bien, car on produirait une perte de substance, et celle-ci serait

naturel, mais de *faire disparaître* un tissu fibreux anormal ; 2° que la rétraction n'est pas ici l'effet immédiat, mais, au contraire, une conséquence très-éloignée de l'inflammation, pour ainsi dire *une conséquence de sa résolution* et de la résorption des produits morbides.

remplacée par une cicatrice plus disposée encore à se rétrécir que le tissu mortifié. Joignons à cela que l'élimination ne pourrait être opérée que par une inflammation des parties environnantes et une suppuration prolongée, dont l'effet serait d'étendre plus au loin la dégénérescence fibreuse... Boyer, sur un malade qui avait subi quinze ou vingt fois l'application de la pierre infernale, n'a jamais pu franchir le rétrécissement avec une sonde d'argent conique, presque pointue, pressée avec toute la force possible. Bien plus, il a vu un autre malade chez lequel, à la suite de plusieurs introductions de la bougie chargée du caustique, le méat s'était rétréci au point que, par la suite, le rétrécissement de l'urètre s'étant renouvelé et l'usage de la sonde étant devenu nécessaire, il fut obligé, pour l'introduire, d'agrandir l'orifice du canal avec un bistouri (*Mal. chir.*, 4e éd., t. IX, p. 133). Ainsi, non-seulement *le caustique ne guérit pas les rétrécissements d'une manière radicale, mais encore il les aggrave ; il peut même en produire qui n'existaient pas.* Ch. Bell dit avoir certainement vu une chaîne de rétrécissements produits par le caustique (*On the diseases of the urethra*, etc., 3e éd., p. 106). Tout cela est parfaitement d'accord avec ma théorie.

« L'excision serait-elle préférable à la cautérisation dans le traitement des cicatrices ou des dégénérescences fibreuses ? Oui, mais à la condition de pouvoir éviter tout travail de réparation capable de remplacer un tissu rétractile par un autre qui ne le serait pas moins ; autrement on aurait plus perdu que gagné. Ainsi, quelquefois on enlève des cicatrices trop dures et on rapproche les bords de la plaie de manière à en obtenir la réunion immédiate. Cette opération a des avantages, parce qu'on remplace un tissu peu élastique par un autre qui l'est beaucoup plus ; mais en serait-il de même si on enlevait une cicatrice pour laisser la plaie suppurer et une cicatrice nouvelle se reformer à la place de la première ? Une pratique semblable paraîtrait irrationnelle, et c'est cependant ce qu'on fait quand on cautérise, ou qu'on use, ou qu'on excise un rétrécissement de l'urètre. Là il n'y a pas de réunion immédiate à tenter ; la plaie ne pourra se recouvrir que par un tissu de cicatrice, et ce tissu ne sera pas moins rétractile que le tissu normal, qui avait été tout simplement dénaturé par l'inflammation (1).

---

(1) On sait que les rétrécissements résultent fréquemment de manœuvres ou accidents qui, dans les chaude-pisses cordées, ont pour effet de déchirer l'urètre en travers ; chacun sait aussi que, bien qu'il n'y ait aucune perte de substance et que la réunion se fasse assez vite, ces rétrécissements sont très-durs et très-rebelles. Or, comment Arnott, en 1819, et M. Leroy, dans ces derniers temps (voyez *l'Union méd. de* 1855, p. 396 et 488), ont-ils pu songer à pratiquer l'excision des rétrécissements, c'est-à-dire à faire dans l'urètre une plaie circulaire, *et avec perte plus ou moins étendue de substance*, pour guérir cette affection ? Ce dernier invoque l'ablation des cicatrices dont il est question ci-dessus ; mais il oublie qu'on rapproche en même temps les bords de la plaie, et que, s'il s'opère nécessairement une cicatrice nouvelle, elle est du moins peu épaisse en comparaison de la première ; que, par cela même, la tension des parties suffit pour prévenir un raccourcissement considérable, et qu'on a conséquemment gagné quelque chose. Mais, dans l'urètre, peut-on rapprocher la portion antérieure de la postérieure et les réunir par première intention ? Y a-t-il une cause quelconque qui s'oppose à la rétraction de la cicatrice ? Non ; vous aurez donc un rétrécissement plus étendu que le précédent, puisqu'il en occupera toute la place, et, de plus, une certaine portion des tissus voisins qui se seront enflammés. Certainement, après le succès des grandes incisions, il n'y a pas de raison pour que l'excision n'espère avoir aussi son tour ; mais, quoi qu'on fasse et qu'il advienne, ce sera toujours un mauvais procédé : la logique le dit. On en appelle à l'expérience ; mais à l'appui de quoi ne l'a-t-on pas invoquée ?

« On dit qu'en entretenant la dilatation on obtient une cicatrice plus étendue que l'induration
qu'on a fait disparaître. Je demanderai d'abord
comment on peut s'assurer en pareil cas qu'on a
obtenu une cicatrice parfaite, malgré le séjour et le
frottement des corps dilatants ; ce n'est pas par la
diminution de la sensibilité et de la suppuration, car
beaucoup de plaies, à une certaine époque, suppu-
rent peu et sont peu sensibles. Ensuite, je ferai observer qu'avant de se rétrécir les parois urétrales
avaient une largeur que ne dépassera probablement
pas la cicatrice, qu'elles n'en sont pas moins arrivées au point de s'opposer au cours de l'urine, et
qu'il n'y a aucune raison de penser que la cicatrice,
tissu fibreux anormal s'il en fut jamais, aura moins
de tendance à se rétracter que le tissu primitif modifié dans sa structure.

« Ainsi, nous voyons qu'aucune de ces méthodes
ne ramène les parois urétrales à leur structure ori-
ginelle, condition sans laquelle on ne peut leur
rendre leur souplesse, et qu'on ne fait au contraire
que substituer à une espèce de tissu fibreux une
autre plus éloignée encore de l'état normal.

« Examinons maintenant les résultats de l'incision.

« Avant l'invention des procédés autoplastiques,
on ne connaissait d'autre moyen de remédier aux cicatrices qui, sous forme de brides, impriment aux
parties une disposition vicieuse et qui résistent à la
distension. On coupait ces brides en travers dans
un ou plusieurs points de leur longueur, et on tâchait, en empêchant les bords des incisions de se

rapprocher, d'obtenir, dans les intervalles, des cicatrices nouvelles, qui s'ajoutaient ainsi à l'ancienne
comme autant de *pièces d'allongement*. Ces cicatrices
nouvelles ne sont pas moins rétractiles que la première, et ce n'est pas chose extraordinaire que de
les voir ramener les parties à un état plus ou moins
voisin de l'état précédent ; mais il est rare cependant
qu'elles n'apportent pas quelque amélioration, et
qu'à l'aide de moyens contentifs employés de temps
en temps on ne parvienne pas à prévenir le retour
d'une difformité aussi désagréable que celle qui existait avant l'opération.

« C'est surtout quand il s'agit d'aponévroses, de
tendons, de ligaments ou de muscles rétractés, que
les résultats sont favorables ; et ici je ne parle pas
de ceux que nous fournit, en pareils cas, la méthode
sous-cutanée, parce que nous ne pouvons rien faire,
pour les rétrécissements de l'urètre, qui place les
parties divisées dans les conditions heureuses où se
trouve une plaie sous-cutanée, mais de ceux-là seulement qu'on obtenait en incisant les téguments en
même temps que les parties rétractées. Or, n'a-t-on
pas redressé des pieds-bots en coupant ainsi le tendon d'Achille ? N'a-t-on pas également redressé la
tête en divisant de la même manière le sterno-
mastoïdien ? J'ai vu M. Roux obtenir un succès assez
beau en coupant à peu de distance de leur attache
les deux tendons de ce muscle à l'aide d'une incision transversale de 8 centim. de longueur. N'est-ce
pas encore ainsi que Dupuytren a obtenu des succès dans les cas de rétraction de l'aponévrose pal-
maire ?... Il ne reste plus maintenant qu'à savoir si

cette règle générale doit faire exception pour l'u-
rètre. Or, mes expériences prouvent que non.

« Les méthodes que je mets en usage pour le
traitement des rétrécissements de l'urètre se réduisent à deux, la *dilatation* et les *incisions*. Je commence toujours par la première, et je n'emploie la
seconde que quand l'autre ne peut être mise en
usage, ou ne donne que des succès trop incomplets
(*Rech. sur les Rétréc.*, p. 89 à 94. — *Gaz. Méd.*
de 1845, p. 465). »

On vient de voir quels sont mes principes; voici
maintenant comment je les applique.

En traitant de la dilatation, la première question
à se faire est celle-ci : doit-on dilater lentement,
graduellement et d'une manière continue, ou bien
par intervalles et le plus rapidement possible? Ces
deux procédés opposés se partageaient, à quelques
exceptions près, l'opinion des chirurgiens, à l'époque où j'ai publié mes premiers travaux.

J'ai rejeté le premier, qui est le plus ancien, et
qui consiste à mettre à demeure une sonde élastique
qu'on remplace tous les six ou huit jours par un
numéro plus élevé, de manière à atteindre un diamètre de 6 à 8 millim. au bout de six semaines ou
deux mois. Mes raisons étaient qu'il est souvent impraticable à cause de la sensibilité de l'urètre, qu'il
condamne les malades à un repos absolu, et compromet par cela même les intérêts et la santé d'un
grand nombre; enfin, qu'il peut amener les plus
graves désordres dans les diverses parties de l'appareil urinaire (*voyez* p. 187).

J'ai également rejeté le second, qui est celui de

MM. Mayor, Montain, Perrève et autres, parce que le tissu fibreux devant passer tout à coup, et sans ramollissement préalable, d'une certaine étendue à une étendue beaucoup plus considérable, il en résulte des effets fâcheux : 1° dans tous les cas, la douleur est très-vive : j'en ai été témoin plusieurs fois, et d'ailleurs chacun sait combien sont aiguës, *déchirantes*, les souffrances produites par une forte distension; 2° très-souvent les tissus se déchirent. « Au moment où certaines coarctations viennent à céder, dit Mayor, on entend et on éprouve un petit frémissement ou bruissement brusque, comme si quelque chose se déchirait ou se déplissait. » (*Chir. simpl.*, t. II, p. 103.) On me permettra sans doute de regarder ce déplissement comme fort hypothétique et de n'admettre qu'une déchirure. Sur un homme dont l'urètre rétréci avait été élargi par un dilatateur mécanique, et qui était mort cinq heures après l'opération, on trouva dans le bulbe, au niveau du rétrécissement qui était formé par une *induration très-marquée*, une déchirure de trois centimètres environ. Le fond de cette déchirure était irrégulier et traversé d'un grand nombre de petites brides qui n'avaient pas complétement cédé à l'action de l'instrument (*Rev. méd.-chir.*, t. X, p. 309). 3° On ne trouva, dans le fait précédent, aucune autre altération qui pût expliquer une mort si rapide : la dilatation brusque peut donc amener de graves accidents. On répond que les opérations les plus simples, surtout sur cet appareil, peuvent en causer de semblables. D'accord; mais une opération violente y expose-t-elle moins qu'une autre plus douce? N'est-ce pas, au contraire, une raison pour n'agir sur l'urètre qu'avec la plus grande circonspection? De pareilles catastrophes sont très-rares, j'aime à le croire; mais ce qui ne l'est pas, c'est de la fièvre et de l'inflammation qui ne permettent de renouveler les séances qu'à d'assez longs intervalles; de sorte que, en définitive, la douleur et les chances d'accidents ne sont même pas compensées par un bénéfice de temps.

Pour moi, peu rassuré par les résultats dont j'avais été maintes fois témoin, j'adoptai, dès mon début dans la pratique, un procédé mixte qui possède les avantages des précédents sans en avoir les inconvénients. Je ne l'exposerai pas ici, puisque je l'ai reproduit textuellement, p. 87, en regard de la variante de M. Reybard. J'ajouterai seulement qu'aujourd'hui il m'arrive rarement de laisser l'instrument en place, même quelques moments; que j'ai complétement abandonné les instruments cylindriques; que souvent je me sers, jusqu'à la fin du traitement, des bougies de gomme élastique, coniques et boutonnées à leur extrémité; mais que j'ai reconnu aussi qu'il y a quelquefois avantage à ne pas trop insister sur leur emploi et à les remplacer par des cathéters métalliques courbes, qui, en raison de leur poli, glissent beaucoup mieux. En tout cas, je ne me sers jamais de bougies métalliques inférieures au n° 16 de la filière Charrière (1), qui

---

(1) Je dois dire que je préfère la filière Charrière, dans laquelle le centimètre est divisé en 30 numéros, d'abord parce qu'elle suffit à tous les besoins, et ensuite parce qu'elle a un avantage auquel personne ne paraît avoir songé. La graduation se faisant par tiers de millimètre, il résulte du

est à peu près celui des algalies de trousse. La collection dont je me sers se compose donc de quinze numéros. Voici d'après quelles règles je l'ai fait confectionner. Mon n⁰ 16 est cylindrique dans toute sa longueur. Le n⁰ 17 correspond au n⁰ 16 à son extrémité, et ce n'est qu'à 1 centimètre de cette extrémité qu'il atteint le 17. Le n⁰ 18 correspond au 16 à son extrémité, au 17 à 1 centimètre, et n'atteint le 18 qu'après 2 centimètres. Le n⁰ 19 correspond au 16 à son extrémité, au 17 à 1 centimètre, au 18 à 2 centimètres, et au 19 après 3 centimètres. Le n⁰ 20 correspond au 17 à son extrémité, au 18 à 1 centimètre, au 19 à 2 centimètres; il atteint le 20 à 3 centimètres; et ainsi de suite, de sorte que le 30 porte 27 à son extrémité, 28 à 1 centimètre, 29 à 2 centimètres, et 30 à 3 centimètres.

On voit : 1⁰ que les bougies *cylindro-coniques* ont une extrémité arrondie qui augmente avec les numéros, qu'elles offrent donc, sous ce rapport, la même sécurité que les bougies cylindriques ; 2⁰ que le cône tronqué de chacune d'elles augmente insensiblement et dans la même proportion ; 3⁰ que toutes deviennent

---

rapport du diamètre à la circonférence que le numéro indique de combien de millimètres est la circonférence, et que ce même numéro, divisé par 3, donne le diamètre. Ainsi, est-on arrivé au n⁰ 24 : cela indique que le point dilaté a 24 millimètres de circonférence ; et si l'on divise 24 par 3, on a le diamètre du corps dilatant, c'est-à-dire 8 millimètres.

Les filières ordinaires sont très-commodes pour mesurer les instruments circulaires ; mais il n'en est plus de même pour ceux qui ont des diamètres inégaux. M. Arnott, et plus tard M. Blatin, ont imaginé une espèce de compas formant un angle invariable, profond et très- aigu. Suivant que le corps à mesurer est plus ou moins volumineux, il s'enfonce moins ou plus dans cet angle, et des numéros gravés sur les tiges en indiquent le diamètre. Ce *cathétéromètre* convient aux instruments de toutes formes.

cylindriques à 3 cent. de leur extrémité ; 4° qu'elles s'emboîtent pour ainsi dire les unes dans les autres et qu'elles ne dilatent que lorsque leur bec a déjà franchi le rétrécissement. Ainsi, on vient de passer le n° 20 et on veut passer le 21 ; or, celui-ci, n'étant qu'un 18 à son extrémité, s'engagera facilement dans la voie faite par le 20, et, quand il commencera à la distendre, il sera déjà engagé de 2 cent. Le cathétérisme est donc beaucoup plus facile et plus sûr que lorsque le bec ne passe qu'à mesure qu'il dilate; et toutes les autres bougies métalliques sont dans ce cas, même celles de Béniqué, bien qu'il ait divisé le centimètre en 60 numéros, ce qui amène cet autre inconvénient que, pour obtenir la même dilatation, il faut introduire deux fois autant d'instruments.

Je pourrais exposer ici un grand nombre de faits qui prouvent que cette méthode est applicable dans la plupart des cas, et que des rétrécissements même très-étroits peuvent être dilatés par elle en quelques jours seulement.

Cependant il n'en est pas toujours ainsi; quelquefois, arrivé à un certain numéro, il est impossible d'en passer un plus fort. Je suppose que ce sont des cas où l'atrophie et la condensation du tissu altéré sont arrivées à leur maximum, et où, la vitalité étant presque éteinte, il est difficile de provoquer ce travail inflammatoire d'où résulte le ramollissement du tissu à dilater. Conséquemment j'ai recours alors à une action plus prolongée, et je laisse à demeure le corps dilatant, qui est une sonde, autant que possible. En deux, trois.... ou vingt-quatre heures au plus, le rétrécissement acquiert par ce moyen un degré remarquable de dilatabilité. Ce phénomène est évidemment de la même nature que ce que Dupuytren appelait à tort dilatation vitale (voyez p. 395), et peut-être est-ce en provoquant un travail analogue que la cautérisation a paru quelquefois utile. Mais, pratiquée superficiellement, elle a encore un autre avantage : c'est celui de détruire l'irritabilité extrême de l'urètre, irritabilité qui, chez certains sujets, ne permet pas la dilatation, à cause des douleurs vives et des accidents fébriles que celle-ci provoque. Cette remarque n'avait pas échappé à E. Home (*On strict.*, t. II, p. 316). Je la regarde donc comme un auxiliaire parfois très-utile, et je ne la blâme que lorsqu'on a pour but de détruire la coarctation.

Ce que je viens de dire semblerait prouver la supériorité de la dilatation permanente sur la dilatation temporaire ; mais gardons-nous d'en tirer cette conséquence. Une fois produite la dilatabilité dont il vient d'être question, la dilatation momentanée marche ensuite sans obstacle ; le séjour de la sonde n'a plus que des inconvénients, et il ne dispense pas plus que l'autre méthode de soins consécutifs. Sans cela, la dilatation qu'on obtient de la sorte, et pour ainsi dire artificiellement, ne dure pas ; le rétrécissement conserve une grande tendance à revenir au point où l'on se trouvait arrêté d'abord et qui semble être la limite de son extensibilité. Cette remarque est tellement vraie que M. Leroy a jugé à propos de lui donner place dans *ses* aphorismes (*Aphor. sur les Rétr.*, p. 15 ; 1846).

Règle générale, je ne cesse de dilater que lorsque la bougie remplit complétement la portion saine du canal. Comme l'orifice est habituellement plus étroit que le reste, on est quelquefois obligé de le débrider par en bas pour arriver à ce degré de dilatation. Ce débridement n'a pas d'inconvénient sérieux ; je ne le fais cependant qu'en cas d'absolue nécessité, parce que j'ai reconnu qu'il aplatit le jet, lui donne plus de disposition à s'éparpiller, fait qu'il se porte plus directement en bas et qu'il décrit un arc moins régulier. D'ailleurs la conicité de tous les instruments que j'emploie leur permet presque toujours de s'y engager aisément, et, comme je ne les laisse pas en place, si la distension du méat détermine quelque douleur, celle-ci n'est que momentanée.

Cette dilatation, portée aussi loin que l'état des organes le permet, me paraît avoir un grand avantage, et je me suis assuré chez plusieurs malades que c'est souvent parce qu'on s'arrête trop tôt que la coarctation se reproduit si vite. Tout solide élastique, qu'il appartienne aux règnes minéral, végétal ou animal, perd d'autant plus de son ressort qu'on l'éloigne plus fortement de certaines limites ; les rétrécissements, comme substance fibreuse, n'échappent pas à cette règle ; aussi arrive-t-il souvent qu'après avoir franchi péniblement certains numéros le reste passe ensuite avec une étonnante facilité, sans qu'il y ait eu aucun indice de rupture.

Inutile de dire que la marche de ce traitement doit être modifiée en raison de diverses conditions locales et générales, qu'il faut éviter avec soin de provoquer des accidents inflammatoires ou autres, les combattre s'il s'en manifeste, et même, pour peu qu'ils aient d'intensité, suspendre la dilatation jusqu'après leur disparition complète.

Quelle que soit la méthode de dilatation employée, tout rétrécissement tend à se rétracter : c'est une propriété inhérente au tissu fibreux. Mais cette rétraction ne se fait pas toujours dans le même temps et de la même manière. J'ai vu des malades chez lesquels elle était peu marquée après plusieurs années, et sans que rien s'y soit opposé; j'en ai vu, au contraire, chez lesquels elle s'opérait complétement en quelques mois, quelques semaines, et même quelquefois du jour au lendemain. Je ne pourrais dire à quoi tient une telle différence; seulement j'ai remarqué qu'il faut se défier des rétrécissements qui résistent trop ou trop peu : ils m'ont semblé les plus prompts à revenir. Cela se conçoit des premiers, mais moins facilement des autres. Peut-on admettre que, dans quelques cas, le tissu, incomplétement altéré, a des propriétés analogues à celles du tissu fibreux dit élastique? ou bien ne serait-ce pas que l'altération ne comprend qu'une partie, les deux tiers, les trois quarts de la circonférence de l'urètre, et que c'est le tissu resté sain qui s'allonge ou se resserre brusquement, en raison de sa grande élasticité?

Au reste, ces différences nous montrent combien il est difficile de juger de la valeur des diverses méthodes thérapeutiques si l'on persiste à ne s'en rapporter qu'à la seule expérience, et combien il est important, pour éviter aux malades les désagréments d'une récidive, de ne pas les abandonner à une sécurité trompeuse. Quant à moi, je préviens franchement les miens de l'incertitude de la science à cet égard ; je leur montre à s'introduire une bougie d'un numéro égal à celle par laquelle j'ai terminé le traitement, et je leur recommande de se la passer momentanément tous les huit, quinze, trente jours... suivant la tendance que le rétrécissement paraît avoir à se reproduire ; je leur conseille même de se munir d'une ou de deux autres bougies moins volumineuses, afin de préparer la voie à la première dans le cas où elle éprouverait trop de résistance. La rétractilité diminue avec le temps (voyez p. 89) ; aussi peut-on éloigner de plus en plus ces introductions, à mesure que l'expérience prouve qu'il n'y a nul inconvénient à le faire.

« Mais, disais-je dès 1844, la dilatation n'est pas toujours, même momentanément, couronnée de succès ; quelquefois le rétrécissement lui résiste, ou bien il ne lui cède que pour se reproduire aussitôt. Il ne faut pas pour cela se décourager, puisque la science actuelle nous offre encore une ressource ; c'est le *débridement* ou la *division* du point rétréci par l'instrument tranchant (*Rech. sur les Rétr.*, p. 102, et *Gaz. Méd.*, 1845, p. 470). » J'appelle l'attention sur cette dernière phrase, ainsi que sur le mot *incision* employé p. 407. On voit qu'ils sont une conséquence de ma théorie. Avant moi, la plupart des chirurgiens qui avaient recours à l'instrument tranchant, et M. Reybard lui-même (voyez p. 92), n'avaient d'autre intention que d'opérer un dégorgement des tissus ; conséquemment presque tous se bornaient à des scarifications superficielles, à des mouchetures qui n'étaient en réalité que des égratignures : leurs instruments ne pouvaient rien de plus. Moi, j'ai dit, au contraire : la fibrification des membranes étant irrémédiable, l'incision ne peut donner de bons résultats qu'autant qu'il se forme entre les parties divisées des cicatrices qui soient comme autant de *pièces d'allongement*. Voilà bien, si je ne me trompe, la *pièce supplémentaire* de M. Reybard (1).

---

(1) M. Leroy, en 1845, ne scarifiait que les replis valvulaires, et il reprochait à un chirurgien d'étendre cette méthode aux *nodosités fibreuses*, « quoique pour elles son efficacité ne soit pas aussi manifeste » (*Des Angusties*, p. 336). Du reste, pas un des instruments qu'il propose dans cet ouvrage ne peut faire autre chose que des égratignures. La plupart reposent sur l'idée qui a présidé à la confection de celui que j'ai reproduit p. 43. En 1849 et en 1852, c'est autre chose ; il a complétement changé d'avis ; il ne divise plus que les rétrécissements fibreux. Il *reconnaît* qu'il ne faisait pas des incisions aussi profondes que M. Reybard ; mais il ajoute qu'il avait, dit-il, imaginé, avant lui, un instrument qui pouvait en faire (*Trait. des Rétr. fibreux par la déchirure, la scarification*, etc., p. 29). A la page suivante, il dit que les déchirures et les scarifications répétées, jointes à la dilatation, rendent les rétrécissements fibreux *souples et dilatables*. Ces mots laissent bien encore, ce me semble, percer l'idée de *dégorgement*.

Voici ce qu'écrivait M. Civiale, dans son *Traité des Mal. des org. génitourin.*, 1re édit., t. I, p. 282 : « Les faits qu'on a cités en faveur des scarifications étant la plupart incomplets, le petit nombre de ceux qui semblent venir à l'appui de cette méthode n'offrant rien de concluant, et ceux que j'ai recueillis moi-même s'élevant tous contre elle, *je n'ai encore pu me décider à inciser les parois urétrales*, retenu par la crainte d'aggraver l'état des malades. » En 1849, il dit avoir appris « par expérience que la méthode des longues et profondes incisions est utile, » et il imagine un instrument pour en faire (*De l'Urétrot.*, p. viii et fig. 1re). En 1850, il ne sait plus trop ce qu'il pense : il blâme la scarification ; il préconise encore les *incisions profondes* ; néanmoins il recommande d'y revenir *deux ou trois fois* plutôt que de s'exposer à inciser *trop profondément* (*Traité*, etc., 2e édit., t. I, p. 534). Enfin, tout récemment, il vient de combattre à outrance les incisions profondes, et il cite un grand nombre de résultats désastreux (*Bull. de Thérap.*, mai et juin 1855). Voilà bien des opinions contradictoires ; mais il ne faut

Partant des principes suivants : 1º les rétrécissements organiques sont tous fibreux ; 2º on ne doit inciser que ceux qui résistent à la dilatation ; 3º ceux-ci

---

pas oublier que c'est toujours au nom de son *expérience* que M. Civiale les
a produites.

Quant à M. Reybard, ce n'est qu'en novembre 1845, c'est-à-dire plusieurs
mois après la publication de mes *Recherches*, qu'il a pratiqué pour la première fois ses grandes incisions (voir le rapport de la Commission d'Argenteuil, p. 39).

Plusieurs fois j'ai fait connaître personnellement à M. le rapporteur de
la Commission d'Argenteuil mes sujets de plainte à propos des emprunts de
M. Reybard ; je lui ai remis mon *Mémoire historique* à l'époque de sa publication ; j'ai récemment encore adressé une réclamation à la Société de Chirurgie dont il fait partie ; il semble qu'il aurait pu et dû s'éclairer à cet
égard. Nullement : au moment où je mets cette feuille sous presse, il vient
de publier, dans le *Bulletin de Thérapeutique* du 15 novembre 1855, une lettre
qui prouve qu'il persiste dans la fausse voie où il s'est engagé.

Il est vrai qu'aujourd'hui il regarde comme *généralement admise* l'opinion de M. Reybard sur la structure fibreuse des rétrécissements organiques
et sur leurs propriétés, opinion que, dans son Rapport, p. 30, il attribuait positivement à M. Reybard, et qu'il regardait comme contraire à *celle qu'on
admet généralement*.

Eh bien, non, cette structure constammeut fibreuse, que M. Reybard a décrite d'après moi (*voyez* p. 74), n'était pas généralement admise lorsque je
l'ai signalée en 1839 et en 1845. Les chirurgiens savaient, il est vrai, qu'il
y a des rétrécissements durs, et encore n'étaient-ils pas fixés sur leur nature,
ainsi que le témoignent les noms de *calleux* et *cartilagineux* qu'ils leur
donnaient le plus souvent ; mais ils n'en faisaient qu'une espèce assez rare
des rétrécissements organiques, et l'un de ceux qui se sont le plus occupés
de cette question en admettait encore neuf espèces en 1845, même après la
publication de mes *Recherches*.

« Mais, ajoute M. le rapporteur, ce qui appartient à M. Reybard, *et constitue une des idées fondamentales de son travail*, c'est d'avoir démontré que
ce tissu ne reprend jamais les propriétés primitives des parois de l'urètre,
quel que soit le moyen thérapeutique employé... C'est sur ces faits, maintenant incontestés, que M. Reybard *a édifié sa méthode thérapeutique*. »

Les pages 82 et 92 de mon *Mémoire historique* prouvent d'une manière
irréfutable que j'avais établi cette *base* en 1839, même avant la publication
d'un mémoire où M. Reybard exposait des idées diamétralement opposées.
On y trouve également que cette autre *base* de la méthode de M. Reybard,
cette idée que la guérison ne s'obtient, après l'incision, que par une cicatrice intermédiaire aux bords de la division, c'est encore moi qui l'ai posée.
Seulement, au lieu de quatre petites sections que je faisais, M. Reybard a
cru n'en devoir faire qu'une grande : là est l'unique différence. L'avenir
dira qui a raison.

occupent presque nécessairement toute la circonfé-rence du canal ; 4° les plus rebelles se trouvent or-dinairement au-devant de la symphyse pubienne et ils occupent toute l'épaisseur des parois ; 5° celles-ci sont alors moins épaisses que dans l'état normal ; 6° les rétrécissements de la portion bulbeuse cèdent assez facilement à la dilatation, et, quand ils résis-tent, le bulbe est lui-même condensé en un noyau fibreux ;

J'ai déduit ces autres propositions : 1° l'instru-ment tranchant ne peut ramener les tissus à leur état normal ; 2° il n'est utile qu'autant qu'il se pro-duit entre les parties divisées des cicatrices, qui sont de véritables pièces d'allongement ; 3° il faut par conséquent faire plus que des scarifications, afin que les bords s'écartent ; 4° puisque les parois sont condensées, amincies, et *résistent à la dilatation*, il n'est pas besoin d'instruments à lames très-sail-lantes pour les diviser ; 5° le tissu fibreux formant seul la coarctation, il n'est pas nécessaire de diviser les tissus sains ; bien plus, il faut s'en garder, car leur plus grande épaisseur étant constituée par le tissu spongieux, qui est une dépendance du système veineux, il pourrait en résulter des hémorrhagies, des résorptions d'urine, des phlébites et des infec-tions purulentes ; 6° on ne pourrait obtenir une large cicatrice qu'en écartant largement les bords de la division, et on ne pourrait produire cet écar-tement sans étendre cette division en avant et en arrière, sans diviser en même temps ou dilacérer le tissu cellulaire, et former une sorte de poche qui favoriserait les infiltrations urineuses : au lieu d'une

large cicatrice, faisons-en donc plusieurs petites;
7° les cicatrices étant rétractiles comme toutes les cicatrices, et le tissu primitif du rétrécissement n'ayant pas changé de nature, on devra toujours se tenir en garde contre la rétraction; cependant celle-ci sera bien moins prompte qu'avant la production des pièces d'allongement.

Voici maintenant comment j'ai cherché à réaliser ces idées.

Quand il s'agit d'un rétrécissement à l'orifice même du gland, je l'incise par en bas avec un bistouri boutonné, ou mieux encore avec un instrument qui n'est qu'une réduction du lithotome caché. Il y a avantage et nul danger à inciser un peu largement. On passe ensuite chaque jour une bougie conique volumineuse, qui écarte les bords de la division assez pour que, tant qu'ils ne sont pas recouverts d'une membrane, l'angle ne puisse se cicatriser.

Quant aux rétrécissements de l'intérieur du canal, voici comment je les divise.

Mon premier urétrotome, que j'avais dit être une modification d'un instrument de M. Leroy, avait pour but de comprendre le rétrécissement entre deux olives égales; après quoi quatre lames, passant de l'olive terminale dans l'autre, devaient diviser le tissu fibreux interposé.

Il remplissait cette condition essentielle, selon moi, de n'agir que sur le point malade et de mettre à l'abri les tissus sains en avant et en arrière; mais je m'aperçus bientôt que, les *lames ne dépassant pas la circonférence des olives*, dont l'une devait traverser auparavant le point rétréci, *elles ne faisaient qu'effleurer le tissu induré.* Au lieu de quatre lames réunies en croix, je les fis indépendantes; j'ajoutai un mécanisme qui pût les écarter au delà de la circonférence de l'olive terminale avant de leur faire traverser le rétrécissement, et les rapprocher ensuite dans l'olive antérieure. Cet instrument me mettait en mesure, comme le précédent, de n'agir que sur le tissu malade, de le diviser sur plusieurs points à la fois; mais il me fournissait en outre la certitude de le diviser d'autant mieux que, le développement des lames me permettant de donner moins de volume à l'olive qui devait traverser la coarctation, il n'était pas besoin d'une dilatation préliminaire aussi grande. Je ne ferai pas la description de cet urétrotome, dont je donne la figure; du reste, l'exposition de la manœuvre le fera parfaitement comprendre.

On s'assure d'abord d'une manière bien exacte du siége, du nombre et de l'étendue des rétrécissements, ce qu'il est toujours possible de faire, puisque l'emploi de cet instrument suppose toujours une dilatation d'au moins 5 millim. Cela fait, j'éloigne les deux olives en faisant glisser EF sur AA', et je les fixe à l'aide de la vis de pression F' à une distance un peu plus grande que la longueur de la coarctation qu'on veut diviser. Je pousse au delà du rétrécissement le renflement terminal, auquel on peut adapter des bouts de diverses formes à l'aide d'un pas de vis qui se trouve en B, et, par de petits mouvements de va-et-vient, je constate que le rétrécissement est bien compris entre les deux renflements. Si ces mouvements annonçaient par leur étendue que ces renflements sont trop distants l'un de l'autre, je les rapproche doucement en poussant la rondelle F. Les choses étant ainsi convenablement en place, je fais saillir les lames en tirant le bouton D; puis je leur fais traverser le rétrécissement et je les amène dans le renflement antérieur en tirant le manche C"; enfin je les ferme en repoussant D, et je retire l'instrument.

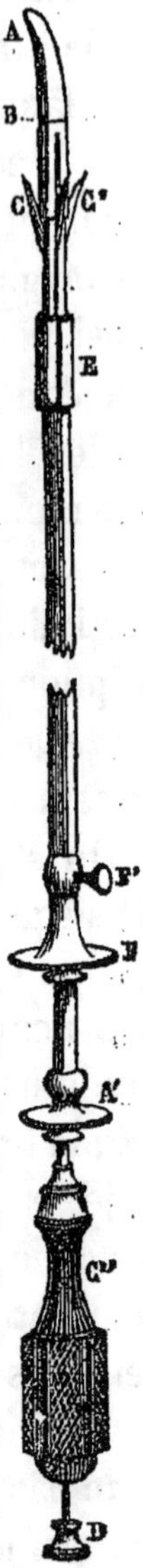

S'il y a d'autres rétrécissements à diviser, il y a avantage à le faire de suite, et on agit pour eux de même que pour le premier; comme on n'incise que du tissu induré, il n'y a que peu de douleur et d'écoulement de sang. On passe ensuite un corps dilatant bien souple, aussi fort que le canal peut l'admettre sans en être fatigué; mais, à moins d'une indication particulière, je ne le laisse jamais en place.

La manœuvre de cet instrument est simple, commode et sûre; il n'a véritablement qu'un défaut : c'est d'être difficile à nettoyer, quoique avec du soin il soit toujours possible de le faire, puisqu'il se démonte entièrement pièce à pièce. Et puis, comme je l'ai dit, il faut, avant d'en faire usage, arriver à 5 millimètres au moins de dilatation. Il est excessivement rare qu'on ne puisse y parvenir; mais enfin j'ai prévu ces cas, et, en faisant une modification insignifiante en apparence à mon premier instrument, il m'a permis d'atteindre le résultat que je cherchais. J'ai remplacé la volumineuse olive de l'extrémité par deux petites, A, de 3 et 4 millim. de diamètre, et pouvant se remplacer l'une par l'autre. Les lames sont nécessairement cachées dans la grosse olive E, qui a 8 millim. Les échancrures qu'on voit au dessous de celle-ci, sur la canule EE', ont pour unique effet de lui donner de la flexibilité, afin qu'elle puisse glisser sur la pièce courbe AB. Mes lames C diffèrent de toutes celles qui ont quelque analogie avec elles en ce que celles-ci sont toutes taillées sur la même pièce de métal, et ne peuvent être par conséquent affilées qu'à la lime (c'est dire qu'elles ne coupent que fort peu), tandis que les miennes sont formées de deux pièces qu'on affile sur leur circonférence aussi parfaitement qu'une lancette. Chacune de ces pièces offre une encoche qui occupe la moitié de son plus grand diamètre ; dans le reste de ce diamètre elles sont forées. Ces deux dispositions font qu'elles peuvent être fixées séparément, ou bien ensemble et en croix, à l'extrémité du mandrin DC, à l'aide d'un petit écrou : l'instrument coupe sur deux côtés dans le premier cas, et sur quatre dans le second.

Bien que ces lames coupent aussi bien qu'une lancette, l'expérience m'a appris que, quand la coarctation est très-

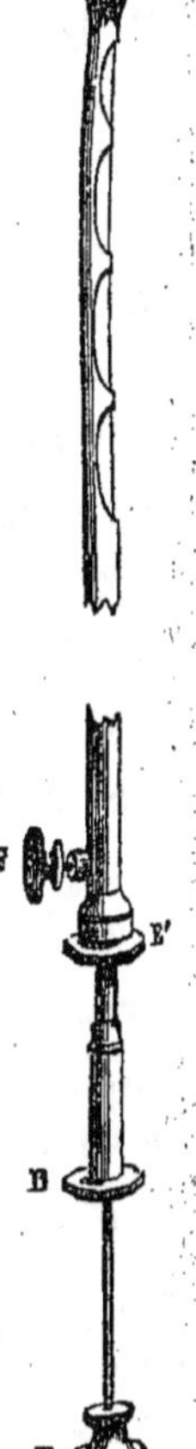

dure, il est quelquefois difficile de la diviser sur quatre points simultanément, et que, malgré la précaution de tenir le canal tendu, le tissu induré fuit devant elles. Quand on a lieu de craindre cet inconvénient, on se borne à deux tranchants.

On adapte en A une olive qui entre à frottement dans le point rétréci ; puis on fixe, à l'aide de la vis F, l'olive E, de manière qu'elle soit distante de l'autre d'une longueur égale à celle du rétrécissement, plus celle des lames ; on attire enfin celles-ci dans les entailles de la grosse olive.

On introduit alors l'instrument huilé dans l'urètre, on pousse l'olive A au delà du rétrécissement, et, lorsqu'on s'est assuré par quelques mouvements de va-et-vient qu'il est traversé en entier, on presse contre lui l'olive E, et, pendant qu'avec la main gauche on maintient les choses dans cette position en tendant la verge sur la tige de l'instrument, avec la droite on fait passer les lames à plusieurs reprises à travers le rétrécissement, qui se trouve ainsi divisé.

Dès lors le précédent urétrotome peut être employé avec facilité, si on le juge utile.

Quoique cette opération combinée soit peu douloureuse, je ne me dissimulais pas cependant ce qu'avait de désagréable pour le malade l'introduction successive de deux instruments, et je m'appliquai à les remplacer par un seul. Je poursuivais aussi un autre but, celui de diviser en toute sûreté les rétrécissements non franchis. L'urétrotome que je vais décrire remplit ces diverses indications.

Réduit à sa plus simple expression, il entre dans

sa composition : 1° une gaîne A F, ouverte sur l'un de ses côtés dans toute sa longueur et terminée par un renflement cordiforme A O, offrant sur l'un de ses bords une fente qui n'est qu'un prolongement de celle de la gaîne, et fendu seulement dans ses deux tiers antérieurs sur le bord opposé. A la place du petit capuchon A, on peut visser soit I, soit J, soit K, qui présente un bout de bougie de gomme élastique. Ces pièces accessoires peuvent être logées dans le manche C en devissant le couvercle L. A son extrémité externe, dans l'étendue de 4 cent., cette gaîne offre un renflement cylindrique R, où se trouve un ressort en boudin, et à 1 cent. de cette même extrémité est soudée une rondelle G, percée, au niveau de la fente de la gaîne, d'une ouverture propre à laisser passer le bouton D. Immédiatement au-dessus de cette rondelle on voit une fente qui commence à la fente longitudinale, marche transversalement et devient elle-même longitudinale, après un quart de cercle, pour se terminer en D. En deçà de la rondelle G, le centimètre restant de la gaîne offre un pas de vis sur lequel se fixent la rondelle E et le cylindre F; 2° une lame B, de la largeur du renflement de la gaîne, mais arrondie à son extrémité; elle est tranchante dans toute sa longueur du côté de la fente de la gaîne, mais, du côté opposé, elle ne coupe que dans ses deux tiers antérieurs; plus en deçà, elle est échancrée comme on peut le voir sur la figure accessoire A B. Dans cette échancrure elle présente un dos assez épais, dont nous verrons la destination plus tard. La tige qui supporte cette lame, et qui parcourt la gaîne jusqu'au point D, est douée dans son quart antérieur d'une élasticité qui tend toujours à la porter du côté opposé à la fente, et par conséquent à y ramener la lame quand on l'a fait saillir. Au point D, cette tige est reçue dans un trou que présente le bout d'une autre tige à laquelle est adapté le manche C. Ces deux tiges sont fixées ensemble et paraissent n'en former qu'une; néanmoins elles peuvent tourner l'une sur l'autre autour de leur axe, soit à droite, soit à gauche. C'est à l'extrémité de la tige DC qu'est fixé le bouton D.

Supposons maintenant la lame et sa tige dans la gaîne, et le bouton D au repos contre la rondelle G, là où la petite fente se coude à angle droit; dans cet état la lame est entièrement cachée dans le renflement cordiforme et l'instrument est prêt à être employé.

Le rétrécissement est-il facile à franchir: on visse au point A l'ajutage J, s'il se trouve dans la région spongieuse, et l'ajutage I s'il est au fond du bulbe. Y a-t-il une difficulté provenant de l'excentricité de l'orifice ou d'une fausse route existant à côté : on se sert de l'ajutage K ; enfin, si l'instrument s'engage et ne peut franchir l'induration fibreuse à cause de sa dureté, on se sert simplement du capuchon A. C'est la manœuvre à employer dans ce dernier cas que je vais décrire ; le reste s'en déduira aisément.

On doit d'abord se rappeler qu'en général c'est dans les trois quarts antérieurs de la région spongieuse que se trouvent les rétrécissements les plus rebelles à la dilation, et, de plus, se bien pénétrer de la théorie de leur résistance, que j'ai exposée p. 392. On s'assure de nouveau de la profondeur du rétrécissement, et on place le curseur H de manière que sa distance de l'extrémité de l'instrument dépasse la profondeur du rétrécissement d'une quantité bien déterminée, 2, 3, 4... centimètres. On prend la verge de la main gauche, comme pour le cathétérisme, et l'urétrotome de la droite, entre l'indicateur et le médius, placés au-dessous des rondelles, et le pouce appliqué sur le manche, au point L ; puis on présente l'instrument à l'orifice, de manière que leurs grands diamètres se correspondent, et, aussitôt qu'il a dépassé la fosse naviculaire, le canal devenant aplati de bas en haut, on change sa direction en conséquence, on le met en travers, et on le pousse jusqu'au rétrécissement. Par les degrés dont il est marqué, et en recherchant avec le doigt le point où se trouve son renflement, on s'assure qu'il bute contre l'obstacle à diviser, et, après avoir mis la verge dans le relâchement et noté exactement à quelle distance du curseur se trouve le méat urinaire, on presse modérément ;

puis on s'assure par une ou plusieurs tractions légères que le bec s'engage véritablement dans l'orifice de la coarctation, et si l'on perçoit la sensation
caractéristique, si le malade lui-même ne ressent
pas la douleur qu'il éprouverait infailliblement si
l'on était dans une fausse route, ou même si l'on
pressait à côté de l'obstacle, alors on appuie plus
fortement, et, quand le bec est engagé de quelques
millimètres, on presse à plusieurs reprises sur le
point L, de manière à pousser la lame en avant,
comme on le voit dans la figure principale, et à
diviser ce qu'on a traversé. Aussitôt qu'on cesse de
presser, la lame rentre d'elle-même par l'action du
ressort R.

Il faut se garder alors de retirer l'instrument en
arrière; il faut au contraire que l'extrémité A reste
dans le rétrécissement, de sorte que, si on la pousse
de nouveau contre celui-ci, elle pénètre plus avant;
puis de nouvelles pressions sur L divisent les parties
traversées en second lieu. On continue ainsi jusqu'à
ce que le renflement ait dépassé la coarctation.
C'est, comme on voit, une application pure et simple
de mon procédé de cathétérisme.

Ce n'est pas tout. On a ainsi divisé le tissu induré
à droite et à gauche; mais le même instrument
permet de le diviser immédiatement sur un troisième
côté, et, à moins de circonstance particulière, c'est
en bas que doit être faite cette troisième incision,
dont on peut varier la profondeur à volonté (1).
Voici alors comment je procède :

___

(1) M, Reybard, et, après lui, M. le rapporteur de la commission d'Ar-

J'éloigne ou je rapproche la rondelle E de la rondelle G, suivant que je veux faire saillir plus ou moins la lame, et, pour plus de sûreté, je presse contre la première le cylindre F; puis j'attire derrière le rétrécissement l'extrémité postérieure O du renflement. Remettant alors la verge dans le relâchement, je vois par le curseur de combien l'instrument est plus enfoncé qu'avant l'opération : en retranchant de cette différence la longueur du renflement, on a celle du rétrécissement. Ces précau-

---

genteuil, ont conseillé de faire leur incision profonde sur l'un des côtés de l'urètre pour éviter les artères du bulbe, qu'on léserait, disent-ils, si l'on coupait sur le milieu de la paroi inférieure. C'est là une erreur très-grave, qui a déjà été relevée par M. Syme. Ces artères convergent vers les faces latérales du bulbe avant de s'y enfoncer, et le plus sûr moyen de les atteindre serait de couper comme on le recommande, tandis que sur la ligne moyenne on ne divise que des ramifications insignifiantes. Ce n'est pas d'ailleurs la lésion de ces artères qui constitue le danger le plus sérieux; celle des veines est bien autrement dangereuse, d'abord à cause de la facilité avec laquelle le sang y passe à travers le tissu spongieux, ensuite parce qu'elles deviendraient le siége de résorption urineuse, et le point de départ de phlébite et d'infection purulente. Or, qu'on jette les yeux sur des pièces anatomiques dont le système veineux a été injecté, ou tout simplement sur les planches de Moreschi, Kobelt, etc., et l'on verra que, dans toute la longueur de l'urètre, des veines émergent de ses côtés pour se porter sur les faces latérales de la verge et se jeter dans les veines dorsales, etc. Moi aussi je divise sur les côtés, mais pas assez pour atteindre ces vaisseaux, et ma section principale, je la fais en bas.

M. Alph. Guérin, qui a éprouvé une hémorrhagie dans un cas dont il sera question plus tard, l'attribue au rétablissement de la circulation de l'urètre, qui était gênée par la présence du rétrécissement (*Mém. de la Soc. de Chir.*, 1854, p. 131). Mais, à moins de supposer que l'incision refait les cellules du tissu spongieux, comment peut-elle y rétablir la circulation? Ces pertes de sang ont souvent une cause dont on ne paraît pas s'être préoccupé. Chacun sait que l'érection résulte de la distension des tissus spongieux de la verge par le sang; supposons que, pendant qu'elle dure, on divise ces tissus : le sang coulera en abondance. Pourquoi n'en serait-il pas de même si, lorsqu'une plaie de ce genre vient d'être faite, l'érection survient? Je dis plus : pourquoi n'en serait-il pas de même si la vessie est prise d'un ténesme qui provoque à chaque instant des efforts expulsifs et la compression des plexus veineux du bassin?

tions prises, je dirige la fente longitudinale de la gaîne vers le côté sur lequel je veux agir; puis, pendant que je maintiens celle-ci immobile, je tourne le manche, et je ramène ainsi le bouton D, qui se trouvait au repos immédiatement derrière la rondelle G, dans la fente longitudinale, là où cette rondelle offre une ouverture. Aussitôt, par l'action du ressort R, ce bouton s'échappe par l'ouverture qu'il rencontre et vient s'arrêter contre la rondelle E, entraînant la lame en arrière, faisant glisser son dos sur un plan incliné que la gaîne lui présente au point O, et la faisant par cela même saillir au degré déterminé d'avance, comme on le voit dans la figure accessoire AB. Il ne faut plus que retirer doucement l'urétrotome, de manière à ce que sa tige sorte du méat d'une longueur égale à l'étendue du rétrécissement; on est d'ailleurs averti que celui-ci est divisé par la cessation de la résistance. On presse alors sur le manche afin de ramener D au-dessous de G, et la lame rentre par ce seul fait dans le renflement terminal. On passe ensuite chaque jour un corps dilatant, comme il a été dit.

Les deux derniers instruments sont postérieurs à mes *Recherches* de 1845; le premier s'y trouve décrit, p. 104.

Je pourrais donner ici un certain nombre d'observations où les procédés qui précèdent ont été suivis de succès; mais, outre que je dépasserais trop le cadre que je me suis tracé en commençant ce résumé, l'abus qu'on en fait suffirait seul, je crois, pour m'en détourner. Est-ce qu'on n'en a pas publié des multitudes à l'appui de toutes les méthodes? La cautérisation, qui non-seulement ne guérit pas, mais encore aggrave les rétrécissements et peut même en produire, n'est-ce pas à propos d'elle qu'on a publié le plus d'exemples de guérison? Bien mieux, les mêmes auteurs en ont produit à l'appui de méthodes très-diverses, et je ne dis pas à diverses époques, dans des travaux divers, mais dans le même volume. Ainsi M. Reybard nous dit « qu'on peut s'assurer, en lisant ses premières publications, qu'il ne traitait réellement les malades que par scarification » (*Traité des Rétr.*, etc., p. 302); plus loin il ajoute : « Je fis en 1842, sur les plaies de l'urètre, de nouvelles recherches expérimentales qui me mirent bientôt en possession d'une méthode plus perfectionnée... et m'inspirèrent l'audace de diviser le canal dans toute son épaisseur au niveau de l'obstacle » (*ibid.*, p. 344). Enfin sa première opération authentique de ce genre date de novembre 1845 (*Rapport pour le prix d'Argenteuil*, p. 39). Or, je ne dirai pas que, dans ses travaux de 1833 et 1839, il rapporte des guérisons qu'il obtenait par son procédé d'alors, d'autant plus promptes et durables « qu'en multipliant les incisions on détruisait mieux la *disposition morbide* du rétrécissement, dont on favorisait encore la *résolution* » (*Procédé nouveau*, etc., p. 52; 1833); mais je ferai remarquer que, dans les observations de son dernier ouvrage, il y en a qui sont antérieures à 1842, époque où des expériences l'ont conduit à sa nouvelle méthode, et que toutes, sans exception, portent en tête GUÉRISON. Mais si les premières guérissaient si bien, pourquoi se tant applaudir de les avoir abandonnées? C'est que tout ce qu'on regardait d'abord comme avantages s'est transformé plus tard en inconvénients : faible profondeur des incisions, leur multiplicité, etc.; tant le point de vue où l'on se place a d'influence sur nos jugements, et tant il est vrai que, lors même qu'on n'invoque que les faits, on est esclave des idées! Veillons donc à ne nous en faire que de justes.

Mais pour se faire des idées justes, il faut ne pas s'attacher à une face étroite et bornée du sujet; il faut le voir dans l'ensemble et n'omettre aucun élément du problème. Il est évident que celui qui, dans le traitement des rétrécissements, ne voyait qu'une cicatrice à obtenir le plus large possible, devait être conduit à de grandes et profondes incisions; mais il n'en pouvait être de même de celui qui tenait compte des dangers qu'il y a à ouvrir largement les tissus spongieux et cellulaire, et à pratiquer une vaste poche dans laquelle l'urine, venant se heurter contre l'angle antérieur de la plaie, formerait une espèce de remous qui en gênerait le cours. Il était facile de prévoir qu'un tel procédé occasionnerait des hémorrhagies, des résorptions et infections urineuses, des phlébites et infections purulentes, des infiltrations d'urine, des abcès urineux, des fistules. Ces accidents, M. Reybard les a niés presque tous, et, chose dont on ne peut se faire une idée qu'en parcourant son ouvrage, il en gratifie la scarification (voir mon *Mém. hist.*, p. 94).

Il vient à l'instant même de publier un mémoire dans l'unique intention de soutenir et de développer cette thèse (*Mon. des Hôpit.*, 24 et 26 décembre 1855).

Mais à qui persuadera-t-il qu'une grande incision est moins douloureuse qu'une petite; que moins on ouvre de vaisseaux et moins les hémorrhagies sont à craindre; qu'on est plus exposé aux phlébites et aux infections purulentes en n'atteignant pas les cellules du tissu spongieux qu'en les divisant largement; que, le plus sûr moyen d'avoir des infiltrations urineuses, c'est de ne pas pénétrer jusqu'au tissu cellulaire? Il rapporte des exemples de ces divers accidents survenus après la scarification. D'abord, si tous sont aussi exactement racontés que celui qu'il prétend tenir de moi, je les déclare sans valeur, et, fussent-ils exacts, que prouveraient-ils? Ou bien que ce sont des scarifications mal faites, qui ont porté ailleurs que sur les tissus indurés, ou même que ce sont plus que des scarifications, qui, faites par des chirurgiens flottant entre des sentiments contraires, ont porté moins loin que ne le conseille M. Reybard, mais plus loin que la prudence ne le permet. Il y a plus : les instruments de ce chirurgien sont mauvais, puisqu'ils ne présentent aucun point de repère qui indique où est le rétrécissement. D'autres, M. Civiale particulièrement, ont imaginé de faire de profondes incisions avec d'autres instruments. Or M. Reybard déclare net que ces incisions ne sont que des scarifications, et répudie ainsi les accidents qu'elles ont déterminés. Il va plus loin encore. « J'ai eu un cas de mort, dit-il, à la suite de la *scarification* que j'ai pratiquée sur un malade à l'Hôtel-Dieu de Lyon. Il a succombé à un accès de fièvre causé par la phlébite et l'infection purulente succédant à *l'inflammation du tissu spongieux.* » Mais pourquoi ce tissu s'est-il enflammé? N'est-ce pas parce qu'il a été lésé? Ce que je reproche le plus à M. Reybard, c'est précisément de donner le précepte de diviser ce tissu dans une étendue de plusieurs centimètres devant ou derrière le siége de l'induration, de faire, de parti pris et toujours, ce que d'autres n'ont fait que par accident. Heureusement que sur ce point encore la logique devait avoir raison; aujourd'hui les malheurs se sont tellement multipliés après les grandes incisions que cette méthode est l'objet d'une réprobation à peu près générale.

Quelle fut donc la raison assez puissante pour inspirer à M. Reybard ce qu'il appelle lui-même son audace? La voici; elle est trop curieuse pour que je ne la rapporte pas. Il compare l'urètre à une manche d'habit « doublée, ouatée et piquée » (le tissu spongieux représenterait la ouate), et il ajoute : « Si la manche d'habit était trop étroite, comment l'élargirait-on? Chercherait-on à en augmenter l'ampleur en coupant la doublure dans toute sa longueur? Évidemment non... On est obligé, après l'avoir fendue suivant sa longueur, en coupant la doublure, la ouate et le drap, d'y rapporter, d'y mettre une pièce, et on devra, par la même raison, être obligé de diviser les parois de l'urètre dans toute leur épaisseur, etc. » (*Gaz. Méd.*, 1849, p. 923.) Quoi! lui ai-je objecté, vous prétendez, dans le même travail, que, neuf fois sur dix, la membrane muqueuse est seule atteinte, et que le tissu spongieux ne participe pas à l'altération, et vous voulez que toujours on coupe tout! Mais quand, dans une manche doublée, ouatée et piquée, la doublure seule est trop étroite, on ne divise qu'elle, et jamais tailleur, en pareil cas, ne fut assez mal avisé pour couper tout, doublure, ouate et drap (*ibid.*, p. 947).

Voilà, oui, voilà la seule base que M. Reybard ait édifiée de ses propres mains à sa méthode! Il faut croire qu'il en a senti la fragilité; car, quoiqu'il ne m'ait rien répondu, il n'en est pas moins vrai que je n'ai pu retrouver cette fameuse comparaison dans son *Traité*. Dans celui-ci, ce sont d'autres errements. Si l'on ne coupe pas très-profondément, dit-il, le tissu spongieux, étant élastique, fuit devant l'instrument, et on ne divise que la muqueuse altérée. Le tissu spongieux, formant alors le fond de la plaie, s'enflamme, et de son inflammation résulte un accroissement du rétrécissement (p. 333).

Ce raisonnement aurait quelque fondement si l'on eût conseillé la scarification comme méthode générale; mais personne, que je sache, ne l'a fait, et, pour mon propre compte, je commence toujours par la dilatation. Si la muqueuse seule est malade, elle se laisse facilement distendre, et on n'a pas à craindre l'inflammation du tissu spongieux; si le rétrécissement est rebelle à la dilatation, c'est que les parois sont fibrifiées dans toute leur épaisseur, et alors elles sont amincies; il n'est donc pas besoin d'un instrument si grandement ouvert pour inciser tout ce qui résiste; on pourra même arriver au tissu cellulaire extérieur; mais on ne le distendra pas, on ne le déchirera pas, on ne créera pas de diverticulum, et, avec du soin, on ne divisera pas le tissu spongieux sain en avant et en arrière de la coarctation, comme le fait M. Reybard (voy. p. 80).

A quoi bon, d'ailleurs, de si profondes incisions? Elles seront suivies, et encore pas toujours, d'une cicatrice un peu plus large; mais, quelle que soit la subtilité qu'on y mette, persuadera-t-on que, malgré le passage et la stagnation de l'urine, cette cicatrice se fera sans inflammation, sans suppuration, et sera, par cela même, fine et non rétractile, tandis que celle qui succède à la scarification se fait avec inflammation, suppuration, et est, partant, dure et rétractile? Quoi qu'on fasse, une cicatrice n'est toujours qu'une cicatrice, et jouit par conséquent des propriétés des cicatrices. On a beaucoup parlé d'expériences faites sur des chiens; mais, d'abord, chez eux, le tissu spongieux sur lequel on a opéré est bien moins développé que chez l'homme, surtout dans le bulbe; ensuite tout le monde sait que leurs plaies guérissent bien plus facilement que celles de l'homme, d'autant mieux que, dans un cas, les tissus sont sains sous le rapport de la structure et de l'étendue, tandis que, dans l'autre, les conditions sont tout à fait contraires. Et puis, quand a-t-on ouvert ces chiens? au bout de trois ou quatre mois (v. p. 92). On cite encore une autopsie confirmative faite sur un homme mort le lendemain d'une seconde opération; mais combien de temps après la première? Un mois (*Rapp.*, p. 38). Les cicatrices de brûlures, qui produisent parfois de si effrayantes difformités, est-ce qu'au bout de un, trois ou quatre mois, elles ont produit tout leur effet? est-ce qu'on ne les trouve jamais, à cette époque, fines, rosées et sans aucun indice de rétraction (1)?

______

(1) Nous avons déjà vu, p. 94 et 356, l'opinion de quelques-uns des mem-

Remarquons, de plus, que ce procédé n'est pas applicable précisément dans les cas où les autres méthodes laissent le plus à désirer.

---

bres de la Commission d'Argenteuil sur les résultats de M. Reybard. Consultons de nouveau les instructives discussions qui eurent lieu à la Société de Chirurgie.

M. Vidal dit que « l'opération de M. Reybard a eu des revers, et qu'il a vu des opérés qui étaient en état de récidive. » (*Gaz. des Hôpit.*, 1855, p. 267.)

« L'urétrotomie, dit M. Ricord, cause de bien nombreux et bien cruels déboires. Que d'accidents sont arrivés entre les mains de M. Reybard lui-même! Il en a observé un grand nombre pour sa part. » (*Ibid.*)

« M. Debout a eu l'occasion de se renseigner sur la méthode de M. Reybard auprès des chirurgiens de Lyon eux-mêmes; la plupart sont d'accord pour proscrire cette opération. A leur connaissance, elle a donné des résultats déplorables entre les mains de l'inventeur lui-même et de ceux qui l'ont imité. » (*Ibid.*)

« Chez un homme que j'avais opéré, par la méthode de M. Reybard, pour un rétrécissement de la portion antérieure de la verge, j'ai vu, dit M. Voillemier, se développer un érysipèle, des accidents d'infection purulente, et la mort s'en suivit. Alors j'ai pu constater quels désordres peut entraîner une incision qui pourtant n'avait pas 2 centim. d'étendue. » Il rapporte ensuite l'histoire d'un malade que M. Reybard avait fait entrer dans son service, et qui fut bien difficile à guérir, « épuisé qu'il était par des hémorrhagies continuelles, qui furent très-difficiles à arrêter par une compression directe sur le périnée, le repos absolu et des soins généraux. » (*Ibid.*, p. 272.)

M. Robert, rapporteur de la Commission d'Argenteuil, défendit la méthode. Néanmoins il déclare que ce n'est qu'une « ressource extrême, applicable seulement à certains cas spéciaux, et notamment aux rétrécissements réfractaires à toutes les méthodes jusqu'ici connues. » Nous allons voir que précisément elle n'est pas applicable aux cas les plus réfractaires.

Ce chirurgien convient d'ailleurs que « les accidents qui peuvent survenir sont certainement une objection; » mais il ajoute que les incisions moins profondes et la scarification elle-même n'en sont pas exemptes, et il cite des faits. (*Ibid.*, p. 295.) Or il vient de donner quelques détails à ce sujet (*Bulletin de Thérap.* du 15 novembre 1855); les voici. « Un malade entra à l'hôpital Necker, en février 1853, pour un rétrécissement à la racine de la verge, près du bulbe, et fut opéré par M. Civiale suivant son procédé. Quelques jours après il succomba à des accidents de phlébite. A l'autopsie, on trouva du pus dans plusieurs articulations et dans les muscles du mollet. L'urètre était fendu longitudinalement dans une étendue de 3 centimètres environ, *au-devant du rétrécissement*. L'incision, plus profonde à sa partie moyenne qu'aux deux extrémités, *pénétrait dans le tissu spongieux* du canal. Quant au rétrécissement, il paraissait n'avoir pas été divisé. » Comment M. Robert n'a-t-il pas vu que ce fait ne milite que contre les incisions qui

Supposons seulement deux ou trois rétrécissement longs de 1 centim. et un peu éloignés les uns
des autres : pour être conséquent avec le principe, il

---

intéressent le tissu spongieux sain, et, partant, contre celles qu'il patronne?
Il dit plus loin : « Blandin a vu succomber aux suites d'une inflammation
diffuse, avec abcès urineux, un malade dont le rétrécissement, situé à un
pouce et demi du méat, avait été incisé par lui avec l'urétrotome de M. Pe-
trequin, dont les lames avaient été *ouvertes chacune à un centimètre*. »
M. Reybard vient d'écrire que « Blandin a pratiqué deux scarifications, et
encore d'une manière bien timide, et qu'il a eu deux morts. » (*Monit. des
Hôpit.*, 26 décembre 1855.) Ce que je sais, c'est qu'un malade opéré par
Blandin a succombé à une infiltration urineuse s'étendant jusqu'aux lombes
(voyez p. 83). *C'est Blandin qui me l'a fait voir, et il m'a dit l'avoir opéré
par la méthode Reybard.* Aurait-on eu une infiltration aussi étendue si
l'incision n'eût pas dépassé l'urètre? Quoi qu'il en soit, ouvrir deux lames
dans ce canal, chacune d'un centimètre, est-ce pratiquer de timides scarifications?

Autre fait cité par M. Robert : « Un homme de cinquante-huit ans fut
soumis à la scarification, à l'hôpital des Vénériens, pour un rétrécissement
très-dur et très-étroit situé vers la région membraneuse. L'opération fut
pratiquée sans de grandes difficultés; mais le malade parut souffrir beaucoup, et, au bout de quelques heures, il fut pris d'un violent frisson auquel
succéda une forte chaleur, et ce fut pendant cette période de réaction qu'il
fut pris subitement de suffocation et qu'il mourut *comme une personne étouf-
fée.* » L'autopsie n'a été pratiquée ou décrite que de la manière la plus imparfaite. Nous venons de voir qu'on ne sait pas positivement où était la
stricture; celle-ci avait *deux centimètres et demi* de longueur, et elle avait
été ramenée au diamètre normal par deux incisions *longues de seize millimètres seulement.* « En avant il n'y avait pas de ligne de démarcation manifeste entre les tissus malades et ceux qui ne l'étaient pas; il n'en était pas
de même en arrière. » Ceci me semble dire que l'instrument avait agi de
telle sorte qu'il en était résulté un travail pathologique qui avait confondu
les tissus sains et malades à la partie antérieure du rétrécissement.

M. Robert, qui a emprunté ce cas de mort à la p. 97 de l'*Urétrotomie* de
M. Civiale, aurait pu en trouver à la même page un autre dans lequel l'u-
rètre était fendu jusqu'aux téguments. J'ai déjà parlé de ces faits p. 95 et
j'y reviendrai plus loin.

Il cite un malade scarifié par M. Barrier; mais M. Reybard a dit lui-même,
p. 313 de son *Traité*, que la coarctation avait été non-seulement coupée,
mais encore déchirée, que « les lèvres de la division étaient irrégulières et
déchiquetées. » N'y a-t-il pas tout lieu de croire que le tissu spongieux avait
souffert? Enfin M. Robert fait connaître trois autres cas de mort, dont deux
par phlébite et infection purulente, dus au procédé de M. Civiale, entre les
mains de celui-ci et de M. Richard. Mais comme M. Civiale a blâmé la scarification, qu'il a préconisé les incisions *longues et profondes*, et qu'en effet

faudra faire deux ou trois incisions d'au moins 7 centim. chacune, ce qui revient à dire qu'il faudra inciser le canal jusqu'à la peau dans toute sa longueur. Quel est le chirurgien assez osé pour le faire?

---

son instrument coupe profondément, n'y a-t-il pas encore lieu de penser que le tissu spongieux a été atteint? On voit que ces faits sont loin d'être favorables à la thèse de M. Robert.

M. Civiale n'a pas été plus heureux ; il énumère tous les accidents dont les observations de M. Reybard lui-même offrent le triste tableau, sans prendre garde que ces accidents ne sont pas inhérents aux opérations de M. Reybard seulement, mais aux grandes incisions, et par cela même au procédé qu'il a préconisé en 1849. « Les hémorrhagies, dit-il, dont quelques-unes fort graves, ont été observées dans la très-grande majorité des cas. La fièvre, qui est presque inséparable du traitement, a mis plusieurs malades dans les conditions les plus fâcheuses. Quant à l'infiltration d'urine, on en trouve plusieurs exemples. Dans quelques cas il a fallu combattre plusieurs abcès urineux, et, si cet accident n'a pas été remarqué un plus grand nombre de fois, c'est que l'infiltration, le plus souvent lente et circonscrite, reste parfois inconnue quand elle est peu étendue et que l'inflammation qui l'accompagne n'est pas considérable... A part l'inflammation qui survient parfois au voisinage de la plaie et à la production de laquelle le contact de l'urine n'est pas étranger, il n'est pas rare de voir le prépuce, le scrotum, la verge et le périnée se tuméfier peu de temps après l'opération et acquérir un volume énorme. C'est la conséquence ordinaire d'un épanchement sanguin... Ces effets sont mentionnés dans beaucoup d'observations de l'auteur. On lit aussi dans la *Gaz. Méd.* les détails d'une section intrà-urétrale qui fut suivie d'un inflammation diffuse, avec abcès urineux du scrotum et fistule consécutive... La rétention et la suppression d'urine ont été, pour l'opérateur, des sujets de tribulation et de perplexité, et, pour le malade, des causes de vives douleurs et d'angoisses pénibles. Quant aux phénomènes généraux, à la phlébite, aux inflammations diffuses dans les masses musculaires et les articulations, ils sont notés dans un grand nombre d'observations, aussi bien que les pneumonies, les fièvres graves, le délire, les convulsions. Il en est de même des caillots sanguins dont l'arrêt dans le canal a préoccupé l'auteur du mémoire couronné à ce point qu'il a mis sur leur compte les désordres graves survenus chez plusieurs opérés. » M. Civiale signale ensuite particulièrement la 20e obs., où il y eut six accès de fièvre, la plupart graves et opiniâtres, et neuf hémorrhagies qui nécessitèrent tout ce que la science peut faire en pareils cas; et puis la 22e, où, après six jours de fièvre et d'hémorrhagies continuelles, accompagnées « de délire, assoupissement, avec pouls d'une fréquence et d'une petitesse extrêmes, » le malade ne guérit pas de son rétrécissement, parce que son état ne permit pas de dilater. Ce qu'il omet, c'est ce que M. Reybard pense de ces hémorrhagies. « J'ai respecté, dit-il, cet écoulement, malgré la petitesse et la concentration du

Il est une question à laquelle personne ne me paraît avoir songé. Lorsque le canal a été divisé à sa portion pénienne dans l'étendue de 7 à 8 centim., et qu'une cicatrice s'est formée entre les bords de

---

pouls. Peut-être, sans lui, le malade aurait-il succombé à la fièvre qui a menacé ses jours. » On voit au moins que ce n'est pas l'assurance qui lui manque.

On se demandera comment, après cette critique dont je n'ai reproduit que quelques fragments, M. Civiale a encore pu défendre son procédé dans une réponse à M. Robert (*Bullet. de Thérap.* du 30 novembre 1855). Voici, je crois, l'explication de ces contradictions. En 1849, le prix d'Argenteuil n'était pas décerné, et peut-être ne lui était-il pas indifférent qu'il fût donné à tel ou tel des compétiteurs; cette circonstance a pu, à son insu, sans doute, l'entraîner à prendre les *longues et profondes* incisions sous sa protection (v. p. 416). Depuis, des malheurs, au sujet desquels M. Robert vient de fournir quelques révélations, lui ont démontré qu'il avait accueilli cette méthode avec trop d'indulgence, et il a fait acte de conscience en la combattant; mais le cœur lui a failli dans cette voie de résipiscence, et, au lieu d'avouer tout haut qu'il s'est trompé en vantant les incisions *longues et profondes*, il aime mieux dire qu'il n'en fait que de petites.

Quant à M. Reybard, lui du moins il est resté toujours imperturbable. Il vient à l'instant de publier (*Monit. des Hôpit.* 24 et 26 décembre 1855) un nouveau mémoire dans lequel il convient d'avoir perdu trois malades; mais il se hâte de dire que le premier, qui est mort le lendemain de l'opération, a probablement succombé à une crise épileptique (*Traité*, p. 525); que le second, qui est mort au bout de trois jours, avait été *éthérisé*, et qu'il est probable que c'est là la cause de sa perte; enfin, que le troisième, qui est mort de phlébite et d'infection purulente, n'avait été que *scarifié*. Je ne suis étonné que d'une chose, c'est qu'il n'en dise pas autant du premier; car il a écrit dans le récit de son observation : « Je n'ai pu que très-faiblement ouvrir l'instrument, de sorte que je crains de n'avoir divisé que très-superficiellement les parties. Le malade n'a presque pas accusé de douleur, et l'opération n'a été suivie que de quelques gouttes de sang. » Il est vrai qu'on trouva après la mort six plaies de 2 à 6 centim. de long, plus une fausse route; mais M. Reybard assure que toutes, excepté deux, ont été faites pendant l'autopsie.

Une circonstance non moins curieuse, c'est que *le tissu spongieux était hypertrophié et transformé en tissu musculaire.* Comment cette transformation fut-elle reconnue? « Ayant soumis, dit l'auteur, la pièce à la macération, j'ai été frappé de l'épaisseur du tissu spongieux; l'eau n'avait changé ni sa couleur ni sa consistance, qui se rapprochaient de celle des tissus musculaires. Comme ces derniers, il était rougeâtre, d'apparence homogène, se laissait couper par tranches; il offrait enfin tous les caractères des muscles. » Tandis que je n'ai trouvé dans ces caractères que les signes d'une inflammation du tissu spongieux (v. p. 78 et 196), M. Reybard y a rencontré le germe d'une découverte bien autrement importante, qui lui

la division, comment l'érection se fait-elle? Car, quelle que soit la souplesse qu'on prête à cette cicatrice, elle n'a pas sans doute l'élasticité du tissu spongieux.

J'ai encore fait une autre question, il y a plus de deux ans. Quand des rétrécissements sont accompagnés d'indurations, de fistules, que le tissu cellulaire extérieur au canal et la peau elle-même, intimement confondus, ne forment qu'un tout inextensible, les grandes incisions intra-urétrales nous fournissent-elles quelque ressource (v. p. 80)? Convenir qu'elles sont inapplicables serait convenir qu'elles n'ont rien ajouté là précisément où les autres méthodes sont en défaut.

La guérison *radicale* de M. Reybard et la guérison *immédiate* de M. Heurteloup (v. p. 154) ont donné le jour à la cure *radicale et instantanée* de M. Maisonneuve. Nous voilà, comme on voit, au point culminant de la perfection, et, avec la meilleure volonté, il serait difficile aux générations à venir d'aller plus loin. Disons donc quelques mots de ce merveilleux procédé qui guérit *instantanément, sans aucune dilatation préalable ou consécutive.*

Un homme est affecté d'un ou de plusieurs rétrécissements; quelque compliqués, quelque *étroits* et durs qu'ils soient, on passe *toujours et sans diffi-*

---

permet d'expliquer « le resserrement spasmodique de certaines angusties. »

Quant aux faits de MM. Blandin, Barrier, Civiale, Richard, il va sans dire que pour lui ce ne sont que des scarifications; la déchirure de l'urètre produite par le dilatateur de M. Perrève (v. p. 408) n'était également qu'une scarification. Enfin c'est encore la scarification qui a déterminé la phlébite et l'infection purulente chez deux malades opérés par M. Maisonneuve, et sur lesquels je reviendrai.

culté une bougie. Comment ? « Cette introduction se fait, dit-on, *suivant les règles et avec les précautions ordinaires.* » La bougie présente une petite virole à son extrémité externe ; on visse cette virole au bout de la gaîne d'un scarificateur ; « puis on pousse avec lenteur l'instrument, et la bougie qui le précède, *jusqu'à ce qu'il se trouve dans les conditions voulues pour le but qu'on se propose.* » On craindra peut-être que, si le rétrécissement est étroit, dur et situé à une certaine profondeur, la bougie, ne pouvant vaincre sa résistance, fléchisse et se replie dans le canal ? L'auteur affirme tout simplement que, guidés par cette bougie, tous les instruments cheminent *avec la plus entière sécurité.* La gaîne en question se trouvant donc dans les conditions voulues, on pousse dans sa cannelure une lame qui la déborde, et *on incise d'un seul trait tous les rétrécissements.*

Si l'on en restait là, on pourrait à la rigueur dire que la guérison a été instantanée ; mais comme cette unique incision est peu profonde, il serait périlleux de la proclamer radicale ; il fallait donc la compléter. L'auteur ne fait pas les choses à demi, comme on va voir.

Il a imaginé pour cela *l'incision de dedans en dehors ;* car il nous apprend que nous n'incisions pas de dedans en dehors, mais seulement d'avant en arrière, ou d'arrière en avant. On pourrait peut-être lui répondre que M. Syme qui, dit-il, incise *de dehors en dedans,* commence, comme nous, son incision par un bout et la termine par l'autre, et que lui-même il ne coupe qu'en tirant son instrument d'arrière en avant ; mais laissons de côté toute chicane de mots, et laissons à l'auteur sa méthode, puisqu'il ne lui suffit pas d'avoir un procédé.

Les instruments qu'on employait avant lui « étaient compliqués dans leur structure et leur manœuvre, et *leur aspect seul avait quelque chose d'effrayant* pour le malade et pour l'opérateur. » Quant à lui, lorsqu'il a retiré l'urétrotome cannelé, « il le dévisse de dessus la bougie et lui substitue l'urétrotome caché. » Or celui-ci est tout simplement le lithotome de frère Côme ! Lors donc que ce lithotome « est arrivé à sa destination, on presse sur la bascule qui fait ouvrir la lame, *et on retire le tout en incisant d'un seul trait et profondément tous les rétrécissements.* » L'auteur est un peu moins tranchant dans l'exposé de ses observations ; il donne à l'instrument 15 millim. d'ouverture et ne le retire que de 2 ou 3 cent. avant de le fermer. « Enfin, continue-t-il, pour m'assurer que l'opération a bien atteint son but, j'introduis dans l'urètre une bougie métallique de 8 millim. de diamètre, que je retire aussitôt. Ceci étant fait, je laisse le malade parfaitement tranquille, sans plus lui introduire ni sondes ni bougies. Immédiatement après il urine à plein canal et presque sans douleur. La sensation légère de cuisson qui a lieu au moment de l'émission de l'urine disparaît au bout de quelques jours. Il en est de même du suintement mucoso-purulent qui accompagnait le rétrécissement. Quant à l'hémorrhagie, elle se borne à quelques gouttes de sang qui s'arrêtent d'elles-mêmes au bout de peu d'instants. » (*Mon. des Hôpit.*, 1855, p. 484.)

Ce mémoire souleva une discussion ardente au

sein de la Société de Chirurgie, discussion dans laquelle l'auteur atténua singulièrement ses premières propositions.

Il nia avoir prétendu qu'il n'y eût pas de rétrécissement infranchissable (*Gaz. des Hôpit.*, 1855, p. 295). Cependant il avait parlé d'une manière générale d'un moyen qui permet d'introduire une sonde *proportionnée au diamètre* du canal (1), dans les cas *même les plus difficiles* (*Gaz. Méd.*, 1845, p. 46).

On lui a dit ensuite qu'un rétrécissement coupé n'est pas un rétrécissement guéri, qu'il y a encore des accidents à craindre, que la cicatrisation n'est pas faite, qu'elle pourrait réunir les bords de la plaie (comme après la taille, etc.), et que d'ailleurs l'introduction successive de la bougie, de l'urétrotome et du lithotome, ne se fait pas si instantanément qu'on puisse appeler tout cela une *cure instantanée*. Il a esquivé l'objection, et, affectant de ne pas comprendre, il a répondu qu'il ne revendique pas l'instantanéité, qu'il a même dit, dans son mémoire, que la science possédait déjà des moyens analogues (*Gaz. des Hôp.*, p. 295). La vérité est qu'il est le seul qui, jusqu'à présent, ait prétendu guérir un rétrécissement instantanément, et que tous parlent d'un

---

(1) Lorsque j'ai écrit la note de la page 394, je n'avais pas fait attention que, dans son mémoire de 1855, M. Maisonneuve dit que son procédé de cathétérisme n'est pas applicable aux rétrécissements, pour la raison que j'ai précisément donnée moi-même. Mais on voit qu'il n'a pas été toujours du même avis. C'est moi qui lui ai fait cette objection lorsqu'il a exposé ses idées dans une séance de la Société médico-pratique, il y a quelques années.

traitement consécutif que précisément M. Maisonneuve leur reproche.

On lui a encore objecté que ses opérations sont
trop récentes pour pouvoir affirmer qu'il guérit
radicalement, et on aurait pu ajouter que certains
malades, à la suite d'une seule introduction de bougie, sont des années sans être repris de rétention.
Il a répondu que jamais il n'a prétendu *guérir radicalement*, et qu'il n'y a pas un mot de cela dans son
mémoire (*ibid.*). Ce mot se trouve au moins dans
son titre, et il sait bien que c'est souvent la seule
chose qu'on lise, la seule que les journaux impriment dans leurs comptes-rendus des Sociétés savan-
tes, celle enfin qui frappe le plus. Du reste, il ne
l'avait pas nié dans une autre séance. « On paraît
s'étonner, a-t-il dit, que j'annonce obtenir la cure
radicale; mais j'en parle d'après l'autorité de l'Académie. La Commission d'Argenteuil a déclaré que
l'urétrotomie amène la cure radicale des rétrécissements; je pratique l'urétrotomie, j'obtiens donc la
cure radicale, et c'est le jugement de l'Académie
qu'il faut attaquer si ce résultat n'est pas réellement
obtenu » (*ibid.*, p. 268). Cette réponse était d'autant
plus adroite que c'était un argument *ad hominem*;
aussi les membres de la Commission, auxquels il
s'adressait, n'ont-ils pas répliqué. Cependant on
aurait pu demander à M. Maisonneuve s'il est
habituel chez lui d'avoir une foi aussi aveugle, et lui
faire observer que, pour obtenir les mêmes résultats,
il faut se placer dans les mêmes conditions. Ceci nous
conduit à l'examen d'une autre dénégation.

Il dit « qu'il ne s'est jamais fait le champion des

grandes incisions » (*ibid.*). Voici ce que je trouve dans son premier mémoire. « C'est un fait bien acquis à la science qu'une *incision profonde*, pratiquée longitudinalement dans le canal de l'urètre, donne lieu à une cicatrice dont la largeur augmente d'autant les dimensions du canal... Seule la méthode des *grandes incisions* renferme une idée vraiment féconde, et paraît devoir atteindre le but si longtemps poursuivi » (*Mon. des Hôp.*, 1854, p. 153). Voici maintenant le dilemme que je poserai. M. Reybard, et avec lui la Commission, ont dit que, pour obtenir la cicatrice en question, il faut inciser toute l'épaisseur du canal, même quand la muqueuse seule est altérée ; ils ont ajouté que, si le tissu spongieux formait le fond de la plaie, la rétraction qui résulterait de son inflammation ne ferait que rendre le rétrécissement plus rétractile. Si donc vous voulez inciser avec votre lithotome le lieu rétréci dans toute son épaisseur, même quand le tissu spongieux a conservé sa texture et son élasticité, il n'y a pas de raison pour que celui-ci ne se trouve pas en même temps divisé dans toute la longueur du canal, et alors votre opération devient beaucoup plus grave encore que celle de M. Reybard. Si au contraire vous n'ouvrez l'instrument que de manière à ne diviser que le tissu fibreux, le fond de votre plaie doit être souvent constitué par le tissu spongieux resté sain, ce qu'il faut soigneusement éviter, suivant M. Reybard et suivant la Commission.

M. Maisonneuve dira sans doute, comme à la Société de Chirurgie, « qu'il n'incise que les rétrécissements qui doivent être incisés, qu'il traite les autres comme il convient » (*Gaz. des Hôp.*, 1855, p. 296), et que ceux dont il vient d'être question appartiennent à cette dernière catégorie. Mais alors il lui resterait à répondre au défi qui lui a été fait de citer une seule ligne de son mémoire qui ait rapport à cette distinction, et à expliquer comment, si, avant d'inciser, il essaie d'autres méthodes, il peut appeler cela cure instantanée (*ibid.*, 344). Nous avons vu plus haut ce qu'il disait en 1854 des grandes incisions; voici ce qui précède le passage que j'ai cité: « La cautérisation n'avait tenu aucune de ses promesses. La scarification n'avait donné que des succès éphémères. Enfin la dilatation elle-même ne réussissait le plus souvent qu'à pallier le mal » (*Mon. des Hôp.*, 1854, p. 153). Supposons d'ailleurs, ce qu'il n'a dit nulle part, même dans ses derniers travaux, qu'il emploie quelquefois d'autres méthodes; mais ne vante-t-il pas comme un des avantages de son procédé que, quand il existe plusieurs rétrécissements, il les coupe tous à la fois? Et si, dans le nombre, il y en a qui ne doivent pas être incisés, que deviennent-ils? Je vais plus loin : comme l'incision porte partout sur le même côté, si l'altération qui forme l'une des strictures n'existe que du côté opposé, il s'ensuit qu'on ne coupe là que des tissus sains. Ainsi, lors même que cette distinction aurait été établie en théorie, elle disparaîtrait nécessairement dans la pratique.

Pour guérir instantanément, la méthode ne devait avoir aucune suite fâcheuse; on a pu remarquer en effet combien, d'après M. Maisonneuve, les suites sont bénignes (voir aussi *Gaz. des Hôp.*, 1855, p. 272).

Il paraît pourtant qu'il n'en a pas toujours été ainsi ; car, dans le mémoire de 1854, nous trouvons, indépendamment de fréquents accès de fièvre, une orchite *très-aiguë* qui a exigé le débridement et plusieurs applications de sangsues ; deux cas d'abcès urineux qui furent suivis de fistules multiples au périnée et sur les bourses. « Mais, ajoutait-on, depuis que nous avons adopté l'incision latérale, nous n'avons plus rien observé de semblable. » Comment se fait-il alors que, dans les dernières publications, on ne parle que de l'incision en bas (*ibid.*, p. 196), et que, dans la plus récente, on trouve encore un abcès urineux (*Mon. des Hôp.*, 1855, p. 1157) ? Nulle part M. Maisonneuve ne parle de phlébite, d'infection purulente ; néanmoins, M. Robert lui ayant demandé s'il était vrai que deux de ses opérés fussent morts d'infection purulente à l'hôpital Cochin, il répondit que oui ; « mais que sa méthode n'en est pas responsable, parce qu'à cette époque il n'opérait pas comme maintenant » (*Gaz. des Hôp.*, 1855, p. 296). Et cependant il ne nie pas que ces accidents eussent été consécutifs à l'emploi du lithotome. Il est vrai qu'il dit aujourd'hui « s'être depuis longtemps départi de la timidité qu'il avait eue dans ses premières tentatives » (*ibid.*, p. 272); mais nous avons vu que, dans son premier mémoire, il ne jugeait utiles que les *grandes* et *profondes* incisions. Et d'ailleurs, est-ce qu'avec son procédé, comme M. Reybard le disait du sien, les dangers seraient en raison inverse de la profondeur des incisions ? Si M. Maisonneuve rejette tous les accidents qui en sont résultés sur la dilatation qu'il y joignait d'abord, je lui répondrai que je n'ai jamais rien vu de semblable à la suite des rétrécissements que j'ai incisés et dilatés.

J'ai dit, p. 398, qu'on voulait depuis quelques années élever la boutonnière ou urétrotomie externe au rang de méthode curative des rétrécissements. Ce n'est pas que cette idée soit nouvelle; Wiseman dit avoir vu, en 1652, Ed. Molins fendre l'urètre dans presque toute sa longueur pour guérir un homme de rétention d'urine et de fistule; malheureusement l'urine continua de couler par le périnée (*Sev. chir. treat.*, t. II, p. 427). Cette opération se faisait assez fréquemment au commencement du dix-huitième siècle. « S'il y a dans le canal et au périnée des duretés et des callosités, dit Lafaye, on fait l'incision. Par cette opération on facilite la fonte des duretés... Mais comme les duretés et les callosités ne sont pas souvent détruites, le malade ne jouit pas longtemps de ce rétablissement. » Il décrit ensuite l'opération (*Chir. de Dionis*, 5e édit., p. 209). Astruc la décrit également; on la pratiquait « sur une sonde crénelée... Quand on croyait avoir tout détergé et tout cicatrisé, on guérissait l'incision du périnée. Cette méthode semblait ingénieuse, et je me souviens, dit-il, qu'on lui donnait autrefois de grands éloges; mais l'expérience a fait voir il y a longtemps combien ces éloges étaient mal fondés. Il est du moins certain que la plupart des malades se trouvaient, dès que la plaie était fermée, plus mal qu'auparavant » (*Mal. vén.*, l. III, ch. IV). Dans la seconde moitié de ce même siècle, l'incision des rétrécissements par le périnée fut de plus en plus abandonnée; J.-L. Petit, Chopart, Desault, J. Hunter pratiquaient encore quelquefois la boutonnière, non pour les diviser, mais pour donner passage à l'urine.

Cependant, en 1815, Grainger, de Birmingham, proposa de substituer aux diverses ponctions de la vessie l'ouverture de la région membraneuse par le périnée, parce qu'elle permettait ensuite de diviser la prostate ou l'urètre, suivant que la dysurie dépendait de l'une ou de l'autre. Il rapporte un exemple de ce dernier genre (*Med. and surg. remarks*, etc., p. 34). Mais, dans la plupart de ses observations, il ne trouvait pas la région membraneuse ; il incisait au hasard la prostate, et il eut, malgré cela, des succès complets qu'il explique par la formation d'un canal accidentel, et qui ne tenaient probablement qu'à ce qu'il n'y avait pas de rétrécissement, et que, sans le savoir, il avait divisé une valvule du col de la vessie.

En 1817, Ch. Bell, dans trois cas de stricture du bulbe avec fistule, introduisit un bistouri par celle-ci et coupa ensuite l'obstacle. Deux de ses malades moururent, l'un d'une pleurésie droite, l'autre d'affaiblissement graduel, et, à l'autopsie, on trouva qu'une partie de l'urètre avait disparu par ulcération. Le troisième, dont la fistule était des plus compliquées, guérit, ne conservant qu'une petite fistule qu'il suffisait de boucher avec le doigt pour que toute l'urine coulât par la verge (*Surg. obs.*, t. I, p. 117 à 135). En 1822, M. J. Arnott, dans un cas de rétrécissement infranchissable, porta sur lui un cathéter, ouvrit le canal, introduisit un stylet dans la stricture, la divisa, laissa la plaie se cicatriser sur une sonde, et le malade fut radicalement guéri (*Med.*-

chir. trans., t. XIII). M. Guthrie dit qu'en 1816 Pearson fit cette opération « là où le scrotum commence »; que le malade alla bien d'abord, mais qu'ayant négligé de se passer une bougie il se trouva, au bout d'un an, au même point qu'auparavant. Il ajoute qu'il en fut de même de deux malades opérés par M. White pour un rétrécissement près du bulbe. Il rapporte encore qu'O'Halloran, chirurgien de l'armée des Indes, s'opéra lui-même devant une glace, et qu'il allait très-bien quelques années après, quoiqu'il n'eût pas introduit de sonde. Quant à lui, il a traité et vu traiter ainsi plusieurs malades; il conseille cette opération pour les strictures infranchissables et pour celles qu'il serait « trop difficile et trop long de guérir autrement. » Ses préceptes sont à peu près ceux de Grainger; seulement il divise les téguments sur le milieu, et non comme dans la taille latéralisée (*Anat. and diseases of the bladder*, lect. X et XI; 1834).

On voit que la section périnéale des rétrécissements comptait déjà d'assez nombreux partisans en Angleterre lorsque, en 1844, M. Syme, d'Édimbourg, entreprit d'en étendre encore plus l'application. Il partage, du reste, l'erreur de ses devanciers; il croit qu'elle guérit en favorisant le dégorgement des tissus et en les ramenant à leur état naturel (*On Strict.*, 2e éd., p. 14). Il blâme les scarifications superficielles, ainsi que la méthode Reybard, qui, ne pouvant être employée, de l'aveu de son auteur, sur les individus vieux ou affaiblis, et exigeant préalablement une dilatation assez forte, « est inapplicable aux cas les plus difficiles, et ne fait que substituer une méthode sanglante, douloureuse et dangereuse, au procédé commode et sûr de la dilatation, qui est tout à fait suffisante pour les strictures ordinaires. » (*Ibid.*, p. 21 et 105.) Il cite un cas où il a coupé non moins profondément que M. Reybard, et où cependant le soulagement ne fut que de quelques jours (*ibid.*, 107).

Il pose d'abord en principe que, sauf les cas d'oblitération, qui sont extrêmement rares, il n'y a pas de rétrécissement infranchissable. Ayant moi-même émis une opinion semblable, quoique un peu moins absolue, on me disait que ces difficultés sont bien plus communes dans les hôpitaux que dans la clientèle civile. Or voici le chirurgien d'un grand hôpital qui s'indigne qu'on ait élevé des doutes sur cette proposition (*ibid.*, p. 22, 35, 107); aussi ne veut-il pas qu'on agisse sans conducteur.

Un second principe sur lequel nous sommes à peu près d'accord, c'est qu'il n'y a pas de rétrécissements derrière le bulbe. Mais un troisième, qui me semble plus contestable, c'est que les coarctations les plus rebelles sont presque toutes au bulbe, et que, lorsqu'il y en a plusieurs, c'est là que la principale se trouve (*ibid.*, p. 41, 37). Sur les seize opérations que M. Syme rapporte, quinze en effet furent pratiquées au périnée et une seule au-devant du scrotum. Je comprendrais cette proportion s'il conseillait d'opérer tous les rétrécissements; mais je ne la comprends plus du moment qu'il affirme n'opérer que ceux qui résistent à la dilatation; car, à mon avis, les plus réfractaires sont ceux de la partie pénienne du canal. Cette remarque contrarie sans doute la méthode, mais elle me paraît incontestable, et si l'auteur pratique son opération favorite presque toujours derrière le scrotum, j'en conclus que, malgré ses principes, il s'y décide trop vite.

Voici comment il agit. Il dilate d'abord le rétrécissement pour y passer un petit conducteur courbe, cannelé sur sa convexité. Originairement, celui-ci avait le même volume dans toute sa longueur; mais, pour agir plus sûrement sur le tissu altéré, sa grosseur a été augmentée considérablement jusqu'à une petite distance de la courbure, et c'est là seulement que la cannelure commence. Le malade étant couché sur le bord de son lit et chloroformisé, le chirurgien introduit ce cathéter jusqu'à ce que sa partie renflée vienne buter contre l'entrée de la coarctation, et le confie à un aide; il prend un bistouri droit, légèrement convexe, et fait exactement sur la ligne médiane une incision d'un pouce et demi, ayant la stricture pour centre; il tourne alors le tranchant en haut, guide la pointe dans la cannelure, près d'un pouce en arrière de la partie indurée, et coupe en avant jusqu'à l'origine de cette cannelure. Saisissant alors fermement les deux instruments, il les retire en coupant tant qu'il sent qu'il agit sur un tissu dur, de manière à diviser tout le rétrécissement, ce dont il est averti en ce que la partie épaisse du conducteur ne rencontre plus de résistance. « J'ai d'abord supposé, dit-il, que la division de l'anneau contracté, dans sa partie la plus étroite, était suffisante; mais je me suis bientôt assuré qu'une incision si limitée expose à des rechutes, puisqu'il y a habituellement, en avant et en arrière, une sorte d'entonnoir qui pourrait reproduire les symptômes de la maladie. » (*Ibid.* 39.)

Ce procédé me paraît susceptible d'amélioration ; il me semble que la ponction initiale est bien arbitraire et que la manière dont l'incision se termine offre peu de précision. Je crois qu'on simplifierait l'opération si l'on se servait d'un instrument analogue à celui que j'ai figuré p. 422, c'est-à-dire formé d'un mince conducteur d'acier terminé par un petit renflement où la cannelure s'arrêterait, et d'une gaîne mobile et flexible dont l'olive terminale offrirait en arrière une large échancrure correspondante à la cannelure de la première pièce. Dans le cas où l'on aurait pu s'assurer de la longueur du rétrécissement, on fixerait les deux olives à une distance un peu plus grande que cette longueur ; dans le cas contraire, on les éloignerait d'une distance supérieure à la longueur possible, et, quand la petite olive aurait dépassé la partie rétrécie, on pousserait en avant la grosse tant qu'on pourrait imprimer à la totalité de l'instrument des mouvements de va-et-vient trop étendus. Une fois le conducteur convenablement en place, il ne resterait plus qu'à faire l'incision, qu'on commencerait en avant, au niveau de l'échancrure de la grosse olive, et qu'on arrêterait à l'olive terminale. Il n'est pas besoin de grande réflexion pour comprendre qu'on arriverait ainsi au canal avec plus de facilité, et que l'incision ne diviserait que la partie altérée.

L'opération faite, M. Syme met pour quarante-huit heures en place une sonde d'argent, qu'il préfère à une sonde élastique, comme plus facile à introduire et à fixer. Au bout de ce temps, il n'y a plus à craindre d'infiltration, et l'urine reprend sa voie naturelle. Diète de viande et de vin pendant trois ou quatre jours, repos au lit pendant une semaine, introduction d'une bougie volumineuse tous les huit ou dix jours, tant qu'il s'écoule de l'urine par la plaie, ce qui se prolonge rarement au-delà d'un mois et cesse fréquemment au bout de quelques jours.

Sur un sujet mort deux ans après l'opération on trouva, « à la paroi inférieure de l'urètre, une cicatrice formant une ligne blanche et déprimée, s'étendant à un demi-pouce de l'extrémité du bulbe et correspondant à la cicatrice des téguments et des tissus intermédiaires ; le canal était là plutôt élargi que rétréci, sa paroi inférieure présentant en ce point un léger infundibulum. Sous d'autres rapports les tuniques urétrales étaient parfaitement naturelles, et le tissu spongieux du bulbe, aussi bien que les parties environnantes, étaient libres d'induration. » (*Ibid.*, p. 99.)

Suivant l'auteur l'infiltration d'urine n'est pas à craindre, parce que, le rétrécissement ne se trouvant jamais derrière le bulbe, et, par cela même, l'incision n'intéressant jamais l'aponévrose profonde du périnée, l'extravasion se bornerait au scrotum et aux autres parties externes ; mais on prévient cet accident en laissant une large sonde dans la vessie. (*Ibid.*, p. 41.)

L'hémorrhagie pourrait provenir des vaisseaux des téguments, du corps spongieux et des artères du bulbe ; mais, dit M. Syme, les premiers, sur le raphé, ne peuvent donner plus que quelques gouttes de sang, l'hémorrhagie du second serait arrêtée par une légère compression, et, quant aux troisièmes, on les évite toujours en incisant sur la ligne médiane (v. p. 428). Il n'observa cet accident qu'une seule fois, sur un homme de 59 ans, qui avait été maladif presque toute sa vie, sujet à des attaques répétées d'hémoptysie et ayant un poumon détruit. Il avait dans le bulbe un rétrécissement qui avait été traité en vain par les plus éminents praticiens de Londres. Malgré son état de faiblesse, M. Syme l'opéra, et tout alla bien pendant sept jours; il urinait naturellement et à plein canal lorsque, sans symptôme précurseur, il s'écoula une once de sang par l'urètre, et, le même phénomène s'étant reproduit les deux jours suivants, on remit la sonde en place pendant quarante-huit heures. L'urine resta sanguinolente. Pendant près de dix jours il semblait qu'il n'y eût plus de danger; mais le saignement revint alors plus que jamais et persista, bien qu'on remît une sonde et qu'on établît une compression sur le périnée. C'est pourquoi on ouvrit de nouveau largement l'urètre, on découvrit que le sang provenait d'un vaisseau de sa paroi inférieure; celui-ci fut saisi avec une pince et lié : le sang fut arrêté définitivement (*ibid.*, p. 49).

Ce qui est encore moins à craindre que l'hémorrhagie, c'est la persistance d'une fistule, puisque, dit M. Syme, cette opération est le meilleur moyen de guérir cette affection, à moins qu'elle ne soit entretenue, non par une difficulté d'uriner, mais par un mauvais état de santé; et il s'élève contre les détracteurs qui ont singulièrement exagéré certains faits.

Il avoue qu'il n'est pas rare d'observer, dans les deux premiers jours, des symptômes alarmants, des frissons, des vomissements bilieux, la suppression d'urine, du délire; mais ces accidents se passent généralement en quelques heures, ne laissant, et encore dans de rares occasions, qu'un gonflement testiculaire ou un abcès scrotal.

Sur 108 opérations faites sur des hommes de 77 ans et au-dessous, avec complications diverses, M. Syme ne perdit que 2 malades : il en avait opéré presque 100 sans en perdre aucun. Le premier, affecté de stricture du bulbe, était une misérable créature de 39 ans. Il s'agita beaucoup pendant l'opération ; néanmoins il se trouva mieux quant à la miction ; mais, le lendemain soir, il eut un frisson suivi d'une fréquence extrême du pouls et d'un grand embarras de la respiration ; il succomba le sixième jour. Il n'y avait eu aucune hémorrhagie, et, les parties examinées avec soin, on ne rencontra pas la plus légère trace d'infiltration d'urine. Au fond de la vessie se trouvaient une plaque rouge de la muqueuse et un petit abcès au-dessous du péritoine, dans le point correspondant. Abcès commençant dans le bras gauche, épaississement considérable du péricarde avec épanchement qui semblait résulter d'une maladie antérieure. L'auteur attribue ce résultat à ce que, le malade se trouvant grandement irrité, sa vessie fortement contractée commençait à s'ulcérer sur la sonde (*ibid.*, p. 45).

L'autre malade était un homme qui, douze mois auparavant, avait été débarrassé par l'incision d'un rétrécissement contractile que d'autres traitements n'avaient fait qu'aggraver. Ayant éprouvé un retour partiel des symptômes, il demanda que l'opération fût répétée. Pensant que la rechute tenait à ce que la division n'avait pas été suffisante, le chirurgien y consentit aisément. Le deuxième jour, la sonde fut enlevée et le malade semblait bien ; mais, le quatrième, il se leva sans y être autorisé et sortit de sa chambre. Dans l'après-midi, il se trouvait encore bien lorsque, revenant faire de l'eau dans sa chambre, il éprouva une douleur si aiguë qu'il fut pris de faiblesse et tomba avec une telle force qu'il s'excoria les sourcils et les genoux. En même temps frisson intense ; le lendemain, douleur des genoux très-vive, signes d'ophthalmie ; puis, symptômes d'épanchement dans le péricarde, qui disparurent après une application de sangsues. L'urine passait librement ; aucune tuméfaction du scrotum ou du périnée. Au bout d'une quinzaine, époque où il y avait de la suppuration dans les genoux et où les yeux étaient obscurcis par un épanchement de lymphe, il y avait une telle amélioration sous d'autres rapports qu'on espérait la guérison ; mais, au commencement de la quatrième semaine, excitation cérébrale et mort au bout de peu de jours. Le corps ne fut pas examiné ; mais la garde-malade s'aperçut qu'il sortait un peu de pus par la plaie qui semblait fermée. L'auteur ne doute pas que les suppurations locales et la mort ne doivent être attribuées à un état pyohémique du système (*ibid.*, p. 46). Je reviendrai sur ces faits.

Relativement aux rechutes, il n'est pas aussi

confiant que M. Maisonneuve; il les attribue à la réunion par première intention des lèvres de la plaie. Il croyait d'abord celle-ci impossible à cause de l'écoulement de l'urine ; mais des faits sont venus modifier son opinion. Il cite un cas où, au bout de 15 jours, il fut obligé de répéter l'opération et de mettre une bandelette entre les bords de la plaie pour empêcher leur réunion immédiate (*ibid.*, p. 56).

Une autre cause de rechute, c'est qu'on n'incise pas assez, de manière à diviser les cônes que présente le rétrécissement en avant et en arrière, L'auteur ajoute que son premier conducteur, d'un volume égal dans toute sa longueur, exposait à cet inconvénient.

En définitive, une sonde volumineuse doit être laissée à demeure, comme après toutes les plaies de l'urètre; cependant ce moyen n'a pas besoin d'être continué aussi longtemps que quelques gouttes d'urine s'échappent par la plaie, la première période étant la plus importante.

« Indépendamment de ces causes, la tendance à la contraction peut être entretenue par une source d'irritation dans d'autres parties, telles qu'une pierre dans la vessie » (*ibid.*, p. 60); et il cite à ce sujet quelques faits qui s'expliquent beaucoup mieux par une déviation spasmodique de la région membraneuse (voy. p. 367) que par la présence d'un rétrécissement, ce qui fait voir combien de choses se trouvent remises en question par la découverte de ces déviations et des valvules du col de la vessie.

D'autres chirurgiens anglais ont imité M. Syme; M. H. Thompson, qui a traité ce sujet avec soin, a présenté le tableau suivant des résultats de leurs opérations (*On strict.*, etc., p. 257; 1854) :

MM. Fergusson,	4 cas. .	1 mort, 2 succès passables, 1 douteux.
Cock,	5. . . .	1 mort; le reste plus ou moins heureux.
Coulson,	8. . . .	1 mort; le reste plus ou moins heureux.
Ericksen,	5. . . .	majorité plus ou moins favorable; 1 ou 2 cas douteux.
Haynes Walton,	1. . . .	succès.
H. Thompson,	1. . . .	succès.
Mackenzie,	7. . . .	1 mort; le reste plus on moins heureux.
Dunsmure,	3. . . .	2 cas plus ou moins heureux; 1 insuccès.
F. Thompson,	2. . . .	succès.
Cruickshank,	1. . . .	succès.
Fiddes,	6. . . .	5 succès; un cas douteux.

Quant à l'hémorrhagie, M. H. Thompson croit que les objections qu'on a faites à cet égard sont sans fondement, et qu'il est, en tout cas, facile de l'arrêter. M. Coulson a vu un suintement persister jusqu'au quatorzième jour; il élargit alors la plaie externe, qui n'était pas en rapport avec celle de l'urètre, et le sang s'arrêta. Une fois la compression et une autre fois la glace suffirent. M. Fergusson dit avoir vu l'hémorrhagie mettre la vie du malade en danger; M. H. Thompson pense qu'il ne s'agit ici que de l'opéré de M. Coulson. M. Mackenzie fut obligé de tamponner la plaie. Dans un des cas de M. Dunsmure, la compression fut nécessaire; « il semblait que ce fût un suintement général. » M. Alph.

Guérin a pratiqué une fois cette opération, et il eut une hémorrhagie sérieuse (v. p. 428).

M. H. Thompson n'a jamais vu d'infiltration urineuse et n'a jamais entendu dire qu'elle eût eu lieu. Une fois un érysipèle se manifesta, détruisit les bords de la plaie, et celle-ci, ne pouvant se cicatriser, devint fistuleuse. Une autre fois, cinq ou six semaines après l'opération, la plaie n'étant pas encore fermée, il survint de la fièvre et de la jaunisse, plus tard un abcès dans le scrotum. Au bout de cinq mois les fistules n'étaient pas encore guéries.

Des quatre cas de mort, trois ont eu lieu par phlébite et infection purulente ; dans le quatrième, « on ne trouva aucun signe de suppuration ou d'infiltration urineuse dans le bassin ; » mais, dit M. Thompson, on ne paraît pas avoir examiné les poumons et le foie, et les symptômes décrits portent fortement à supposer une pyohémie.

M. Fergusson parle d'un malade qui alla bien pendant dix-huit mois, mais qui fut repris au bout de trois ans pour ne pas s'être passé la bougie de temps en temps. MM. Coulson et H. Thompson ont vu des cas de ce genre après une période variant de six mois à trois ans ; mais, dans la plupart, l'amélioration semblait permanente. Quelquefois il y a une légère rétraction que l'usage intermittent de la sonde arrête aisément.

En somme, ces résultats ne sont pas aussi favorables que ceux de M. Syme. Cette différence, à mon avis, s'explique jusqu'à un certain point par la fécondité de calculs et de ressources que déploie un chirurgien qui, indépendamment de l'intérêt qu'on porte toujours à ses clients, est encore animé de celui qu'il porte à une opération favorite ; mais je ne crois pas qu'on puisse dire, avec M. H. Thompson, que, si les morts ont été beaucoup moins nombreuses parmi les opérés de M. Syme que parmi ceux des autres chirurgiens, c'est parce que ceux-ci ne se sont décidés qu'*en dernier ressort* (*ibid.*, p. 255). Les accidents ont été presque constamment ceux de la phlébite et de l'infection purulente ; or ils sont fréquents dans la chirurgie générale, et chacun sait qu'ils dépendent plus de la nature des tissus sur lesquels on agit que de l'état des opérés ; les plus robustes n'y sont pas les moins exposés.

M. Syme paraît n'avoir trouvé ni pus, ni phlébite, et il explique la mort par un état d'irritabilité dans un cas, par une disposition pyohémique dans l'autre. A dire vrai, je crois que ce ne sont là que des mots. Par l'étude comparative d'un certain nombre de faits analogues, j'ai acquis la conviction que ces malades ont été victimes d'une résorption et d'une infection urineuses. Ces abcès dans des parties éloignées, ces épanchements dans le péricarde, les genoux, etc., on les observe dans une foule de circonstances où le sang est évidemment vicié, soit parce que certains matériaux excrémentitiels n'en ont pas été éliminés, comme dans les suppressions de transpiration, soit parce que certaines matières nuisibles s'y sont mêlées, comme dans l'absorption de pus. On me dira : dans les rétentions d'urine prolongées, dans les fièvres dites urineuses, il ne se manifeste pas habituellement d'accidents semblables. C'est vrai ; mais alors l'urine n'est pas résorbée en nature comme lorsque le système veineux a été ouvert. Qui sait d'ailleurs si, même quand on ne trouve pas de pus dans les veines, ces vaisseaux n'ont déjà pas fourni une sécrétion qui a été entraînée dans la circulation? On a dit que, dans la phlébite, le pus ne peut jamais se mêler au sang, parce qu'un caillot s'oppose constamment à son passage; je me suis assuré plusieurs fois que cette règle a été trop généralisée.

Ainsi, toutes les fois qu'on divise un tissu spongieux, la phlébite est à craindre, surtout quand la plaie est baignée par l'urine; on s'expose, en outre, à une résorption urineuse. Ces accidents sont donc communs à toutes les urétrotomies qui, non bornées au tissu induré et fibrifié des rétrécissements, portent encore sur le tissu spongieux sain du voisinage; mais celles-ci seront d'autant plus dangereuses qu'elles l'intéresseront davantage, et, sous ce rapport, le procédé Reybard doit être rangé sans conteste en première ligne; puis viennent ceux de MM. Maisonneuve, Civiale et Syme; la scarification ne l'est que quand elle dépasse les limites du rétrécissement. Dans les sections du col de la vessie, je mets aussi une plaie en contact avec l'urine; mais qu'on remarque bien qu'elle n'intéresse que des tissus musculaire et fibro-glandulaire, tissus peu riches en capillaires veineux. Et d'ailleurs, malgré la très-minime proportion des accidents que j'ai observés, je ne prétends pas qu'on soit tout à fait à l'abri de ceux que je viens de signaler; je dirai même que j'ai vu depuis peu un malade de Sedan succomber tout à coup, à la fin du quatrième jour, à un étouffement imprévu (voyez p. 437 et 456), avec pouls d'une petitesse, d'une fréquence extrêmes, et cœur insensible. J'attribuai d'abord ces phénomènes à une affection nerveuse ancienne ; je ne serais pas éloigné aujourd'hui de croire qu'ils ont été de la même nature que ceux de la première observation de M. Syme ; malheureusement, dans la maladie pour laquelle cette opération avait été faite, il n'y a presque toujours que l'instrument tranchant qui donne des résultats véritablement efficaces. Qu'on me suggère un traitement aussi utile et aussi innocent que l'est la dilatation dans les cas de rétrécissement, et je m'empresserai de l'adopter.

Ajoutons que je ne pénètre jamais dans le tissu cellulaire extérieur au col de la vessie ; aussi n'ai-je jamais eu d'infiltration urineuse. Mais il n'en est pas de même lorsqu'on pratique l'opération de M. Reybard ou l'urétrotomie externe, et, sous ce rapport encore, la première est beaucoup plus dangereuse que la seconde, parce qu'au moins celle-ci donne à l'urine un libre passage au dehors, tandis que l'autre forme au milieu du tissu cellulaire une poche à travers les parois de laquelle l'urine s'infiltre au loin, pour peu que son cours soit gêné par un reste de rétrécissement, par un caillot, ou simplement par la saillie de l'angle antérieur de la plaie. J'ai, depuis plus de quinze ans, urétrotomisé un assez bon nombre de malades, et, je le dis hautement, je n'ai jamais eu ni hémorrhagie sérieuse, ni phlébite, ni infiltration d'urine, ni même seulement un abcès.

En définitive, la dilatation m'a toujours semblé

devoir rester méthode générale, et, toutes les fois que je l'ai trouvée insuffisante, les petites incisions multiples lui sont venues avantageusement en aide. S'il m'arrivait de rencontrer un cas où ces deux méthodes fussent impuissantes, de toutes les urétrotomies profondes, c'est l'externe que je préférerais comme plus sûre et moins dangereuse, d'autant plus qu'il me semble qu'en promenant légèrement, sur les lèvres de l'incision, un pinceau imbibé d'une solution de perchlorure de fer, on préviendrait la résorption ou l'infiltration urineuses, et probablement même la phlébite.

Je me garderai bien d'élever des doutes sur la véracité des observateurs, parce que je ne comprends pas qu'en matière de science, et surtout lorsque la santé et la vie des hommes sont en jeu, on dise autre chose que ce qu'on croit vrai ; mais je me permettrai de penser que, dans l'appréciation des faits qu'ils rapportent, beaucoup n'ont pas usé de toute la sévérité désirable. Quel est, en effet, le fond de toutes ces histoires? Le malade n'urinait pas ou n'urinait que très-difficilement, et il était en proie à une foule d'accidents ; on le traite, qui par une méthode, qui par une autre ; alors il urine à plein canal, et le voilà guéri. Mais souvent l'urètre est le siége d'une inflammation chronique ; qu'est devenue cette inflammation? Souvent même la vessie et les reins sont pris, en suppuration, désorganisés ; que sont devenues ces altérations? On paraît n'y pas songer. Certainement, en agissant ainsi, j'aurais évité de fausses interprétations et des critiques peu équitables (voyez p. 31) ; mais je n'aurais pas dit tout ce qui doit être connu.

Souvent la guérison n'est pas aussi facile, aussi prompte, et si, après avoir rendu au canal son diamètre, on eût examiné attentivement, sévèrement, le résultat, on se serait aperçu que nombre de malades chez lesquels on passe des bougies énormes n'urinent encore qu'avec peine, ne vident pas leur vessie ou même n'urinent pas du tout. C'est que souvent les rétrécissements de l'urètre se compliquent d'une autre affection à laquelle on n'a pas pris garde, de valvule au col de la vessie, tantôt parce que l'inflammation qui a amené le rétrécissement a en même temps produit la valvule, tantôt parce que, l'instinct veillant à ce que l'urine n'arrive pas à l'obstacle avec trop de précipitation et ne distende pas douloureusement le canal, il se produit, dans les muscles constricteurs du col de la vessie ou de la région membraneuse, un spasme qui peut passer graduellement à l'état de contracture et de rétraction. La cessation fréquente de ce spasme après la disparition du rétrécissement prouve que c'est souvent conformément à cette seconde théorie que les choses se passent.

Quoi qu'il en soit, cette cessation n'a pas toujours lieu, et quand il en résulte un obstacle permanent, il faut lui appliquer l'un des traitements que j'ai décrits dans le 6e Mémoire ou dans la première partie de celui-ci.

J'ai cité, p. 110 de mes *Recherches sur les Rétrécissements*, un malade qui était traité depuis sept mois pour une coarctation; on passait des sondes volumineuses, et cependant il n'urinait pas. Une valvule du col de la vessie fut reconnue et incisée, et, au bout de dix jours, le malade était guéri. Plusieurs années après, je parlais de ce fait à mon cours, et l'un des auditeurs m'apprit que cette guérison avait été durable. On trouve un bon nombre de faits semblables dans mes *Recherches sur les Valvules*, surtout dans la seconde édition, et je pourrais en rapporter plusieurs autres (voyez p. 368). Cette découverte, qui a été constatée par les diverses commissions d'Argenteuil, et notamment par la dernière (voyez p. 5, 99 et 103), a, si je ne m'abuse, fait faire un pas immense à la thérapeutique des rétrécissements de l'urètre (1).

---

(1) Je ne traiterai pas ici des rétrécissements de la femme, qui sont d'ailleurs très-rares et situés presque tous à l'orifice externe du canal. Je rappellerai cependant que j'en ai signalé une espèce produite vers l'orifice interne par la pression du fœtus dans certains accouchements laborieux. Dans un cas que j'ai observé en 1838, la dilatation fut suivie d'incontinence d'urine, ce qui me donna lieu de penser que le sphincter lui-même avait été fibrifié par le travail inflammatoire.

ESSAI

SUR

LA GRAVELLE ET LA PIERRE

ET PARTICULIÈREMENT

SUR LA LITHOTRITIE

DANS LES CAS COMPLIQUÉS DE RÉTENTION D'URINE.

Composition, Caractères physiques et chimiques des Concrétions urinaires.

Les solides et les liquides de notre corps se renouvellent continuellement. Chaque jour, à chaque instant, nous ingérons des molécules nouvelles, et des molécules anciennes sont éliminées. L'appareil urinaire est l'agent principal de ce travail d'épuration ; aussi la sécrétion à laquelle il donne lieu est-elle un produit fort complexe de matières liquides et solides.

D'après Berzélius, 1000 parties d'urine contiennent, à l'état normal :

Eau.	933,00 parties.
Urée.	30,10
Acide lactique, lactate d'ammoniaque, extrait de viande soluble dans l'alcool, matières extractives solubles dans l'eau.	17,14
Acide urique.	1,00
Mucus vésical.	0,32
Sulfate de potasse.	3,71
Sulfate de soude.	3,16
Phosphate de soude.	2,94
Biphosphate d'ammoniaque.	1,65
Chlorure de sodium.	4,45
Hydrochlorate d'ammoniaque.	1,50
Phosphate de chaux et phosphate de magnésie.	1,00
Silice.	0,03
	1000,00

Il est quelques-uns de ces éléments sur lesquels les chimistes ne sont pas parfaitement d'accord. Ainsi l'acidité de l'urine, attribuée par Berzélius à l'acide lactique, est due à l'acide acétique d'après M. Thénard, et à l'acide phosphorique suivant d'autres. Prout croit l'acide urique trop peu soluble pour exister dans l'urine à l'état libre, et il pense qu'il n'y est qu'à l'état de combinaison, d'urate d'ammoniaque principalement. On dit encore avoir trouvé dans ce liquide de l'acide carbonique, du soufre, du phosphore, du fer, du fluate de chaux, une résine noire odorante.

Sous le rapport des proportions, les éléments de l'urine varient, même à l'état de santé, suivant une foule de circonstances, telles que la qualité des aliments et la quantité des liquides ingérés, l'abondance de la transpiration, la saison, l'âge, le sexe, etc. ; parfois même, sans altération appréciable de la santé, des éléments accidentels viennent s'y joindre, tels que l'oxalate de chaux ; mais c'est surtout à l'état de maladie qu'on remarque des variations de ses éléments et l'apparition de substances nouvelles, telles que les acides benzoïque, hippurique, rosacique, butyrique, de l'albumine, du sucre, des matières colorantes vertes, bleues ou noires, des globules de sang, de graisse, de pus, du caséum, etc.

D'après M. Lhéritier, la moyenne des matières solides obtenues de toute l'urine sécrétée dans l'espace de vingt-quatre heures, chez vingt individus en santé (hommes et femmes), varierait de 32^{gr},786 à 40^{gr},024. Il paraît, d'après M. A. Becquerel, que l'urine des femmes en contient ordinairement 4 ou 5 grammes moins que celle des hommes.

Parmi ces substances, les unes sont très-peu solubles dans l'eau. Ainsi, il faut 1700 parties de ce liquide pour en dissoudre une d'acide urique; l'oxalate de chaux est presque insoluble. D'autres se dissolvent assez bien, mais à la faveur d'un acide; tels sont les phosphates de chaux et de magnésie.

On conçoit maintenant que, si la proportion des premières vient à augmenter, ou si l'eau vient à diminuer au delà de certaines bornes, ces matières se précipiteront; on comprend qu'il en sera de même des secondes si l'acide qui favorise leur dissolution vient à disparaître ou à être neutralisé.

Telle est l'origine de la plupart des concrétions qu'on a rencontrées dans les organes urinaires.

Celles-ci peuvent se développer dans la substance même des reins, les calices, les bassinets, les uretères, la vessie et l'urètre. Assez souvent celles de la vessie sont logées dans des cellules formées par la hernie de la muqueuse dans l'intervalle des faisceaux musculaires; on dit alors qu'elles sont *enchatonnées*. Quelquefois elles sont adhérentes à la muqueuse.

Leur volume varie beaucoup, depuis celui du plus petit grain de millet jusqu'à celui d'une tête d'enfant. Les plus petites ont reçu le nom de *sables*, de *graviers*, et on leur donne ordinairement celui de *calcul* quand leur volume ne peut leur permettre de s'échapper au dehors par les voies naturelles. Dans le premier cas, on dit que le malade a la GRAVELLE; dans le second, qu'il a la PIERRE. La gravelle et la pierre ne sont donc que deux degrés d'une même affection.

Beaucoup de graveleux sont imbus de ce préjugé qu'on ne peut avoir à la fois la gravelle et la pierre : c'est une erreur qui a parfois de graves conséquences. Je dois dire cependant qu'il est assez rare de rencontrer des calculs chez ceux qui rendent des sables en abondance, ce qui tient sans doute à ce que la matière solide se trouve alors en tel excès qu'elle se précipite trop vite pour s'agréger en concrétions volumineuses.

La couleur de ces corps étrangers varie beaucoup : le plus souvent elle est rouge, souvent encore elle est blanche ; d'autres fois elle est jaune, ou grise, ou d'un brun très-foncé, ou même noire. Parfois encore les concrétions sont demi-transparentes. Toutefois on doit dire que presque toutes sont blanches lorsqu'elles sont pures, et que leurs diverses nuances de coloration, dues ordinairement aux matières colorantes de l'urine, à de la bile ou à du sang, sont loin d'indiquer exactement leur composition intime. C'est donc à tort qu'on s'en est presque uniquement reposé sur ces nuances pour baser le diagnostic et le traitement médical. D'ailleurs, très-souvent cette composition est complexe, c'est-à-dire formée de plusieurs éléments associés ou disposés par couches alternes. En définitive, quand on veut agir avec une parfaite connaissance de cause, c'est presque toujours à l'analyse chimique qu'il faut avoir recours.

M. Gmelin a porté à trente et un le nombre des substances rencontrées dans ces concrétions ; mais celles qu'on admet généralement sont l'acide urique, les urates d'ammoniaque, de potasse et de soude, l'oxalate de chaux, le phosphate de chaux, le phosphate ammoniaco-magnésien, la silice, la cystine et l'oxyde xantique. Souvent, on peut même dire presque toujours, plusieurs de ces substances sont réunies, et presque toujours aussi on trouve une certaine quantité de matière animale qui, dans quelques cas, est le seul moyen d'agglutination entre les diverses molécules inorganiques.

Il est rare cependant qu'une substance ne prédomine pas, et alors les concrétions revêtent certains caractères physiques qui, sans être absolument constants, méritent d'être connus. Nous allons les exposer, ainsi que leurs caractères chimiques les plus essentiels.

Les concrétions d'*acide urique* sont arrondies ou ovoïdes, généralement unies, d'une couleur brune, se rapprochant de celle de l'acajou. Pour peu qu'elles soient volumineuses, elles sont presque toujours formées de couches concentriques. Chauffées jusqu'au rouge, elles brûlent sans résidu. Elles sont insolubles dans l'eau et solubles dans un excès de potasse, sans dégagement d'ammoniaque; les acides précipitent de cette solution des flocons blancs dans lesquels, à l'aide d'une simple loupe, il est facile de reconnaître l'acide urique à la forme de ses cristaux, que nous indiquerons plus loin. Elles sont insolubles dans les acides acétique, chlorhydrique, et dans l'ammoniaque; l'acide nitrique ordinaire les dissout avec dégagement de gaz bi-oxyde d'azote, et la matière prend une belle couleur rouge carmin. —Un quart environ des concrétions urinaires sont formées d'acide urique (Fourcroy et Vauquelin); cependant il est rare qu'on n'y rencontre pas une certaine quantité d'urates (Berzélius), et surtout d'urate d'ammoniaque (Chevalier), de l'oxalate de chaux et des phosphates.

Les *concrétions d'urate d'ammoniaque* sont lisses, d'un gris de cendre, sans couches concentriques. Elles dégagent une forte odeur ammoniacale lorsqu'on les brûle ou qu'on les traite par la potasse, ce qui les distingue des précédentes. Elles sont rares à l'état de pureté, moins cependant encore que celles d'*urate de potasse* ou de *soude*.

Les concrétions d'*oxalate de chaux* sont d'une couleur grise ou brun foncé; elles sont comme formées de grains fortement liés; aussi ont-elles habituellement une surface inégale comme celle des mûres, ce qui leur a valu le nom de *calculs muraux*. — Elles sont insolubles dans l'eau froide et chaude, dans l'acide acétique, dans la potasse ou l'ammoniaque, et dans l'acide nitrique étendu. Elles se dissolvent avec effervescence dans l'acide nitrique concentré, et l'ammoniaque précipite de la dissolution des cristaux qui, brûlés sur une lame de platine, donnent de la chaux ramenant au bleu le papier de tournesol rougi (Donné). En les faisant bouillir dans une solution de carbonate de potasse, il se forme du carbonate de chaux, qui se précipite, et de l'oxalate de potasse, qui reste dissous. L'oxalate de chaux forme près d'un cinquième des calculs urinaires; cependant il est assez rarement pur.

Les concrétions de *phosphate de chaux* sont ordinairement d'un brun pâle, très-unies, et formées de lames irrégulières peu adhérentes. — Elles sont insolubles dans l'eau et dans les alcalis, mais solubles dans les acides faibles, ce qui les distingue des précédentes. — Elles sont extrêmement rares à l'état de pureté; cependant Wollaston et Smith en ont rencontré. Cette substance forme presque entièrement les calculs prostatiques.

Celles de *phosphate ammoniaco-magnésien* se rencontrent quelquefois à l'état de cristaux blancs et demi-transparents, mais plus ordinairement à l'état amorphe. — Elles se comportent avec l'eau, les alcalis et les acides, comme les concrétions de phosphate de chaux; mais lorsqu'elles ont été dissoutes par un acide et qu'on y ajoute de l'ammoniaque, il se précipite des cristaux prismatiques, tandis que, traitées de la même manière, les concrétions de phosphate de chaux donnent un précipité amorphe et blanchâtre. Elles sont vitrifiables par la chaleur, tandis que celles-ci ne le sont pas. Enfin, si on les triture avec de la potasse, il s'en dégage de l'ammoniaque. Les concrétions *phosphatiques* sont très-rares à l'état de pureté; mais, mêlées entre elles, mêlées ou alternant avec les autres matières susceptibles de former des calculs, ces substances se rencontrent très-fréquemment.

Les concrétions de *silice* ne sont jamais pures; quand cette substance domine, elles présentent l'aspect des calculs d'oxalate de chaux; mais on les en distingue facilement en ce qu'elles ne perdent presque rien par la calcination, et que le résidu est insipide, insoluble dans les acides et devient vitrifiable avec les alcalis.

Les concrétions de *cystine* sont demi-transparentes, d'un jaune-citron ou blanchâtres ; elles rappellent la topaze ou la perle. Leur surface est couverte de mamelons cristallins d'un certain volume ; elles semblent formées par un assemblage de petits cristaux amoncelés sans ordre. La cystine offre cela de remarquable que le soufre fait un quart de son poids (Baudrimont et Malaguti). Jusqu'à ces auteurs, on n'y avait reconnu que de l'hydrogène, du carbone, de l'azote et de l'oxygène. Dans plusieurs cas de calculs de cystine, l'urine était entièrement dépourvue d'urée. — La cystine est insoluble dans l'eau et l'acide acétique et soluble dans l'ammoniaque. Elle se dissout également sans effervescence dans l'acide nitrique étendu, et, par l'évaporation, on voit se former de belles aiguilles cristallines, soyeuses et d'un blanc éclatant. En joignant à ces caractères l'odeur pénétrante phosphorée qu'elle répand quand on la brûle sur du platine, et surtout la présence du soufre, il est impossible de confondre la cystine avec toute autre matière. On met le soufre en évidence en la traitant par le nitrate de potasse. Dans cette opération, le soufre passe à l'état d'acide sulfurique, qu'on reconnaît au moyen d'un sel de baryte, lequel donne avec cet acide un précipité insoluble (Donné). — Les concrétions de cystine sont assez rares ; cependant j'en possède deux très-beaux échantillons, l'un jaune et l'autre blanc, que j'ai recueillis chez deux femmes de trente à quarante ans.

L'*oxyde xanthique* a été reconnu par Marcet, et plus tard par Laugier, dans des graviers d'un jaune cannelle. M. Stromeyer l'a rencontré depuis dans un calcul gros comme un œuf de pigeon. Cette rareté est d'autant plus singulière qu'il paraît que cet oxyde ne diffère de l'acide urique qu'en ce qu'il contient un peu plus d'oxygène. — Il est soluble dans l'eau, la potasse, l'ammoniaque, et dans les solutions de carbonates alcalins. Il est moins soluble dans les acides. La solution aqueuse rougit le papier de tournesol. Traité par l'acide nitrique, il fournit un produit qui, évaporé à siccité, laisse un résidu d'un jaune citron brillant : c'est ce qui lui a valu son nom (ξανθός, *jaune*).

Si l'on ajoute à ce qui précède le carbonate de chaux et celui de magnésie, l'oxalate, le benzoate, l'hydrochlorate d'ammoniaque et le fer, que certains expérimentateurs disent avoir trouvés unis à d'autres substances, le calcul fibrineux analysé par Marcet, la matière animale particulière qui colore en brun certaines concrétions, surtout celles d'oxalate calcaire, et la matière grasse reconnue par MM. Chevallier et E. Barruel, on connaîtra les éléments les plus importants qui, quelquefois seuls, mais le plus souvent associés en plus ou moins grand nombre, forment les concrétions urinaires.

Lorsqu'on examine avec soin des urines dans lesquelles il tend à se faire des précipités de ce genre, il est ordinairement assez facile d'en reconnaître la nature ; de telle sorte que, si on était consulté à temps, on pourrait souvent prévoir la formation de tel ou tel genre de concrétions urinaires, et par suite la prévenir. D'ailleurs, en supposant même qu'il en existe déjà au sein des organes, cet examen pourrait encore nous éclairer beaucoup dans le choix des moyens médicaux et même chirurgicaux à mettre en usage.

Lorsque l'acide urique apparaît dans l'urine, c'est presque toujours en cristaux de forme rhomboïdale. Il n'est pas rare, ainsi que le remarque M. Donné, de voir à la surface du liquide, contre les parois du vase qui le contient, et au fond, dans un nuage muqueux, de petites paillettes dorées, isolées ou réunies, groupées ensemble, dont une simple loupe, et à plus forte raison le microscope, permettent de reconnaître la forme rhomboïdale.

M. Quevenne pense que l'acide urique se précipite aussi à l'état de poudre amorphe ; mais M. Donné ne voit alors que de l'urate d'ammoniaque, auquel sont quelquefois mêlés des urates de soude ou de chaux, précipité soluble dans l'urine chauffée et dans l'acide acétique, ce que ne fait pas l'autre. M. Rayer partage à cet égard l'opinion de MM. Prout et Donné.

Au reste, que l'acide urique soit pur ou combiné, lorsqu'il se trouve en excès dans l'urine, celle-ci se trouble presque aussitôt après avoir été rendue, et il ne tarde pas à se former au fond et sur les parois du vase un dépôt jaunâtre ou briqueté, dans lequel on peut reconnaître les caractères précédemment indiqués. J'ai dit, p. 285, que parfois les dépôts d'urate d'ammoniaque simulent à la simple vue des dépôts purulents, mais que le microscope éclaircit facilement la difficulté.

Jusque dans ces derniers temps, on a cru les cristaux d'oxalate de chaux rares dans les urines ; ils sont au contraire très-fréquents, d'après MM. Bird et Donné. Ils sont, en général, très-petits, et ont la forme d'octaèdres résultant de deux pyramides à quatre faces réunies base à base ; ils sont très-brillants, très-nets, à arêtes vives et d'une régularité parfaite, insolubles dans l'eau et l'urine même bouillantes, et les sédiments qu'ils forment présentent les caractères chimiques énumérés à propos des concrétions d'oxalate de chaux.

D'après ce qui a été dit plus haut, on doit penser qu'il ne doit apparaître des sédiments phosphatiques que dans des urines alcalines : c'est effectivement la règle ; on en a cependant rencontré dans des urines acides, sans doute parce que celles-ci en contenaient en excès. Quelquefois ils sont en telle quantité que les malades rendent à la fin de l'émission une sorte de boue crayeuse. Ils peuvent, comme l'urate d'ammoniaque, être pris pour du pus, avec lequel d'ailleurs ils sont presque toujours mêlés. En tout cas, le microscope fait reconnaître des cristaux de formes variées, mais qui dérivent toutes du prisme rectangulaire droit, si le dépôt est formé de phosphate ammoniaco-magnésien ; s'il était de phosphate de chaux, il serait entièrement amorphe ; mais le plus souvent il y a mélange de ces deux sels. Il n'est pas rare de voir des cristaux phosphatiques former à la surface du liquide une couche qui, décomposant les rayons lumineux, présente des couleurs prismatiques agréables à l'œil.

Les dépôts phosphatiques diffèrent de ceux d'urates en ce qu'ils se dissolvent avec la plus grande facilité, le phosphate ammoniaco-magnésien surtout, dans les acides faibles, tels que l'acide nitrique étendu au huitième, tandis que les urates donnent un précipité d'acide urique cristallisé. Ce qui distingue alors les deux sels phosphatiques, c'est que, si l'on ajoute de l'ammoniaque à la dissolution, il se précipitera des cristaux de phosphate ammoniaco-magnésien dans un cas, et un sédiment amorphe de phosphate de chaux dans l'autre.

L'urine d'une femme, chez laquelle j'ai rencontré un calcul de cystine blanche, offrait, quand on la regardait à la lumière, par réflexion, des myriades de points brillants. Ces points, examinés au microscope, étaient formés par de petites lames hexagonales transparentes. L'urine est alors verdâtre, se décompose facilement et donne une odeur d'hydrogène sulfuré. Les sédiments de cystine ont les caractères chimiques des concrétions.

Je ne m'occuperai pas ici de certaines substances qu'on a également rencontrées dans les concrétions urinaires, mais qui sont plus rares encore que la cystine.

Causes des concrétions urinaires.

Habituellement elles commencent par de petits graviers qui se forment dans les reins; elles descendent ensuite par les uretères jusque dans la vessie, et ce n'est que dans ce dernier organe qu'elles arrivent à un volume un peu considérable; cependant cette règle subit de nombreuses exceptions.

Du moment que le noyau est produit, son accroissement s'explique aisément. Mais quelles causes déterminent la production de ce noyau? C'est ce qui n'est pas toujours parfaitement clair. On en a accusé les pays tempérés, humides; mais des recherches plus attentives ont fait voir que la gravelle et la pierre ne sont pas rares dans les climats très-chauds ou très-froids. Tous les âges y sont sujets ; il peut même s'en former chez le fœtus. J'ai cité ailleurs (*Gaz. méd.*, 1854, p. 344) un médecin russe à qui on avait extrait un fort gravier de l'urètre, trois jours après sa naissance. On a signalé depuis long-temps la fréquence de la pierre chez les enfants, surtout ceux de la classe pauvre : cette fréquence existe réellement ; cependant, si l'on fait attention qu'il y a plus d'enfants que d'adultes, et surtout que de vieillards, on conviendra, je crois, que l'enfance exerce une prédisposition moins marquée qu'on ne suppose. Quant à la vieillesse, elle est manifestement atteinte plus souvent que tout autre âge ; mais cela tient, en grande partie du moins, à ce qu'il survient alors du côté des voies urinaires des changements qui gênent le cours de l'urine et enflamment les or-ganes. Les hommes sont, sans contredit, plus sou-vent affectés de la pierre que les femmes ; il est probable que ces dernières doivent cette sorte d'im-munité à leur sobriété, au flux menstruel, à la lar-geur et à la brièveté de leur urètre, et enfin à ce qu'elles sont rarement affectées de dysurie.

Philip Wilson attribue la précipitation de l'acide urique et la goutte, qui ont de grands liens de pa-renté, à l'usage des acides ou même d'une nourri-ture trop exclusivement végétale, ou encore aux acides intestinaux qui se produisent dans certaines dyspepsies (*On Gravel*, 1792 ; et *Med. Trans.*, t. VI, 1820). Magendie pense, au contraire, qu'une nour-riture trop animale et trop excitante a une influence non douteuse sur la formation de l'acide urique (*sur la Gravelle,* 1818). Je reviendrai sur ces opinions divergentes.

Le rhumatisme, un simple refroidissement, une digestion mauvaise ou seulement laborieuse, suffisent pour faire apparaître dans l'urine une grande quantité d'acide urique, et surtout d'urate d'ammoniaque. D'un autre côté, un des premiers effets apparents du trouble de la sécrétion rénale dans les inflammations chroniques de la vessie et de son col, c'est l'apparition plus ou moins abondante de cristaux d'acide urique dans les urines, qui sont presque toujours alors abondantes et pâles. On en remarque aussi souvent après l'usage du café, du vin de Champagne, etc.

On a accusé, et, ce me semble, avec raison, le grand usage de l'oseille de déterminer la production de calculs muraux, à cause de l'oxalate de potasse qu'elle contient. Quant à certains vins chargés de tartrate, tels que ceux de Bourgogne, leur action ne me paraît pas avoir été suffisamment étudiée. Les concrétions de quelques fruits et les eaux séléniteuses ont été accusées à tort.

On a noté parmi les causes de calculs les professions sédentaires. Je crois, en effet, qu'elles peuvent agir de plusieurs manières : la première, en dépravant les fonctions des organes digestifs, et en ne stimulant pas convenablement celles de la peau; la seconde, en ne facilitant pas suffisamment l'issue des graviers qui peuvent se former dans les reins; et la troisième, en déterminant fréquemment des maladies des voies urinaires. Le sommeil trop prolongé prédispose également à la formation de concrétions urinaires, en raison sans doute de l'immobilité qui en est l'effet, et surtout de la concentration de l'urine résultant de la transpiration causée par la chaleur du lit. C'est peut-être, en partie du moins, parce qu'ils restent longtemps au berceau et emmaillottés que les enfants pauvres sont plus sujets aux calculs que les riches.

La rétention d'urine produite par une affection de la moelle épinière, une valvule du col de la vessie, ou une hypertrophie de la prostate, est une des causes les plus efficaces (1) ; les rétrécissements de l'urètre y prédisposent aussi, mais moins cependant que les maladies précédentes, sans doute parce qu'ils déterminent moins souvent la stagnation d'urine (voyez p. 279). Des corps étrangers, tels que balles, bouts de sondes, aiguilles ou haricots introduits par l'urètre, etc., et même des caillots de sang, sont devenus des noyaux de calculs : on sait, en effet, qu'une substance solide au milieu d'un liquide contenant un sel en dissolution détermine à sa surface une précipitation plus ou moins abondante.

Enfin l'hérédité est quelquefois la cause la plus manifeste : il n'est pas rare de voir plusieurs membres de la même famille affectés de calculs, remarque qui s'applique surtout à ceux d'acide urique et de cystine. Une des femmes que j'ai vues affectées

---

(1) Chez un adolescent qui avait un calcul volumineux dans la vessie, les uretères m'ont offert une anomalie singulière : tous deux, après leur naissance, descendaient de 5 centimètres environ, puis remontaient de 3, et descendaient enfin vers la vessie, formant ainsi un S à brusques courbures. Y a-t-il eu quelque lien entre cette anomalie et l'origine de la pierre ?

de cette dernière espèce avait de très-mauvaises digestions et vomissait presque journellement, sans qu'il
ait été possible de trouver une lésion organique appréciable.

Quant à ceux de phosphates, ils sont presque toujours le produit d'une inflammation catarrhale qui
rend l'urine alcaline. Aussi verrons-nous bientôt
que, quand une pierre de nature quelconque a enflammé l'organe qui la renferme, elle ne tarde pas
à se recouvrir d'une couche phosphatique. Nous
verrons qu'on a accusé les alcalis de produire le
même effet.

Complications des concrétions urinaires.

Quand un calcul s'est développé dans des organes
sains, il finit presque toujours, mais au bout d'un
temps très-variable, par y causer des altérations
plus ou moins grandes ; à plus forte raison en est-il
ainsi quand ces organes étaient déjà malades avant
la présence du corps étranger.

Leurs effets dans les reins sont longtemps nuls
s'ils ne gênent pas le passage de l'urine ; mais, dans
le cas contraire, ils y déterminent successivement la
dilatation des calices et des bassinets, des excoriations et une exhalation sanguine, des dépôts phosphatiques, des ulcérations, des abcès, et même une
perforation qui permet au pus et à l'urine, et quelquefois au calcul, de se faire jour dans les parties
voisines et même au dehors.

Des phénomènes semblables peuvent se produire
dans les uretères.

Dans la vessie, il n'est pas rare, surtout chez les enfants, qu'il n'en résulte pendant longtemps aucune altération appréciable. D'autres fois les modifications se bornent à une légère hypertrophie des parois, particulièrement de leurs faisceaux musculaires. Dans d'autres circonstances, il se produit une sensibilité très-vive de la muqueuse, un épaississement et une contracture de la couche charnue, qui font que la vessie n'admet que quelques grammes à peine d'urine ou d'injection. Souvent aussi la muqueuse s'enflamme, d'abord dans les points qui sont habituellement en contact avec le corps étranger, puis dans le reste de son étendue ; ses vaisseaux s'injectent, elle devient rouge, puis noirâtre ; elle se fronce, et ses mamelons, plus directemeut irrités que le reste par les frottements du corps étranger, s'érodent, fournissent du sang, du pus, dont la présence détermine la précipitation de phosphates (voyez p. 282), lesquels se déposant à l'état naissant, molécules à molécules, s'enchevêtrent avec les villosités et les inégalités de diverses sortes que présente la muqueuse enflammée, d'où résultent des plaques adhérentes.

Les mêmes sels se déposent à la surface du corps étranger et en augmentent ainsi rapidement le volume. Quelquefois même, si celui-ci est immobile, la précipitation qui se fait entre lui et les points de la muqueuse avec lesquels il est en contact opère une adhérence entre ces surfaces de nature si diverse. Des auteurs, ne pouvant expliquer cette adhérence, ont trouvé plus simple d'en nier la possibilité.

J'ai dit que souvent des concrétions se forment dans des cellules vésicales. Tant qu'elles ont moins de diamètre que l'ouverture de communication, elles peuvent passer de ces cellules dans la vessie et réciproquement; mais, le plus souvent, elles ont bientôt acquis un volume qui ne permet plus cette migration; elles remplissent toute la cellule, et alors leur accroissement s'arrête, ou du moins ne se fait plus qu'avec lenteur. Presque toujours cependant elles continuent de s'accroître au niveau de l'orifice et font dans la vessie une saillie plus ou moins considérable (*calculs chatonnés*). On en trouve quelquefois de semblables aux orifices des uretères.

Dans quelques cas, le travail d'ulcération continuant de marcher, soit dans la vessie, soit dans la cellule, il se fait une perforation, et le calcul se fraie une voie dans les organes voisins, spécialement dans le rectum.

D'autres fois encore, sans même que la muqueuse soit ulcérée, la couche musculaire s'enflamme, le tissu cellulaire interfibrillaire et même sous-péritonéal s'infiltre de pus; parfois même celui-ci se rassemble en foyers.

Mais presque toujours, avant cette période, l'inflammation gagne les uretères, les reins, et, si cette extension a lieu des deux côtés, la mort ne tarde jamais à survenir.

Symptômes et signes des concrétions urinaires.

Quand il en sort avec l'urine, la maladie est de toute évidence; mais souvent il n'en est pas ainsi. Comment peut-on en reconnaître alors l'existence?

Celles qui siégent dans les reins ou les uretères ne s'annoncent quelquefois que par un sentiment de fatigue ou de pesanteur dans ces régions. Dans d'autres cas il y a de véritables douleurs, et parfois même très-vives, déchirantes, rarement continues, le plus souvent par accès. Elles sont surtout caractéristiques quand les malades les sentent, pour ainsi dire, descendre le long des uretères et même s'irradier jusqu'au testicule correspondant, lequel est en même temps entraîné vers l'anneau inguinal. Quelquefois il se produit un sentiment de chatouillement à l'extrémité de la verge, les besoins d'uriner sont plus fréquents, et il n'est pas rare de voir du sang apparaître dans l'urine. Des dérangements du côté de l'estomac, des éructations, des vomissements, et même de la fièvre, sont assez souvent encore des phénomènes concomitants.

Les calculs de la vessie s'annoncent par de la pesanteur au périnée et sur le rectum, de la douleur dans le bas-ventre, s'irradiant quelquefois vers les régions lombaire ou sacrée; mais c'est alors surtout que les malades éprouvent à l'extrémité de la verge un sentiment de chatouillement pénible qui les porte à se titiller le gland, à se tirailler le prépuce. Ces sensations acquièrent souvent plus d'intensité quand le malade fait des mouvements brusques : il y en a même qui sentent distinctement comme un corps étranger qui se déplace.

Les organes s'irritent : souvent les érections deviennent plus fréquentes, longues, fatiguantes, et les besoins du coït immodérés. Les envies d'uriner sont de plus en plus rapprochées et impérieuses; elles

sont telles quelquefois que le malade urine continuellement, sorte d'intolérance de la vessie que
beaucoup confondent à tort avec l'incontinence
d'urine, laquelle, du reste, existe véritablement dans
quelques cas où la vessie, remplie par le corps étranger, est incapable de garder quelques cuillerées de
liquide, lors même que l'irritation ne l'expulserait
pas à chaque instant.

Chez quelques-uns l'urine sort avec facilité; mais
il en est d'autres chez lesquels elle ne sort que difficilement, à jet petit et interrompu, malgré les positions les plus diverses, les efforts les plus violents,
à ce point que souvent des gaz, des matières fécales,
et le rectum lui-même, se précipitent par l'anus.
Les auteurs disent que cette dysurie est due à ce que
le corps étranger est poussé contre le col de la vessie et l'obstrue. Cette explication est probablement
vraie pour quelques cas, mais elle ne l'est pas pour
le plus grand nombre; autrement il suffirait toujours
aux calculeux de se coucher sur le côté ou sur le
dos pour uriner avec aisance. Cela tient le plus souvent à une contracture du col de la vessie, provoquée par le corps étranger. Aussi ai-je rencontré
plusieurs valvules musculaires de cette région qui
n'avaient pas d'autre cause. M. Buialski a connu
simultanément trois hommes affectés de pierre, qui
lui dirent avoir été beaucoup plus tourmentés de
rétention d'urine dans les premières années de leur
maladie que plus tard. (*Tab. anat.-chir. oper. litho-
tomiæ et lithotr. exponent.*, p. 16. Pétersb., 1852.)

Enfin, je l'ai déjà dit, la pierre finit presque toujours par enflammer la vessie, si elle ne l'était déjà,

et même par l'ulcérer. L'urine devient muqueuse, purulente, et souvent même sanguinolente, surtout lorsqu'une course à pied, et principalement à cheval ou en voiture, a imprimé des mouvements à la pierre. Si cet état se prolonge, alors arrivent les complications que j'ai décrites, la fièvre hectique, l'épuisement et la mort.

Ces divers symptômes doivent faire soupçonner l'existence d'un corps étranger ; mais, même réunis, ils ne sauraient donner une certitude. Ainsi, cette sensation désagréable à l'extrémité de la verge, qui était regardée comme assez caractéristique pour que des chirurgiens se soient décidés, sur ce seul indice, à pratiquer la taille, j'ai démontré, il y a une quinzaine d'années, que toutes les affections du col de la vessie peuvent y donner lieu. L'arrêt brusque du jet urinaire, des douleurs vers le col de la vessie, ont causé des méprises semblables (voyez p. 53) : or, les valvules de cette région, les tumeurs de la prostate, s'accompagnent souvent des mêmes symptômes. Les hématuries elles-mêmes, outre qu'elles manquent souvent, peuvent encore se produire, même par l'exercice, dans des cas où il n'y a pas la moindre concrétion. Nos sens seuls peuvent donc nous donner la certitude indispensable ; je dis indispensable, car si nous ne devons pas courir le risque de pratiquer des opérations inutiles, nous ne devons pas plus, en prescrivant des traitements impuissants lorsqu'une opération seule pourrait guérir, exposer les malades à s'abuser et à perdre un temps précieux, peut-être irréparable.

En explorant le bas-fond de la vessie par le rectum chez l'homme, et par le vagin chez la femme, on peut quelquefois sentir un calcul vésical ; mais rarement le doigt atteint assez haut, surtout chez l'homme, et même alors il est rare que le calcul soit assez volumineux ou assez fixe pour être senti distinctement. Ajoutons qu'une tumeur de la paroi vésicale ou de la prostate pourrait induire en erreur. L'examen direct par la sonde est donc le moyen le plus sûr.

Les sondes peuvent avoir des formes diverses. Beaucoup de praticiens ne se servent que des algalies ordinaires à grande courbure ; mais l'emploi de cet instrument a produit de fréquents mécomptes. On cite, et j'ai vu moi-même des pierres du volume d'un œuf qui n'avaient pas été reconnues par des praticiens des plus exercés. Cela tient à ce que, le bec de ces sondes étant trop long, on ne peut lui imprimer des mouvements de rotation dans la vessie, et par conséquent le porter dans le basfond ou sur ses côtés. C'est donc avec le talon qu'on est obligé d'explorer les parties les plus déclives ; de sorte que, si un calcul s'y trouve logé, surtout s'il est en partie couvert par une de ces saillies prostatiques qu'on rencontre si souvent derrière le col de la vessie, il échappe au contact de l'instrument.

C'est une difficulté de ce genre qui a conduit Tolet, il y a près de deux cents ans, à employer une sonde « dont le bec n'était pas si long, et par ce moyen tournait facilement dans la vessie ; » invention approuvée par Deschamps, et dont MM. Civiale, Leroy et Heurteloup se targuent journellement (voyez

p. 155). Pour moi, je préfère à tout autre le cathéter explorateur que j'ai imaginé pour les affections du col de la vessie, et dont j'ai donné la figure p. 152. Outre que sa courbure forte et anguleuse me permet de porter son bec dans le bas-fond, dans les recessus, parfois si profonds, qui se trouvent en dehors et en arrière des orifices urétéraux, et même derrière les saillies prostatiques, de circuler de toutes manières, même lorsque la vessie est vide ou raccornie, ou qu'un calcul la remplit presque en entier, j'ai encore cet avantage de pouvoir explorer le col de la vessie, dont les déformations accompagnent ou simulent si souvent la pierre, ce qu'il est impossible de faire avec les sondes à bec plus long et moins courbé de tous mes prédécesseurs.

La position horizontale est la plus commode pour cette exploration et la moins douloureuse. On ne doit se permettre d'examiner un malade debout que lorsqu'on n'a rien trouvé, bien qu'il existe les plus fortes présomptions.

Je fais donc coucher le malade sur le dos, le bassin un peu élevé, sur un lit de hauteur convenable. J'ai commis une fois une erreur que je n'aurais certainement pas faite si je n'eusse consenti à faire cette exploration sur un canapé. J'introduis le cathéter d'après les règles que j'ai tracées, et je le pousse directement jusqu'à ce que son talon rencontre la paroi postérieure de la vessie. Je le presse de manière à déprimer un peu cette paroi, et je lui imprime en même temps de légères secousses, afin de déterminer, s'il est possible, la pierre à tomber en ce point. Si je ne sens rien, je le retire peu à peu, en le faisant tourner sur son axe de manière à porter son bec tantôt à gauche, tantôt à droite, et même je lui imprime des mouvements de rotation complets. Je réitère cette manœuvre autant de fois que je le juge nécessaire; puis j'enfonce de nouveau l'instrument en le dirigeant vers les recessus latéraux qui recèlent si souvent les corps étrangers.

Ces explorations doivent être faites la vessie étant médiocrement remplie d'urine ou d'un liquide préalablement injecté; mais si elles ont été sans résultat, il est bon d'évacuer le liquide en presque totalité, et on réitère alors les mêmes recherches, avec plus de prudence encore, afin de ne pas exercer sur les parois vésicales des frottements trop forts. Si l'on ne rencontre rien, on retire la sonde.

Mais je suppose qu'on ait cru sentir le contact d'un corps étranger; il faut, autant que possible, laisser l'instrument en place; puis, après s'être recueilli, réitérer la manœuvre qui a donné cette sensation, et quand on s'est assuré de l'existence de ce corps et de sa position, on pousse le cathéter au delà. Cela fait, on le retire doucement en lui imprimant de petits mouvements répétés et brusques de rotation tels que le bec heurte le corps étranger dans les divers points du trajet qu'on lui fait parcourir. En mesurant, à l'extrémité de la verge, depuis le point où la sonde commence à accuser la présence du corps étranger jusqu'à celui où elle cesse de le faire, on a l'un des diamètres du calcul, et si l'on répète plusieurs fois cette manœuvre après avoir déplacé la pierre, soit avec la sonde, soit en faisant prendre au patient diverses positions, on finit presque toujours par connaître les autres.

Le signe pathognomonique de la pierre est donc le choc communiqué à la main par l'instrument au moment du contact. Presque toujours ce choc produit un bruit sec, métallique, perceptible à distance, et que l'opérateur entend mieux encore s'il applique son oreille sur la région inférieure du ventre. Les ajutages qu'on a imaginé d'appliquer au pavillon de la sonde, pour renforcer le bruit ou le transmettre directement à l'oreille, sont inutiles, pour ne pas dire plus. Le calcul est-il volumineux: on n'a pas besoin de cela; est-il, au contraire, petit: il arrive que, se transmettant à travers un corps pesant, et que l'appareil extérieur rend vacillant et embarrassant, le léger choc produit se perd et devient incertain, nul même, ou bien il est masqué par d'autres bruits.

Avec un peu d'habitude, le cathéter permet encore d'apprécier jusqu'à un certain point la dureté de la pierre, sa forme et ses inégalités. Lorsqu'il y en a plusieurs, cette multiplicité est presque toujours accusée par l'espèce de cliquetis qui en résulte au contact de l'instrument; mais, pour peu qu'ils soient nombreux, il est difficile d'en préciser le nombre. On reconnaît en outre qu'ils sont adhérents ou chatonnés quand on ne peut les déplacer, soit avec la sonde, soit en faisant prendre au malade des attitudes diverses.

Depuis l'invention de la lithotritie, on a appliqué les différents lithotriteurs au diagnostic de la pierre. L'instrument courbe à deux branches est véritablement utile, et il arrive quelquefois qu'il saisit un calcul qu'on n'avait pas senti avec la sonde. Mais ce n'est presque qu'à cela que se borne son utilité. Bien souvent, au contraire, on ne sent pas avec lui un petit calcul ou un fragment que les sondes à bec court accusent de la manière la plus distincte. L'infériorité de cet instrument est encore bien plus grande s'il s'agit de reconnaître la position et la direction du corps étranger. Ceci s'explique parfaitement. D'abord ce lithotriteur, avec les pièces dont il est muni à son extrémité externe, offre toujours une certaine masse; or, que devient un léger frôlement réparti dans cette masse pour la main qui la fait mouvoir? imperceptible. D'un autre côté, les lithotriteurs d'adultes sont toujours bien plus volumineux qu'un cathéter à exploration (ceux d'enfants ne sont pas assez longs); il s'ensuit qu'ils éprouvent dans le canal une constriction qui amortit singulièrement les sensations qu'ils transmettent.

J'ai été si souvent frappé de ces inconvénients que j'ai fait fabriquer un explorateur formé de deux branches comme le lithotriteur; il a cela de particulier que ses mors sont plats et munis seulement de quelques aspérités pour empêcher le glissement de la pierre, que son bec n'est ni moins courbé, ni plus long, ni plus volumineux que celui de mon cathéter, que sa tige est moins volumineuse encore; enfin, que l'extrémité externe de chaque branche n'offre autre chose qu'une petite rondelle. On voit que cet instrument réunit, pour l'exploration, les avantages de mon cathéter et ceux du lithotriteur. Ses rondelles sont percées, sur le dos, d'un trou propre à recevoir une vis qui lui permet encore de remplir d'autres usages : nous y reviendrons.

Quand je l'ai introduit dans la vessie, j'agis d'abord comme avec mon cathéter, et, si je trouve un calcul, j'écarte les branches pour en mesurer le diamètre ; si je n'en trouve pas, je recommence les mêmes manœuvres, les mors étant éloignés d'un centimètre ou deux, et souvent ce qui avait échappé au bec simple n'échappe pas au bec double ; si je ne trouve rien encore, j'explore les différents points de la vessie en écartant et rapprochant successivement les branches, de manière à saisir ce qui aurait pu ne pas être senti. Un mécanisme très-simple empêche les mors de se rapprocher complétement et de pincer la vessie. On comprend qu'il serait difficile à un corps étranger d'échapper à ces différentes recherches.

M. Civiale conseille la pince à trois branches. Je vais citer textuellement les préceptes qu'il donne, pour qu'on ne me soupçonne pas de les défigurer. « On injecte, dit-il, *deux ou trois onces* de liquide dans la vessie, puis on y introduit un trilabe. On ouvre cet instrument de manière que la partie exploratrice ait un certain volume, et, comme la vessie est peu distendue, il résulte de là que l'instrument ouvert occupe la plus grande partie de sa cavité. On le fait tourner sur lui-même. *L'instrument est monté de manière qu'une partie du liquide s'écoule à mesure qu'on fait la recherche ; les branches, en tournant, appuyant sur tous les points du viscère à la fois,* la pierre la plus petite ne saurait échapper... *Le trilabe est l'explorateur vésical le plus parfait que nous possédions.* » (*Traité de la Lith.*, p. 88 ; 1847) Que diront de ce précepte ceux qui savent combien souvent alors la vessie est contractée et indurée, combien souvent la muqueuse est enflammée, mamelonnée et saignante au moindre frottement? combien souvent on rencontre des tumeurs dans sa cavité? Que diront ceux qui ont seulement vu une vessie, et qui savent qu'à l'état de vacuité, même incomplète, la pression des muscles et des viscères abdominaux l'aplatit d'arrière en avant? Et d'ailleurs, quelles sensations peut-on avoir quand un instrument si volumineux est coiffé de la sorte? Est-ce par l'écartement et le rapprochement alternatifs des branches qu'on cherche à trouver le corps étranger? Mais alors la muqueuse n'est-elle pas exposée à chaque instant à être pincée dans l'intervalle des branches?

Ce précepte est d'autant plus incroyable qu'il est précédé d'un autre plus incroyable encore. « Il consiste à faire (avant l'exploration) plusieurs injections coup sur coup, avec de l'eau tiède si la vessie se contracte fortement, avec de l'eau froide si les contractions sont faibles ; de la sorte, on fait passer successivement, et à plusieurs reprises, le viscère d'un état de plénitude à celui de vacuité, ce qui en varie la forme et la capacité. Un moment arrive *où il se contracte avec tant de force que non-seulement la surface à explorer présente peu d'étendue, mais encore les parois vésicales s'appliquent sur l'extrémité de l'instrument explorateur,* ce qui fait que celui-ci rencontre infailliblement jusqu'au plus petit corps étranger (*ibid.,* p. 87). » En vérité, développer un trilabe dans une vessie ainsi surexcitée, et l'y faire tourner de manière qu'il appuie sur tous ses points à la fois, la tarauder, pour ainsi dire, serait un conseil ridicule s'il n'était éminemment dangereux. Quand les adversaires de M. Civiale lui ont reproché les revers de sa pratique, il leur a répondu qu'ils ont confondu sciemment, avec ceux qui étaient morts de la lithotritie, des malades qu'il n'avait qu'explorés. Je le crois; ce qui m'étonne, c'est qu'il ne perde pas tous ceux qu'il soumet à de pareilles épreuves.

M. Leroy a prétendu mesurer le diamètre transversal des calculs, comme avec un compas, à l'aide d'une sonde formée de « deux tubes à petite courbure, dont l'un renferme l'autre, et pouvant décrire des cercles en sens inverse. » Avec tant soit peu de réflexion et quelques expériences sur table, l'auteur aurait vu que son procédé est on ne peut plus infidèle : je ne perdrai pas mon temps à le réfuter.

J'ai dit que bien des fois des calculs volumineux avaient échappé aux mains les plus exercées, faute d'instruments convenables; d'autres fois le contraire a eu lieu. On a cru à la présence de calculs dans des cas où il n'en existait pas, et on a même pratiqué des opérations graves dont plusieurs ont été suivies de terminaison fatale.

Les causes les plus fréquentes de ces erreurs sont certaines affections du col de la vessie, sur lesquelles mes recherches ont jeté quelque lumière.

Les premières sont les valvules vésico-urétrales, dont j'ai déjà parlé. Comme elles s'accompagnent de tous les signes rationnels qui ont été attribués à la pierre, il est arrivé plusieurs fois que des chirurgiens, désespérés de ne pouvoir trouver la cause de pareils symptômes, se sont décidés à pratiquer la taille, bien convaincus qu'ils ne pouvaient être produits que par une pierre, et que celle-ci n'échapperait pas à leurs recherches après l'ouverture de la vessie (v. p. 53). J'espère qu'à l'avenir les praticiens, suffisamment avertis, ne tomberont plus dans de pareilles méprises. D'ailleurs, à l'aide de mon cathéter, il est très-facile de constater ces valvules et de s'assurer qu'il n'existe pas de corps étranger ; car il ne faut pas, sitôt qu'on a reconnu la présence d'une valvule, s'en tenir là et cesser les recherches : très-souvent les deux maladies se compliquent ; toutes deux peuvent être cause ou effet l'une de l'autre. Il n'est même pas sans importance pour le pronostic de remonter à l'origine de cette complication ; car, quoiqu'une valvule secondaire puisse être devenue permanente, on a cependant plus d'espoir de la voir disparaître après l'extraction du corps étranger que quand c'est elle qui en a précédé et déterminé la formation.

Une autre cause encore très-commune d'erreur, ce sont les tumeurs prostatiques qui font saillie dans la vessie, au pourtour de son orifice urétral. L'erreur ici est même plus excusable que dans le cas précédent, en ce que, outre les signes rationnels dont il a été question, il se peut encore que la sonde transmette la sensation d'un corps étranger. M. Ripault, de Dijon, a communiqué un cas de ce genre à l'Académie de Médecine. Le sujet fut taillé et mourut quelque temps après (*Gaz. méd.*, 1842, p. 478). Ajoutons même que parfois, comme pour rendre l'erreur inévitable, ces tumeurs s'incrustent d'une couche phosphatique qui donne, par le choc de l'instrument, le son caractéristique. Cependant ma sonde ne permet pas de les méconnaître, par la raison que son bec ne peut faire le tour du col de la vessie qu'en passant par-dessus par un mouvement d'ascension proportionnel à leur élévation, tandis que, si au contraire on avait affaire à un calcul appliqué sur quelque point de cet orifice, le bec pourrait toujours circuler entre eux.

Une troisième cause d'erreur, ce sont les mamelons saillants, les colonnes charnues qu'on rencontre dans beaucoup de vessies. Mais si ces altérations pathologiques ont pu en imposer avec les sondes ordinaires, qui ne pouvaient exécuter dans la vessie que des mouvements très-bornés, il n'en sera pas de même avec le cathéter à petit bec, qui permet toujours d'apprécier leur immobilité, leur mollesse et leur défaut de sonorité.

C'est derrière la fosse naviculaire, point le plus étroit du canal, que les concrétions urinaires s'arrêtent le plus souvent; dans d'autres cas, leur volume ne leur permet pas de dépasser le niveau de la racine des bourses; parfois encore c'est dans la région prostatique qu'elles séjournent; la prostate, d'ailleurs, donne quelquefois elle-même naissance à des concrétions qui sont habituellement multiples. Enfin, chez quelques sujets, c'est derrière un rétrécissement que le corps étranger s'arrête.

Les symptômes sont alors une gêne de l'émission urinaire proportionnée, en général, au volume de la concrétion et à l'étroitesse du canal, une douleur fixe en un point de celui-ci, et souvent même une tumeur dure que le doigt peut sentir. Une bougie de gomme élastique ou de cire est souvent arrêtée par l'obstacle, ou, si elle passe, elle transmet une sensation de frottement et même revient avec une empreinte faite par le grattement du corps dur. Enfin, il est rare que celui-ci ne soit pas annoncé par le choc d'un cathéter métallique. Parfois cependant, surtout quand la prostate est dilatée, il est logé dans l'excavation que forme la paroi postérieure, et la sonde passe au-devant; mais, même alors, il est presque impossible qu'il échappe à mon explorateur, dont le talon heurte nécessairement en cet endroit.

Pronostic des Concrétions urinaires.

Il varie suivant diverses circonstances. Les concrétions d'acide urique, d'urate ou d'oxalate de chaux, sont moins graves que celles de phosphates, qui annoncent, soit une inflammation des voies urinaires, soit même une perversion de la fonction rénale. J'ai constamment vu celles de cystine s'accompaguer d'une santé faible, de mauvaises digestions.

Quand les concrétions sont en petite quantité et accidentelles, elles méritent évidemment moins d'attention que quand, par leur abondance et leur continuité, elles annoncent une diathèse bien prononcée.

Plus elles sont arrêtées profondément, moins elles sont accessibles à nos moyens chirurgicaux, et plus elles sont à craindre par conséquent. Le pronostic sera encore beaucoup plus sérieux si elles occupent les deux reins ou les deux uretères que si elles n'existent que d'un seul côté. Parmi celles de la vessie, les adhérentes et surtout les enchatonnées sont plus dangereuses que celles qui sont mobiles. Il n'est pas rare aussi qu'en raison de circonstances accessoires des concrétions de l'urètre soient plus fâcheuses que certaines de la vessie.

Enfin, le volume joue évidemment un grand rôle, au point de vue de leur sortie spontanée ou de l'extraction artificielle, et, quand elles sont volumineuses, leur dureté doit être prise aussi en grande considération. Celles d'oxalate de chaux passent pour les plus dures : ce sont elles en effet qui résistent le plus à la scie, à la râpe, et par conséquent au lithotriteur à trois branches ; mais, en raison de leur structure, elles se désagrègent plus facilement sous l'action du marteau que celles d'acide urique. Celles de phosphates et de cystine s'écrasent aisément.

Les concrétions urinaires sont moins dangereuses chez la femme que chez l'homme.

Quand on ne possédait que la taille pour extraire celles qui ne pouvaient sortir, leur pronostic était infiniment moins grave chez les enfants que chez les adultes, et surtout que chez les vieillards ; mais, par suite des progrès de la lithotritie, l'état de la question n'est plus tout à fait le même. D'une part, cette opération est moins facile chez les enfants à cause de leur indocilité et de l'étroitesse de leur canal ; d'autre part, nous verrons que, dans l'âge le plus avancé, et même avec de très-fâcheuses complications, la lithotritie est presque toujours applicable et avec succès.

Les maladies primitives ou consécutives des organes, tels que rétrécissements urétraux, valvules et tumeurs du col vésical, inflammation et raccornissement de la vessie, et surtout néphrite chronique, ajoutent beaucoup de gravité à l'affection calculeuse.

Inutile de dire que l'état général du sujet a une grande importance.

Traitement des Concrétions urinaires.

Le traitement des concrétions urinaires peut être préservatif, palliatif ou curatif.

I. *Traitement préservatif.* Lorsqu'un individu a lieu de craindre la gravelle ou la pierre, soit qu'il y ait dans sa famille une prédisposition marquée, soit qu'on lui ait déjà extrait des calculs ou qu'il ait rendu des graviers, soit même que les craintes n'aient d'autre base que des douleurs néphrétiques, des urines annonçant de la tendance à donner tel ou tel dépôt, il importe d'aller au-devant du mal et de le prévenir s'il est possible.

Il faut avant tout s'attaquer aux causes; or, nous avons vu qu'elles sont tantôt palpables et tantôt extrêmement obscures. Il faut alors questionner le malade avec le plus grand soin sur ses habitudes, son régime, l'état de ses organes; s'enquérir s'il boit assez pour rendre son urine suffisamment aqueuse, s'il ne reste pas trop longtemps au lit; il faut lui conseiller des boissons délayantes, émulsionnées, diurétiques, minérales appropriées à la diathèse, des bains, des lavements, un régime convenable, l'exercice et surtout l'équitation modérée. La rétention de l'urine devra être soigneusement évitée, et, s'il y avait quelque obstacle à son cours, il faudrait se hâter d'y remédier. Il serait même avantageux de faire de temps en temps des injections dans la vessie, pour prévenir l'accumulation, l'agrégation des particules solides qui pourraient s'être déjà précipitées. S'il existait dans les organes quelque corps étranger, il faudrait le faire disparaître par des moyens, soit mécaniques, soit chimiques. A ce sujet, je rappellerai que Ledran imagina de dissoudre un fragment de sonde de plomb dans la vessie en y injectant du mercure; mais rien ne prouve qu'il ait réussi (Deschamps, t. I, p. 317).

Quand on a à craindre une diathèse urique, il faut, outre les précautions générales qui viennent d'être indiquées, supprimer tous les excitants, tels que liqueurs, café, vins purs, surtout ceux qui sont acides, ainsi que toutes autres boissons acides; ne permettre que de l'eau rougie; proscrire en même temps les viandes noires, particulièrement le gibier; les remplacer par des viandes blanches, par des légumes, notamment par ceux qui contiennent des principes alcalins, tels que la pomme de terre; ne joindre à cela que peu de pain, qui est une substance très-azotée; ordonner beaucoup d'exercice à pied pour dépenser l'excès de matériaux nutritifs, mais non toutefois pendant la digestion; recommander d'éviter le froid et l'humidité, de porter de la flanelle et de faire usage d'alcalis, tels que les eaux de Contrexéville, Bussang, Pougues, Saint-Nectaire,

Châteldon, Saint-Allyre, Chaudes-Aigues, Soultzmatt, Malvern, Seltz, Spa, Tœplitz, Évian, Ischia, etc. Les eaux de Vals, de Vichy en France, et celles de Carlsbad en Allemagne, sont extrêmement riches en sels alcalins. Souvent on se borne à une solution plus ou moins chargée de bi-carbonate de soude: M. Prout préfère la liqueur de potasse; G. Blanc, Wœlher et M. Mialhe pensent qu'on peut employer les citrate et tartrate de ces bases, parce qu'ils éprouvent dans le sang une sorte de combustion qui décompose l'acide et les fait passer à l'état de carbonate; M. Prout a remarqué qu'ils sont quelquefois mieux supportés que celui-ci pris en nature (*On Stomach*, *etc.*, p. 215). Home, Hatchett et Brande croient la magnésie plus efficace; M. Mialhe dit que les préparations alcalines à bases de chaux, de magnésie, de potasse et de soude, peuvent se remplacer mutuellement dans la pratique (*Chimie appliquée*, *etc.*, p. 659). Peut-être les premières doivent-elles être préférées quand il existe des acidités intestinales. M. Bird propose le borax; P. Desault, de Bordeaux, a beaucoup vanté l'eau de Barèges. (*Diss. de Méd.*, t. III, 1736.)

Conformément à une théorie de M. Liebig, M. Hence Jones conseille aussi l'exercice, mais dans le but d'activer, par une respiration accélérée, la transformation de l'acide urique en urée, qui est plus soluble, et en acide carbonique. Le sommeil, qui pourrait amener des résultats opposés, est réduit par lui au strict nécessaire. Il ordonne de respirer un air frais comme contenant sous le même volume plus d'oxygène qu'un air chaud, et, dans le même but, il fait boire de l'eau oxygénée, ou, au moins, une bonne quantité d'eau de fontaine, qui contient, comme on sait, une certaine quantité d'air et surtout d'oxygène en dissolution. Il rejette le vin, la bière, et, en général, toutes les boissons alcooliques. Quant aux aliments, il professe une opinion plus sensiblement différente de celle que partagent les autres praticiens. « Il a été, dit-il, démontré par M. Liebig que les substances qui ne contiennent pas d'azote se combinent avec l'oxygène inspiré et empêchent l'action de celui-ci sur l'acide urique. » En conséquence, s'il conseille de ne manger de la viande que modérément, il ne permet en même temps que peu de sucre, de pain, de riz, de pommes de terre et de fruits, parce que ces substances contiennent une notable quantité d'amidon. Il préfère le fromage, les légumes verts et les pois, où il y a beaucoup de matière azotée. Parmi les substances non azotées sont la graisse et le beurre : aussi veut-il qu'on n'en use qu'avec grande modération. Il admet l'utilité des alcalis, et il pense qu'il est encore bon de chercher à diminuer les matières non azotées en augmentant la sécrétion du foie : dans ce but, il conseille le calomel, le colchique et la coloquinte, à dose purgative ou simplement altérante. Il ne doute pas que ces remèdes n'opèrent à la longue des changements plus heureux dans l'organisation que les alcalis ; mais il faudrait s'en garder s'il existait ou s'ils provoquaient une irritation trop vive des voies digestives. Il joint à tous ces moyens les sudorifiques et les bains. (*On Gravel, etc.*, 1843 ; *Ann. de Thérap.*, 1843, p. 118.)

Si nous mettons de côté toute idée théorique, nous voyons qu'il n'y a de divergence essentielle que relativement à la préférence qu'on doit donner aux végétaux azotés ou à ceux qui ne le sont pas. Pour moi, jusqu'à plus ample informé, je crois que la vérité se trouve entre ces opinions extrêmes, et que ce qu'on peut conseiller de mieux, c'est un régime très-doux, une extrême sobriété, et des alcalis en quantité modérée.

M. Ure a annoncé, il y a quelques années, en Angleterre, qu'en administrant l'acide benzoïque en mélange avec une faible dissolution de borax ou d'un carbonate alcalin, on transformait l'acide urique en acide hippurique beaucoup plus soluble; mais M. Pelouze n'a pu arriver à ce résultat.

P. Wilson avait établi qu'en même temps qu'un régime fortement animalisé diminue le dépôt d'acide urique (v. p. 479) il tend à augmenter celui des phosphates; Magendie, qui rejette la première proposition, partage complétement la seconde. « Si, dit-il, on prive un chien de nourriture animale ou azotée pendant vingt ou vingt-cinq jours, son urine ne contient plus de phosphates. » (*Dict. de Méd. et Chir. prat.*, t. IX, p. 251.) D'accord sur le principe, ils le sont naturellement sur le traitement préservatif de la gravelle phosphatique. Quant à M. Liebig, son point de départ est différent et ses conclusions ne le sont pas moins. « La quantité des phosphates urinaires, dit M. Jones, son élève, peut être diminuée par l'abstinence des substances végétales qui contiennent beaucoup de phosphates, telles que le pain, surtout le pain noir et les pommes de terre. Ces substances seront remplacées par des pois, des fèves et du riz, qu'on mangera abondamment. » Entre des autorités aussi opposées, laquelle choisir? Ici encore nous rencontrons un de ces nombreux *desiderata* dont la science fourmille. Ce qui me paraît certain, et ce que Prout avait déjà signalé (*loc. cit.*, p. 276), c'est que, la constitution du malade étant presque toujours profondément affaiblie, un régime animal et analeptique lui convient mieux alors que tout autre.

D'ailleurs, j'ai déjà dit que les concrétions phosphatiques, et ceci s'applique surtout à celles à triple base de chaux, d'ammoniaque et de magnésie, résultent moins souvent de l'abondance des phosphates dans l'économie que de leur précipitation sous l'influence de l'inflammation, des sécrétions, de la désorganisation des organes urinaires, et quelquefois de la décomposition de l'urée.

Si l'on pouvait faire arriver quelques acides dans l'urine, on pourrait, par un choix convenable, prévenir la précipitation de ces sels. Malheureusement, et c'est ce que nous verrons bientôt, si on les administre par la bouche, rien n'est encore plus incertain que leur passage dans les urines; si au contraire on les donne en injections, on ne peut dépasser la vessie, et on court risque d'exaspérer l'inflammation des organes. On pourra essayer ces méthodes avec prudence, mais le plus sûr sera de rechercher quelle a pu être la cause de l'inflammation des voies urinaires, et de la combattre. Toutefois, on fera bien d'essayer les acides, et notamment le chlorhydrique, qui a été conseillé par Marcet, surtout s'il s'agissait d'une diathèse, d'un excès de phosphates indépendant d'une maladie urinaire. M. Ure a, dans ce cas encore, recommandé l'acide benzoïque; mais M. Bird l'a essayé sans succès (*Urin. deposits*, p. 201). Les Anglais parlent beaucoup d'urines phosphatiques liées à une paraplégie, mais je ne vois pas qu'ils en déduisent des indications spéciales.

Magendie, ayant vu le changement de régime faire disparaître l'oxalate de chaux de l'urine d'un malade chez lequel l'usage journalier d'un plat d'oseille avait déterminé des concrétions de cette nature, ne recommande autre chose que d'éviter cette cause. Marcet avait déjà conseillé d'une manière générale de s'abstenir des substances végétales qu'on soupçonne contenir de l'acide oxalique, et de ce nombre sont les pois chiches, la surette acide, la tomate, dit-on, et même la rhubarbe, que quelques personnes prennent journellement.

Mais M. Prout admet, en outre, une diathèse héréditaire ou accidentelle caractérisée par une tendance aux affections chroniques de la peau, et qu'il suppose même avoir quelque lien avec le diabète. On sait, en effet, qu'on peut préparer l'acide oxalique en traitant le sucre par l'acide nitrique. Il suppose que l'estomac devient le siége d'un phénomène analogue dans certaines dyspepsies, et il conseille, en conséquence, de ne pas abuser du sucre et de matières farineuses malsaines. Il ajoute que les endroits marécageux, l'abus des plaisirs vénériens, les pertes de sang, la syphilis, le choléra y prédisposent. Il conseille une nourriture animale et des farineux azotés; il pense que de l'eau mêlée d'un peu d'eau-de-vie est préférable aux liqueurs fermentées et même à la plupart des vins ; mais il veut qu'on évite les eaux calcaires, qui contiennent un des éléments de cette gravelle. Il croit, ainsi que Marcet, que les alcalis peuvent diminuer l'irritation, s'emparer de l'acide oxalique formé dans les premières voies, et empêcher son union avec la chaux ; mais que les acides minéraux doivent être encore plus avantageux en dissolvant l'oxalate de chaux à l'état naissant et facilitant ainsi son expulsion. On doit s'arrêter quand ils commencent à déterminer la précipitation de l'urate d'ammoniaque ou de l'acide urique.

Quant aux concrétions de carbonate de chaux, persuadé qu'on ne les rencontre guère que chez certains animaux herbivores, et particulièrement chez le cheval, Magendie pensait qu'elles sont dues à l'usage de certains végétaux ou de certaines eaux riches en carbonate de chaux. On peut objecter que ce sel, à peine soluble dans l'eau, ne se dissout qu'à l'état de bi-carbonate, qu'il se précipite aussitôt qu'une partie de son acide a pu se dégager, et que c'est ce qui arrive bientôt dans l'estomac. Mais cependant les eaux carbonatées paraissent avoir une action dissolvante ; comment agissent-elles ? D'ailleurs, quoiqu'on n'ait pas trouvé de carbonate de chaux dans l'urine normale, il en existe une quantité notable dans le corps des animaux : les os, d'après Berzélius, en contiennent 11,30 pour 100 ; la coquille des œufs d'oiseaux en est presque entièrement formée. A quel état se trouvait ce sel dans le corps de l'animal avant sa condensation ? Quoi qu'il en soit, il paraît certain que le carbonate se rencontre plus souvent qu'on ne pensait dans les concrétions urinaires de l'homme. Si donc on était consulté par un malade affecté de cette espèce de gravelle, il faudrait l'interroger avec le plus grand soin sur son régime, et des boissons acidulées abondantes seraient probablement alors de quelque utilité.

La cystine contenant une quantité considérable de soufre, substance qu'on ne peut que soupçonner dans l'urine normale par la teinte brune que prend un vase d'argent dans lequel on la fait bouillir (Proust), MM. Baudrimont et Malaguti en ont conclu qu'on doit exclure de la nourriture des personnes atteintes de cette sorte de gravelle tous les aliments qui contiennent du soufre, particulièrement les œufs, et, en général, les matières albumineuses, les haricots, la moutarde, les choux. M. Prout soupçonne, avec M. Bird, que la cystine est plus fréquente qu'on ne pense, et que la forte et désagréable odeur que certaines urines répandent est due à elle. Ayant de plus remarqué que cette odeur est corrigée par l'acide nitro-muriatique, il fut conduit à administrer celui-ci comme remède, et le malade, chez lequel il y avait une prédisposition héréditaire, s'en trouva bien; il cessait d'offrir les signes de la cystine chaque fois qu'il en faisait usage. Auparavant, les alcalis avaient diminué des douleurs de reins, mais rien de plus. Brande les a employés tous sans avantage. L'une des femmes dont j'ai parlé, et que j'ai lithotritiée avec le docteur Jacquemier, avait pris de l'eau de Vichy pendant six mois, et son calcul s'était recouvert d'une énorme couche de phosphate, tandis qu'auparavant elle rendait des parcelles de cystine pure. Magendie, qui a, dans un cas, administré les alcalis avec un régime végétal, dit au contraire avoir réussi. M. Bird fonde quelque espoir sur l'iodure de fer.

Le conseil donné par M. Civiale d'agir fortement sur la région des reins par des applications fréquentes de ventouses scarifiées et de topiques calmants, puis dérivatifs, de faire prendre en même temps des bains, des purgatifs, n'est que l'expression de ses fausses idées sur la formation de ces calculs. Ces moyens peuvent être utiles, mais comme palliatifs seulement, et ils ne remédient en rien à la diathèse cystique.

Les autres espèces sont si rares qu'il serait difficile et inutile d'en donner ici le traitement préservatif.

II. *Tr. palliatif.* — Quand, faute d'un traitement préservatif ou malgré son emploi, il s'est formé dans les voies urinaires une concrétion d'un certain volume, il faut essayer de les en débarrasser. Mais diverses circonstances peuvent s'y opposer, telles que son volume, la profondeur et le mauvais état de l'organe qui en est le siége, des complications graves, surtout du côté des reins, une santé détériorée, le grand âge du malade, son excessive pusillanimité, etc. On est obligé alors de se borner à de simples palliatifs, dans le but de modérer la marche des accidents et d'empêcher l'accroissement trop rapide du corps étranger. Quelques saignées générales ou locales faites avec une extrême prudence, des révulsifs, des boissons mucilagineuses, des bains, des lavements, un régime approprié à l'état des voies digestives et à la nature connue ou présumée du corps étranger, des injections dans la vessie quand c'est là qu'il se trouve, des calmants par la bouche ou par le rectum; enfin, quelques préparations chimiques appropriées à la nature de la pierre et proportionnées à la tolérance des organes, voilà les seules indications qu'on puisse donner d'une manière générale.

III. *Tr. curatif.* — Il est médical ou chirurgical. Le premier mode a pour but de dissoudre ou d'expulser le corps étranger; le second, de le dissoudre encore ou de l'extraire.

Nous avons vu qu'il est souvent facile de prévenir la formation des concrétions urinaires à l'aide de certains agents. Mais peut-on dissoudre celles qui sont déjà formées? On comprend de suite que le problème n'est pas également simple dans les deux cas; car, dans le premier, il ne s'agit que de rapprocher jusqu'à un certain point l'urine de ses propriétés naturelles, tandis que, dans le second, il faut aller beaucoup plus loin et lui donner des propriétés presque toujours contraires à celles qu'elle a dans l'état de santé. Néanmoins la crainte enfantée par le danger inhérent aux seules opérations que l'on connaissait naguère encore, les illusions provoquées par cette crainte, le désir d'être utile chez les uns, le charlatanisme chez d'autres, quelques faits pratiques, et même certaines données scientifiques récentes, ont fait que, de temps immémorial, on a cru pouvoir résoudre le problème par l'affirmative.

On a signalé dans le règne végétal les saxifrages, qui naissent dans les fentes des rochers, le suc d'oignon, l'*uva ursi* ou busserole, le fenouil marin, le raifort, le persil, la cendre de sarment, le tartre de vin du Rhin, le chiendent, la pariétaire, et autres plantes qui contiennent du nitre, les acides citrique, tartrique, oxalique ; dans le règne animal, l'*oniscus asellus*, le cloporte, qu'on dit contenir du nitrate de chaux, les coquilles calcinées d'huîtres et de pétoncles, l'esprit ou sel volatil de corne de cerf, les yeux ou pierres d'écrevisse, les coquilles d'œuf, celles de limaçon, etc. ; dans le règne minéral, l'eau pure, le savon, la lessive des savonniers, les alcalis, tels que la magnésie, la chaux, la soude, et plusieurs de leurs sels, divers acides, et particulièrement le nitrique, le chlorhydrique, et les eaux minérales déjà mentionnées.

Parmi ces substances, les unes n'agissent qu'en augmentant la sécrétion urinaire et sont incapables de dissoudre une pierre. Il est démontré aujourd'hui que les seules qui puissent avoir cette propriété sont celles qui sont alcalines ou acides, ou qui, par des réactions chimiques, peuvent agir comme telles.

L'eau pure peut, il est vrai, dissoudre une pierre, mais ce n'est qu'à l'aide d'un temps très-long, tandis qu'elle agit plus vite si, comme celle de puits, celles d'Arcueil, de Belleville, de la Seine, etc. (Littre), et en général les eaux dures (Dobson, Marcet), elle contient du carbonate de chaux. Or, les expériences de B. Valentin, Olaüs Borrichius, Whytt, Hales et Laugier père (*Mém. acad. de méd.*, t. 1,

p. 415), prouvent que la chaux dissout l'acide urique. Les coquilles de limaçon calcinées, vantées par Pline (*Hist. nat.*, lib. xxx, cap. 8), celles d'œuf, préconisées par Barbette et Mlle Stephens, celles d'huître, etc., agissent par la chaux qu'elles contiennent.

Ce qui vient d'être dit de la chaux est à plus forte raison vrai pour la potasse et la soude et pour les sels qu'elles forment avec des acides faibles. Les expériences de Blackrie, Hales, Fourcroy, Vauquelin, d'Arcet, Petit, Chevallier, etc., sont positives à cet égard. La cendre de scorpion, vantée par Avicenne, agissait par le carbonate de potasse qu'elle contient. Le lithontriptique de Jurin, celui de Chittick, ou plutôt du général Dunbar (Blackrie, p. 126), formés avec la lessive des savonniers, étaient une solution de soude caustique. Si le savon d'Alicante, mêlé par Mlle Stephens aux coquilles d'œuf calcinées pour prévenir la constipation que celles-ci déterminaient, ajoute à l'efficacité du remède primitif, c'est par la soude qui entre dans sa composition. Ce sont des carbonates alcalins, et particulièrement de soude, qui sont la base des eaux minérales les plus vantées comme lithontriptiques, et notamment de celles de Vichy, qui en contiennent 1 gramme par verre (d'Arcet). Presque toutes les eaux sulfureuses contiennent en abondance des sels à bases alcalines, et principalement de soude (sulfhydrates, sulfates, chlorures, carbonates, etc.).

Quelques praticiens ont eu l'idée, au contraire, d'employer les acides : Bajer a conseillé l'acide oxalique, Venette l'esprit de sel marin ou acide chlorhydrique, Tolet, d'après Jonnot, l'acide citrique. Lob a trouvé à ce dernier des propriétés dissolvantes, ainsi qu'à presque tous les végétaux acides ; l'acide sulfurique a été aussi proposé. Mais, la composition des calculs étant peu connue jusqu'à la fin du siècle dernier, ces agents étaient essayés au hasard et donnèrent par conséquent des résultats très-divers. Plus tard Marcet et M. Prout trouvèrent que les calculs phosphatiques se dissolvent très-bien dans les acides chlorhydrique et nitrique.

En résumé, les calculs d'acide urique et d'urate d'ammoniaque, qui sont de beaucoup les plus nombreux, à en juger surtout par les recherches de M. Chevallier, peuvent être dissous par les alcalis, et ceux de phosphates, qui se présentent eux-mêmes très-souvent, sont solubles dans les acides ; ceux de cystine se dissolvent dans les uns et les autres ; mais on n'a pas encore trouvé de dissolvant applicable à ceux d'oxalate calcaire.

Ces agents peuvent-ils passer de l'estomac dans la vessie ? Wœlher a reconnu que les acides végétaux se retrouvent dans l'urine, unis toutefois aux alcalis du sang. Il ne nie pas qu'ils puissent passer en nature, mais il faudrait qu'ils fussent assez abondants pour que ces alcalis ne pussent les neutraliser. Or ce serait là un état trop éloigné des conditions physiologiques pour qu'il pût se prolonger quelque temps sans danger. Cependant beaucoup, et Darcet lui-même, jugent leur emploi rationnel dans les cas de calculs phosphatiques. Quant aux acides minéraux, et particulièrement l'acide chlorhydrique, qui, au dire de Freeman, a modifié l'urine de manière à remplacer un dépôt de sable blanc par un dépôt d'acide urique (Marcet, p. 149), on admet aujourd'hui qu'ils ne passent en aucune manière dans l'urine, ce que M. Mialhe attribue à ce qu'ils s'unissent à l'albumine du sang en la coagulant. Aussi l'acide phosphorique, qui n'a pas cette propriété, fait-il exception ; mais il ne serait pas sans danger, à cause de son action sur le phosphate des os. Brande avait dit aussi que l'acide carbonique, auquel Falconer et Mascagni attribuent une grande efficacité lithontriptique, passe dans l'urine ; mais M. O. Henry s'est assuré du contraire.

Quant aux alcalis, on ne peut élever le moindre doute à cet égard, ce qui tient à ce que le sang est lui-même alcalin. Il résulte aussi de là qu'ils ne mettent pas l'économie dans des conditions aussi anormales que les acides, et qu'on peut les continuer plus longtemps. Mais peut-on les faire parvenir à la vessie en assez grande quantité pour dissoudre une pierre ? Whytt, Hartley et Morand en ont détruit complétement en les tenant plongées dans l'urine de sujets qui faisaient usage d'eau de chaux ou du remède Stephens, urine qu'on renouvelait chaque jour. Je ne sais si ces expériences ont été tentées avec la potasse ou la soude pures, ou avec leurs carbonates, tartrates, etc. ; mais, après les précédentes, elles seraient inutiles.

Quand il s'agit de pierres d'acide urique, leur destruction se conçoit aisément : l'alcali se combine avec les couches externes et forme un urate qui, plus soluble, se dissout. Cependant M. Leroy a objecté que ces bases doivent, avant tout, se combiner avec l'acide urique dissous dans l'urine, et que c'est à cette combinaison, plutôt qu'à l'altération de la couche externe de la pierre, qu'est due la couche blanche d'urate qu'on y trouve habituellement. (*IIe Lettre sur la dissol.*, p. 2.) Mais, pourrait-on lui répondre, si l'alcali ne se combinait qu'avec l'acide urique dissous dans l'urine, pourquoi l'urate formé ne resterait-il pas lui-même en dissolution, à moins de le supposer moins soluble que l'acide, ce qui n'est pas? Il y a en effet, d'abord, neutralisation de l'acide dissous; mais l'urate formé ne se précipite pas, et l'excès d'alcali agit ensuite sur le calcul.

On a dit que les pierres n'étant pas toutes de la même nature, les unes cédant aux alcalis et résistant aux acides, d'autres cédant au contraire aux acides et résistant aux alcalis, d'autres étant réfractaires aux uns et aux autres, d'autres enfin étant formées de plusieurs des éléments précédents, mêlés ou disposés en couches alternes, il doit en résulter une grande incertitude dans l'administration des réactifs. On a répondu que très-souvent on trouve dans les commémoratifs, dans la sortie de quelques graviers, dans l'examen de l'urine, de quoi s'éclairer. Mais cette réponse est loin d'avoir une valeur absolue, puisque, en très-peu de temps, sous l'influence de causes diverses, obscures ou appréciables, les urines peuvent changer, et avec elles le dépôt qu'elles déterminent. Quelques-uns ont conseillé d'attaquer la pierre par la lithotritie, afin d'en connaître la nature; mais comme les couches superficielles diffèrent très-souvent des couches plus profondes, il faudrait pénétrer jusqu'aux plus centrales; or ceci suppose accompli le temps le plus difficile de l'opération.

Une réponse très-péremptoire, faite il y a longtemps déjà par Blackrie et autres et répétée par M. Petit, c'est que les réactifs, et plus particulièrement les alcalis, n'agissent pas seulement sur les molécules de la pierre, mais encore sur une matière animale qui les unit ; de sorte que, lors même qu'ils sont incapables d'attaquer les premières, ils ramolissent, détruisent la seconde, et désagrègent ainsi les calculs qu'ils ne peuvent dissoudre. Ce phénomène me paraît incontestable ; on l'a observé hors de la vessie, et la plupart de ceux qui ont rendu de la matière calculeuse, sous l'influence des alcalis, parlent de lames irrégulières, convexes d'un côté, concaves de l'autre, et visiblement détachées d'un corps ovoïde ou sphérique. « On a observé assez constamment, dit Hartley, que les remèdes de Mlle Stephens ont plus d'effet chez les personnes âgées et sur celles qui ont de grandes douleurs que sur les autres », et Morand partage cette opinion. (*Recueil d'expér.*, etc., t. I, p. 333, 344, 358, et t. II, p. 280.) S'il en est véritablement ainsi, on ne peut expliquer ce fait que par la destruction de la matière animale, puisque c'est surtout chez les vieillards et dans les vessies enflammées qu'on la rencontre, ainsi que les phosphates, substances réfractaires aux alcalis. Quant au peu d'efficacité de ces derniers chez les enfants, elle se comprend aisément : outre que l'oxalate de chaux n'est pas rare chez eux, souvent leur vessie est pendant des années le siége de calculs sans sécrétion catarrhale ;

aussi ceux-ci sont-ils habituellement compactes et contiennent-ils peu de matière animale. Ajoutons que leur canal donne plus difficilement issue aux débris, en admettant qu'il s'en détache. Enfin, il est difficile de décider un enfant à avaler les quantités de boissons minérales naturelles ou factices que les adultes se résignent à prendre en pareils cas.

Ce n'est pas seulement sous forme de lames que les pierres se désagrègent; on les a vues se fendre en morceaux. Olaüs Borrichius parle d'un enfant qui, après l'usage continu d'une poudre composée de la pierre de Judée, de celle de lynx, du cristal de montagne ou des yeux d'écrevisse, rendit un calcul de la grosseur d'une petite noix, dur comme un cailloux, qui sortit en morceaux de la grosseur d'une fève, avec des marques certaines qu'il s'était cassé dans la vessie. Un malade, dont parle M. Chevallier, avait, sans autre traitement que le bi-carbonate de soude, rendu des fragments qui, réunis ensemble, formaient un calcul.

Pareils faits se sont passés hors de la vessie. Newcome, chanoine de Windsor, ayant, pendant qu'il faisait usage de l'eau de chaux, versé soir et matin de son urine sur un morceau de pierre vésicale, le vit d'abord se ramollir à la surface; puis il aperçut « une petite fente tout autour de la pierre, comme si on l'eût cernée avec un couteau : cette fente devenait tous les jours et plus large et plus profonde. » Ayant voulu examiner la pierre de plus près et l'ayant prise entre ses doigts, elle se partagea en cet endroit; les surfaces par lesquelles ces deux morceaux étaient joints étaient entièrement unies et ne s'engrenaient pas l'une dans l'autre, mais paraissaient comme si ces deux morceaux avaient été d'abord deux corps distincts liés entre eux par une espèce de ciment. (Whytt, *Vertus de l'Eau de chaux*, p. 241.)

Ces divers ordres de faits semblent prouver en faveur des alcalis. Néanmoins Deschamps et d'autres ont fait observer qu'on en avait vu de semblables se produire sous l'influence d'agents différents, et même sans aucune intervention chimique ou mécanique. La sortie d'écailles s'observe fréquemment ; la rupture spontanée est plus rare. Cependant un malade que cite Tulpius avait rendu des pierres « qui semblaient avoir été sciées. » Heister, Camper, Dodoneus et d'autres auteurs modernes en rapportent des exemples. Les uns ont attribué ce phénomène aux contractions de la vessie ; mais, à moins d'une extrême friabilité, on ne peut admettre un pareil mécanisme. M. Petit suppose que les urines, devenues spontanément alcalines, exercent sur la matière animale l'action que nous venons d'étudier ; mais alors cette désagrégation devrait toujours être précédée d'une aggravation notable du côté des organes urinaires, et c'est ce qui n'a pas été clairement indiqué par les observateurs. M. Prout suppose un état tout à fait contraire. L'urine normale, dit-il, est le meilleur dissolvant des différentes matières qui entrent dans sa composition. Si donc, après avoir subi des modifications qui ont donné lieu à un corps étranger, elle revient à son état naturel, ne peut-elle pas alors désagréger et même dissoudre celui-ci ? (*On Stomach,* etc., p. 425.) Il cite un fait à l'appui, et Gruithuisen parle d'un officier chez lequel Pott aurait reconnu une pierre avec la sonde, et qui serait revenu guéri d'un voyage aux Barbades. Cette rupture spontanée ne tiendrait-elle pas, dans quelques cas, à ce que plusieurs calculs à facettes et juxta-posés, s'étant trouvés réunis, soit par une matière intermédiaire, soit par de nouvelles couches qui leur auraient formé une enveloppe commune, se seraient ensuite disjoints par suite de la destruction de leurs moyens d'union? Quoi qu'il en soit, je rappellerai encore ici que Littre et Deschamps ont vu des calculs se désagréger ainsi dans l'eau simple, et que ce dernier en a vu se rompre spontanément, soit aussitôt après leur sortie de la vessie, soit quelque temps après. (*De la Taille*, t. I, p. 348). J'en possède un dont un éclat presque circulaire, formé de plusieurs couches et de plus de 8 millimètres d'épaisseur, s'est détaché dans ma poche.

En résumé, le choix des réactifs à administrer par la bouche ne peut causer d'embarras, puisque, d'une part, les acides, utiles dans certains cas comme moyens préservatifs, sont à peu près inapplicables comme dissolvants, et que les alcalis, au contraire, peuvent être employés avec succès contre des concrétions qui de prime-abord sembleraient ne devoir céder qu'aux acides.

Mais, a-t-on encore objecté, si les alcalis dissolvent l'acide urique et les urates et désagrègent les phosphates concrétés, ils ont aussi la propriété de précipiter le phosphate de l'urine. Ne pourrait-il pas arriver que, le travail désiré marchant moins vite que l'autre, il se formât de nouvelles pierres d'une autre nature que les premières, ou tout au moins que de nouvelles couches se déposassent à la surface des premières? Ceci est une des plus anciennes objections qu'on ait faites à l'emploi des dissolvants. On prenait la couche blanche qu'ils déterminent à la surface des corps étrangers pour un dépôt formé par la matière calcaire dont on se servait le plus souvent alors; mais Marcet et Prout ont donné à cette objection une valeur scientifique, et c'est encore celle qu'on reproduit le plus souvent.

Si l'on examine les faits avec impartialité, on est conduit à cette conclusion que, dans la majorité des cas, le travail de dissolution ou de désagrégation l'emporte sur l'autre, et que, loin de se multiplier ou d'augmenter, les concrétions diminuent; je crois même qu'avec un traitement aussi actif qu'il doit l'être, si l'on veut en retirer quelque fruit, la précipitation se fait trop vite pour pouvoir s'agréger en couches solides. Ceci répond à un argument de d'Arcet et de M. Petit, argument tiré de ce que les ouvriers qui passent leur vie dans les fabriques de soude, et dont les urines sont constamment alcalines, n'ont pas plus souvent, ou plutôt ont moins souvent la pierre que les autres.

Mais ce dernier est allé plus loin encore; il a dit : Les calculs phosphatiques ne sont jamais que le produit de la sécrétion de la muqueuse enflammée; l'urine sécrétée alcaline ne contient jamais, ne peut même pas contenir de phosphate; et il cite à ce sujet une expérience dans laquelle son urine, traitée par l'oxalate d'ammoniaque, après qu'il eut bu deux litres d'eau de Vichy en moins d'une heure, ne perdit rien de sa transparence (*Du Mode d'action*, etc., p. 251). Mais ne pourrait-on pas répondre que cette urine devait être beaucoup trop étendue pour qu'en admettant qu'elle contînt quelques traces de phosphate, celles-ci pussent être facilement reconnues? Si d'ailleurs l'assertion de M. Petit était fondée, n'en résulterait-il donc aucun inconvénient? Notre corps et surtout nos os contiennent beaucoup de phosphate, et celui des urines n'est sans doute que le résidu du travail de décomposition qui s'accomplit sans interruption dans tous nos organes. Or, si, pendant qu'on est soumis à un traitement alcalin, ce résidu n'est pas éliminé, ne peut-il pas engendrer des désordres dans l'économie?

Mais sont-ce là des conditions ordinaires, même chez les malades en traitement, et, n'y eût-il pas un atome de phosphate calcaire dans l'urine en question, devrait-on en conclure qu'il n'y en a jamais plus, du moment qu'on prend un alcali, si modérée qu'en soit la dose? Voici ce que j'ai observé avec le docteur Jacquemier sur une malade dont j'ai déjà parlé. Elle avait rendu à plusieurs reprises des concrétions de cystine pure; on la mit, conformément aux préceptes de Magendie, à l'eau de Vichy; elle en prit pendant six mois environ, mais de trois à quatre verres par jour seulement, parce que son estomac n'en permettait pas davantage. Elle ne rendit plus de concrétions, mais les symptômes de pierre devinrent de plus en plus marqués, et je fus appelé. Je trouvai un corps étranger, de la grosseur d'un œuf

34

de poule, que je broyai facilement; car il était presque entièrement formé d'une masse grisâtre et friable, que je pris pour du phosphate triple, déposée autour d'un noyau de cystine. Les alcalis furent supprimés et remplacés par des acides minéraux, qui furent eux-mêmes bientôt abandonnés, parce que l'urine, examinée au microscope, contenait toujours des cristaux de cystine et rien autre chose. Tant que l'absence de phosphates dans l'urine de ceux qui prennent des alcalis ne sera pas plus complétement démontrée, je croirai qu'ils n'ont pas été étrangers au dépôt secondaire qui s'est fait ici, et que par conséquent l'objection n'est pas toujours sans fondement.

J'ai dit qu'on a quelquefois rencontré dans les calculs du carbonate de chaux, bien qu'il n'y en ait pas dans l'urine. Comme on en a trouvé assez fréquemment dans les analyses que M. Leroy a fait faire de pierres traitées par l'eau de Vichy avant l'opération, il en a conclu qu'il était dû à ce traitement. L'eau de Vichy, dit-il, contient ce sel dissous à l'état de bi-carbonate; mais le bi-carbonate ne passe dans l'urine qu'à l'état de carbonate, et celui-ci, presque insoluble, se précipite. Il serait facile de répondre que bien d'autres eaux, et même de celles qu'on boit journellement, pourraient sous ce rapport produire le même effet. Il donne encore une autre explication que voici : une petite portion du phosphate de chaux nouvellement formé est décomposée par le carbonate de soude, et de l'échange des bases il résulte un phosphate de soude soluble et un carbonate de chaux insoluble. Mais il rapporte lui-même un cas où du carbonate de chaux fut rencontré sans qu'aucun alcali eût été pris. (*Hist. de la Lith.*, p. 128 et 161, et 2e *Lettre*, p. 19.) De nouvelles observations sont nécessaires pour décider cette question.

En admettant, a-t-on encore objecté, que les alcalis dissolvent la pierre, ils le feraient avec tant de lenteur qu'on ne peut pas raisonnablement, consciencieusement, astreindre à son emploi un malade qui en porterait une un peu volumineuse. C'est en effet, je crois, le reproche le plus sérieux qu'on soit en droit de leur adresser. Ce qui a trompé malades et médecins, c'est que bien des fois des graviers assez forts sont rendus après quelques jours ou quelques semaines de traitement; quand ils présentaient une couche blanchâtre à leur surface, on voyait là une preuve de la combinaison de la base avec l'acide urique, sans même réfléchir que, pour peu qu'il y ait de sécrétion muqueuse, on trouve presque toujours une couche semblable. C'était bien mieux encore quand le calcul avait l'un de ses côtés usé et plusieurs de ses couches apparentes, et l'on ne se demandait pas si quelque frottement n'en était pas plutôt la cause ; on en est même venu, pour se rendre compte d'une action aussi bornée du réactif, jusqu'à supposer que la pierre adhérait par ses autres côtés, bien qu'il soit dit dans l'observation que, probablement déplacée dans l'exploration préalable, elle venait souvent boucher le col de la vessie (Petit, p. 274). Quoi qu'il en soit, ce n'est que par sa diminution de volume qu'on explique la sortie du corps étranger. Mais est-ce qu'il n'en sort pas souvent sans traitement ou par le seul emploi de diurétiques ou de boissons simplement abondantes? Pourquoi les alcalis n'agiraient-ils pas principalement alors en excitant la sécrétion urinaire et en stimulant les contractions de la vessie? Telle est l'opinion de M. Noyer, médecin de l'hospice de Vichy (*Lettr. sur les eaux de Vichy*, 1838). Peut-être pourrait-on joindre à ces propriétés celle de dissoudre le mucus dont la viscosité est quelquefois un obstacle au glissement des graviers. Depuis longtemps j'ai remarqué l'efficacité des bi-carbonates alcalins pour favoriser l'expulsion des fragments après la lithotritie, et comme cet effet a lieu souvent le jour même ou le lendemain, il n'est évidemment pas dû à une action dissolvante.

J'ai lu et relu nombre d'écrits sur ce sujet, et il en est résulté pour moi cette conviction qu'à moins qu'elle n'éclate, comme il a été dit précédemment, une pierre un peu volumineuse exige un temps extrêmement long, pour ainsi dire sans fin. Il se produit fréquemment un phénomène contre lequel on ne saurait trop se tenir en garde. Fréquemment, en effet, pendant un traitement alcalin, les douleurs diminuent et disparaissent même quelquefois au point de faire croire à une guérison complète, ce que M. Petit attribue à ce que l'urate de soude forme à la surface du calcul une couche douce au toucher, comparable, sous ce rapport, à de la craie de Briançon. Quelle qu'en soit la cause, cette absence de douleur s'est parfois prolongée assez longtemps pour faire croire à une guérison complète. L'était-elle réellement? Il en a été sans doute ainsi dans quelques cas, mais il est certain que dans beaucoup d'autres on s'est trompé. La plupart du temps on n'a rien fait pour s'assurer que le calcul avait disparu. Parfois on l'a recherché avec la sonde ; mais ne savons-nous pas que cet instrument, surtout celui à long bec dont se servent la plupart des chirurgiens, est loin d'être infaillible ?

L'autopsie de personnes guéries par les alcalins de calculs reconnus d'un certain volume aurait pu dissiper tous les doutes : eh bien, je n'en ai pas rencontré une seule dans les ouvrages qu'ont publiés les partisans de cette médication. Le lithotribe permet de rechercher et de mesurer assez exactement les calculs ; on n'y a pas même eu recours. Seul, M. Petit a publié un fait de ce genre (*loc. cit.*, p. 294). Or, qu'a-t-on observé ? La pierre avait été brisée dans une séance de lithotritie : saisie neuf fois avec un lithotribe, le plus grand diamètre trouvé fut de 17 lignes et demie et le plus petit de 7 lignes. Après trois mois passés à Vichy, pendant lesquels M. Petit explora plusieurs fois, dont deux avec le lithomètre ; après un traitement alcalin fait à l'hôpital Beaujon pendant neuf mois, mais négligemment à ce qu'il paraît, on trouva encore 13, 14 et 15 lignes. Alors le malade retourna à Vichy ; mais là, indépendamment de l'eau qu'il but, à la dose de douze à vingt-cinq verres, et des bains qu'il prit quotidiennement, le malade fut soumis trois fois par jour à des *irrigations* d'eau minérale, faites dans la vessie, pendant une demi-heure chaque fois, avec une sonde élastique à double courant. On ne dit pas si des explorations lui furent encore pratiquées avec le lithotribe. Au bout de deux mois il commença à rendre quelques débris, et à la fin de la saison on ne trouva plus rien dans sa vessie. Voilà un fait à peu près certain, quoiqu'il le soit encore moins qu'un autre qui serait accompagné d'autopsie ; mais nous voyons combien de circonstances ont pu aider l'action des boissons alcalines.

Si nous recherchons maintenant les faits contraires, ils abondent.

Horace Walpole, dont l'observation a fait tant de bruit à la fin du siècle dernier, avait pris, de 1748 à 1757, deux ou trois pintes d'eau de chaux et une once de savon par jour, et il se croyait guéri, ce qui n'empêcha pas de trouver après sa mort trois petites pierres dans sa vessie ; la vésicule biliaire en était pleine (Blackrie, p. 92). Le même auteur cite, d'après Dehaen, un cordonnier qui prit, de novembre 1756 à juin 1757, 17 livres de savon et 1500 livres d'eau de chaux. Tous les accidents avaient disparu, et cependant on retrouva la pierre avec la sonde. Même état une année plus tard.

Un homme se mit pendant dix-huit mois au remède Stephens, et continua pendant deux ans encore les pilules de savon. De petites pierres sortirent, les symptômes disparurent. Cependant, à sa mort, on trouva dans la vessie une pierre de 2 pouces de long, 18 lignes de large et 15 d'épaisseur ; elle pesait 3 onces (*Mém. Acad. des Sc.* ; 1757). Un autre, qui avait été beaucoup soulagé par le même remède, fut soumis plus tard à la taille, et on lui ôta une pierre de 1 once 2 gros 1 scrupule (*ibid.*, 1748).

Remède Stephens, disparition des douleurs telle

que le malade persiste à se croire guéri, bien que Cheselden et un autre chirurgien sentent la pierre (*Recueil d'expér. sur la Pierre*, t. I, p. 78). Histoire semblable (p. 196).

Emploi du même remède : sortie de graviers volumineux et de débris, cessation des douleurs; le malade se croyait guéri. A sa mort, Sharp trouva dans la vessie deux pierres grosses comme une châtaigne, égales et polies; elles étaient creuses, et dans leur intérieur étaient « deux pierres pourries et rongées, contenues comme un noyau dans une coquille, et même, avant que de scier la coquille, on pouvait secouer le noyau et le faire sonner » (*ibid.*, p. 179 et 340).

Remède Stephens : il sort une quantité considérable de sable et de fragments; on croit le malade guéri et la sonde ne trouve plus de pierre. Il mourut environ un an après, et on trouva dans des cellules vésicales neuf pierres, dont la plus grosse était comme une petite muscade; plusieurs pouvaient sortir et rentrer (*ibid.*, t. I, p. 221; t. II, p. 315).

Remède Stephens pendant vingt ans environ; alors lessive alcaline tous les jours à doses considérables : soulagement si grand que le malade continua ainsi pendant dix ans, rendant des calculs à différentes époques. « Après la mort on trouva, et dans les reins et dans la vessie, des calculs d'une grosseur considérable. » (Marcet, p. 148.)

M. Leroy cite le fait suivant, qui n'a pas été démenti. Un malade, chez lequel la sonde avait fait reconnaître une pierre, se rend à Vichy et s'en va au bout d'un mois, se croyant guéri. M. Petit engage M. Leroy à le sonder, et celui-ci retrouve la pierre. Retour à Vichy ; sortie d'une concrétion du volume d'une noisette ; plus de douleur. On sonde le malade et on ne trouve rien. M. Petit l'amène lui-même à Paris pour le faire examiner, et le cathéter heurte un calcul que M. Petit reconnaît lui-même. Deux années se passent sans grande incommodité : le malade vaque à ses affaires, monte même à cheval. Mais tout à coup il est pris d'un de ces accès pernicieux si fréquents dans les maladies des voies urinaires et succombe en peu de jours. On trouve dans la vessie une pierre du volume d'un amande (*Hist. de la lithotr.*, p. 7, et 2e *Lettre sur la dissol.*, p. 10).

Ainsi, comme dissolvants, les alcalis n'agissent dans la vessie qu'avec beaucoup de lenteur, et souvent ils ne font que pallier le mal.

Ceci nous conduit à l'examen d'une autre question. L'usage aussi prolongé des alcalins n'a-t-il pas des inconvénients pour la santé générale ? Les partisans de la dissolution, entre autres Whytt pour l'eau de chaux, M. Petit pour le bi-carbonate de soude, répondent que non ; ils affirment même qu'on voit très-souvent alors les digestions s'améliorer, les forces renaître et le catarrhe vésical concomitant disparaître. D'un autre côté, voici un médecin célèbre qui nous fait le plus triste tableau des effets de cette médication. « La plupart de ceux qui se sont servis du remède de Mlle Stephens et des lessives savonneuses, dit Huxham, sont tombés dans la phthisie, le scorbut, des hémorrhagies et des dyssenteries opiniâtres. C'est ce qui est arrivé dernièrement à un gentilhomme qui était sujet à la pierre. Ayant usé plusieurs semaines de la lessive dont je viens de parler, ses gencives s'enflammèrent et se corrompirent au point qu'on pouvait en arracher la chair avec les doigts; elles saignaient considérablement pour peu qu'on les pressât, et rendaient sans cesse une sanie ténue et sanguinolente. Tout son corps se couvrit de taches livides; ses jambes et ses cuisses s'ulcérèrent, devinrent rouges et livides, de manière qu'on appréhendait une mortification. » Consulté, Huxham ordonna la décoction et l'extrait de quinquina avec l'élixir de vitriol (contenant de l'acide sulfurique), des aliments, des boissons aigrelettes, et tous les symptômes scorbutiques disparurent. Cependant le malade mourut de consomption au bout de deux ou trois semaines, et on trouva dans sa vessie une pierre de 8 onces 3 gros. Il termine en faisant remarquer que les alcalis, mêlés avec le sang au sortir de la vessie, entretiennent sa fluidité (*Essai sur les fièvres*, p. 57; 1764). Magendie, qui, dans ses travaux sur la gravelle, a beaucoup conseillé le bi-carbonate de soude, disait plus tard dans une de ses leçons : « Je crois maintenant que, dans les cas de calculs urinaires, cette médication pourrait, si elle était poussée trop loin, devenir nuisible; et voici sur quoi je me fonde. Vous connaissez, par nos expériences, la propriété qu'a ce corps de rendre le sang liquide en se combinant avec sa fibrine; je suis donc persuadé qu'à la suite de l'usage trop souvent répété de ce sel le sang se trouve modifié, liquéfié; de là des infiltrations dans les poumons, et, par suite, si je puis m'expliquer ainsi, une source intarissable de pneumonies. C'est du moins ce qui est arrivé à un de mes amis, l'un des hommes les plus célèbres de cette époque, qui a été obligé de renoncer à son usage, auquel j'attribue plusieurs pneumonies successives qu'il a éprouvées… Désormais je surveillerai l'emploi de ce médicament avec beaucoup de sollicitude, et je mettrai plus de ménagement pour l'administrer même à médiocre dose. » (*Leçons sur le Sang*, p. 48 et 198.) Je puis ajouter que je connais beaucoup ce savant, et que depuis longtemps je n'entends plus parler de ses pneumonies. M. Durand-Fardel, médecin-inspecteur des sources d'Hauterive-Vichy, a écrit : « Les craintes que Cullen exprimait, touchant les fàcheux effets de l'abus des alcalins sur l'état des fluides, se sont maintes fois réalisées. MM. Trousseau et Pidoux disent que l'abus que l'on a fait des alcalins, des eaux de Vichy et de Carlsbad, a causé plus de mal que l'abus de l'iode ; nous-même pourrions citer plus d'un exemple de semblables cachexies produites moins par les eaux de Vichy, dont l'usage est en général de courte durée, que par l'emploi indéfiniment prolongé du bi-carbonate de soude. » (*Des eaux de Vichy*, p. 201.)

Cette dernière réserve me paraît parfaitement juste ; mais il faut ajouter aussi que ceux qui usent de cette eau pour la pierre sont obligés presque tous de prendre le bi-carbonate de soude dans l'intervalle d'une saison à l'autre. Néanmoins, si les observations de Huxham, Cullen, Trousseau, Pidoux, Durand-Fardel, et les expériences de Magendie, prouvent que l'usage abondant et prolongé des alcalins peut amener la dissolution du sang et tout ce qui s'ensuit, il faut dire aussi que ces accidents sont assez rares, ce qui tient sans doute à la facilité avec laquelle la nature se débarrasse habituellement des agents dont l'accumulation pourrait les déterminer. Mais supposons qu'un ou plusieurs de ces émonctoires, les reins, la peau, par exemple, soient malades; qu'adviendra-t-il? Ajoutons qu'il est difficile de supposer qu'une perversion si grande d'une sécrétion puisse se prolonger indéfiniment sans que l'organe sécréteur en souffre.

Il me semble que, tout mûrement examiné, il ne serait pas très-difficile de s'entendre. S'agit-il de pierres encore engagées dans les reins et les uretères : il est évident que nous n'avons à notre disposition que les moyens antiphlogistiques, antispasmodiques, délayants et dissolvants, examinés jusqu'à présent, mais aussi que nous pouvons les employer sans trop de crainte d'augmenter le mal, et même avec l'espérance de le guérir, puisqu'il ne s'agit presque toujours alors que de concrétions peu volumineuses. La pierre est-elle au contraire engagée dans l'urètre : personne ne s'avisera de chercher à la dissoudre, et, pour peu que la médication indirecte tarde à l'expulser, on procédera à son extraction. Les calculs vésicaux sont donc le véritable nœud de la difficulté. Or, je le dis tout de suite, la solution ne serait pas longtemps incertaine si la douleur et le danger des ressources auxquelles la chirurgie se bornait, il y a quelques années, ne pesaient pas encore de tout leur poids sur l'esprit des malades, et même sur celui des médecins; car souvent un calcul de l'urètre est plus difficile à extraire que s'il était dans la vessie, à ce point que fréquemment on tâche de l'y repousser.

Oui, je crois qu'on a dissous ou désagrégé des calculs vésicaux assez volumineux; mais que de temps et de dégoûts! que de dangers pour la santé, et quelle incertitude du succès! Donc, quand le broiement est possible, un malade raisonnable et un médecin prudent ne peuvent rester un instant indécis. Je conçois les tergiversations lorsqu'il s'agit de se décider à la taille; mais alors qu'on ne s'expose pas, par trop de pusillanimité, à n'avoir plus d'autre espérance.

Quand un calcul ne dépasse pas le volume d'une amande, la médication indirecte a des chances de succès. Mais, je le demande, que penserait-on d'un chirurgien qui, après avoir réduit une pierre en fragments de ce volume, se contenterait de mettre son malade à l'usage des alcalins? Il n'y aurait que des difficultés tout à fait insolites qui pourraient justifier une pratique semblable. Je dirai plus : a-t-on jamais vu un malade préférer, après un broiement partiel, aller terminer sa cure à Vichy ou ailleurs? Nul, au contraire, ne pardonnerait au chirurgien qui l'abandonnerait avant d'avoir l'assurance que sa vessie est entièrement débarrassée; il aurait trop peur qu'au lieu de diminuer et de sortir, comme cela peut arriver, les fragments ne prissent de l'accroissement, comme cela peut arriver aussi. Et puis, je suppose que les symptômes disparaissent entièrement : aurait-on, après ce que nous avons vu, sujet d'être complétement tranquille? On me répondra que le malade pourra se faire explorer ensuite; mais, en admettant même qu'il ne reste plus rien, il faudra, pour s'en assurer, une exploration minutieuse, qui n'est pas moins pénible que le broiement et l'extraction d'une petite pierre.

Il m'est arrivé plus d'une fois, en examinant des calculeux avec le petit lithotribe dont j'ai parlé p. 492, de ne leur dire qu'ils avaient la pierre qu'en leur en mettant des débris dans la main. C'est qu'en effet le broiement d'un fragment ou d'une petite pierre n'est rien, et qu'on n'a le droit de s'en inquiéter que quand on ne sait pas ce que c'est. Néanmoins, j'admets encore les alcalis pour les calculs d'un petit volume, à moins qu'ils ne soient contre-indiqués par quelque complication, et surtout par l'urgence des accidents; mais on devra ne pas s'endormir, malgré le calme qui pourrait se manifester.

La chirurgie, lorsqu'une ou plusieurs pierres sont arrêtées dans les reins ou les uretères, n'offre, pour ainsi dire, d'autre ressource que l'ouverture de l'abcès, quand il s'en manifeste, et l'évacuation de son contenu. On a conseillé, il est vrai, d'atteindre le rein ou l'uretère à travers la région lombaire, afin d'en extraire le calcul, dans des cas même où sa présence n'y est annoncée que par des symptômes rationnels ; mais, bien qu'on rapporte quelques succès, cette opération présente tant de difficultés, de dangers et d'incertitude, qu'il faudrait que l'urine fût interceptée des deux côtés, et la vie en danger, pour qu'on pût se permettre d'aller à la recherche de la pierre sans être guidé par la présence d'une tumeur (1).

Mais c'est quand les calculs occupent la vessie que brille la puissance de la chirurgie.

L'action lente et insuffisante des dissolvants, pris par la bouche ou absorbés par la peau, ont depuis longtemps donné l'idée de les injecter dans la vessie par l'urètre. On l'a fait de différentes manières. Les uns ont introduit, à l'aide d'une sonde ordinaire, une certaine quantité d'injection qui restait plus ou moins longtemps dans la vessie, et qu'on réitérait plus ou moins souvent, suivant la tolérance de cet organe. Hales a imaginé une sonde métallique à double canal, qui a beaucoup plus d'efficacité, puis-

---

(1) On trouvera réunis, dans le tome III du savant ouvrage de M. Rayer, tous les faits que la science possède relativement à la néphrotomie. Quant à l'uretérotomie, ce n'est que tout récemment qu'elle a été proposée par M. Gigon, d'Angoulème. Un vieillard goutteux avait eu plusieurs coliques néphrétiques du côté droit, avec suppression d'urine pendant vingt-quatre heures. Le 25 décembre 1855, violente douleur à gauche et anurie complète. On diagnostique une pierre dans l'uretère gauche; et cependant pourquoi point d'urine, lorsqu'on ne trouve rien vers le rein droit? Cette réflexion fait qu'on n'ose se décider à l'opération proposée par M. Gigon. Le ventre se ballonne. Le 9 janvier, l'urine revient assez abondamment; mais les progrès de la tympanite étouffent le malade. A l'autopsie on trouve à gauche le rein rouge et volumineux; un calcul dur dans l'uretère, à 7 ou 8 centimètres de son origine, et quatorze petits dans les calices. A droite, rein atrophié, uretère obstrué par un calcul adhérent aux parois et poreux (*Union méd.*, février 1856). Ainsi le rein droit ne servait plus à rien depuis long-temps; c'est pourquoi l'obstruction de l'uretère gauche amena l'anurie. Dans un cas analogue, il n'y avait qu'un seul rein. (*Archiv. de Méd.*, t. II.) Dois-je rapprocher de ces faits celui que j'ai rapporté p. 321? Quelle que soit la valeur du projet de M. Gigon, son travail renferme une observation importante : des injections forcées dans les uretères lui ont démontré qu'ils ne sont pas cylindriques, mais sensiblement plus larges dans leur tiers moyen. Au-dessus et au-dessous ils sont plus étroits, et encore les parties rétrécies offrent-elles souvent des dilatations fusiformes. Ces dispositions ont une influence évidente sur l'arrêt et la marche des graviers dans ces conduits.

que, outre l'action du liquide, il y a celle du courant, l'injection sortant à mesure qu'elle pénètre (*Hémostatiq.*, p. 175); Deschamps proposa de faire cette sonde en gomme élastique (*op. cit.*, t. I, p. 367). Un irrigateur ou la seringue servant à pousser l'injection; cependant, si elle doit être prolongée, il vaut mieux établir un syphon en caoutchouc, dont l'extrémité supérieure plonge dans un sceau placé au-dessus du lit, et dont l'extrémité inférieure communique avec l'une des ouvertures de la sonde double, l'autre s'adaptant à un second tube qui conduit le liquide dans un réservoir placé au-dessous du lit. Un robinet permet de régler le courant dans le syphon.

Le liquide le plus simple est l'eau commune : elle a été essayée par plusieurs expérimentateurs, et particulièrement par M. J. Cloquet. Un calcul d'acide urique, soumis par cet habile chirurgien à un courant d'eau 5 heures par jour, pendant un mois, avait perdu 3 millimètres de son diamètre. Cela prouve évidemment l'action dissolvante de l'eau; mais c'est bien long. Vhytt et Butter conseillent les injections d'eau de chaux tiède, 5 onces, deux fois par jour. L'injection essayée par Hales se composait d'une solution de sous-carbonate de potasse et d'acide sulfurique. Un tel mélange ne peut s'expliquer que par l'imperfection des connaissances chimiques à cette époque; aussi n'est-il pas étonnant qu'il l'ait trouvé moins puissant quand la proportion du sel était trop forte. C'est Fourcroy et Vauquelin qui ont véritablement résolu ce problème. « Les dissolvants peuvent être réduits à trois, disent-ils, savoir : la potasse en lessive étendue pour les calculs d'acide urique et d'urate d'ammoniaque, l'acide muriatique (chlorhydriq.) très-affaibli pour ceux de phosphate ammoniaco-magnésien, et l'acide nitrique également faible pour les calculs muraux. La voie de l'injection dans la vessie est le moyen le plus certain. » (*Mém. Soc. méd d'Emul.*, t. II, p. 76.) On comprend, en effet, que, les acides pénétrant de cette manière à coup sûr dans la vessie, le problème est purement chimique ; il ne s'agit plus que d'employer un réactif en rapport avec la nature de la pierre, et de l'étendre de manière à ne pas affecter la sensibilité et le tissu des organes. Sauf qu'on a insisté particulièrement sur les eaux minérales en place de la potasse, on n'a rien fait depuis.

Mais, lors même que tout a été le mieux combiné, ce traitement est encore long. Ainsi, dans une observation rapportée par Butter, il dura trois mois, et encore y a-t-il lieu de croire, d'après les douleurs et rétentions qui se manifestaient par intervalles, que le malade n'était pas tout à fait guéri (Vhytt, p. 291). Ajoutons à cela l'introduction répétée ou le séjour de la sonde pendant plusieurs heures, les recherches nécessaires pour reconnaître la nature de la pierre, l'incertitude et les chances d'erreur quand les calculs sont formés de couches alternes, etc. ; et on comprendra que ce progrès, qui était incontestable lorsqu'on n'avait que la taille, devient bien moins évident en présence de la lithotritie.

Il est un cas cependant où ce procédé me semble devoir être mis en usage : c'est celui où une pierre ne peut être déplacée. M. Pacoud, de Bourg, après avoir extrait, par la taille périnéale, deux pierres de la vessie d'un homme de 50 ans, s'aperçut qu'il en restait une troisième enkystée dans le bas fond. Il eut alors l'idée d'introduire une canule par la plaie, et de diriger une douche tiède sur ce corps étranger. Cette douche fut répétée deux fois par jour, et, pendant trois semaines, près de 40 tonneaux d'eau passèrent dans la vessie. On constata la sortie de plusieurs fragments ; on cessa alors. Plus tard, de nouvelles pierres se firent jour à travers la cicatrice. Enfin, au bout de quatre ans, le malade mourut, et on trouva trois calculs de la grosseur d'une noisette dans la vessie « et quelques petits fragments dans le kyste » (*J. univ. des Sc. méd.*, t. XXVI, p. 124). Peut-être que, si l'on eut continué les douches par l'urètre, et avec un réactif approprié à la nature des fragments sortis, on aurait complétement débarrassé le kyste.

On a essayé d'emprisonner le calcul dans une poche, afin d'employer des réactifs plus puissants et de le dissoudre plus vite, mais cette incarcération de la pierre est elle-même plus difficile et plus dangereuse que le broiement ; aussi ne paraît-elle pas avoir été mise en pratique.

Deschamps parle déjà de l'espérance qu'on avait eue, de son temps, de détruire la pierre par l'électricité (t. I, p. 348). Je ne pense pas que nous soyons à cet égard plus avancés aujourd'hui, malgré les efforts de MM. Gruithuisen, Bouvier, Desmortiers, Prévost et Dumas, malgré même l'idée qu'a eue M. Bonnet de combiner cette action avec la dissolution. Il a proposé, en effet, d'injecter dans la vessie une solution de nitrate de potasse, pensant que, ce sel étant décomposé et ses éléments attirés par les fils de la pile mis en contact avec le calcul, celui-ci serait dissous du côté acide s'il était formé de phosphates, et du côté alcalin s'il était formé d'acide urique ou d'urates » (*sur la Dissol.*, etc., 1836). Il est à croire que les résultats n'ont pas répondu aux espérances de l'auteur, car il n'en est plus question.

L'extraction des pierres vésicales se fait par le conduit naturel ou par une voie artificielle.

Prosper Alpini raconte que, vers 1580, époque où il habitait le Caire, il a vu plusieurs fois un chirurgien arabe dilater l'urètre et le col de la vessie d'un homme par insufflation, y pousser la pierre au moyen du doigt introduit dans le rectum, puis l'amener peu à peu à l'orifice et l'entraîner au dehors. Une pierre ainsi extraite avait le volume d'une grosse aveline (*de Med. Ægyptior.*, lib. III, cap. 14). De pareils succès nous paraissent difficiles à comprendre, et ce n'est guère aujourd'hui que chez la femme qu'on cherche à extraire de petites pierres vésicales par la dilatation de l'urètre, comme l'ont fait Bloomfield, en y introduisant le cœcum d'un petit animal qu'il distendit ensuite par de l'eau tiède, L. Thomas, au moyen d'éponge préparée, et A. Cooper, à l'aide d'un dilatateur de son invention (*Med.-chir. Trans.*, t. I et XI) : il nous est si facile de réduire la pierre en fragments tels que leur sortie ne présente plus de difficulté! Ce moyen, c'est la lithotritie.

Bien qu'on ait fait, dans des temps déjà éloignés,

quelques tentatives pour broyer la pierre dans la
vessie, cette opération est véritablement nouvelle (1),

---

(1) Quoiqu'il soit certain que, dès 1813, un Bavarois, Gruithuisen, avait
songé à détruire la pierre dans la vessie par des moyens mécaniques, il ne l'est
pas moins aussi que ceux qu'il proposa ne pouvaient entrer dans la pratique sans de grands perfectionnements; aussi son travail est-il toujours
resté à l'état de théorie. C'est en France que le problème a reçu sa solution;
mais de qui l'a-t-il reçue?

Si nous faisons abstraction de M. Amussat, qui s'était engagé dans une
voie véritablement à lui, mais qui resta sans issue, l'opinion publique flotte
entre MM. Civiale et Leroy. Or, il existe un quatrième prétendant, dont
les réclamations sont toujours restées étouffées comme par une sorte de fata-
lité. Ce véritable inventeur de la lithotritie mourra sans doute obscur comme
il a vécu, après avoir vu périr ses rêves de gloire et d'avenir; mais le temps
remettra chacun à sa place. Quant à moi, je sais trop combien une pareille
résignation est dure au cœur de l'homme laborieux pour que je me rende com-
plice de l'injustice de mes contemporains.

Du reste, déjà M. Leroy est obligé de céder à l'évidence et s'efface; car
voici ce qu'on lit page 315 de ses *Mémoires*, publiés en 1844 :

« Peut-être trouvera-t-on d'une médiocre importance de savoir si cet instrument (celui qui a été figuré par M. Civiale, en 1823, dans ses *Considérations sur la rétention d'urine*) appartenait à M. Civiale; cependant je veux
étendre cette question et voir si cette dernière plume n'est pas encore usur-
pée, et s'il ne serait pas juste de la rendre à son compatriote, M. Fournier de
Lempdes. L'argumentation de celui-ci peut se résumer de la manière suivante : J'ai imaginé des instruments pour broyer la pierre dans la vessie
sans faire d'incision; je les ai fait exécuter à Clermont-Ferrand par un hor-
loger et un armurier de cette ville; je les ai montrés pendant cinq ans à des
médecins, des magistrats, des hommes de loi, des officiers, et voilà de tout
cela des certificats en bonne forme et authentiques. Enfant de l'Auvergne,
vous avez passé par Clermont en 1813, ou 1814, ou 1815; on m'assure même
que vous y avez étudié l'anatomie; vous y avez du moins séjourné assez de
temps pour entendre parler de mes essais et pour en prendre idée.

« J'avoue qu'une telle argumentation me semble raisonnable. Vraiment, je
me reproche de m'être laissé aller à un peu de prévention, *de n'avoir pas
pris au sérieux M. Fournier de Lempdes, et d'avoir attendu jusqu'à ce jour
pour examiner les documents fournis par lui.* »

Je m'arrêterai un instant. Comment, dirai-je à M. Leroy, voilà un homme
qui réclame non-seulement contre M. Civiale, mais aussi contre vous, depuis 1824, et cet homme, vous avez attendu *pour examiner ses titres* le jour
où il s'agissait pour vous d'écraser M. Civiale ou d'en être écrasé! car c'est
à propos d'une lutte académique que vous avez écrit ces lignes. Mais cet
homme, vous l'aviez passablement malmené en 1836, p. 123 de votre *Traité
de Lithotripsie*, et en 1839, p. 38 de votre *Hist. de la Lithotritie*. Quoi! pen-

et cependant, on compte déjà quatre procédés bien
distincts, qui ont pour but : 1º de faire au calcul des

---

dant tout ce temps vous n'avez pu examiner ses documents? Cela, du reste,
me donne bon espoir que vous finirez aussi par examiner les miens.

« Il en est un surtout, poursuit M. Leroy, qui me paraît avoir une grande
valeur : c'est le certificat de M. le docteur Chomet, que je crois devoir reproduire ici.

« Je soussigné, docteur en chirurgie de la Faculté de Paris, directeur de
« l'école d'accouchement, membre du jury médical du Puy-de-Dôme et an-
« cien chirurgien de l'Hôtel-Dieu de Clermont-Ferrand, déclare avoir donné
« quelques soins au père de M. Fournier, médecin, qui mourut en 1812, par
« suite de la présence d'une pierre dans la vessie.

« Son fils, frappé et affligé de cette mort, me communiqua alors ses idées
« sur la possibilité de broyer la pierre dans la vessie, au moyen d'instru-
« ments qu'il avait imaginés, et sans aucune incision.

« Il me pria, la même année 1812, de lui procurer des cadavres à l'amphi-
« théâtre de l'Hôtel-Dieu, afin de faire l'essai de sa nouvelle méthode; je
« m'empressai de répondre à ce désir.

« En foi de quoi ai donné le présent certificat, pour servir et valoir ce
« que de raison.

« Clermont-Ferrand, 25 décembre 1825. »

« Cette attestation a de l'importance, parce qu'elle émane d'un médecin
instruit et recommandable, parce qu'elle montre l'origine des idées de
M. Fournier de Lempdes sur le broiement, et qu'elle établit d'une manière
claire la preuve de la démonstration par l'application sur des cadavres, laquelle constitue une sorte de publicité.

« Voyons maintenant si la présomption qui en résulte en faveur des suppositions de M. Fournier ne se trouverait pas confirmée par l'examen com-
paratif de ses instruments et de ceux de M. Civiale. Nous empruntons la
description des instruments de M. Fournier aux deux mécaniciens de Clermont-Ferrand qui les ont fabriqués en 1812, MM. Larose et Reverchon, dont
les signatures sont légalisées... »

Je ne suivrai pas plus loin M. Leroy : il a examiné enfin les documents
de M. Fournier; mieux vaut tard que jamais.

M. Civiale, sur qui ces documents pèsent de tout leur poids, les a-t-il
aussi examinés? Ce qu'il y a de certain, c'est qu'il n'en dit mot. Or, ces
documents ne se bornent pas à ceux dont il vient d'être question : il y a des
certificats de Richerand et de Biett qui attestent avoir vu, en 1817, M. Fournier opérer sur des cadavres à l'hôpital Saint-Louis; il y en a d'autres
médecins, d'avocats, d'officiers, de négociants, qui affirment l'avoir vu broyer
des billes de marbre dans une carafe. Tous ces certificats je les ai vus, pal-
pés, ils ont toute l'authenticité possible; comme on l'a écrit, il y en a
plus qu'il n'en faudrait en justice pour faire tomber une tête; et M. Civiale
n'a pas daigné en faire mention! Certes, il n'a pas exigé la vingtième

perforations multiples ; 2° de l'évider du centre à la circonférence ; 3° de le gruger de la circonférence

---

partie des preuves que présente M. Fournier pour admettre Stodart à l'honneur d'avoir inventé le brise-pierre courbe à deux branches (voir son *Traité de Lith.*, p. 20 ; 1847).

Ce que je ne comprends pas, c'est la persistance avec laquelle les académies ont refusé d'examiner les titres de M. Fournier, malgré sa persistance à les leur soumettre et à les publier. Il y avait là une question de justice, de moralité, de dignité professionnelle, qui méritait bien d'être éclaircie, et c'était chose facile à l'époque de ces débats. Bien des témoins vivaient alors, il en vit même encore, et il n'y a pas longtemps que le savant et vénérable Bertrand père, inspecteur des eaux du Mont-Dore et ancien médecin de l'Hôtel-Dieu de Clermont, m'exprimait sa conviction à cet égard.

Ainsi c'est à M. Fournier de Lempdes que nous devons la première réalisation de la lithotritie. Mais à qui devons-nous la pince à trois branches élastiques qui, la première, a été appliquée sur le vivant ?

Voici ce que disait, en 1825, M. Leroy, après avoir décrit son premier lithoprione, qui était formé de quatre ressorts de montre : « *Plusieurs médecins* crurent lui trouver de l'analogie avec le vésical de Franco ou le tireballe d'A. Ferri. L'examen de ces instruments me fit voir entre eux et le lithoprione une grande différence quant à la structure et au mécanisme ; mais en même temps je reconnus que, pour les rendre applicables au traitement des calculs vésicaux, il suffisait de leur adapter le perforateur dont je me servais précédemment. La pince à trois branches de Sanctorius présente plus d'analogie encore avec la pince lithoprione pour la structure, puisqu'il suffisait de substituer le perforateur au stylet. » (*Exposé des divers procédés*, etc., page 141.)

Ainsi, à cette époque, M. Leroy convenait que ce n'était pas sans avoir été mis sur la voie qu'il était arrivé à la pince à trois branches. Quoi qu'il en soit, il l'a présentée à l'Académie de Médecine le 15 avril 1823.

M. Civiale, de son côté, prétend en être l'auteur, et il s'appuie sur un manuscrit déposé à la Société de la Faculté de Médecine en 1818, et sur ses *Consid. sur les Rét.*, publiées en 1823. Mais le manuscrit a disparu, dit-on, et nul ne peut en retrouver la trace. Quant au livre, il existe encore, et il donne la figure d'une pince à quatre branches. — Mais, dit M. Leroy, cette pince était évidemment inapplicable, car ses branches n'étaient pas élastiques et étaient fixées par des charnières sur le tube qui les supporte. — Non, répond M. Civiale ; je conviens qu'on y voit des charnières ; mais c'était une erreur du graveur, que le texte rectifie. — Point du tout, réplique à son tour M. Leroy ; jamais explication ne fut plus en rapport avec une figure. — Tâchons de découvrir la vérité au milieu de ces contradictions. D'abord la figure représente si clairement des charnières que M. Civiale ne le nie plus aujourd'hui ; mais, dans son explication, il a voulu faire croire que les goupilles de ces charnières n'étaient que des *points destinés à indiquer l'origine des branches.* De plus, il est évident que

vers le centre ; 4° de l'écraser. Il serait sans utilité, dans un travail comme celui-ci, de faire l'historique de ces divers procédés ; il n'aurait d'autre intérêt que de montrer par combien de complications il faut souvent passer pour parvenir à la simplicité. Je ne

---

les branches de la figure ne pouvaient s'écarter que par l'action de la pièce centrale ; dans l'explication, on dit seulement qu'on *augmente* ainsi leur écartement, et, en effet, p. 150, on lit que ces branches *s'écartent par leur élasticité*. Ainsi la description n'est pas en rapport avec la figure, comme le veut M. Leroy ; mais que penser de cette erreur du graveur ? Il me semble que celui-ci aurait plutôt oublié de mettre une charnière où il y en avait qu'il n'en aurait mis où il n'y en avait pas ? Et d'ailleurs, pourquoi ne pas avoir signalé cette erreur dans l'explication ?

La vérité, je crois, que la voici. Lorsque M. Leroy publia l'idée de la pince à trois branches, l'impression de l'ouvrage de M. Civiale n'était pas achevée (voy. le *Journal de la Librairie*, 24 juin 1825). Il se dépêcha alors de la terminer ; aussi, sa planche étant faite sans doute, il pensa qu'il serait trop long de la recommencer, qu'il suffirait de modifier son texte pour se dire l'inventeur des branches élastiques, et que les charnières passeraient pour des points. Remarquons qu'il n'est question de cette pince que dans les 22 dernières pages du livre.

Ainsi, c'est M. Leroy qui, aidé de médecins qu'il ne nomme pas, a eu l'idée de revenir à la pince à trois branches, qui servait autrefois à extraire des balles, des calculs de l'urètre et même de la vessie.

Voici maintenant une autre singularité. Il paraît que M. Leroy n'a pas compris la valeur de cette pince, et voilà que, *pour obvier à ses inconvénients*, il se met à son tour à inventer un lithoprione à charnières nombreuses et à filet, et puis un autre encore, à charnières également, et qu'il dit *supérieur à tous les autres* (*Exposé*, p. 166 ; 1825). Pendant ce temps, son adversaire opérait sur le vivant avec la pince à trois branches, et réussissait.

M. Civiale a donc le premier compris et appliqué cette pince. C'est là son mérite.

Une foule d'autres entrèrent dès lors dans cette voie nouvelle, et ce sont eux qui portèrent la lithotritie au point où elle en est ; il ne reste plus rien des premiers inventeurs.

Je terminerai par une dernière remarque. Cette opération se fit pendant longtemps avec la pince à trois branches aidée de l'archet pour mettre le perforateur en mouvement. Nous venons de voir l'origine de la première ; quelle est celle du second ? M. Civiale se garde d'en rien dire. Quant à M. Leroy, il affirma en 1836 (*Lithotripsie*, p. 24) et en 1839 (*Hist. de la lith.*, p. 25 et 87) qu'il l'avait imaginé en 1823 : c'est la vérité, puisqu'il l'affirme. Cependant je trouve qu'en 1825 (*Exposé*, p. 222) il renvoyait à Ducamp l'honneur de cette invention, et il le faisait, disait-il, *pour rendre hommage à la vérité*.

parlerai donc que du dernier, qui est le seul qu'on emploie aujourd'hui.

On prétend qu'un Anglais, nommé Stodart, fit construire, dès le commencement de ce siècle, un instrument qui, à en juger par la figure qu'en a donnée M. Belinaye (*Comp. of. Lithotr.*, p. 212), aurait la plus grande analogie avec celui qu'on emploie aujourd'hui. Ce qu'il y a de certain, c'est qu'en 1825 un coutelier de Londres, M. Weiss, publia une figure analogue, en même temps qu'une invention semblable se faisait à Vienne (1). On parle encore d'un essai pareil en Angleterre, par M. Haygarth, et mis en usage par M. Hodgson. Enfin, vers 1830, apparaît le brise-pierre du Suédois Jacobson.

Il n'est pas supposable que M. Heurteloup, qui pratiquait la lithotritie à Londres, n'ait pas eu connaissance de ces instruments; mais, avec l'ardeur d'esprit qui le caractérise, il imprima à l'idée de l'écrasement une marche telle qu'on doit l'en regarder, sinon comme l'inventeur, au moins comme le véritable promoteur.

Pour faciliter la description du brise-pierre de M. Heurteloup, je vais donner une figure qui n'est pas précisément cet instrument, mais une modifi-

---

(1) M. Leroy a écrit, en 1836, p. 147 de son *Traité de la Lithotripsie*, qu'un mécanicien français, Rétoré, a fabriqué un brise-pierre courbe à deux branches, d'après l'indication d'un semblable imaginé par un médecin de Vienne, et que ce sont ses propres objections qui ont empêché Rétoré de donner suite à cette idée. En 1839, p. 48 et 53 de son *Histoire de la Lithotritie*, il dit qu'un essai, qui pouvait devenir fécond en résultats, avait été fait par lui et Rétoré, *qu'il employait à la confection de ses instruments*, et qu'un modèle fut exporté à Vienne. On voit que le médecin de Vienne disparaît, et que Rétoré passe au second plan.

cation que j'en ai faite, et qui sera exposée plus loin.

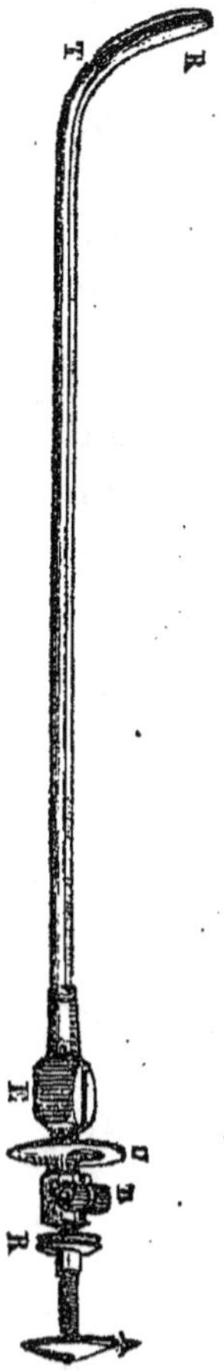

Ce brise-pierre est en acier, long de 38 centimètres ; il est formé de deux pièces qui glissent l'une dans l'autre, et nommées pour cela l'une mâle et l'autre femelle. Ces branches se regardent à leur partie courbe par deux faces à dents profondes, alternes, et s'engrenant réciproquement. Les mors sont, par cela même, beaucoup plus épais que ceux qui sont représentés ici. A l'extrémité externe, la branche femelle se termine par le carré E et la rondelle C de la présente figure ; la branche mâle offre simplement la rondelle A, au sommet de laquelle elle fait une petite saillie, dont l'absence ici tient à une faute du graveur. Quand les mors ont été écartés, en éloignant A de C, et qu'ils ont saisi la pierre, le chirurgien l'écrase en frappant, sur la saillie dont il vient d'être question, avec un marteau de plomb dont la force a été proportionnée à la résistance de l'instrument.

Pour opérer, M. Heurteloup couche son malade sur un lit particulier, qui tient la tête et les jambes relevées, et celles-ci écartées, mais qui permet de donner au tronc des positions diverses, et même de le renverser en arrière et en bas, de manière que le bassin en soit la partie la plus élevée. On comprend que, pour exécuter ces mouvements sans que la position du malade change par rapport au plan sur

lequel il repose, il faut qu'il y soit fixé par des cour-
roies. Du milieu du bord inférieur de ce lit, près du
siége du patient, s'élève une tige métallique, terminée par un étau destiné à fixer l'instrument pendant la percussion.

Tout étant disposé, l'opérateur fait une injection
dans la vessie, y introduit l'instrument bien graissé,
appuie son talon contre la paroi postérieure de
l'organe, de manière à la déprimer, et ouvre ensuite
les mors : parfois il n'en faut pas davantage pour
que la pierre soit prise. C'est dans ce temps qu'il est
souvent utile de renverser le malade en arrière.
Cette position et la dépression de la paroi postérieure font que la pierre, entraînée par son propre
poids, tombe d'elle-même entre les mors, qu'il ne
reste plus qu'à rapprocher avec force.

Pour cela on fixe le carré E dans l'étau, et on
fait agir le marteau. Quand la pierre a éclaté, on
reprend les fragments de la même manière, et, soit
en une, soit en plusieurs séances, on réduit ainsi
chacun d'eux à un volume tel qu'il puisse être entraîné au dehors par l'urine.

Tels sont, en peu de mots, l'appareil et le procédé
de M. Heurteloup ; mais différentes personnes y ont
apporté des modifications.

La branche femelle se composait primitivement,
dans sa portion droite, de deux pièces, entre lesquelles se trouvait la branche mâle. C'est M. Charrière qui a remplacé ces deux pièces par une gouttière où glisse l'autre branche, et qui leur a donné
ainsi, à toutes deux, plus de force et de fixité.
M. Heurteloup a bien voulu adopter cette modifica-

tion, mais il a gardé le silence sur son origine.

Du détritus pouvait s'amonceler au fond de cette gouttière, vers le talon de l'instrument, et empêcher le rapprochement des mors : on fit une fenêtre pour lui permettre de sortir; mais cette fenêtre était dans le principe étroite et insuffisante, et, en 1834, dans une expérience cadavérique, j'ai vu Labat ne pouvoir rapprocher les mors et les fausser, quoique ce fût un instrument dont il se servait depuis long-temps déjà pour ses démonstrations. M. Charrière encore obvia à cet inconvénient en fenêtrant complétement le mors de la branche femelle ; mais, en cela, il me paraît être allé trop loin, ainsi que je le dirai.

M. Heurteloup n'agit encore aujourd'hui que par la percussion : l'instrument a été modifié de manière à joindre la compression à la percussion. Il ne s'agit pas de savoir si la première peut tout ce que peut la seconde, mais seulement si parfois elle ne suffit pas. Or elle suffit très-souvent, et, même lorsqu'elle ne parvient pas à faire éclater la pierre, il est rare que, ce premier résultat ayant été obtenu par la percussion, elle ne suffise pas pour terminer. Ceci n'est pas contestable, et ce qui l'est encore moins, c'est que la compression est infiniment moins douloureuse, moins dangereuse et plus rapide que la percussion, puisqu'elle s'accomplit par un mouvement doux, dont le malade peut à peine s'apercevoir, qu'elle n'exige pas que celui-ci et l'instrument soient fixés, qu'on peut même se dispenser d'aides, que les mains du chirurgien suffisent pour tenir l'instrument et opérer, qu'il agit et s'arrête quand il lui plaît, qu'il est maître de tout, en un mot, et que, s'il agit prudemment, il ne peut, pour ainsi dire, pas survenir d'imprévu.

Stodart ne se proposait que d'agir par compression, au moyen d'une vis mobile, comme celle que j'ai décrite p. 492. M. Jacobson agissait d'une manière analogue, à l'aide d'un écrou mobile. M. Touzay associa la compression à la percussion, à l'aide d'un appareil indépendant. M. Ségalas se sert encore de son ingénieux écrou à volants, et M. Leroy de l'écrou brisé. M. Charrière, de son côté, a adapté le pignon au percuteur. Ce dernier est celui que je préfère, à cause de sa simplicité, de sa légèreté, de sa solidité, et surtout parce que la main a bien plus facilement avec lui qu'avec une vis le sentiment de la résistance qu'elle éprouve. L'extrémité externe de la branche mâle est dentée en crémaillère, à sa face supérieure, dans une étendue de 15 centimètres; celle de la branche femelle offre un fort anneau fixe (voy. p. 544, D); dans cet anneau on introduit à volonté un pignon cannelé qui, engrenant la crémaillère, rapproche ou éloigne les mors, suivant qu'on le tourne dans un sens ou dans l'autre. Ce pignon porte un manche dont le diamètre est proportionné à la force de l'instrument.

Les mors du brise-pierre primitif étaient pleins, épais, et armés tous deux de dents fortes et saillantes. L'auteur ne tarda pas à s'apercevoir qu'ils étaient très-défectueux lorsqu'il s'agissait de saisir des fragments. Il imagina, pour ce dernier usage, de remplacer les dents par des cuillères profondes, qui, selon lui, ont l'avantage d'opérer l'extraction du détritus (1). Mais, d'abord, les cuillères, telles que les a fait représenter l'auteur, donnent à chacun des mors une épaisseur telle qu'ils s'engagent difficilement entre les parois vésicales et les fragments. En outre, deux ou trois fragments ont été à peine broyés que la matière calculeuse se tasse dans les cuillères, s'oppose au rapprochement des branches, et ne peut se délayer, lors même que, pour débarrasser l'instrument, on l'agite dans le liquide que contient la vessie. Qu'en résulte-t-il? qu'on est obligé de le retirer plusieurs fois dans une même séance pour le dégorger; qu'en passant au col de la vessie ou dans l'urètre son volume devient souvent une cause de difficultés, sinon insurmontables, du moins très-douloureuses, et que, dans quelques cas, de petites aspérités débordant les cuillères excorient la muqueuse du canal.

Il est vrai que MM. Heurteloup (*de la Lithotripsie*, etc., p. 46) et Leroy (*Gaz. Méd.* 1846, p. 67) conseillent de rapprocher de force les cuillers à coups de marteau; mais cela ne se fait pas sans douleur et sans danger. En supposant d'ailleurs que le canal auquel on a affaire soit assez large pour qu'on n'ait pas lieu de craindre les difficultés de l'extraction, un brise-pierre où le détritus se tasse a encore un autre inconvénient. Qu'on vienne à saisir un

______

(1) M. Heurteloup a consigné, dans sa brochure de 1833, p. 73, cette modification, que M. Leroy s'est attribuée jusqu'en 1846.

Ce dernier a écrit, p. 337 de ses *Mémoires* : « En repartant pour l'Angleterre, mon ami Heurteloup me confia l'avenir de son procédé en France, et je crois pouvoir dire que je me suis acquitté de cette mission selon ses désirs. » Il paraît qu'on n'a pas trouvé qu'il en fût tout à fait ainsi; car, au retour, le brise-pierre à cuillères rompait de la façon la plus violente cette touchante harmonie.

fragment lorsqu'une couche de 4 à 5 millimètres d'épaisseur adhère à la surface des mors : il est évident que, lorsqu'on rapprochera ceux-ci pour le broyer, cette couche s'écroulera, pour ainsi dire, sous lui et l'entraînera dans sa chute.

On a déjà senti combien ce tassement est nuisible, et plusieurs personnes ont cherché à y remédier au moyen d'une troisième pièce, glissant entre les deux autres et les vidant. Mais c'est là une complication qui n'a d'autre résultat que d'empêcher de donner aux autres pièces toute la force dont elles seraient susceptibles. L'un des soi-disant inventeurs de cet instrument l'a qualifié du nom de *brise-pierre évacuateur*; il évacue, en effet... dans la vessie.

M. Civiale a pensé qu'en n'excavant que le mors de la branche femelle, et en faisan t autre plat et plus étroit, il éviterait le tassement; mais son instrument a les inconvénients de celui de M. Heurteloup, sans aucun avantage.

M. Heurteloup, d'ailleurs, loin de redouter ce tassement, a cherché à ériger en pratique habituelle ce à quoi l'on aurait dû, selon moi, ne se résigner que comme à une nécessité fâcheuse, et M. Leroy s'est approprié non-seulement l'instrument, mais encore le principe; tous deux conseillent d'extraire immédiatement tout ce que l'instrument saisit, et même, « pour procéder *d'une manière brillante et rapide,* de disposer en ordre, auprès de soi, cinq ou six brise-pierre à cuillères, du même calibre, et de les faire succéder *rapidement* l'un à l'autre jusqu'au dernier » (*Gaz. Méd.;* 1846, p. 69). Mais à quoi bon une pareille manœuvre? Pour la justifier, on a supposé deux cas : dans l'un, le col de la vessie est évasé, dit-on, et les fragments s'y précipitent en trop grand nombre. Mais, ce qu'on extrait à l'aide du brise-pierre à cuillères, ce ne sont pas des fragments, c'est une poudre presque impalpable ; et, de bonne foi, si cette poudre était restée délayée dans l'urine, aurait-elle engorgé le canal ?

Dans le second cas qu'on suppose, la prostate forme du côté de la vessie une surface plane dans laquelle s'ouvre l'orifice interne de l'urètre, presque sans aucune dépression, et, bien que l'urine soit expulsée avec énergie et en totalité, les débris de la pierre ne sortent qu'avec lenteur et difficulté. Alors encore ce n'est pas la poudre qui doit nous préoccuper, et, au lieu de fatiguer le patient par d'inutiles introductions et extractions d'instruments, il vaut mieux profiter de sa tolérance pour pulvériser le plus grand nombre de fragments possible. D'ailleurs, dans le cas où l'extraction de ces débris deviendrait nécessaire, il serait toujours facile de la faire plus tard, à l'aide des moyens que j'indiquerai.

En résumé, pour débarrasser la vessie d'un calcul tant soit peu volumineux, d'après le procédé généralement mis en usage, il faut au moins deux brise-pierre, lesquels présentent tous deux des défectuosités, dont le résultat est d'allonger l'opération et de faire souffrir les malades. Lorsqu'on a, pour ainsi dire, démoli la pierre avec le premier, tous les petits fragments qu'on viendrait à saisir en cherchant les gros l'auraient été en vain, puisqu'en raison de sa forme cet instrument ne peut les pulvériser. Voilà donc du temps perdu et des manœuvres sans résultat. D'autre part, lorsqu'on a pulvérisé quelques petits fragments avec le second, on est forcé de l'extraire pour le dégorger, de le réintroduire ensuite, de répéter ces manœuvres un assez grand nombre de fois, et tout cela sans le moindre profit, et avec beaucoup de fatigue pour le patient.

Je crois donc avoir simplifié grandement l'opération en remplaçant les deux instruments par un seul, et avoir fait disparaître, en même temps, les causes de lenteur et de souffrance que je viens d'exposer.

Mon lithotribe présente une large fenêtre près du talon T, comme celui de M. Charrière, mais seule-

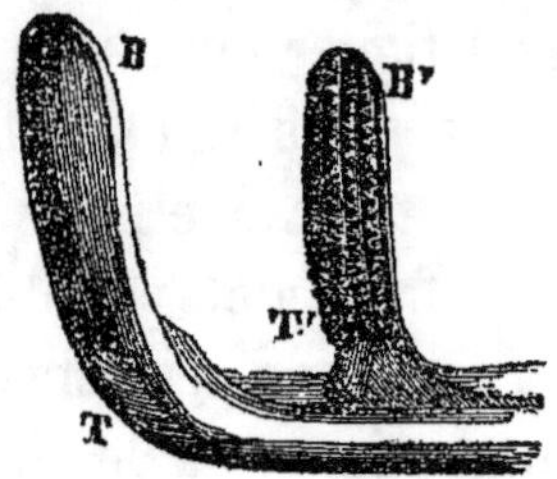

ment dans une étendue correspondante à la profondeur de la gouttière où glisse la pièce mâle. Le talon de celle-ci, T', offre une saillie qui, lorsque l'instrument est fermé, remplit exactement la fenêtre, en sorte qu'alors le talon est tout à fait lisse. En cet endroit, l'épaisseur antéro-postérieure de ces branches est à peu près la même que dans le percuteur fenêtré de M. Charrière; mais, au-dessus de la fenêtre, leur bec, se trouvant plein, n'a plus besoin de cette épaisseur et s'aplatit complétement, en même temps qu'il s'élargit, et se termine en bec de cane. Les faces correspondantes des mors sont hérissées d'aspérités pour empêcher les corps interposés de glisser ; mais ces aspérités ne sont pas telles que le détritus y puisse adhérer en couche épaisse, et déterminer un écartement notable des branches. D'ailleurs, le moindre choc de celles-ci l'une contre l'autre, la moindre agitation dans le liquide que contient la vessie, suffisent pour détacher ce qui pourrait y rester. Ces deux faces sont légèrement biseautées sur leurs bords pour prévenir le pincement de la vessie ; et, pour plus de sûreté, j'ai adapté, à l'extrémité externe de la branche mâle, une rondelle R (v. p. 544) qui, avancée de quelques tours de vis, ne permet plus aux deux branches d'arriver au contact. Cet instrument agit par percussion et par pression, au moyen du pignon (voyez p. 65).

Je dis qu'il remplace avec avantage le brise-pierre à dents et celui à cuillères ; voici comment.

1° Ses mors, dans leur portion plate, sont moins épais que ceux de tous les autres, mais ils sont plus larges. C'est d'ailleurs vers l'angle de courbure T que viennent se concentrer toutes les forces mises en œuvre pendant l'opération, et l'instrument a, dans ce point, autant d'épaisseur antéro-postérieure que celui de M. Charrière, qui en a plus que tous les autres. On pourrait conclure de là qu'il est aussi résistant que ceux-ci, et, en effet, je l'ai soumis à des épreuves infiniment plus rudes que celles qu'on se permettrait dans la vessie, sans qu'il ait faibli de la manière la plus imperceptible.

2° Il n'a pas, comme les autres lithotribes à mors plus épais, l'inconvénient de s'engager difficilement

entre les parois de la vessie et la pierre, ni celui de
ne permettre que difficilement aux petits fragments
de s'interposer entre les branches, ni celui de ne
leur présenter qu'une surface déchiquetée comme
l'instrument à dents profondes, ou linéaire comme
celui à large fenêtre. Ces fragments ne s'échappe-
ront donc pas.

3° Larges et plats, ses mors réduisent les fragments en poudre aussi fine que le lithotribe à cuillères.

4° Il n'a pas, comme celui-ci, l'inconvénient de
s'engorger, ni d'exiger des extractions pénibles et
des introductions répétées dans la même séance;
on peut donc pousser le broiement beaucoup plus
loin, et diminuer, par cela même, le nombre des
séances.

5° C'est surtout dans les mouvements de latéralité que les arêtes dorsales du lithotribe à large fenêtre peuvent offenser la vessie. Mais ces mouvements sont d'autant plus marqués qu'ils se passent
plus près du bec; ils sont bien moindres près du
talon qui en est le point central ; or, mon instrument
n'est fenêtré que près de celui-ci ; le reste est parfaitement poli.

Je ne rejette cependant pas, d'une manière absolue, le lithotribe à dents ; mais je le réserve pour
les calculs extrêmement durs, et seulement pour les
morceler : c'est dire qu'il m'est bien rarement nécessaire.

J'opère toujours le matin. Le malade prend de
très-bonne heure un lavement pour vider le rectum, dont la réplétion soulèverait le bas-fond de la

vessie et gênerait les manœuvres; puis il se remet au lit et s'y tient à une douce chaleur. Quand je crains beaucoup d'excitation générale ou locale, je fais prendre, une heure avant l'opération, un quart de lavement laudanisé. Quelques praticiens conseillent un bain, mais on rend ainsi la peau bien plus impressionnable, et la vessie en éprouve plus souvent de l'agacement que du calme.

Voici maintenant comment je procède.

Je fais coucher, quelque temps à l'avance, le malade sur un lit étroit, ferme, et suffisamment élevé pour n'avoir pas besoin de me pencher. Un oreiller soulève fortement la tête, mais ne descend pas sous les épaules. Pour une première séance, il y a presque toujours avantage à élever plus ou moins le bassin, afin de rapprocher la pierre du sommet de la vessie ; mais, quand celle-ci a été fragmentée, la position simplement ou à peu près horizontale est presque toujours la meilleure, parce qu'il y a avantage à ne pas éparpiller les fragments et à les laisser agglomérés dans le bas-fond. Au reste, il sera toujours facile de varier la position selon les besoins, puisqu'il suffit de tenir tout prêt et de passer sous le sacrum un coussin un peu dur, ou bien un oreiller roulé dans un drap. Il serait fort embarrassant de faire porter un lit spécial chez chacun de ses malades; d'un autre côté, les opérer chez soi, pour qu'ils s'en aillent ensuite, serait une conduite tout à fait irrationnelle. Je ne voudrais cependant pas qu'on se dispensât du lit spécial pour quelque raison que ce fût, s'il était véritablement utile; mais ses faibles avantages ne compensent certainement pas l'inconvénient qu'il a d'effrayer le malade. Au moment de l'opération, on doit, surtout dans les temps froids, bien couvrir le tronc et les membres inférieurs; car le froid détermine des contractions de la vessie qu'il faut éviter.

On fait alors une injection. Quelques praticiens donnent le conseil de s'en dispenser en laissant la vessie se remplir spontanément. J'ai rencontré, en effet, quelques cas dans lesquels je n'ai pu opérer que de cette manière : toute injection était rejetée avec force; mais ce sont des exceptions, et, dans les circonstances ordinaires, cette manière de faire a des inconvénients. D'abord, la réplétion de la vessie ne doit pas être la même dans tous les cas, et on doit la proportionner, soit au volume de la pierre, soit à diverses autres circonstances; or, le même invidu peut, dans un temps donné, produire une grande ou une faible quantité d'urine, et on ne sait pas au juste ce qu'il y a. Ensuite, la crainte provoque le besoin d'uriner, et c'est souvent un supplice très-pénible pour le malade que de ne pouvoir y satisfaire quand approche l'arrivée du chirurgien. Je préfère donc faire une injection ; toutefois, pour ne pas fatiguer les organes, je la fais avec une sonde élastique courbe, fine et souple.

Mais quelquefois la vessie ne tolère ni urine ni injection, si douce et si calmante qu'elle soit. Un chirurgien de Lyon a conseillé l'huile, avec laquelle E. Home avait déjà essayé de calmer la vessie, mais sans grand résultat (*On Prostate*, t. I, p. 187 ; trad., p. 132). Ce sont des expériences à répéter, mais je crains que l'huile ne rende la pierre plus glissante encore. On a aussi conseillé les inhalations de chloroforme ; mais on diminue bien plus ainsi la contractilité du col que celle du corps de la vessie ; j'ai rapporté, p. 326, une observation qui le prouve, et qui fait voir, en même temps, le résultat merveilleux que j'ai obtenu d'injections de nitrate d'argent dans un cas de cystite chronique très-intense. Je me suis quelquefois demandé si, quand un calcul est niché dans le bas-fond, derrière une tumeur prostatique, par exemple, il n'y aurait pas avantage à le déplacer au moyen d'une injection de mercure. Ce liquide a déjà été poussé dans la vessie sans inconvénient (voyez p. 501).

Je me place à droite du malade, et, après avoir enduit le brise-pierre d'axonge ou de suif intérieurement et d'huile à l'extérieur, je l'introduis d'après des règles analogues à celles que j'ai tracées pour mon cathéter explorateur. Il faut se rappeler surtout que cet instrument, en raison de son bec assez fortement courbé, ne parvient au col de la vessie qu'en combinant l'abaissement de son pavillon avec un mouvement d'impulsion. Si l'on se contentait d'abaisser son pavillon, comme il suffit souvent de le faire pour les algalies ordinaires, on risquerait de perforer la paroi pubienne du canal, de pénétrer entre la prostate et la symphyse, au milieu des sinus veineux, et de déterminer une phlébite mortelle, comme j'en ai vu un exemple à l'Hôtel-Dieu.

Une fois le col de la vessie franchi, il suffit souvent d'appuyer le talon contre la paroi postérieure et d'attirer la branche mâle pour que la pierre tombe immédiatement entre les mors. Si cette manœuvre, deux ou trois fois répétée, est sans résultat, je la cherche en tournant le bec de l'instrument, soit à droite, soit à gauche, et, lorsque je l'ai découverte, je ramène ce bec en avant, j'ouvre ses mors, et je les tourne ainsi écartés du côté du corps étranger, que je saisis dans leur écartement. Une fois qu'il est pris et fixé, je le ramène en avant et au centre de la vessie ; car ce n'est que dans cette position que je procède à l'écrasement, pour être certain que les parois de cet organe sont à l'abri de toute atteinte.

J'essaie alors la compression avec le pignon : on ne doit jamais la faire avec la main seule ; car, si le calcul cédait instantanément ou s'il venait à glisser, il pourrait en résulter un rapprochement brusque des mors qui ne serait pas sans danger. Or ce glissement n'est pas rare, et il tient surtout à ce que le calcul est lisse et à ce qu'il n'a pas été saisi par son plus grand diamètre ; mais la manœuvre n'est pas toujours alors en pure perte, parce qu'en détachant des couches externes elle diminue le volume et le poli du corps étranger.

Quand la compression est sans effet, on a recours à la percussion. Pour cela on met l'instrument dans la position où l'on veut agir ; un aide fort et intelligent, placé de l'autre côté du lit, saisit le carré E (fig. de la p. 544) entre les mors d'un étau à main et le maintient solidement. Le chirurgien embrasse lui-même avec la paume de la main gauche l'étau et la rondelle C de la branche femelle, pendant que son pouce ramène fortement la rondelle R de la branche mâle, de manière à prévenir l'écartement des mors. Cette précaution de tenir soi-même me paraît essentielle, parce qu'on est averti ainsi du moindre déplacement que l'appareil pourrait subir. Pendant ce temps, la main droite frappe avec le marteau sur l'extrémité de la branche mâle, bien parallèlement à son axe, à coups petits, secs et multipliés, qui ont pour effet d'ébranler et enfin de dissocier les molécules de la pierre.

Une fois ce résultat obtenu, il est quelquefois prudent de s'en contenter; d'autres fois, il y a si peu de douleur, si peu de fatigue, qu'on peut reprendre successivement quelques fragments pour les réduire en parcelles plus petites. On ne peut poser à cet égard des règles générales; c'est à l'expérience et à la sagacité du chirurgien de juger de ce qu'il peut se permettre. Il est bon de dire cependant que, surtout dans les premiers temps, où l'on ne connaît pas encore parfaitement la susceptibilité du malade et de ses organes, il vaut mieux faire les séances trop courtes que trop longues.

On imprime alors à la rondelle R quelques tours en arrière, on agite un peu vivement les mors dans le liquide pour les débarrasser du détritus, puis on les ferme complétement, à l'aide même du pignon ou du marteau, s'il est nécessaire, et on retire l'instrument avec lenteur.

Il y a des chirurgiens qui font mettre immédiatement après le malade dans un bain; c'est avec raison que M. Ségalas juge cette pratique vicieuse; elle n'a souvent d'autre effet que de provoquer le frisson et un accès de fièvre. Il vaut bien mieux le faire coucher aussitôt, le tenir chaudement, lui faire prendre une infusion chaude et une potion calmante, si on le juge utile. Ce n'est que lorsque toute crainte de fièvre est passée qu'on permet une nourriture légère.

Avec ces précautions, il est rare qu'on ne puisse recommencer au bout de quelques jours. En tout cas, on ne doit le faire que quand l'irritation causée par la précédente séance est entièrement dissipée. Quant à cette répétition des séances, elle n'a pas les dangers qu'on lui a prêtés. Certainement, si l'on pouvait sans fatigue débarrasser la vessie en une seule fois, il faudrait le faire ; mais cette répétition, quand on la règle avec sagesse, a-t-elle des inconvénients comparables à ceux qui pourraient résulter de promesses trop merveilleuses ? N'est-il pas vrai qu'on est alors entraîné malgré soi à vouloir tenir parole, et qu'il est quelquefois trop tard quand on s'aperçoit qu'on a manqué de prudence ? Je ne saurais trop insister sur ce point. Il y a quelques mois, j'ai opéré, avec le docteur Brochin, un frère du docteur Ysabeau, médecin de l'Hôtel-Dieu de Bourges. Telle était la faiblesse physique et morale de ce malade, telle était l'irritabilité de ses organes, qu'après deux séances très-courtes je me voyais dans l'impossibilité de continuer. J'essayai néanmoins des séances plus courtes encore ; pour mieux dire, ce n'étaient pas des séances. Tous les deux jours, et souvent même tous les jours, je lui introduisais le petit instrument que j'ai décrit p. 492, et je me contentais de broyer un ou deux fragments. Par cette conduite je parvins à le débarrasser d'une pierre du volume d'un œuf de poule, formée d'urates et de phosphates.

Une séance unique, mais plus fatigante, l'aurait probablement tué. Si j'excepte un septuagénaire, qui succomba tout à coup, étouffé par un catarrhe pulmonaire dans la nuit même que devait suivre une seconde séance, je puis dire aujourd'hui, comme en 1848 (*Journ. des Conn. méd.-chir.*, avril), que je n'ai perdu que deux malades de la lithotritie, bien que je l'aie pratiquée dans les circonstances les plus difficiles (voyez les Obs. du 6e Mémoire), et tous deux après un premier broiement. Ce n'est donc pas la multiplicité des séances qui a été cause de leur mort; celle-ci, quand l'opération a été bien faite, est presque toujours due à une néphrite latente, à laquelle la lithotritie ne fait qu'imprimer une marche plus aiguë. Aussi, quand une première séance s'est bien passée, doit-on augurer favorablement du résultat.

Au reste, s'il survenait du côté de la vessie ou des reins des accidents inflammatoires, on les combattrait aussitôt avec énergie par les antiphlogistiques et les calmants, et, s'il survenait des accès de fièvre intermittente, il ne faudrait pas oublier que, même alors, le sulfate de quinine est très-utile.

Quand on a opéré avec un lithotribe à dents ou à mors plats, les fragments restent dans la vessie, et ce n'est qu'ensuite qu'ils sont expulsés avec l'urine. Pour faire ressortir les avantages des brise-pierre à cuillères, on a beaucoup exagéré les inconvénients qui résultent de ce séjour des débris; on a parlé de frottements, d'aspérités. La vérité est que l'état de la vessie s'améliore souvent aussitôt que la pierre a été brisée, et lors même qu'il n'est encore presque rien sorti, ce qu'on expliquerait peut-être en admettant que le corps étranger, se trouvant réduit en fragments disséminés, ne ballotte plus et n'exerce sur chaque point qu'une pression, un frottement insensibles. Et d'ailleurs, je l'ai déjà dit, ce qu'on fait avec le lithotribe à cuillères comme avec celui à mors plats, c'est de la poudre ; or cette poudre enflammera-t-elle plus les organes que les introductions et extractions multipliées de l'instrument ?

Je sais qu'on dit avoir des secrets pour *pulvériser et extraire immédiatement* la pierre ; mais, qu'on me permette d'être franc, je ne comprends pas qu'on ait des secrets entre médecins : ce serait ravaler notre science au-dessous de l'industrie. Et d'ailleurs, que n'aimerais-je pas mieux supposer que de croire un médecin capable d'employer un procédé vicieux et compromettant pour la vie de ceux qui se confient à lui, lorsqu'il en possède un meilleur ?

Or, j'ai vu, en août 1852, à l'hôpital Beaujon, l'un de ces soi-disant possesseurs de secrets faire *au moins trois séances* chez un nommé Rengaine, contrôleur des octrois de Montereau, homme âgé de soixante-deux ans, et qui ne souffrait que depuis peu ; finalement il le renvoya mourant dans son pays, où il a succombé le 27 septembre, et cela malgré le percuteur à cuillères, le lit spécial et les grands coups de marteau.

En résumé, dans les circonstances ordinaires, le lithotribe à mors plats, à quelques exceptions près où celui à dents est nécessaire pour entamer la pierre, suffit pour mener l'opération à fin, et beaucoup plus vite que les autres, puisqu'il saisit plus facilement les fragments, qu'il les saisit et les broie tous, quel que soit leur volume, qu'il ne peut s'engorgorger et qu'il pulvérise véritablement, ce qui fait que le détritus sort plus vite et sans obstacle.

Mais souvent les choses ne peuvent se passer ainsi, parce que l'urine elle-même ne sort qu'avec peine, ou même ne sort pas spontanément. C'est ce qui n'est pas rare chez les vieillards, et comme c'est à eux surtout que j'ai eu affaire au début de ma carrière, en raison de la nature des travaux que j'ai publiés, j'ai été conduit de bonne heure à m'occuper de vaincre ces obstacles. Si donc je fournis actuellement le moyen d'extraire avec facilité, et jusqu'à la dernière parcelle, le détritus produit par mon brise-pierre, lors même qu'il y a rétention d'urine, j'aurai prouvé que cet instrument est préférable à tout autre, d'autant plus que, dans ces cas, la pierre est presque toujours phosphatique, et par conséquent très-friable.

La difficulté que les fragments éprouvent à sortir peut provenir de deux ordres de causes : d'une occlusion de l'urètre ou d'un défaut de contractilité de la vessie ; ces deux ordres peuvent se présenter isolément ; mais très-souvent le second est un effet, une complication du premier, et, quand on les rencontre simultanément, la position du praticien est fort embarrassante.

Il semblerait, au premier abord, que les rétrécissements de l'urètre, considérés indépendamment de toute complication, ne dussent pas être un obstacle à la sortie des fragments, par la raison que, lorsqu'on a introduit un instrument lithotriteur jusque dans la vessie, le canal a dû nécessairement être dilaté, et avoir, dans le point rétréci, à peu près le même diamètre que dans le reste de son étendue. C'est en effet ce que paraissent avoir pensé ceux qui ont écrit sur ce sujet; car les préceptes qu'ils ont donnés à cet égard se réduisent à peu près à ceci : *Dilatez le rétrécissement, puis vous broierez la pierre.* Mais ne s'engage-t-il jamais dans l'urètre des fragments qui dépassent son diamètre? Et si cela se peut, que doit-il alors se passer? C'est que, les parties saines du canal étant douées d'une grande élasticité, elles se laissent distendre successivement, à mesure que le corps étranger progresse, tandis que la partie qui était le siége du rétrécissement, ayant subi une transformation fibreuse et acquis par conséquent une rigidité considérable, oppose au fragment un obstacle difficile à franchir. Dans d'autres circonstances, il s'est formé derrière le rétrécissement une dilatation dans laquelle des fragments peuvent s'agglomérer, quel que soit leur diamètre. « Il est, dit M. Heurteloup, extrêmement difficile d'extraire les fragments ainsi arrêtés; les efforts qu'il faut faire, longs et pénibles, causent plus de douleur au malade et d'embarras au chirurgien que l'opération elle-même. Nous avons rencontré beaucoup de calculeux affectés de rétrécissements de telle nature que nous n'avons pas jugé convenable de les soumettre à la lithotritie, en raison d'obstacles que le bon sens démontre être quelquefois insurmontables. » (*Principles of Lithotrity*, p. 326.)

Les valvules musculaires du col vésical coïncident souvent avec les calculs comme cause ou effet.

Quelle que soit leur origine, elles peuvent mettre obstacle à la sortie des fragments; mais, comme elles agissent, à quelque différence près, comme certaines formes de l'hypertrophie prostatique, je passerai immédiatement à cette dernière.

L'hypertrophie de la prostate ne s'oppose pas à l'issue des fragments en diminuant le calibre du canal comme le font les rétrécissements de l'urètre, car elle l'agrandit, au contraire; mais elle forme tantôt une valvule, tantôt des tumeurs qui le ferment à la manière d'une soupape. Ces saillies, et surtout les dernières, non-seulement ferment l'urètre, mais encore empêchent les concrétions qui se trouvent derrière elles de venir se mettre en rapport avec son orifice. Il y a même cette particularité fâcheuse que, dans la grande majorité des cas, elles s'élèvent sur le bord postérieur de celui-ci, et que c'est presque toujours derrière elles, c'est-à-dire dans le bas-fond, que viennent se loger les calculs ou fragments, entraînés qu'ils sont par leur propre poids vers les parties les plus déclives. Ceci nous explique, au moins en grande partie, pourquoi la lithotritie offre bien plus de difficultés chez le vieillard que chez l'adulte; mais ce n'est pas tout encore.

J'ai dit, dans un des mémoires précédents, que, lorsque la vessie lutte péniblement contre un obstacle, souvent elle finit par se laisser distendre et devenir *inerte*. Presque toujours, dans cet état de distension, la muqueuse s'enfonce entre les faisceaux musculaires de manière à former de petites cavités qui peuvent servir de réceptacle aux calculs ou graviers.

On le voit donc, les rétrécissements de l'urètre, les gonflements de la prostate, et généralement tout ce qui gêne l'excrétion urinaire, s'oppose à l'issue des fragments, non-seulement d'une manière mécanique, mais encore en diminuant la contractilité de l'organe d'expulsion et en déterminant la formation de cavités accessoires.

Dans les paralysies de la vessie par affection du système nerveux, la diminution de contractilité existe seule; mais elle est capitale, et, chez un sujet qui se trouverait dans ce cas, la lithotritie serait inutile si l'on n'avait le moyen de débarrasser artificiellement l'opéré de ses fragments.

On conçoit maintenant pourquoi, du moment que la lithotritie a été imaginée, le génie de plusieurs chirurgiens a tendu vers ce but. Nous allons voir jusqu'à quel point ils ont réussi.

Le premier entré dans cette voie est M. Heurteloup; il a imaginé pour cela une sonde volumineuse, pourvue de deux trous largement ouverts vis-à-vis l'un de l'autre pour la sortie du détritus. Les fragments qui s'y engagent, sans pouvoir arriver jusqu'à son ouverture extérieure, sont pulvérisés à l'aide d'un mandrin dont la tige est articulée de manière à s'approprier à la courbure de la sonde. A 14 millimètres environ de son bec, cette sonde est brisée, et son extrémité, jointe au corps de l'instrument par un pas de vis, forme une espèce de dé dans lequel s'amoncellent les parties brisées du calcul. En outre, cette algalie est munie, près de son extrémité externe, sur la face correspondante au bec, d'un tuyau à robinet pour pratiquer des injections. M. Leroy a fait au mandrin une modification insignifiante, et il a appelé cela sa sonde évacuatrice. Voyons si cet instrument remplit toutes les conditions désirables.

1° S'il existe au col de la vessie une valvule ou une tumeur, il les soulève en entrant dans cet organe, et il en résulte, pour les fragments situés en arrière, un obstacle qui les empêche d'arriver jusqu'à lui. 2° Il est presque impossible que ses yeux soient placés précisément au-dessus de l'orifice vésico-urétral ; s'ils sont plus élevés, les fragments ne peuvent y arriver en glissant sur la paroi inférieure de la vessie, et, s'ils sont en partie engagés dans le col, ils ne présentent à ces fragments qu'une issue plus ou moins étroite, et par conséquent insuffisante. 3° Comme ces débris ne peuvent sortir qu'autant qu'ils sont mis en mouvement, élevés à la hauteur des yeux, et entraînés par le tourbillonnement du liquide injecté, il s'ensuit qu'ils retombent vers les parties déclives aussitôt que ce tourbillonnement se ralentit. Or, comme cette sonde n'a qu'un seul canal et que le liquide ne peut ressortir que quand l'injection est complétement terminée, il s'ensuit qu'avant la sortie de la totalité de ce liquide bien des fragments se sont déjà précipités, et qu'il faut de nouvelles injections et de nouvelles distensions de la vessie, distensions souvent très-douloureuses. 4° Quand la vessie a peu de capacité, on ne peut injecter qu'une petite quantité de liquide, et alors l'évacuation du détritus est presque nulle. Enfin j'ajouterai que j'ai essayé cette sonde, et que c'est précisément son insuffisance qui m'a conduit à en imaginer une autre.

M. Ségalas dit qu'une simple sonde en gomme élastique lui a toujours suffi pour faire ces extractions.

Je n'en doute pas; mais il n'en est pas moins vrai qu'elle a, outre les inconvénients que je viens de signaler, des défauts qui lui sont propres. 1° Ses yeux ne peuvent se trouver en face l'un de l'autre, autrement on affaiblirait trop ses parois. 2° Si un fragment vient à s'engager en travers dans l'un de ces orifices, on ne peut le morceler; ceux-ci se trouvent donc bouchés, et il peut arriver qu'on les lacère en retirant l'instrument; en tout cas, on blesse presque infailliblement l'urètre. 3° Il n'est pas possible de donner à une sonde élastique des parois aussi minces qu'à un instrument métallique; c'est donc autant de moins pour le diamètre de son canal, qui, cependant, n'est jamais trop large en pareil cas. 4° Ce canal a des courbures moins régulières, moins douces, et des parois moins lisses que celui d'une sonde métallique, toutes circonstances qui ne peuvent que rendre plus difficile le passage des fragments dans le tube.

L'instrument de Jacobson, qui a été également appliqué à l'extraction du détritus, ne doit plus être ici mentionné que pour mémoire; le lithotribe à cuillères lui est de beaucoup préférable, et je m'en sers assez souvent dans les premières séances, quand la rétention est complète; mais il n'est pas besoin d'y réfléchir beaucoup pour comprendre qu'il est très-difficile de débarrasser avec lui la vessie complétement. Aussi m'est-il arrivé plusieurs fois de retrouver encore des débris chez des malades que d'autres chirurgiens avaient déclarés guéris. Voici un fait, entre autres :

M. ...., rue du Jardinet, ..., avait une rétention d'urine par hypertrophie prostatique, avec des douleurs violentes que son médecin ne soulageait en aucune manière. Appelé auprès de lui, je le sonde et je lui trouve une pierre. Je me décide à commencer par celle-ci; mais je me refuse à le lithotritier sans son médecin, qu'il ne voulait plus revoir. Pour me récompenser, que fait celui-ci? il amène ce qu'il appelle une célébrité, et je suis évincé. Au bout de deux ou trois mois, le fils vient me trouver, m'avoue ce qui s'est passé, et me prie instamment de revoir son père, qui est dans le plus triste état. Je finis par céder, et, prévoyant qu'on n'avait pu extraire les fragments, j'explore avec un petit brise-pierre à cuillères; j'en trouve en effet en quantité, et j'en ramène un que je mets dans la main du malade. Grande colère alors; il veut que j'achève; mais je lui fais comprendre sans peine que, pour certaines raisons, il valait mieux que mon confrère achevât ce qu'il avait commencé. Que s'est-il passé alors? je ne sais; mais j'ai appris, quelques semaines après, que le malade s'était débarrassé à la fois de ses souffrances et de la vie.

Je ne dirai que quelques mots du *lithéréteur* de M. Cornay, instrument composé principalement d'un tube qu'on place dans l'urètre, et par lequel on fait tour à tour des injections et des aspirations. Outre les inconvénients inhérents au *videur* de M. Heurteloup, cet appareil en a qui lui sont propres. Qu'espère-t-on, en effet, obtenir de l'aspiration? attirer les fragments dans les yeux du tube? Mais on y attirera plutôt les parois souples et flasques de la vessie, et on pourra même, pour peu que l'aspiration soit forte et la muqueuse congestionnée, déterminer une extravasion de sang plus ou moins abondante : je sais que l'expérience l'a démontré.

L'instrument que j'ai imaginé en 1839 (voyez

p. 38), et que je nomme *sonde évacuatoire à double courant*, a, si on le suppose fermé et prêt à être introduit dans la vessie, la forme d'une sonde droite ; seulement il est coudé à 20 ou 25 millimètres au plus

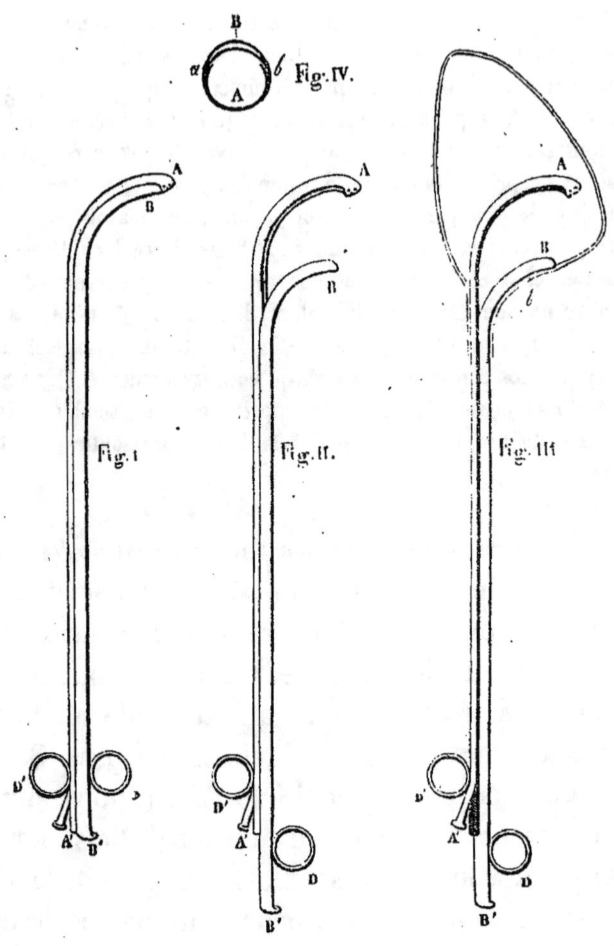

de son extrémité. Mais cette sonde est, suivant sa longueur, formée de deux pièces dont l'une (voyez BB', *fig.* 1re, 2 et 4), correspondant à la concavité, forme les deux tiers de la circonférence, et dont

37

l'autre, A A', qui correspond à la convexité, forme le troisième tiers. Les bords de la portion droite de cette dernière, que j'appellerai *mâle*, sont reçus dans une rainure que présente chacun des bords de la portion correspondante (voyez *a* et *b*, *fig.* 4) de l'autre pièce, que je nommerai *femelle*. De cette manière, lorsqu'on fait glisser la pièce mâle dans les rainures de la pièce femelle, leur bec s'éloigne l'un de l'autre (voyez *fig.* 2 et 3).

La pièce femelle offre sur sa convexité, ou dos, une gouttière très-profonde dans sa portion droite, peu profonde au contraire dans la partie qui forme le bec.

La pièce mâle présente également une gouttière, mais sur sa concavité ; cette gouttière est destinée à compléter le canal formé par la gouttière de l'autre pièce, lorsque toutes deux sont assemblées (voyez une coupe perpendiculaire à l'axe, *fig.* 4). Ce canal a 6 millim. de diamètre, pourvu que l'instrument en ait seulement 9.

Mais cette pièce mâle offre une particularité : c'est qu'elle est formée de deux lames concentriques faisant partie de circonférences inégales, de telle sorte qu'il existe entre ces lames, dans toute leur longueur, un petit canal en forme de croissant (B, *fig.* 4). Celui-ci se termine, à l'extrémité externe, par un entonnoir A', et à l'extrémité interne il s'ouvre par plusieurs petits trous placés sur les parties latérales et un peu antérieures (A, *fig.* 1, 2 et 3). Je fais aujourd'hui un large trou ovalaire de chaque côté et un au sommet : j'ai quelques raisons de croire cette disposition plus favorable.

Ainsi l'instrument, lorsque les deux pièces sont assemblées, forme deux canaux : l'un, qui est très-large et circulaire (A, *fig.* 4), doit donner passage au détritus ; l'autre B, qui est beaucoup plus étroit (moins cependant que dans la figure), et en forme de croissant, sert à pousser un courant d'eau dans la vessie. On voit, d'une part, qu'en faisant glisser la pièce mâle sur la pièce femelle le premier canal se trouve largement ouvert et prêt à donner passage à tous les fragments dont le diamètre n'excède pas le sien (BB', *fig.* 3, offre une coupe parallèle à l'axe) ; on voit, d'autre part, que le bec de cette pièce A s'éloigne du bas-fond (je le suppose tourné en arrière), et que, si l'on pousse un courant d'eau par le canal qui la traverse, le courant s'échappera par les trous dont le bec est percé, ira frapper contre les parois latérales et postérieure, pour venir ensuite converger sur le bas-fond où le détritus se trouve, le délayer, le mettre en mouvement, et l'entraîner par le large canal.

Mais, pour éloigner, comme je viens de le dire, le bec de la pièce mâle de celui de la pièce femelle, il est important de maintenir la vessie dilatée, et, par conséquent, d'empêcher l'écoulement du liquide qu'elle contient.

L'entonnoir de la pièce mâle se ferme à l'aide d'un bouchon qu'on verra représenté sur les figures de la p. 577, l'autre au moyen d'une sorte de piston qui qui avance ou recule avec la pièce mâle à laquelle on le fixe à volonté par une vis de pression placée tout près de l'extrémité de cette pièce, au-devant de son entonnoir (ce piston et cette vis ne sont pas représentés sur les figures). On conçoit qu'il était difficile de maintenir autrement le canal fermé dans les divers rapports qui peuvent exister entre les deux pièces qui le forment (1).

Lorsqu'on veut employer cette sonde, on graisse l'obturateur ainsi que les rainures de la pièce femelle avec du beurre, et mieux encore du suif, qui préviennent plus efficacement la sortie du liquide vésical que l'huile et même le cérat; on rapproche les deux pièces et on ferme les canaux.

Cela fait, on introduit l'instrument dans la vessie; on tourne son bec vers la paroi postérieure, et on l'attire en bas de manière à déprimer le bord postérieur du col. Ensuite on pousse la branche mâle de 3 ou 4 centimètres, et ce n'est qu'alors qu'on ouvre le grand canal en tournant la vis et en retirant l'espèce de piston qui le bouche. Aussitôt tout le liquide contenu dans la vessie se précipite au dehors, entraînant une quantité plus ou moins grande de détritus. Alors on ouvre le canal AA' de la pièce mâle et on y pousse des injections abondantes, au moyen d'une seringue, ou

---

(1) Plusieurs défauts doivent être évités dans la construction de cette sonde, dont les figures précédentes laissent à désirer. 1° Il ne faut pas que son bec ait plus que je n'ai dit pour qu'il puisse circuler librement dans la vessie. 2° Il faut qu'il se coude assez brusquement, pour que, les branches étant écartées, il n'en résulte pas un angle aigu où la muqueuse pourrait s'engager, obstruer en partie le canal, et être pincée. 3° Le bord externe des rainures de la pièce femelle doit recouvrir exactement les bords de la pièce mâle. 4° Il faut que le canal de celle-ci ne soit pas trop étroit, surtout au niveau du coude : c'est un défaut que n'évitent pas assez les ouvriers. Il doit, sous une pression un peu forte, laisser passer près de deux litres d'eau à la minute. 6°. Pour que l'extrémité verticale de cette pièce puisse se nettoyer, je l'ai faite indépendante. (Voyez les figures de la page 577.)

d'une pompe à courant continu, ou mieux encore d'un grand irrigateur, auxquels on adapte un long tube flexible ; ce tube permet à l'aide de prendre la position la moins gênante pour l'opérateur, et évite au patient la transmission de mouvements qui lui occasionneraient des sensations pénibles.

Mais comment celui-ci doit-il être placé ?

La position verticale est on ne peut plus favorable à la sortie des fragments. L'instrument s'ouvre à la partie la plus déclive de la vessie, qu'il déprime encore, et où il forme une sorte d'entonnoir dans lequel le détritus est entraîné par son propre poids et par le courant du liquide injecté. Mais ici, comme dans bien d'autres circonstances, l'excès du bien devient un mal. Le détritus se précipite dans le canal avec une telle abondance qu'il l'obstrue bientôt, malgré son large calibre. On peut bien alors, à l'aide d'une tige flexible, d'une sonde élastique, par exemple, qu'on introduit dans ce canal, désagréger les fragments ou même les repousser dans la vessie ; mais l'obstruction ne tarde pas à se reproduire et à nécessiter la répétition de la même manœuvre. D'ailleurs ce n'est pas là le seul inconvénient de ce mode de procéder. La position verticale est quelquefois, surtout pour certains malades, difficile à garder ; en outre, comme la vessie se vide aussitôt que le canal est ouvert, sa paroi postérieure, pressée par les viscères abdominaux, s'applique sur le bec de la pièce mâle, ce qui peut occasionner des douleurs, surtout quand cet organe est enflammé ; toutefois, je n'en ai pas vu résulter d'autres inconvénients.

Si on laisse le patient étendu sur son lit, le détritus ne se précipite plus par son poids vers l'orifice de l'instrument ; il ne sort qu'autant qu'il est mis en mouvement par le liquide injecté. Mais, quand la vessie en contient une certaine quantité, il sort encore assez vite, et l'on est moins exposé à ce que des fragments trop volumineux viennent obstruer le canal. D'un autre côté, la paroi vésicale postérieure n'est plus appliquée avec autant de force contre le bec de la pièce mâle, et enfin le malade ne se fatigue pas comme dans la position verticale : on évite par conséquent tous les inconvénients du précédent mode d'agir. On évacue ainsi tous les débris d'un petit volume ; puis on broie les autres avant de les expulser à leur tour.

Ainsi donc, la position horizontale doit être en général préférée. Toutefois, comme, vers la fin du broiement, on n'a plus à craindre l'engorgement du canal, il est bon de faire une injection dans la position verticale, afin de débarrasser la vessie jusqu'à la dernière parcelle, et de la laver, pour ainsi dire, *à grande eau* : c'est une assurance de plus contre la récidive.

Dans ce cas, je fais coucher le malade sur le bord de son lit, de manière qu'il n'ait plus qu'à poser les pieds sur le sol pour se mettre debout ; j'introduis la sonde et je tourne son bec en arrière comme il a été dit ; puis je pousse la pièce mâle ; après quoi l'opéré se met debout, le corps penché en avant et les mains appuyées sur le dossier d'une chaise. C'est alors seulement que j'ouvre le grand canal, et quand le liquide contenu dans la vessie s'y est précipité, je fais les injections. (Je rappellerai ici ce que j'ai dit,

p. 556 , de celles de mercure). Enfin, quand il ne sort plus de débris, le malade se recouche comme il était d'abord.

En tous cas, lorsqu'on juge à propos de retirer la sonde évacuatoire, on pousse une injection pour écarter les parois de la vessie; pendant ce temps, on reporte doucement le bec en avant, et ce n'est qu'alors qu'on fait glisser les deux pièces l'une sur l'autre de manière à les rapprocher. Si ce rapprochement n'est pas complet, ce dont il est facile de s'apercevoir à l'extrémité externe, on a lieu de croire que ce sont des fragments qui s'y opposent, et si l'écartement est tel qu'on ne pense pas pouvoir retirer l'instrument sans risque ou même sans douleur, on repousse de quelques millimètres la pièce mâle, et on refoule ces fragments, comme je l'ai dit. On ferme ensuite et on retire la sonde.

Je me suis demandé, dès le principe, si l'on ne pourrait pas donner à cet instrument une force suffisante pour pouvoir écraser, par la simple pression des deux branches, les fragments d'un petit volume; mais le canal qui traverse la pièce mâle ne m'ayant pas permis d'employer l'acier, qui est trop oxydable, j'ai dû m'en tenir à l'argent ou au maillechort, et renoncer par conséquent à cet avantage. Le procédé Ruolz pour la dorure des métaux m'avait ensuite fait concevoir quelques espérances; mais l'intérieur de ce canal ne se dorait pas convenablement.

Il suffit actuellement de rappeler les inconvénients que j'étais en droit de reprocher aux autres sondes évacuatoires pour faire voir que la mienne ne les a pas. 1° Au lieu de rendre plus saillantes les tumeurs ou valvules existant derrière le col de la vessie, elle les affaisse, pour peu qu'on ait la précaution d'exercer sur la pièce femelle une traction légère. 2º Son orifice est toujours largement ouvert, forme entonnoir au col de la vessie, et il suffit de mettre le malade debout pour que cet orifice se trouve au point le plus déclive. 3º Son canal évacuatoire est droit. 4º Le courant du liquide injecté se dirige nécessairement sur les fragments, même quand ils sont agglomérés derrière une tumeur prostatique. 5º Le jet du liquide étant continu, les débris du calcul sont toujours en mouvement et n'ont pas le temps de se déposer. 6º Par cela seul que le courant est continu, il n'est pas nécessaire que la vessie ait une grande capacité; en outre, elle n'est pas soumise à des alternatives de distension et de contraction. 7º Il ne s'opère pas de succion sur ses parois : les fragments sont entraînés par une force *a tergo*.

Cet instrument, quand la vessie n'est pas trop malade, remplit on ne peut mieux son but; mais quand l'organe est, au contraire, dans un état de spasme ou de raccornissement, l'écartement de ses branches ne se fait pas avec toute la facilité désirable; aussi ai-je fait faire deux autres sondes simples à double courant : l'une a son grand canal ouvert sur le talon et l'autre sur sa concavité, et chacune d'elles s'introduit fermée par un mandrin C G qui en efface toutes les inégalités. Leur manœuvre est trop claire pour avoir besoin d'être décrite. Ces sondes, outre l'extraction des fragments, servent à des usages qui ont été ou qui seront décrits. On peut choisir entre les trois selon les cir-

constances, selon même le temps où en est l'opération (1).

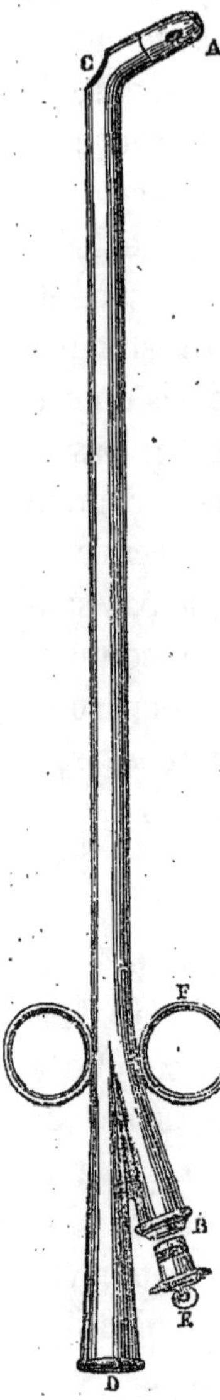

La seconde édition de mes *Rech. sur les Valvules* et le sixième mémoire du présent volume renferment un nombre suffisant d'observations, où, malgré les complications les plus sérieuses, l'emploi combiné du brise-pierre à mors plats et de la sonde évacuatoire fut suivi des plus heureux résultats. Voici une des premières :

Un octogénaire, affecté de rétention complète depuis dix-sept ans, avait été lithotritié un grand nombre de fois, par la raison sans doute qu'il n'avait pas toujours été complétement débarrassé. Lorsque je le vis, il y avait un mois à peine qu'un des spécialistes les plus connus l'avait déclaré complétement guéri de la pierre, et, néanmoins, je trouvai plusieurs fragments volumineux dans sa vessie. Je le

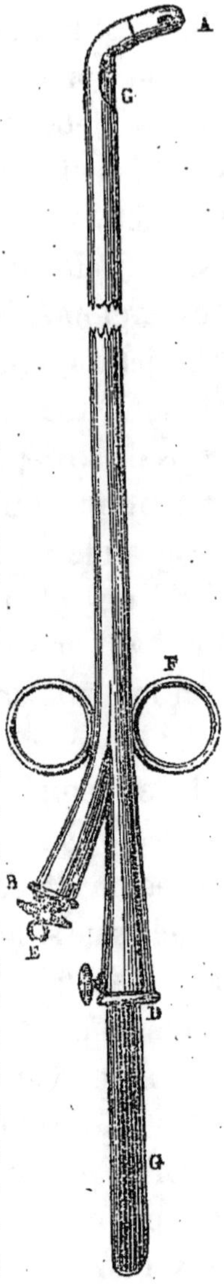

_____

(1) J'ai dit, p. 59, que M. Leroy s'était approprié l'idée fondamentale de ces sondes, se basant sur un passage de son *Exposé* de 1825, et je lui ré-

fis entrer à la Pitié, et je l'y débarrassai tellement bien, à l'aide de ma sonde, qu'après sa mort, qui eut lieu au bout de quinze ou dix-huit

---

pondais qu'il n'avait parlé que de la sonde de Hales, renouvelée par M. Cloquet, et de la dissolution. Voici un passage bien autrement significatif, extrait de la p. 33 de sa *Deuxième Lettre sur la Dissolution*, publiée en 1841 : « Dans toutes les applications que je fais des irrigations, soit comme tentative de *dissolution*, soit comme moyen de résolution des engorgements prostatiques, soit comme traitement du catarrhe, je me sers de la sonde *en gomme à double courant*, dont j'avais, dès 1825, conseillé l'usage. » Ainsi voilà la sonde qui, en 1825, était bien certainement la sonde métallique de Hales, métamorphosée en *gomme* en 1841, comme celle de Deschamps (voyez p. 535); puis, en 1852, elle redevient tout à coup métallique; l'un de ses canaux s'agrandit, l'autre se resserre, un orifice passe d'avant en arrière; finalement, elle devient semblable à ma première sonde évacuatoire simple.

Enfin, en 1854, l'auteur, oubliant le passage que je viens de reproduire, écrit, à la page 28 d'un nouvel *Exposé de ses titres* : « Presque en même temps que j'imaginais l'instrument qui, le premier, a rendu la lithotritie possible, je songeais aux moyens d'évacuer artificiellement le détritus, et j'appliquais à cette évacuation la sonde à double courant imaginée par Hales. *Je l'ai modifiée pour cet usage en rendant le tube de sortie beaucoup plus ample que le tube d'arrivée du liquide et y plaçant un rateau pour le dégorger.* » Puis il renvoie le lecteur à son Exposé de 1825, ce qui signifie sans doute qu'il y trouvera ces deux modifications. Eh bien, si elles sont indiquées dans cet ouvrage, ou même dans ceux de 1836 et 1839, je consens à ce que M. Leroy me donne toutes les qualifications qu'il voudra, et je m'engage à ne pas user contre lui de cette loi sage et protectrice qui permet de fermer la bouche à un adversaire quand il nous dit des choses trop dures, fussent-elles des vérités. J'ajouterai que ce rateau est une imitation peu rationnelle d'un procédé que j'ai décrit, p. 389 de la *Gaz. méd. de* 1848, et p. 464 de la 2e édition des *Rech. sur les Valv.*, pour extraire le sang coagulé dans la vessie, et dont j'ai dit quelques mots p. 236.

Il est vraiment pénible d'être obligé de mettre ainsi constamment un homme en contradiction avec lui-même; mais j'y suis forcé, pour me laver des accusations les plus inqualifiables; car il ne s'en est pas tenu là, comme on va voir.

Réclamer mon instrument était un acte d'intérêt tout à fait personnel; mais la modification qu'il en avait faite était éminemment dangereuse : dans un intérêt beaucoup plus général, je devais le prouver. Aussi, en parlant d'expériences faites par M. Leroy sur un cadavre, j'avais dit que l'une d'elles s'était terminée par un accident épouvantable (voyez p. 62). M. Leroy, p. 24 de sa *Deuxième Lettre sur les Mal. du col de la vessie*, commence par plaisanter au sujet d'un *épouvantable accident* arrivé sur un *cadavre* : en vérité, il n'y a pas là de quoi rire; car qu'aurait-ce été si l'homme eût été vivant et les organes sensibles et contractiles ? Mais, ajoute mon contradicteur, « *le fait est faux.* M. Mercier cite plusieurs personnes comme en ayant

mois, à l'Hôtel-Dieu, on ne trouva pas la moindre parcelle de pierre dans sa vessie. (*Rech. sur les Valv.*, p. 376.)

Je ne puis résister au désir de mentionner en-

été témoins. J'ai entre les mains des lettres par lesquelles ces personnes déclarent, les unes qu'elles n'assistaient pas à l'expérience, les autres qu'elles n'ont aucune souvenance du fait publié par mon adversaire. »

Ces témoins étaient en effet si nombreux que je me suis trompé en citant MM. Boulay et Scée (voyez p. 61). D'un autre côté, M. Barth était parti. Mais j'en avais cité cinq : reste encore M. Robert, à qui M. Leroy aurait dû s'adresser avant tout. Or voici une lettre qu'il m'a écrite à l'occasion du procès que M. Leroy m'a intenté (voyez p. 217), et où il parle d'un autre fait qui avait été également incriminé :

« Monsieur et honoré Confrère,

« Je ne puis rien vous dire de positif à l'égard d'un brise-pierre de Jacobson que M. Leroy d'Étioles aurait introduit chez le nommé Lanquetin pour saisir une tumeur de la prostate. Je ne me rappelle pas ce fait, et les dires du malade ne me paraissent nullement précis à cet égard.

« Quant à la sonde évacuatoire essayée sur le cadavre, à l'hôpital Beaujon, par M. Leroy d'Étioles, je me souviens que, son fils faisant manœuvrer cet instrument, le rateau placé dans ce dernier est une fois sorti par l'œil de la sonde, dont il a rendu l'extraction très-difficile.

« Veuillez agréer, etc.

« *Signé :* Robert. »

Si M. Robert ne se souvient pas du premier fait, qui n'avait que peu d'intérêt pour un autre que moi, et qui datait d'ailleurs de deux années, on voit qu'il n'en est pas de même du second.

Qu'ai-je dit de plus que lui? J'ai donné quelques détails, et c'est pour cela sans doute que, lorsque M. Leroy sut que cette lettre était au dossier, il fit un nouveau tirage où, entre autres modifications importantes, il ne disait plus « ce fait est faux, » mais « ce fait est faux *dans ses détails* » (je possède les deux éditions). Pour peu que le lecteur y réfléchisse, il lui sera facile de décider si, le fait étant admis, les détails que j'ai donnés portent le caractère de la fausseté.

Reste enfin M. Charrière. Voici ce qu'il m'écrivit en m'envoyant le certificat reproduit p. 219 :

« Je prie M. Mercier de vouloir bien me dispenser d'une attestation qui se rattache *à une affaire qui s'est passée à l'hôpital Beaujon*, désirant ne pas me mêler, en quoi que ce soit, de ses discusssions avec M. Leroy d'Étioles.

« *Signé :* Charrière père. »

Cette lettre n'est pas très-précise, et elle en indique elle-même la raison; mais elle s'explique par la précédente : réunies, elles suffiront, je crois, pour écarter le soupçon de mensonge qu'on avait fait peser sur moi dans une brochure que tous mes confrères ont probablement reçue.

core le fait suivant, où toutes les difficultés semblaient réunies :

M. Petit-Buot, ancien architecte, à Troyes, âgé de 80 ans, affecté d'une rétention d'urine complète depuis neuf années, porte en
outre une hernie inguinale droite qui lui descend jusqu'au tiers
inférieur des cuisses, et a un diamètre transversal proportionné.
Cette hernie a complétement effacé la verge, et elle refoule fortement à gauche la région spongieuse de l'urètre. Un ténesme vésical
des plus douloureux, le besoin d'introduire à chaque instant la sonde,
malgré ces difficultés, étant venus compliquer ce triste état, les urines
étant devenues fétides, chargées de sang et de pus, il vint se confier
à moi, au mois d'avril 1853.

A la vue de tant d'infirmités réunies, mon premier sentiment fut
qu'il ne fallait pas songer à la lithotritie; mais pouvait-on penser à
la taille en présence d'une hernie irréductible aussi volumineuse?
D'un autre côté, une pareille vie était intolérable.

Tout bien pesé, je me décidai à tenter la lithotritie, et je la pratiquai avec l'assistance du docteur Dechambre.

D'abord les instruments ordinaires ne pouvaient atteindre la vessie; il me fallut en faire fabriquer de 5 ou 6 centim. plus longs. Pour
arriver à trouver le méat urinaire, il fallait qu'on soulevât la tumeur
afin de relâcher sa paroi antérieure; pour franchir la courbure
qu'elle imprimait au canal, il fallait porter vers le côté gauche le
bec de l'instrument. Enfin, arrivé au col de la vessie, il fallait,
malgré la hernie, abaisser considérablement le pavillon pour faire
passer le bec par dessus le lobe moyen de la prostate hypertrophié.
Toutes ces difficultés ont été vaincues; mais qu'on juge de ce qu'elles
auraient été s'il eût fallu retirer et réintroduire cinq ou six fois le
brise-pierre à chaque séance.

En six ou sept séances M. Petit fut débarrassé d'une pierre
phosphatique, il est vrai, mais de plus de 3 centim. de diamètre, et
il retourna dans son pays plein de santé et de gaieté; son urine était
claire, et il était trois ou quatre heures sans avoir besoin de la rendre.

Mais, au mois d'octobre, on m'écrivit que les besoins s'étaient
rapprochés et que le catarrhe avait reparu. Je soupçonnai que la
vessie contenait encore quelque chose et je me rendis à Troyes.

Je fis avec le docteur Saussier une exploration des plus minutieuses
et je ne trouvai rien; ma conviction n'étant cependant pas complétement ébranlée, j'introduisis la sonde à double courant, et je rame-

nai une demi-cuillerée au moins de matière phosphatique, trop divisée sans doute pour que la sonde pût accuser sa présence. A la suite de cette extraction tout rentra dans l'ordre, et **M.** Petit a maintenant quatre-vingt-trois ans.

Cette matière était-elle un reste de l'ancienne pierre, ou bien n'étaient-ce que des plaques adhérentes à la muqueuse, comme celles que j'ai décrites p. 483, qui s'étaient détachées plus tard? Plusieurs raisons me feraient pencher vers cette dernière opinion. Quoi qu'il en soit, la sonde évacuatoire a seule pu, je ne dis pas seulement extraire cette matière, mais encore la déceler.

Avant de quitter ce sujet, il me reste à répondre à une question. S'il existe à la fois un obstacle au col de la vessie et une pierre, et qu'on se dispose à traiter l'un et l'autre, par quoi faut-il commencer? En consultant mes observations, notamment celles du sixième mémoire de ce volume, on voit que je débute presque toujours par la pierre. Pourquoi, au contraire, ne pas faire d'abord cesser la rétention, ce qui donnerait ensuite plus de facilité aux fragments pour sortir? En général, je préfère attaquer d'abord la pierre, parce qu'il faudra probablement y revenir plusieurs fois, parce que le développement du lithotribe exige que la vessie conserve une certaine capacité, parce qu'enfin il importe que le col n'offre pas au passage des instruments et des fragments une surface trop sensible, trop molle, ou même une cicatrice trop faible. Or, en divisant de suite la valvule, la présence du calcul pourrait, en premier lieu, provoquer un ténesme vésical dont résulterait une hémorrhagie plus abondante; on pourrait ensuite donner un coup de fouet à l'inflammation provoquée dans la vessie par la présence de la pierre, et, sous cette influence, cet organe, qui aurait la faculté de se vider spontanément, se contracterait à chaque instant et coifferait le corps étranger ; enfin le passage des fragments pourrait exciter de la douleur et gêner le travail de la cicatrisation. En finissant au contraire par la valvule, on trouve la vessie plus calme ; mais, quand même il n'en serait pas ainsi, on aurait au moins cet avantage que l'opération qui resterait à faire se pratique en une seule fois, qu'elle n'exige pas un grand espace pour les instruments, et qu'une fois terminée rien ne vient irriter la plaie et contrarier la cicatrisation. Néanmoins, quand la dysurie s'accompagne de complications telles qu'il est urgent de la faire cesser, c'est par elle que je commence, et l'observation de la page 249 prouve que cette conduite peut être couronnée de succès ; je crois qu'il en aurait été de même dans la suivante, sans la dyssenterie qui vint se joindre aux conditions de santé les plus déplorables.

Dans les cas que je viens d'étudier, il s'agissait d'obstacles au col de la vessie. Quand un rétrécissement trop dur de l'urètre ou une dilatation du canal derrière le rétrécissement donnent lieu de craindre que des débris ne s'accumulent profondément, je crois qu'on pourra employer ma sonde évacuatoire, en recommandant au malade de n'uriner, dans les intervalles des séances, que dans une position peu favorable à la précipitation des fragments dans le col de la vessie.

Ces faits nous montrent qu'il est très-peu de cas où la lithotritie ne puisse suffire ; d'où il suit que la taille, opération si dangereuse que M. Malgaigne a évalué avec raison, selon moi, les pertes au tiers des opérés (*Arch. de Méd.*, mai 1842), n'a plus aujourd'hui l'importance qui en faisait naguère encore l'objet de tant d'écrits et de controverses. Cependant, il se peut qu'on soit encore obligé d'y avoir recours. J'ai déjà parlé des enfants, chez lesquels néanmoins la lithotritie semble gagner chaque jour du terrain ; mais il est des cas où la vessie est tellement malade, tellement rapetissée, et le calcul si volumineux, que le développement des instruments est tout à fait impossible ; il en est même dans lesquels ils ne peuvent être introduits, le col de la vessie étant obstrué par le corps étranger. Ces cas deviendront sans doute de plus en plus rares à mesure que les malades, mieux instruits, attendront moins pour demander des secours à la chirurgie ; mais il n'en est pas moins vrai que l'opération intéresse encore à un haut degré le chirurgien.

On l'a pratiquée chez l'homme dans trois régions différentes : par le périnée, en bas de la paroi antérieure du ventre, et par le rectum ; de là les noms de *périnéale*, *hypogastrique* et *recto-vésicale*, qu'on lui a donnés.

La taille *périnéale* est la plus ancienne. D'après Celse, on introduisait deux doigts dans le rectum pour amener et presser le calcul contre le col de la vessie ; puis, avec le bistouri, on faisait près de l'anus une plaie semi-lunaire, dont les extrémités se dirigeaient en haut ou en bas, suivant qu'on traduit *coxa* par *cuisse* ou par *ischion* : la dernière interprétation est chirurgicalement la plus rationnelle. Le col de la vessie était ensuite incisé transversalement; mais on conçoit combien il était difficile de le trouver au fond d'une plaie profonde et sanglante. Une semblable méthode ne doit être aujourd'hui réservée que pour les cas où le calcul serait engagé dans l'urètre et ferait saillir le périnée. Malgré ses inconvénients, elle fut la seule mise en usage jusqu'en 1535, époque où Giovanni di Romani imagina un procédé que Mariana Santo fit connaître, et qu'on désigna par le nom de *grand appareil*, à cause des nombreux instruments qu'il nécessitait, le nom de *petit appareil* étant réservé à la méthode précédente.

Giovannidi Romani introduisait d'abord dans l'urètre un cathéter cannelé, faisait au périnée une incision qui pénétrait jusqu'à lui, et poussait dans la vessie, sur sa cannelure, un conducteur qui lui-même, après l'extraction du cathéter, servait de guide à un second; puis il glissait entre eux une sorte de pince qui servait à dilater la portion membraneuse, la prostate et le col vésical, assez pour permettre l'introduction de tenettes au moyen desquelles on retirait le calcul. On a fortement blâmé ce procédé; on l'a accusé d'amener des déchirements, des abcès, des incontinences d'urine, des ecchymoses, des infiltrations urineuses et la gangrène du scrotum, enfin des hémorrhagies provenant de la lésion du bulbe de l'urètre et de son artère; mais l'invention du cathéter cannelé et la sécurité qui en résulte furent un progrès immense. Sans l'invention

de la lithotritie, je suis convaincu qu'on serait revenu à cette méthode, un peu modifiée, pour les
pierres peu volumineuses ; car, à moins d'être faite
outre mesure, la dilatation a moins de danger que
la division des plexus veineux prostatiques à laquelle expose l'instrument tranchant. C'est ce grand
appareil qui se perpétua dans la famille des Collot.

Vers la fin du dix-septième siècle, Jacques de
Beaulieu, connu sous le nom de frère Jacques, re-
marqua que, dans le grand appareil, on retirait la
pierre par la portion la plus étroite de l'angle que
forment les branches ischio-pubiennes, et qu'on
éprouvait souvent, pour cette raison, de très-grandes
difficultés. Il changea donc le lieu de l'incision, la
commença là où finissait celle du grand appareil, et
l'obliqua à gauche, de manière à la terminer entre
l'anus et l'ischion. De cette manière il n'intéressait
aucun muscle, et son incision correspondait à la
partie la plus large de l'écartement des branches
ischio-pubiennes. En second lieu, il attaqua l'urètre
par sa portion membraneuse et il évitait ainsi les hémorrhagies auxquelles expose la section du bulbe.
Enfin , il incisa le col de la vessie, pour prévenir
les tiraillements, les déchirements et tous les accidents qu'on reprochait au grand appareil. Une opération si bien combinée, le zèle de l'auteur pour la
faire connaître des gens de l'art, son désintéresse-
ment, ont fait bénir cet homme de tous les peuples
de l'Europe ; mais plusieurs chirurgiens en place,
au lieu de l'aider, de le conseiller dans ses premiers
essais, l'ont au contraire poursuivi de leurs calom-
nies. Et pourtant la taille de frère Jacques est encore

celle qu'on pratique le plus souvent, sans modifica-tion vraiment capitale. On prétend que c'est à des conseils que frère Jacques doit d'avoir fait une can-nelure à son cathéter; mais ce n'est pas certain, ce n'est même pas probable, puisqu'il avait commencé par le grand appareil, dans lequel on employait le cathéter cannelé. Il paraît seulement que, dans le principe, son cathéter était peu volumineux, pour pouvoir servir dans tous les cas, et que la cannelure en était difficile à trouver; mais il dit lui-même l'a-voir perfectionné en 1701, en en faisant faire pour tous les âges. C'est là la seule modification dont il fut peut-être redevable à ses adversaires.

Je ne dirai rien des procédés de Cheselden, Mo-rand, Ledran, Moreau, Lecat, qui n'étaient que des modifications du précédent. Il paraît que celui dont Raw faisait un mystère n'était que l'opération même de frère Jacques, qu'il avait logé chez lui dans un voyage que celui-ci avait fait en Hollande. Je ne di-rai également rien de la méthode de Foubert, qui n'incisait pas le col de la vessie, mais attaquait le corps de cet organe en dehors de la prostate. Je ne signalerai le procédé de Thomas que parce que ce chirurgien, qui attaquait le corps de la vessie dans le même endroit que Foubert, employait pour cela un poinçon lithotome ayant quelque analogie avec l'instrument imaginé depuis par frère Côme. Quant à ce dernier, dont le véritable nom est Jean Baseil-hac, il mérite une mention particulière, car l'inven-tion de son lithotome caché a achevé de donner à la taille périnéale le degré de précision qu'elle possède aujourd'hui.

Cet instrument se compose, en dernière analyse, d'une tige un peu aplatie et légèrement courbée, dans laquelle est cachée une lame de même forme, qu'un mouvement de bascule fait saillir du côté convexe, de manière à ce que les deux pièces forment entre elles un angle plus ou moins aigu. Un mécanisme particulier fait que cet instrument ne peut s'ouvrir qu'au degré déterminé d'avance.

Voici maintenant de quelle manière on pratique cette opération. Le malade est couché sur un lit étroit et dur, près du bord inférieur, que les ischions dépassent un peu ; ses jambes sont fléchies, écartées, et ses cuisses relevées sur le bassin ; les mains sont attachées aux pieds. Deux aides soutiennent d'une main l'un des pieds du malade, et de l'autre bras fixent contre leur poitrine le genou correspondant. Le chirurgien introduit un cathéter à cannelure profonde, et le fait tenir par un troisième aide, de manière que sa tige soit presque verticale, un peu inclinée cependant vers l'aîne droite. Puis, à l'aide d'un bistouri pointu, il fait une incision commençant sur le raphé, à 18 ou 20 millimètres au-devant de l'anus, et se prolongeant en arrière au milieu de l'espace qui sépare cet orifice de la tubérosité ischiatique gauche. Cela fait, avec l'ongle de l'index gauche, il reconnaît la cannelure du cathéter, en arrière du bulbe, et glisse la pointe du bistouri sur cet ongle jusque dans la cannelure, incisant ainsi la portion membraneuse de l'urètre. L'extrémité du lithotome caché est alors portée dans cette cannelure, qui la guide jusque dans la vessie. Le chirurgien retire le cathéter, fait sortir la lame du lithotome en proportion du volume présumé du calcul, la tourne dans le sens de l'incision extérieure, et retire l'instrument ainsi ouvert tout à fait horizontalement. Ce dernier temps pourrait être exécuté avec un bistouri boutonné, et l'on reviendrait presque ainsi à l'opération de frère Jacques. Au lieu d'inciser la vessie vers la peau, Hawkins a imaginé de le faire de dehors en dedans, à l'aide d'un gorgeret tranchant sur le côté; mais ce tranchant avait une extrémité peu convenable, et Cline l'a perfectionnée en l'aplatissant. Roux, qui attribuait cette modification à A. Cooper, l'employait d'une manière fort brillante; mais je l'ai vu se fourvoyer une fois entre la vessie et le péritoine qui la recouvre, et ne pouvoir trouver la cavité urinaire.

Quant à l'étendue de cette incision, les opinions sont partagées : les uns la veulent telle que le calcul sorte sans difficulté; d'autres, et particulièrement Lecat, la font très-étroite et comptent principalement sur la dilatation. Je me rangerais plus volontiers à cette dernière opinion, d'abord parce que le col est si élastique que j'ai été étonné moi-même du degré auquel je parvenais sans déchirure, et pour ainsi dire sans douleur, avec le dilatateur que j'ai décrit p. 175; ensuite parce que je regarde comme de la plus haute importance de ne pas intéresser le réseau veineux qui recouvre la prostate, et qui donne alors lieu à des hémorrhagies que j'ai vu qualifier d'artérielles, tant le sang arrive avec rapidité à travers les tissus spongieux de la verge et de l'urètre, à des résorptions urineuses, à des phlébites et à des infections purulentes, réseau qui, très-faible chez l'enfant, très-développé chez l'adulte, énorme chez le vieillard, est certainement pour beaucoup dans les résultats différents que donne cette taille aux différents âges. On a conseillé de ne pas porter trop en dehors l'extrémité inférieure de l'incision, de crainte de blesser l'artère honteuse interne. Tout en approuvant ce précepte, je suis convaincu que ce danger a été exagéré, et que beaucoup d'hémorrhagies qu'on a attribuées à cette lésion étaient de celles dont je viens de parler.

Quoi qu'il en soit, lorsque la voie a été ouverte, on introduit le doigt dans la vessie, ou bien le bouton, tige métallique qui sert à reconnaître le calcul et à diriger les tenettes. On saisit alors le corps étranger et on l'extrait, ce qui présente parfois de très-grandes difficultés; puis, à l'aide de la curette et d'injections, on débarrasse l'organe des parcelles qui pourraient y être restées.

Autrefois on pansait la plaie, ce qui causait quelquefois des infiltrations urineuses; maintenant on la laisse à découvert pour permettre à l'urine de s'écouler librement. C'est encore à frère Jacques qu'on doit ce progrès.

Pour compléter ce rapide historique de la taille périnéale, je dirai que Vacca incisait la prostate directement en arrière, ce qui exposait à blesser les conduits spermatiques et le rectum, d'autant plus que cette glande est loin d'avoir dans ce sens l'épaisseur que les anatomistes lui prêtent; que Chaussier et Dupuytren imaginèrent d'inciser le col de la vessie à droite et à gauche, soit avec un bistouri, soit avec un lithotome caché double, et que d'autres opérateurs, notamment M. Vidal, ont multiplié davantage encore les incisions. Ces derniers procédés, celui de Dupuytren surtout, peuvent être utiles quand il s'agit de calculs volumineux; mais alors la taille hypogastrique est, dans la plupart des cas, préférable. En effet, on a vu et j'ai vu moi-même l'incontinence d'urine succéder à des tailles latéralisées très-bien et très-facilement faites, et probablement par cela seul que les bords de l'incision du col de la vessie ne s'étaient pas réunis dans des rapports convenables (1). Que ne doit-on pas craindre quand, au lieu d'une incision, on en fait deux, trois ou quatre?

La taille *hypogastrique* est fondée sur ce que, dans son état de réplétion, la paroi antérieure de la vessie est en rapport avec la paroi antérieure de l'abdomen. Cette taille, la plus ancienne après celle du périnée, ne remonte cependant qu'à l'année 1560; elle fut imaginée par Franco, chirurgien français, qui, n'ayant pas réussi, chez un enfant, à extraire par le périnée un calcul du volume d'un œuf, introduisit les doigts dans le fondement, souleva la pierre, incisa au-dessus du pubis, sur la saillie qu'elle faisait, et fut assez heureux pour guérir le patient. Mais « il en fut bien malade, dit l'auteur; combien que je ne conseille à homme d'ainsi faire. » Malgré cela,

---

(1) Un calculeux de Meaux, que j'ai vu tailler en 1836, à l'âge de trois ans, est resté avec une incontinence presque absolue jusqu'à dix ou douze; celle-ci disparut alors graduellement; mais un abcès se forma au périnée, au niveau de la cicatrice, et donna issue à un calcul blanc qui me paraît être du phosphate de chaux. Je l'ai vu cette année : une nouvelle tumeur s'est formée et contient évidemment un autre calcul. J'aurais été curieux de lui en faire l'extraction et de rechercher la cause de cette singularité, mais je ne l'ai pas revu.

Rousset, autre chirurgien français, vanta cette opération, et conseilla, pour la faire plus sûrement, de distendre la vessie par une injection. Il incisait ensuite avec un bistouri de bas en haut. Morand, craignant que cette manière d'inciser n'exposât à blesser le péritoine au moment où la ponction permet à l'injection de sortir et à la vessie de se rétracter, imagina de commencer l'incision par en haut, d'introduire aussitôt son index gauche dans la vessie et de le recourber en haut pour empêcher celle-ci de s'affaisser. Ce procédé est véritablement bien combiné ; cependant, on a objecté qu'il n'est pas encore suffisamment sûr et que souvent les injections sont douloureuses. C'est pour cela que le frère Côme inventa une sonde à dard qui offrait une cannelure sur sa concavité, et qu'il introduisait dans la vessie par une boutonnière faite à la portion membraneuse de l'urètre ; cette boutonnière devait encore, suivant lui, donner écoulement à l'urine. Mais, d'une part, le col de la vessie n'étant pas divisé, la boutonnnière ne pouvait remplir ce dernier but qu'au moyen d'une canule ; d'autre part, cette sonde, ayant une coubure trop allongée, allait de suite toucher le sommet de la vessie, et, lorsqu'on ramenait son extrémité vers les pubis, elle entraînait ce sommet, quelquefois même, dit-on, le péritoine ; elle rendait donc pour le moins l'opération plus difficile, en relâchant les parties qui allaient être divisées. M. Belmas corrigea cet inconvénient en donnant à l'une de ses sondes à dard une courbure courte et plus brusque, de manière que son extrémité portât de suite derrière le pubis. Une seconde pièce contenue dans la première et cannelée sur sa concavité, est ensuite poussée, et, remontant du col de la vessie vers son sommet, elle tend la paroi antérieure et repousse le péritoine. Cette deuxième pièce est terminée par un bourrelet destiné à soutenir la paroi vésicale après que le dard l'a traversée. Cet instrument s'introduit par l'urètre; lorsqu'on a incisé les parties extérieures et la ligne blanche, un aide fait saillir le dard à travers la paroi antérieure de la vessie; sur la cannelure de ce dard on conduit un bistouri. et on incise en descendant plus ou moins vers le col. Soutenant alors l'angle supérieur de la plaie avec son index gauche ou avec un crochet spécial, on introduit les tenettes de l'autre main, on saisit et on extrait le calcul. M. Leroy voulut avoir aussi sa sonde à dard : il la fit à deux branches, analogue au brise-pierre; quand il l'a introduite, et qu'avec son extrémité il a refoulé le sommet de la vessie, il tire la branche mâle vers les pubis; il tend ainsi la paroi antérieure de la vessie, et il incise entre les deux branches. La moindre réflexion aurait dû faire prévoir que la branche mâle ne tend pas seulement ainsi la paroi antérieure, mais qu'elle peut l'entraîner, la faire glisser sur le sommet de l'autre branche comme sur une poulie de renvoi, et amener au-devant de ce sommet, sous le bistouri par conséquent, une portion de la paroi postérieure qui est recouverte par le péritoine. Voici un fait dont je fus témoin.

Un homme de trente-quatre ans s'était introduit un porte-plume métallique dans la vessie, et il n'en dit rien; aussi fut-il traité au Havre, son pays, pour un simple catarrhe vésical. Il vint à Paris et

·entra dans un hôpital. Là, on crut à un calcul chatonné dans la paroi antérieure et on pratiqua la taille sus-pubienne, le 18 septembre 1851. L'incision des parties extérieures ne présenta rien de remarquable, et la vessie fut ouverte à l'aide du conducteur en brise-pierre. On sentit alors le corps étranger enclavé au centre de la vessie; mais, pendant ces recherches, une anse d'intestin sortit à l'extrémité supérieure de la plaie. Enfin on retira un porte-plume en cuivre, long de 9 centim., qui était placé de manière que son extrémité ouverte correspondait au côté droit du bas-fond, et son extrémité fermée en haut de la paroi latérale gauche. Il était recouvert, à partir de 12 millim. de son extrémité inférieure jusqu'à 3 ou 4 centim. de son extrémité supérieure, de matière calculeuse brune et rugueuse qui lui donnait la forme d'un fuseau. L'intestin fut réduit et deux points de suture appliqués en haut de la plaie. Le chloroforme avait été employé, mais sans amener le relâchement musculaire; aussi avait-on été obligé de couper les muscles droits en travers. Le soir, des symptômes de péritonite se manifestèrent, et plus tard des vomissements brunâtres. Mort le 20 au matin. A l'autopsie, on trouve un peu d'inflammation du tissu cellulaire et des muscles avoisinant la plaie. L'incision de la vessie s'étend jusqu'à 15 millim. sur la face postérieure; le péritoine est ouvert dans toute cette étendue, et, en outre, dans une étendue égale sur la paroi abdominale antérieure, de sorte qu'il formait évidemment un repli, un cul-de-sac, lorsqu'il a été divisé. Une portion d'épiploon, du volume d'une noix, était engagée dans la plaie. Le péritoine est d'un rouge d'autant plus vif qu'on l'examine plus près de la vessie; un peu de sérosité purulente dans le bassin; mais il ne paraît pas que de l'urine y ait pénétré. Vessie enflammée sur toute sa paroi postérieure. Dans les points correspondants aux extrémités du porte-plume, il semble que les fibres musculaires se soient écartées pour donner passage à la muqueuse, qui forme ainsi deux godets où, chose remarquable, elle est pâle et sans trace d'inflammation. Reins sains.

Cette incision de 30 millimètres, portant à peu près également sur le péritoine de la vessie et sur celui de la paroi antérieure de l'abdomen, peut-elle s'expliquer autrement que je ne l'ai fait? Mon opinion me paraît d'autant plus plausible que le même accident s'est reproduit dans une autre opération faite avec le même instrument : or ce sont les seules qui soient venues à ma connaisance.

Celle-ci fut pratiquée sur un prêtre, pendant l'été de 1853, dans la maison de santé de la rue Oudinot, 19, en présence du docteur Michon et d'un médecin d'Oran, que je traitais dans le même établissement, et qui m'en a transmis les détails. Lorsqu'en mon âme et conscience je suis convaincu que c'est à un instrument qu'on veut mettre en honneur que sont dus de tels désastres, m'est-il permis de me taire?

J'ai déjà dit que la taille hypogastrique permet d'extraire des calculs très-volumineux ; elle a en outre l'avantage de n'intéresser aucune artère, et, à moins qu'on n'incise trop bas, aucune veine de quelque importance. Ajoutons qu'avec un peu de soin et d'habitude il est presque toujours facile d'éviter le péritoine.

Quant à la taille recto-vésicale, Sanson, qui l'a inventée, la pratiquait par le col et par le bas-fond de la vessie; mais, comme elle compromet souvent des organes essentiels à la génération et qu'elle expose aux fistules urinaires, elle a été abandonnée par son auteur lui-même. Je ne m'en occuperai donc pas (1).

----

(1) On aura bien plus rarement encore chez la femme que chez l'homme occasion de pratiquer la taille, parce que les calculs sont plus rares chez elle, parce que son urètre, court et très-dilatable, donne, spontanément ou artificiellement, issue à des concrétions volumineuses, et que ses organes se prêtent très-facilement à la lithotritie. Quoi qu'il en soit, la taille peut être pratiquée chez elle en quatre endroits : l'urètre, le vestibule, le vagin et l'hypogastre. La taille urétrale latéralisée et la taille hypogastrique sont, suivant les circonstances, celles qu'on préfère généralement.

Parfois encore, la lithotritie et la taille elle-même, surtout la périnéale, sont insuffisantes, et il faut les réunir : c'est lorsqu'il s'agit de pierres tellement grosses qu'il y aurait danger de faire une incision assez étendue pour leur donner passage. D'après Celse, cette pratique remonte à Ammon, d'Alexandrie, qui, pour cela, fut surnommé λιθοτόμος : on tenait la pierre avec un crochet et on frappait dessus par l'intermédiaire d'un instrument en fer émoussé à sa pointe. Depuis, cette méthode subit des vicissitudes nombreuses : Mariana la blâma ; Franco l'admit comme pis-aller, et, de même que le firent plus tard A. Paré, frère Côme et Lecat, il imagina des tenailles dans ce but ; Covillard, Tolet l'approuvèrent ; Ledran la condamna et néanmoins la fit ; Deschamps la proscrivit ; enfin Earle la vanta en 1820 (*Méd.-chir. Trans.*, t. XI), Dupuytren en 1831 (*Dict. de Méd. et de Chir. prat.*, t. VI), et dernièrement M. Pétrequin la voulut presque généraliser (*Gaz. méd.*, 1852).

Ce chirurgien commence par critiquer ceux qui se sont exposés à recourir à la taille hypogastrique après avoir fait en vain la taille périnéale ; mais de cette première opération pratiquée primitivement il ne dit mot ; et cependant elle donne une ouverture plus large que la seconde, et elle compte des succès tels qu'on a voulu l'établir en méthode générale. M. Pétrequin adopte au contraire la taille périnéale comme méthode unique ; puis voici comment il raisonne : Il est reconnu que cette taille ne peut donner issue à un calcul de plus de 45 millim. ; or, comme, depuis l'invention de la lithotritie, la taille ne se pratique presque toujours que pour des calculs beaucoup plus volumineux, brisez-les avant de les extraire plutôt que de vous exposer à des infiltrations d'urine, etc., en faisant une ouverture trop étendue.

On voit que la plupart des chirurgiens, lorsqu'ils ont affaire à une pierre volumineuse, cherchent, autant que la prudence le permet, à obtenir une ouverture proportionnée, et ne fragmentent la pierre qu'en cas d'absolue nécessité. M. Pétrequin, au contraire, ne s'occupe guère de l'ouverture et presque uniquement de la fragmentation.

Mais si les larges ouvertures ont des inconvénients, la fragmentation n'en a-t-elle aucun?

Et d'abord, pourquoi n'a-t-on pas débuté par la lithotritie? C'est le plus souvent parce que la pierre est très-dure ou très-volumineuse, ou parce que la vessie, enflammée, raccornie, la coiffe de manière à rendre impossible la manœuvre des instruments. Mais est-ce que ces conditions auront disparu par cela seul que la taille aura été préalablement pratiquée? Nullement; la pierre n'en sera devenue ni plus friable, ni moins volumineuse, et la vessie ne l'étreindra que plus fortement, par suite de l'écoulement de son contenu par la plaie.

M. Pétrequin pense avoir perfectionné grandement la combinaison des deux opérations en proposant, comme l'a fait Dupuytren, de substituer le brise-pierre à percussion aux fortes tenettes précédemment employées. Mais les tenettes ont-elles toujours besoin d'être si fortes? Combien de pierres ne brise-t-on pas, sans le vouloir, en les extrayant?

Et, de plus, est-il toujours plus facile d'agir, par une plaie faite au périnée, avec le lithotribe, qu'avec une de ces fortes tenettes qu'on ridiculise tant? Je me permettrai d'en douter. Pour saisir un calcul avec ce dernier instrument, il suffit de passer l'un de ses mors en dessus et l'autre en dessous; se sert-on, au contraire, du premier : il faut d'abord l'introduire fermé dans la vessie qui est remplie par le corps étranger; puis, pour saisir celui-ci, ouvrir largement les mors, et, en troisième lieu, les tourner en divers sens et repousser violemment les parois vésicales en avant et en arrière. Enfin, s'il est dur, il faut, il est vrai, une forte pression pour le rompre avec les tenettes; mais les coups de marteau redoublés, qui seront nécessaires avec le lithotribe, seront-ils donc tout à fait inoffensifs dans une vessie qui, je le répète, serre étroitement et la pierre et l'instrument? Remarquons que, dans son travail, l'auteur ne tient nulle part compte de la vacuité de la vessie, circonstance qui pourtant est d'une importance capitale.

Il rapporte quatre observations où le succès a couronné ses efforts : dans l'une, le broiement fut fait avec les tenettes, et, dans les autres, avec le brise-pierre. Ces faits témoignent plutôt de l'habileté de l'opérateur que de la solidité de ses principes. Ils ne me paraissent pas suffisants pour faire rejeter la taille hypogastrique, qu'on préfère habituellement dans les cas de calculs volumineux, et pour m'empêcher, si cette ouverture ne suffisait pas, d'essayer, comme par le passé, de rompre le calcul avec les tenettes ordinaires; enfin, si celles-ci étaient impuissantes, je choisirais, entre les tenettes spéciales dont les branches se rapprochent au moyen d'une vis et le brise-pierre, l'instrument qui me paraîtrait le mieux convenir au cas particulier. Je me demande même si l'on ne devrait pas préférer l'instrument d'Earle, dont l'action a une certaine analogie avec celle du lithotribe. Qu'on se figure le tire-pierre de Leblanc, qui n'était lui-même qu'un diminutif du tire-tête de Levret; qu'on suppose un poinçon traversant le manche, s'enfonçant dans la pierre au moyen d'une vis et la faisant éclater, et on aura une idée de cet instrument.

J'aurais encore ici à résoudre une question qui, malgré son importance, n'a fixé l'attention de personne. Quand on est forcé de pratiquer là taille pour une pierre vésicale et qu'il existe en même temps une rétention d'urine par hypertrophie de la prostate, cette coïncidence doit-elle avoir quelque influence sur le choix de la méthode ?

Nous avons vu, d'une part, p. 183, qu'on a proposé de traiter ces rétentions d'urine par une taille périnéale ; je trouve, en outre, dans les *Observations* de Covillard, qu'il pratiqua cette opération pour une tumeur qu'il reconnut au col de la vessie et qui empêchait l'issue de l'urine; il la *moucha* avec ses tenettes, dit-il, et le malade vint à convalescence (obs. VIII). Il en fit autant chez un autre qu'il taillait pour la pierre (obs. XIV). Desault a agi de même dans un cas semblable. D'un autre côté, M. Amussat, en pratiquant une taille hypogastrique, a excisé une petite tumeur du col de la vessie.

Tout bien considéré, je crois que, si l'on a d'ailleurs la liberté du choix, on devra, dans un cas de valvule, pratiquer la taille périnéale, qui permettrait de la diviser, et, dans un cas de tumeur, préférer la taille hypogastrique, à l'aide de laquelle l'ablation en serait plus facile.

J'ai dit précédemment que des calculs ou fragments d'un certain volume restent quelquefois arrêtés dans le trajet de l'urètre; c'est surtout depuis l'invention de la lithotritie qu'on observe cet accident, et qu'il mérite par cela même une sérieuse attention.

Souvent il suffit au malade de retenir son urine pendant quelque temps et de la pousser ensuite avec force pour chasser le corps étranger : on favorise cette manœuvre par des bains et des boissons abondantes. Quand il n'y a pas urgence et qu'on peut attendre, on voit quelquefois sortir ainsi des calculs de plus de 1 centimètre de diamètre.

S'il y a un rétrécissement, on le dilate; mais qu'on se rappelle que, même aussi dilaté que possible, il ne laisse pas passer des corps aussi volumineux que les autres parties du canal (voyez p. 563). On a conseillé l'urétrotomie interne; mais on doit, autant qu'on le peut, s'en dispenser, à cause du frottement qui se produirait ensuite sur les lèvres de la division.

Cependant il est un cas assez fréquent où je la crois préférable à tout autre procédé : c'est quand il existe une étroitesse naturelle ou acquise du méat urinaire et qu'il y a d'autres parcelles semblables dans la vessie; d'abord parce qu'en cet endroit l'opération est des plus simples et sans danger, ensuite parce que ces rétrécissements se reproduisent

très-rapidement, que leur distension est douloureuse, et que, si l'on se contentait de la dilatation, ce
serait tous les jours de nouveaux embarras, par conséquent de nouvelles manœuvres, et, par suite, une
inflammation, une induration qui ne feraient qu'a-
mener de nouvelles difficultés.

Même avec des conditions anatomiques ordinaires,
on peut être obligé d'avoir recours à des moyens
directs, soit parce que l'urine est arrêtée, soit parce
qu'on a à craindre que d'autres graviers ou fragments ne viennent se joindre aux premiers et ne
s'accumulent ainsi de proche en proche.

Si c'est à l'orifice qu'ils se trouvent, il suffit souvent d'une pince à dissection pour les extraire. S'ils
sont trop volumineux, on peut les rompre avec la
nouvelle pince à pansement, dont les branches se
croisent comme celles des tenettes, ou, s'ils résistent, avec un brise-pierre d'enfant ou avec l'explorateur décrit p. 492.

Si le corps est arrêté à une plus grande profondeur, souvent il suffit d'introduire une petite sonde
pour en déterminer l'issue ; car il faut bien savoir
qu'il est assez rare que le col de la vessie en laisse
passer de trop gros pour traverser le reste du
canal ; mais il arrive quelquefois que plusieurs
s'amassent et s'arrêtent réciproquement, ou bien
qu'après avoir franchi le col vésical, en s'y présentant par leur plus petit diamètre, ils s'inclinent ensuite et se mettent en travers. On comprend qu'une
petite sonde soit utile, en les désagrégeant dans
le premier cas, en les redressant dans le second. On
peut même profiter de cette introduction pour pous-

ser, soit dans le canal, soit dans la vessie, une injection que le malade rejette aussitôt.

Quand cette manœuvre est insuffisante, on peut, à l'exemple de Marini, essayer de passer une anse de fil métallique derrière le corps étranger; mais ce moyen est très-infidèle. Ce qui vaut mieux, c'est le crochet de Ravaton, dont je reproduis ici une des cinq figures que l'auteur a données (*Pratiq. moderne de la Chir.*, t. I; 1775). Ce crochet est formé de deux tiges d'acier aplaties et glissant l'une sur l'autre. La plus longue est percée, en G, d'un trou dont le bord inférieur et externe est taillé en biseau, et, en H, d'une mortaise longue de 4 à 5 millimètres; l'autre présente, en G, un crochet s'articulant à charnière et passant dans le trou de la pièce précédente, et, en H, un bouton qui passe à travers la mortaise. Ce bouton, en même temps qu'il fixe les deux pièces à leur extrémité externe, sert à leur imprimer le glissement et en règle l'étendue. En F est un lien métallique qui unit les deux pièces en cet endroit. Il est évident que, quand on pousse le bouton H, le crochet G fait saillie et se place en travers, et que, quand on le retire, le crochet se redresse, rentre dans le trou et ne fait plus saillie. C'est dans cet état qu'on introduit cet instrument, après l'avoir bien huilé; on engage son extrémité au delà du corps à extraire, on fait saillir le crochet derrière lui, et il ne reste plus qu'à tirer doucement pour l'amener au dehors. N'est-il pas évident que

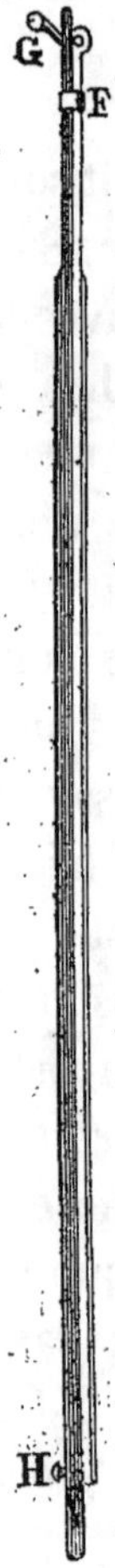

ce crochet a fourni à M. Leroy l'idée de sa curette? Ravaton l'a nommé *articulé*, M. Leroy a
nommé sa curette *articulée*; Ravaton a proposé son
crochet pour les corps étrangers de l'urètre et de
l'oreille, M. Leroy a fait de même. La pièce qui
mérite spécialement le nom de curette a un avantage
sur le crochet : c'est qu'elle offre plus de surface;
mais il serait facile d'en donner autant à celui-ci
en le fixant comme celle-là, ou simplement en remplaçant le trou G par une mortaise transversale. D'un
autre côté, celui-ci a le très-grand avantage de pouvoir se démonter et se nettoyer, tandis que la tige
centrale qui imprime le mouvement à la curette ne
peut se nettoyer, se rouille à chaque instant, et alors
l'instrument devient inutile.

Fabri de Hilden a imaginé pour ces cas une petite
pince à trois branches s'écartant par leur élasticité
quand on retire la canule qui les enveloppe, et se
rapprochant par un mouvement contraire; Hales en
a proposé une semblable, mais à deux branches seulement, qui a été attribuée à tort à Hunter (1). Une
pince semblable à celle de Fabri se trouve encore
dans toutes les boîtes de lithotritie, mais elle est rarement utile.

Quand le crochet articulé ne réussit pas parce
que le corps étranger est trop volumineux, il faut le

(1) Hales rapporte que Ranby se servait de cet instrument pour dilater les
rétrécissements urétraux. Je trouve aussi dans un catalogue de Weiss, imprimé en 1823, la figure d'une sonde partagée, dans une grande étendue, en
deux valves qu'une pièce centrale écarte à volonté, et intitulée : *Dilatator
for stricture in the urethra.* L'idée des dilatateurs mécaniques pour les rétrécissements n'est donc pas aussi nouvelle qu'on le dit.

broyer. Des auteurs arabes ont conseillé de pratiquer cette opération avec un diamant fixé à l'extrémité d'une tige, et Paré avec une espèce de tarière
qu'il portait profondément à travers une canule. Il
y a quelques années, on a proposé une petite pince
à trois branches traversée par un perforateur; mais
s'il est difficile de saisir les graviers avec cette
pince, il l'est à plus forte raison de les maintenir
pendant qu'on les perfore. C'est à cause de cela sans
doute qu'un Russe, M. Dubowiski, a imaginé de faire
passer une curette articulée derrière le corps étranger, puis de porter sur sa face antérieure une canule dentée pour le fixer et un perforateur à travers
cette canule. Enfin, comme si ce n'était déjà pas
assez compliqué, M. Leroy a imaginé de réunir la
curette articulée avec la pince à trois branches et le
perforateur; et comme, avec tout cela, il n'est pas encore sûr qu'une fois perforé le calcul se rompra, il
a proposé de le faire éclater en introduisant dans la
perforation une espèce de tarière à deux branches
qu'un mécanisme particulier écarte de vive force.

M. Amussat a modifié le brise-pierre courbe pour
les calculs urétraux : les mors, saillants seulement
de 5 millim. environ, font presque un angle droit
avec leur tige. Il me semble que, par la raison même
que le corps à broyer est supposé trop volumineux
pour franchir le canal, il doit être à peu près impossible de faire passer la branche femelle derrière
lui. M. Mirault a remplacé cette branche par une
curette articulée; mais a-t-elle assez de solidité pour
fournir un point d'appui à l'écrasement?

Pour moi, je pense, avec M. Leroy, que, ce qu'il y

a de mieux, c'est un brise-pierre d'enfant; mon explorateur à deux branches me sert encore à cet effet. Il ne s'agit plus alors de faire passer une branche derrière le corps à briser, mais de porter sur lui l'extrémité des mors, de les écarter et de les engager entre lui et les parois urétrales, tandis qu'avec l'autre main, pressant sur le trajet du canal, on le maintient et on tâche même de le pousser entre les mors de l'instrument. Inutile de dire que la tige de celui-ci doit être tenue presque horizontalement, ce qui est toujours facile, même à une certaine profondeur, à cause de la mobilité et de la souplesse de la région spongieuse. Quand le corps étranger est saisi, on rapproche les mors doucement d'abord et plus fortement ensuite, quand on est sûr que la muqueuse n'est pas pincée.

Si tous ces moyens étaient insuffisants, on pratiquerait la boutonnière, c'est-à-dire une incision des parties qui recouvrent le corps étranger. Je n'ai jamais eu besoin de recourir à cette opération. Je l'ai vu faire une fois par un chirurgien célèbre, qui, ayant eu l'imprudence d'extraire de la vessie un brise-pierre chargé d'un fragment dur et très-volumineux, ne put plus, arrivé au périnée, ni l'écraser, ni avancer, ni reculer. Il fut obligé de pratiquer une incision, d'y pousser son instrument, de l'ouvrir afin de le débarrasser, et de le ramener ensuite dans le canal pour l'extraire.

La région prostatique est si large et la membraneuse si dilatable qu'à moins d'avoir un très-fort volume il est rare que les concrétions urinaires ne les franchissent pas peu à peu et sans accident. On

ne doit donc pas se presser. Si elles étaient agglo-
mérées, le passage d'une sonde suffit presque toujours, et la curette articulée courbe qu'on a proposée
n'a presque d'autre résultat que de froisser le verumontanum et d'amener des inflammations testi-
culaires : c'est ce qui m'est arrivé plusieurs fois
avant que l'expérience ne m'eût éclairé à cet égard.
Quand le calcul est volumineux, il faut se garder de
le tirer en avant, puisqu'il rencontrera des parties
plus étroites encore. On pourrait essayer de le rompre avec mon brise-pierre à mors plats, dont on
tâcherait de faire passer les mors entre lui et les
parois rectale et pubienne du canal; mais la crainte
de froisser les orifices spermatiques fait que j'aime
mieux le refouler dans la vessie, ce qui se fait assez
souvent sans peine.

Il est cependant un cas qui présente les plus sérieuses difficultés : c'est quand il existe une valvule
saillante derrière le col de la vessie et qu'un calcnl
d'un médiocre volume se niche au-dessous. D'abord,
en raison de la valvule, le flot urinaire n'a pas prise
sur lui; ensuite il ne peut être déplacé, ni en arrière,
parce qu'il est arrêté par cette barrière abrupte, ni
en avant, parce qu'elle s'interpose entre lui et les instruments avec lesquels on tâche de l'accrocher par
derrière. Voici un fait que j'ai communiqué à l'A-
cadémie de Médecine le 8 mai 1854.

« Il y a un an, je soignais avec le docteur Destrem (voyez p. 268) un
homme que j'avais guéri près de deux ans auparavant d'une rétention d'urine complète depuis sept années. Une valvule du col de la
vessie avait été excisée, mais non tout à fait jusqu'à sa base. Cependant, comme ce malade urinait facilement, nous n'en fîmes pas da-

vantage, et tout allait bien, lorsque survinrent des troubles dus à la présence d'une petite pierre dans la région prostatique. Cinq ou six tentatives furent faites pour l'extraire ou la repousser avec des sondes et des brise-pierre de toute espèce, avec une curette articulée courbe, etc., sans le moindre résultat ; cette pierre était nichée au-dessous du reste de la bride, et les instruments, glissant toujours par dessus, ne purent la déloger.

« J'eus alors l'idée d'employer ma sonde simple à double courant (voyez fig. 1re de la p. 577), et un succès immédiat couronna cette tentative. Cette sonde étant garnie de son mandrin, je l'introduisis jusqu'à ce que je sentisse son talon buter contre la pierre. Je retirai alors le mandrin, j'appuyai le talon béant sur cette pierre pour l'y faire pénétrer, puis je la soulevai, en abaissant le pavillon et en poussant l'instrument dans la vessie par dessus la valvule. Aussitôt celle-ci franchie, l'urine jaillit, et, avec le premier jet, la pierre, qui avait au moins 6 millim. de diamètre. »

Ainsi fut faite presque instantanément cette extraction que des tentatives antérieures nombreuses et bien plus fatigantes n'avaient pu effectuer. Voici une lettre que m'écrivit, le 14 du même mois, M. Cazenave, de Bordeaux :

« J'ai lu avec beaucoup d'intérêt votre dernière communication à l'Académie de Médecine. J'ai maintenant un malade qui a deux ou trois petits fragments de calcul logés dans la portion prostatique, fragments que deux habiles confrères et moi nous n'avons pas pu enlever de leur position, malgré tous les moyens auxquels nous avons eu recours. Éclairé par votre communication, j'espère atteindre le même but que vous, et vous prie de m'envoyer votre sonde évacuatoire simple... »

J'envoyai immédiatement à M. Cazenave ce qu'il me demandait, et, le 25, il m'écrivait :

« Demain je vous renverrai l'instrument que vous m'avez prêté de si bonne grâce. J'ai parfaitement réussi ; j'ai repoussé le fragment dans la vessie, où je l'ai broyé avec la plus grande facilité. Merci donc de votre obligeance, et grâces vous soient rendues de mon succès. »

L'an passé, un nouveau fait absolument semblable au précédent s'est offert à moi : le fragment ne fut pas projeté au dehors comme dans ma première observation, mais il fut refoulé dans la vessie et broyé.

On tirerait encore grand parti de mon dilatateur (v. p. 175) en poussant quelque peu la tige R C' quand l'angle C est parvenu au-devant de la pierre.

Je crois que ces procédés ne seront pas moins efficaces lorsqu'il s'agira de calculs formés dans la prostate elle-même et faisant saillie dans le canal.

Si, ce qui, je crois, sera bien rare actuellement, on ne pouvait déloger, ni en avant, ni en arrière, un calcul de la portion profonde de l'urètre, on serait obligé de recourir à l'instrument tranchant. Ce qu'il me semblerait de mieux à faire, ce serait une opération semblable au premier temps de la taille latéralisée. M. Leroy a essayé de pratiquer une extraction de ce genre par le rectum ; son opération ne fut pas heureuse (*Gaz. des hôp.*, 1856, p. 188). M. Demarquay a proposé, en 1852, de faire une incision courbe à 2 centim. au-devant de l'anus, de détacher ensuite le rectum de la région membraneuse et de la prostate, pour ouvrir finalement celle-ci à ciel ouvert, comme il le dit. Mais je suis convaincu que, s'il eût pratiqué cette opération sur le vivant, il aurait trouvé que ce décollement est plus difficile que ne le font supposer les idées anatomiques généralement reçues : c'est ce que je démontrerai dans un prochain travail.

NOTE

Sur la rupture des Sondes dans les Organes urinaires, sur leur migration dans la Vessie, sur celle d'autres corps étrangers; de leur extraction.

On a déjà pu se convaincre que la découverte de la véritable disposition des fibres musculaires qui ferment le col de la vessie (v. p. 99, 142 et 210) m'a donné la clef de plusieurs phénomènes qui jusqu'à présent n'avaient pas été convenablement expliqués ; nous allons en étudier d'autres encore qui, sans avoir la même importance, méritent cependant notre attention. On a remarqué depuis longtemps déjà que certains corps allongés (remarquons que cela n'a jamais lieu pour les corps ronds, comme les graviers) sont quelquefois comme attirés dans la vessie. Un de mes malades me disait, sans que je lui en fisse la demande, que, lorsqu'il avait une grosse sonde métallique dans le canal, il lui semblait que celui-ci voulût l'avaler. Mais ce n'est bien certainement que la portion profonde qui est le siége de ce phénomène. Si l'on a vu des corps étrangers passer de la région spongieuse dans la membraneuse et au delà, c'est qu'il y a été poussé, souvent même par les manœuvres opérées pour l'extraire, et comme ces corps sont habituellement introduits par un bout arrondi et plus lisse que l'autre, il s'ensuit que la moindre propulsion les fait avancer, tandis qu'à moins des plus grandes précautions une impulsion *a tergo* n'a d'autre résultat que de les faire arcbouter contre les tissus antérieurs.

Des sondes élastiques, même volumineuses, ont passé en totalité dans la vessie. Dans le fait que j'ai rapporté, p. 326, on n'a pu savoir comment les choses se sont passées ; mais, dans d'autres cas, on a eu la certitude que le corps n'a pas été poussé jusque dans cet organe, et qu'arrivé à une certaine profondeur il a achevé ce trajet spontanément. Voici ce qui se passe alors, selon moi.

J'ai démontré que le col de la vessie se ferme par une traction de son bord postérieur au-dessus de l'antérieur. Ceci admis, supposons qu'une sonde ait pénétré dans le canal au delà du méat, et que ce mouvement du bord postérieur s'exécute avec énergie; il tendra à la faire basculer et glisser sur le bord antérieur, et à l'entraîner vers la paroi antérieure de la vessie. Elle montera donc à chaque contraction, et, ne reculant jamais, elle finira par être absorbée en entier.

Eh bien ! cette contraction est quelquefois des plus violentes. E. Home, qui ne connaissait pas la disposition anatomique que j'ai signalée, avait déjà noté, chez deux jeunes gens à canal irritable, que les bougies qu'on laissait quelque temps en place avaient « leur extrémité courbée en haut, et qu'une rainure étroite et transversale existait sur la face inférieure, tandis qu'il n'en existait pas en dessus. » Le second malade craignait même que la bougie ne vînt à être coupée en travers et que sa pointe ne restât dans la vessie (*On Strictures*, t. I, p. 345 et suiv.). Ces contractions se sentent tellement, lorsque le canal est traversé par une tige droite comme celle de ma sonde coudée, que j'ai été quelquefois pris de la crainte instinctive de la voir cĕder, et de ne chasser, cette crainte qu'en réfléchissant à la force de l'instrument. Mais que celui-ci soit trop faible, comme en font certains fabricants, je comprends facilement qu'il se casse, et c'est, je crois, ce qui a eu lieu dans le fait suivant, sur lequel la Société médico-pratique m'a chargé de lui faire un rapport.

Un matelot pêcheur, âgé de quarante-deux ans, robuste et plein de santé, était affecté depuis longtemps de grandes difficultés d'uriner, qu'il combattait en s'introduisant de temps en temps une bougie élastique. Un jour, sa rétention devient complète, et, plusieurs chirurgiens ayant tenté inutilement de le sonder, M. Fleury, chef du service de santé aux îles Saint-Pierre et Miquelon, essaie une sonde métallique de 4 à 5 millim. de diamètre. Celle-ci traverse un rétrécissement, à 8 ou 10 centim. de profondeur, arrive dans la région prostatique, et ce n'est qu'à l'orifice interne de l'urètre qu'elle est arrêtée par un obstacle que l'auteur qualifie de deuxième rétrécissement, mais qui, pour moi, était bien certainement une valvule musculaire. Une deuxième tentative, aidée par l'indicateur gauche porté dans le rectum, réussit à la longue, et l'instrument pénètre. On vide la vessie, on retire la sonde, et l'urine coule bien toute la journée.

Mais, le lendemain au soir, nouvelle rétention. La sonde est introduite facilement et on la laisse en place.

Le chirurgien avait à peine quitté la salle que le malade, couché dans son lit, est pris tout à coup d'un irrésistible besoin d'uriner. « Il se tourne horizontalement pour mettre pied à terre et urine dans la baignoire au bord de son lit ; l'urine en jaillissant projette à distance le pavillon de l'algalie, brisée à sa partie moyenne. Il demeure stupéfait ; le jet de l'urine continue et la vessie se vide ; il se remet au lit. Un fragment de 15 centim. de l'algalie est resté dans la vessie. » On le cherche en vain sur le trajet du canal, et, ce qui semble prouver qu'il est tout entier dans la vessie, c'est que l'urine coule librement d'heure en heure. On se décide au bout de quatre jours à introduire une autre sonde qui pénètre sans rien rencontrer sur son passage, et qui, à l'aide d'un léger mouvement de rotation, annonce la présence du corps étranger. Il y eut d'abord des signes de cystite et de péritonite qui se calmèrent, et le malade fut renvoyé en France pour se faire débarrasser; mais on ne sait ce qu'il est devenu. (*Union médicale*, 1853, p. 232.)

L'auteur explique cette rupture par l'amincissement qui se produit à la paroi de la partie convexe des algalies par le fait de la courbure qu'on leur imprime, et il en conclut qu'on doit préférer les sondes droites. Pour moi, je pense que cet affaiblissement est réel, mais j'en conclus seulement que les fabricants doivent tâcher de l'éviter. Pour en revenir à la rupture, cette cause n'était certainement pas la seule. Lorsque la sonde était dans le canal, elle était, par rapport aux forces qui agissaient sur elle, un levier de premier genre. Son point fixe avait lieu sur le bord inférieur de l'arcade pubienne, et, pendant que son extrémité externe était retenue par le ligament suspenseur de la verge, l'interne était d'autant plus fortement portée en avant et en haut par les contractions du col de la vessie que celles-ci étaient surexcitées par la maladie et par le mouvement que fit alors le malade. La moindre étude faite sur soi-même démontre qu'alors tous les muscles du périnée entrent en contraction.

Un accident de ce genre est heureusement fort rare; mais ce qui l'est moins, c'est la rupture des sondes flexibles, surtout depuis l'invention de celles en gutta-percha, qui, quelle que soit la pureté de la matière, acquièrent en vieillissant, et même sans servir, une fragilité dangereuse. Dans ces cas, les contractions exagérées du col vésical peuvent encore jouer un rôle; mais la sonde est quelquefois assez altérée pour se rompre sans aucune autre intervention.

Quand l'extrémité est encore près du méat, une

pince suffit. Dans quelques cas où l'extrémité externe des sondes élastiques était déjà à une certaine profondeur, j'ai réussi à les extraire par une manœuvre des plus simples. Avec une main appliquée sur le périnée, ou même avec un doigt introduit dans le rectum, je fixais fortement le corps étranger pendant qu'avec l'autre main j'opérais, sur la portion pénienne ou périnéale de l'urètre, une manœuvre analogue à celle des couturières pour faire cheminer un passe-lacet dans une coulisse. La même manœuvre convient à d'autres corps allongés (1); mais certaines conditions, notamment l'embonpoint du sujet, peuvent s'opposer à son emploi et forcer de recourir à d'autres moyens d'extraction. Ce serait ici le lieu de rappeler presque tous ceux que j'ai signalés à propos de l'extraction des graviers. En réfléchissant sur cette matière, je me suis demandé si une simple tige métallique de 8 millim. de diamètre, et terminée en

---

(1) Quand l'extrémité antérieure du corps à extraire est pointue, cette manœuvre est impraticable. On a eu l'heureuse idée d'en faire saillir la pointe à travers les parois du canal : M. Dieffenbach a extrait ainsi une aiguille; M. Boinet en a fait autant pour une épingle; mais comme celle-ci avait la tête volumineuse, il se contenta de tourner cette tête en avant, et dès lors l'extraction est devenue facile par le canal. J'ai imité cette conduite dans l'extraction que j'ai faite, il y a quelques années, d'une épingle à cheveux double qu'une jeune fille s'était introduite dans la vessie. Ses deux extrémités étaient encore à 1 centimètre et demi dans l'urètre, qu'elles distendaient par leur élasticité. Ma première idée fut de la saisir près de sa courbure et de lui imprimer une version; mais, trouvant la vessie vide et fortement contractée, je craignis de rencontrer des difficultés, et je me bornai à tirer fortement sur l'épingle, de manière à faire sortir ses pointes à travers les parties molles. Je les tirai ensuite avec des pinces; et quand la courbure fut arrivée à l'endroit où les pointes s'étaient enfoncées dans les chairs, j'écartai fortement les branches, et je coupai l'une d'elles, de manière que je pus extraire le reste comme on extrait une aiguille courbe. Le même procédé serait bien plus facile encore si cet accident avait lieu chez un homme.

vis conique, ne pourrait pas servir à extraire les sondes et autres corps ayant un canal. On l'introduirait après avoir effacé ses aspérités avec du suif; son bout effilé s'engagerait facilement dans le tube; une fois engagée, la vis n'aurait plus besoin que d'un mouvement de rotation pour pénétrer plus avant, et je crois que le tube, pour peu qu'on le pressât par le périnée ou par le rectum, serait suffisamment fixé pour que la vis pût mordre et y adhérer. Cet extracteur conviendrait à toutes les sondes, quels qu'en soient le diamètre et la matière. Une grande difficulté après l'urétrotomie périnéale, c'est de passer une sonde par l'urètre jusque dans la vessie; il serait facile, après l'avoir introduite dans ce dernier organe par le périnée, de ramener ensuite son extrémité externe dans le canal à l'aide de cet instrument.

Quand le corps étranger est peu volumineux, on peut l'extraire avec ma sonde évacuatoire ou avec un brise-pierre; quand il est trop gros pour sortir par l'urètre, on le broie s'il est friable, on le dissout si la dissolution en est possible (v. p. 501), ou, s'il ne peut être que coupé, comme une balle de plomb, un morceau de bois, on le divise avec un instrument muni d'une scie, dans le genre de celui de Weiss, ou d'une ou plusieurs lames tranchantes (1). Je crois

---

(1) J'ai supposé, p. 47, que tel était le but d'un brise-pierre à lame que M. Leroy voulut présenter plus tard comme destiné à diviser les valvules du col de la vessie. Sans dire positivement *non*, il a répondu que *mon interprétation devait nécessairement paraître un peu forcée* (2e *Lettre sur les Mal. du col de la Vessie*, p. 9). Cependant je trouve, p. 251 de ses *Mémoires*, la description d'un instrument et d'une opération de ce genre, et, dans le 2e tableau de son ouvrage de 1836, on lit cette indication sommaire : « Plusieurs évacuateurs brise-pierre, pour la trituration et l'évacuation des corps fibreux, comme le *bois*, etc. »

qu'on a fait un sécateur en brise-pierre, coupant par l'un de ses bords et retenant une portion de l'objet coupé par l'autre, comme certain sécateur des jardiniers. Quand le corps à extraire est long et friable, comme un tuyau de pipe, on le broie encore. S'il est long, flexible et capable de sortir en double par l'urètre, comme une épingle, une sonde élastique, et même certains petits tubes en cuivre très-flexibles et trop longs pour être déplacés facilement dans la vessie (voyez p. 592), le plus simple est de les ployer et de les ramener ainsi, la courbure en avant. On a imaginé de les aller saisir avec un crochet à travers une large canule portée dans la vessie et de les ramener ensuite de force dans cette canule. Ce procédé peut être utile, mais il doit être difficile de manœuvrer le crochet sans que la vessie se vide. M. Leroy, à cet effet encore, a modifié le brise-pierre : la branche femelle est fenêtrée dans toute sa longueur comme celle du brise-pierre Charrière ; la branche mâle passe au travers, saisit le corps étranger, l'attire dans la fenêtre, le force ainsi à se ployer, et on le ramène enfin en retirant l'instrument. Mais le volume de celui-ci se trouve ainsi accru du volume du corps étranger ployé en double, et dans une étendue d'autant plus grande que ce dernier a été saisi plus près du talon ; ensuite, si ce corps n'est pas très-souple, comme une épingle, un fil de laiton, et même certaines sondes élastiques, il se trouve perpendiculaire à l'axe de l'extracteur, et, s'il se met dans sa direction, ce n'est pas sans un frottement très-rude sur des parties molles et sensibles ; enfin, ses extrémités font, en tout cas, saillie par derrière, c'est-à-dire du côté des orifices spermatiques. J'ai imaginé une autre modification du brise-pierre qui me semble bien préférable.

Le mors de la branche femelle est fenêtré également; mais la petite lame qui borde la fenêtre, au lieu d'être sur le bec même, se trouve à sa face dorsale. Les deux lames latérales sont échancrées à leur sommet, aux dépens de leur bord antérieur. Le mors de la branche mâle est beaucoup plus mince que la fenêtre n'est large, surtout près de son extrémité; mais il a une grande force d'avant en arrière; ce qui le caractérise surtout, c'est sa face prenante, qui est contournée en S. Voici maintenant ce qui arrive quand on a saisi en travers un corps flexible avec cet instrument. A mesure que la panse de l'S s'engage dans la fenêtre, le corps glisse sur elle et remonte jusqu'au crochet supérieur, où il se trouve arrêté, tandis que les bords de l'échancrure de la pièce femelle forcent ses extrémités à se diriger en haut et en avant. On voit que son volume ne se surajoute en aucun cas à celui de l'instrument; qu'il est, ou peu s'en faut, dans l'axe de celui-ci, et que, s'il tend à frotter contre une paroi du canal, c'est contre l'antérieure, où il ne se trouve rien d'essentiel à ménager.

Il faut d'autres moyens si le corps étranger ne peut être ainsi ramené en double. Je dirai, au sujet des sondes élastiques, qu'il ne faut pas trop s'effrayer de leur volume, d'abord parce qu'elles sont alors ramollies et s'affaissent aisément, ensuite parce que la partie profonde de l'urètre est très-dilatable, et que, lorsqu'elles arrivent au périnée, on peut, à l'aide de pressions méthodiques, faciliter leur sortie.

Il s'agit ici de ramener le corps dans l'axe du canal; s'il est trop long pour être retourné dans la vessie, on commence par le diviser à l'aide des instruments dont il a été question plus haut, mais en aussi peu de fragments que possible. Des praticiens ont espéré, en tenant une conduite contraire, retirer chacun des fragments avec plus de facilité. Je sais qu'on s'est créé ainsi des embarras parfois insurmontables, outre qu'on est rarement sûr alors d'avoir tout retiré. M. Leroy a modifié pour cette extraction la pince à deux branches de Hales : dans une étendue de 5 cent. environ, la canule est échancrée sur un tiers de sa circonférence; d'où il suit que, lorsque le corps a été saisi en travers et qu'on pousse la canule, celle-ci, rencontrant une de ses extrémités, la redresse, tandis que, par ce mouvement de bascule, l'autre vient se loger dans l'échancrure. Cet instrument peut réussir, mais à condition que le corps étranger ne sera ni trop volumineux, ni tortueux; autrement il n'entrerait pas dans l'échancrure et formerait hameçon quand on essaierait de l'extraire. L'auteur convient d'ailleurs qu'il est plus difficile de saisir avec les pinces à gaîne qu'avec le brise-pierre. On va voir comment j'ai réussi avec ce dernier.

M. Jeanty, de Joigny, affecté d'une paraplégie commençante, ne vide pas sa vessie et se passe chaque jour la sonde. Il fut surpris, dans les derniers jours de mai 1855, de n'en ramener qu'une partie, et il me fut adressé, le 1er juin, par le docteur Picard, son neveu. D'après ce qui me fut présenté, je vis que cette sonde était en gomme élastique de mauvaise qualité, et qu'un tiers au moins était resté dan la vessie. Elle était roide et facile à rompre, et son diamètre était de 7 millimètres et demi.

Je compris de suite qu'il ne fallait pas songer à la ployer et à la ramener en double; j'espérais toutefois que la dilatabilité de la vessie me permettrait de la saisir facilement avec le redresseur de M. Leroy; mais il n'en fut rien. D'abord, si la vessie était peu contractile, le col l'était encore moins, et l'injection s'en échappait avec une gênante facilité; ensuite, deux fois je saisis le fragment, mais son extrémité ne vint pas se loger complétement dans la gouttière; aussi arcboutait-elle contre les bords de l'orifice urétral lorsque j'essayais de l'y engager. Je résolus, en conséquence, d'essayer un brise-pierre à mors plats. Je fis une nouvelle injection, et avec ma sonde coudée je disposai le fragment en long sur la paroi postérieure de la vessie, un peu à droite de la ligne moyenne. Cela fait, j'introduisis le brise-pierre, j'élevai son pavillon de manière que le talon appuyât le plus possible dans le bas-fond, j'ouvris et je tournai ensuite ses mors à droite pour saisir la sonde le plus près possible de son extrémité antérieure. Je réussis, en effet, et je tentai l'extraction; mais, arrivé au col, je sentis une petite résistance qui cessa bientôt. Je crus que la sonde m'avait échappé; néanmoins je retirai l'instrument, et je trouvai qu'il en ramenait un centimètre. Je compris alors que je l'avais en effet prise à son extrémité, mais un peu en travers, et que, plutôt que de fléchir pour s'adapter à la direction du canal, elle s'était rompue. Je résolus cependant de tenter encore la même manœuvre. Je la saisis aussi facilement que la première fois, et je fus assez heureux pour l'amener dans le canal; mais, au niveau de la racine postérieure des bourses, la résistance cessa de nouveau subitement, et de nouveau encore je ramenai un centimètre de la sonde. Mais comme celle-ci était au fond de la région spongieuse, il m'a suffi de douces pressions, faites d'arrière en avant sur le trajet du canal, pour l'amener au dehors.

Cette extraction a duré moins de temps à faire que je n'en mets à la décrire, et il n'est pas sorti une goutte de sang. M. Jeanty retourna à Joigny le surlendemain.

Je suis convaincu que cette manœuvre aurait réussi plus facilement encore si le corps à extraire eût été moins friable : flexible, il aurait cédé en fléchissant; inflexible, il aurait éprouvé entre les mors un léger mouvement de rotation qui l'aurait rapproché de l'axe de l'instrument.

40

Enfin, si toutes les tentatives d'extraction restaient infructueuses, au lieu d'attendre que le corps étranger s'incrustât de matières phosphatiques et devînt le noyau d'un calcul, on devrait pratiquer la cystotomie sans trop tarder ; car il faudra toujours y avoir recours, et probablement dans des conditions moins favorables.

TABLE DES MATIÈRES.

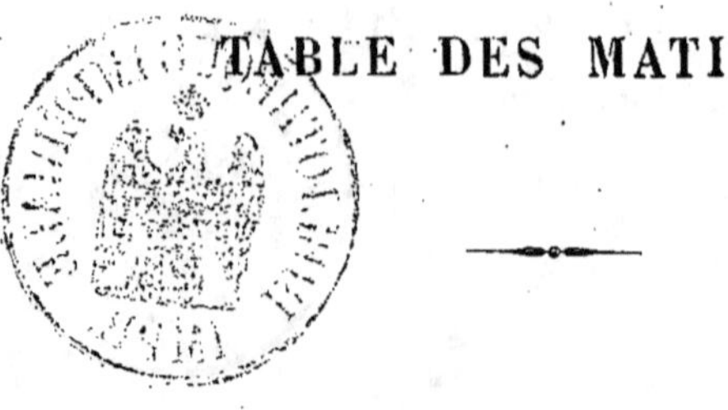

www.ingramcontent.com/pod-product-compliance
Lightning Source LLC
LaVergne TN
LVHW050445060726
842526LV00001B/57